现代医院十维管理理论与实践

上 册

Theory and Practice of Ten-Dimensional Management
of Modern Hospital

戴 夫 主编

中国科学技术大学出版社

内 容 简 介

本书阐述了公立医院在集团化发展中构建现代医院管理体系的理论及实践探索,并以合肥市第一人民集团医院的改革探索与实践为例,从十个维度探讨了现代医院管理理论体系建设的具体内容,包括科学的管理体系、高效的运营机制、明确的目标管理、全面的绩效考核、先进的医疗技术、智慧的信息平台、优质的医院服务、有力的保障系统、严控的危机管理、厚植的医院文化等,并以此为基础深入探讨推动医院高质量发展的具体运行路径。

图书在版编目(CIP)数据

现代医院十维管理理论与实践/戴夫主编. —合肥:中国科学技术大学出版社,2021.4

ISBN 978-7-312-05132-6

Ⅰ.现…　Ⅱ.戴…　Ⅲ.医院—管理—研究　Ⅳ.R197.32

中国版本图书馆 CIP 数据核字(2021)第 017943 号

现代医院十维管理理论与实践

XIANDAI YIYUAN SHI WEI GUANLI LILUN YU SHIJIAN

出版	中国科学技术大学出版社
	安徽省合肥市金寨路 96 号,230026
	http://press.ustc.edu.cn
	https://zgkxjsdxcbs.tmall.com
印刷	合肥华苑印刷包装有限公司
发行	中国科学技术大学出版社
经销	全国新华书店
开本	787 mm×1092 mm　1/16
印张	67.5
字数	1140 千
版次	2021 年 4 月第 1 版
印次	2021 年 4 月第 1 次印刷
定价	398.00 元(上、下册)

编写委员会

主　编　戴　夫

副主编　周业金　文　刚　于卫华　李春林　李博文　李　玲
　　　　　宁仁德　张　青　周　婕

编　委

科学的管理体系篇　张　云　陈永倩

高效的运营机制篇　周　婕　张锦鲜　朱　波　王　琨　杨　倩
　　　　　　　　付莎莎　陈雨婷　王克贵　李　彤　邱硕红
　　　　　　　　支　腾　黄　辰　徐　晗　王　盛　杨艺魁
　　　　　　　　刘中龙　丁筱茜　张　艳　杨　昀　秦　侃
　　　　　　　　昂　伟　郝　峰　徐冬梅　赵　辉　黄芳梅
　　　　　　　　余　淼

明确的目标管理篇　陶文娟　完颜小青

全面的绩效考核篇　陈　明　徐丙发　黄竞竞

先进的医疗技术篇　刘尚全　李海文　倪　琴　胡景春　江　江
　　　　　　　　刘　帅　张馨月　吴　雯　汤　健　陈　政

智慧的信息平台篇　魏　伟　张以锦　郎广东　许　俊　张　赛
　　　　　　　　丁海波　高寅巳

优质的医院服务篇　潘爱红　丁海波　王　珊　刘　荆　朱以敏
　　　　　　　　陈　霞　李从圣　范贤淑　徐世国

有力的保障系统篇　钱　捷　陈　泽

严控的危机管理篇　程国蓉　王相林

厚植的医院文化篇　王昌义　王　兰

秘　书　周　婕　张　云　陈永倩

编写指导委员会

李建中　吴冬雷　蔡晓明　朱　红　阚　明　牛　伶

序　言

2019 年年末以来,新冠病毒肆虐全球,世界各地的医疗机构与医护人员都在与新冠病毒作斗争,目前中国境内新冠病毒的大范围暴发已经得到有效控制,但疫情防控任务依然严峻,这有赖于党对疫情防控的集中统一领导、快速响应的医疗体系和英勇无畏的医护人员,这其中各级医院发挥了中坚作用。

中国的医疗体系如何在突发公共卫生事件期间做到及时快速反应？这与我国长期坚持医院的现代化建设有着重要联系。在医院的发展历程中,医院已经逐渐从规模发展型转变为质量效益型；从粗放式管理转变为精细化管理,通过信息化手段实现集约、高效的管理。现代医院在医疗技术装备的先进性、日常管理的科学性、护理服务的高层次以及医疗服务与建筑环境的有机结合等方面有着鲜明的特色,尤其强调用现代化的管理思维管理医院、运营医院,坚持人民至上、生命至上。

由戴夫院长主编的《现代医院十维管理理论与实践》就是对医院现代化管理的良好诠释。该书以中国医疗机构数十年的改革历程为背景,勾勒出现代化医院建设的演变轨迹,并创新性地从十个维度对现代化医院建设作了剖析,并使之相互链接起来,给我们以启发。这十个维度是:科学的管理体系、高效的运营机制、明确的目标管理、全面的绩效考核、先进的医疗技术、智慧的信息平台、优质的医院服务、有力的保障系统、严控的危机管理、厚植的医院文化。

正如作者在书中所说,该书"在国内较早地、较全面地梳理出现代医院管理体系的主要构成要素",为公立医院和医院集团化发展提供了可推广复制的经验。

经历新冠疫情,全社会逐渐重视公众及医疗机构应对重大突发公共卫生问题的能力,政府亦加大布局医疗健康的力度,倡导健康文明生活方式,这对于医院的现代化发展来说是一个重大的机遇,"平战结合"的原则和理念迅速成为业界共识。我们既要坚持走注重内涵的质量效益型道路,也要继续实践公立医院单体多院区集团医院发展模式,建设"平战结合"院区和病房,实现公立医院高质量发展。

不忘初心,方得始终。希望本书的出版既是对医院现代化建设的总结与回顾,更是对我们所面临的重大突发公共卫生事件的提醒和警示,成为我国医院现代化建设的新的起点;希望广大医护同行携手并进,为建设中国特色现代化医疗卫生新格局做出贡献。

是为序。

2021 年 3 月

刘庭芳,清华大学医院管理研究院创始人、教授、博士生导师,北京协和医学院特聘教授、医院领导力与管理学系创系主任,IAQS(国际医疗质量与安全科学院)终身院士,国务院深化医药卫生体制改革领导小组咨询专家委员会委员。

前　言

在我国,政府导向的医疗卫生服务供给模式的特点在于医疗服务由公立医院提供,公立医院作为医疗卫生体系的核心和主要载体,其改革与发展的顺利与否将直接关系到整个医疗卫生体制改革的成功与否。公立医院改革是深化医药卫生体制改革的一项重要任务,是一项长期、艰巨、复杂的系统工程。多年来政府极为重视、鼓励公立医院在管理体制、运行机制、运营理念等方面不断改革创新。党的十九大报告重点提出要深化医药卫生体制改革,全面建立中国特色基本医疗卫生制度、医疗保障制度和优质高效的医疗卫生服务体系,健全现代医院管理制度,全面取消以药养医,支持社会办医,发展健康产业。十九届五中全会审议通过的《中共中央关于制定国民经济和社会发展第十四个五年规划和二〇三五年远景目标的建议》中,将加强公立医院建设和管理考核作为全面推进健康中国建设的重要内容。

我国现代医院实行的是党委领导下的院长负责制。党委发挥把方向、管大局、做决策、促改革、保落实的领导作用。院长在医院党委领导下,全面负责医院医疗、教学、科研、行政管理工作。本书聚焦医院的行政管理内容,着重讨论在全面深化医疗卫生体制改革的社会背景下,公立医院基于适应医改政策、市场需求以及提升患者就医体验和就医获得感所做出的一系列理论和实践探索,以及在此基础上构建的现代医院管理体系。

合肥市第一人民集团医院自"十一五"以来,时刻关注内外部环境变化,分析医院优势和劣势、机会和威胁,寻找医院发展新方向,通过引入卓越绩效管理模式等质量管理工具,促进医院文化、服务质量、公众形象、科研技术、信息系统等方面的协调发展和优化,促使集团医院走上高质量发展、不断追求卓越的道路。在此过程中,集团医院率先探索,着力下好先手棋,积极融入"大质量"圈,获得第五届安徽省政府质量奖提名奖,成为安徽省首家获此荣誉的医院。集团医院探索实践基于十个维度的现代医院管理体系,在国内较早、较全面地梳理出现代医院管理体系的主要构成要素,包含医院管理体系、运营管理、目标管理、绩效管理、医疗技术管理、信息管理、医院服务管理、支持保障系统管理、危机管理、文化管理等内容。相关成果已进行著作权登记,致力成为中国版"JCI"标准,为公立医院和医院集团化发展提供可推广复制的经验。

1. 科学的管理体系

重点从医院管理体制、运行机制两个方面进行阐述。其中,管理体制是明确政府与公立医院的权、责、利关系及公立医院内部经营管理权、责、利关系的制度安排;运行机制是公立医院在既定的组织模式下,实现政策目标的方式。

2. 高效的运营机制

现代医院运营管理通过构建财务管理、资产管控、采购供应、内部控制、人力资源成本、绩效考核等方面的集约高效的运营机制,使管理边界从单一的院区管理模式扩大到区域医疗服务体系,提质降耗增效,有效调动医务人员的积极性,提升患者就医获得感,提高医院运营效果,同时带动医疗整体服务能力提升。

3. 明确的目标管理

医院目标管理通过目标体系的设计与执行,汇聚组织所有人的知识、精力,引导医院员工的行为,从而更高效、更卓越地达成组织目标。医院目标管理层次可划分为总目标、部门目标及个人目标三个层次。

4. 全面的绩效考核

绩效管理是现代医院管理的重要方法和科学的管理工具。绩效管理能将医院的战略目标分解到各个业务单元,进而分解到每个人,从而对每个员工的绩效进行管理、改进和提高,以提高医院的整体绩效。绩效考核是绩效管理中的重要环节,是在既定的战略目标下,运用特定的标准和指标,对员工的工作行为及工作业绩进行评估,并运用评估的结果对员工的工作行为和工作业绩产生正面引导的过程和方法。良好的绩效考核有助于提升全院职工的工作积极性、提高工作效率、提高医疗质量、改善服务水平、降低运营成本,从而全面提升医院的精细化管理水平。

5. 先进的医疗技术

医疗技术管理属于医疗机构的内部管理,通过掌握院内外医疗技术现状,了解自身技术需求,制订技术发展计划并引进或创新医疗技术,以保持医院在医疗市场上的竞争力。同时通过完善内部医疗技术管理组织,对医院所开展的医疗技术进行评估与监管,以提高各环节质量,保障患者安全。

6. 智慧的信息平台

医院信息管理以信息技术为手段、以患者为中心、以临床为核心,建设院内信息集成平台,提升临床信息化应用水平。建立互联网医院平台,依托线上实现机构和信息系统的整合、信息联动和协同,为患者提供连续、准确、有效的互联网诊疗服务,促进卫生事业的发展,满足新常态下群众不断增长的医疗健康服务需求。

7. 优质的医院服务

从了解患者需求出发,建立"以病人为中心"的优质医院服务体系,加强医院服务管理,提高医院服务质量,改善人民群众就医体验是我国医院管理发展的趋势。以病人为中心的优质的医院服务体系至少应满足门急诊患者、住院患者、健康体检患者、预防保健患者、居家患者等五大类患者的健康需求，通过优质医院服务体系的建立和实践，为广大人民群众提供从健康到患病的院前—院中—院后全生命周期全程闭环服务。

8. 有力的保障系统

全方位对医院的能源供给、环境卫生保持、设施保养维修、车辆调度、生活服务提供、医疗设备维护、节能降耗等进行计划、组织、协调和控制，以保障医院工作的顺利进行。

9. 严控的危机管理

医院危机管理是指医院对突然发生、对医院损害巨大、对医院经营管理产生巨大负面影响的突发性事件和潜在危害的识别、预测、监控、处理和善后的全过程。在医疗市场经营活动中，危机是不可避免的，因此，要建立一个组织完善、运作高效、高瞻远瞩、机动灵活的危机管理组织机构，严格控制危机的管理举措和发展势态，把医院日常运作、长远发展战略与危机管理有机地结合起来，才能确保医院安全。

10. 厚植的医院文化

医院文化是医院在其发展运行过程中，由所有医院工作者共同创造的特定精神财富和物质财富的总和，表现为其经营理念、管理制度、组织结构、价值取向、行为规范等，是医疗单位的群体文化，具有企业文化的特征，医疗行业的独特性、时代性，人本管理的特性，交叉学科发展的综合性，建设的创新性等特征。

本书按照现代医院管理十个维度体系，分十篇进行详细阐述，以期能为广大医院管理者提供有益的借鉴与参考。

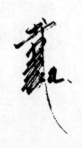

2021 年 2 月

目　录

上　册

序言 ……………………………………………………………………… （ⅰ）

前言 ……………………………………………………………………… （ⅲ）

第一篇　科学的管理体系

第一章　国内外公立医院管理发展和改革概况 …………………………… （3）

　　第一节　公立医院管理发展历程 …………………………………… （3）

　　第二节　国内外公立医院管理改革现状 …………………………… （5）

第二章　现代医院管理体系概述 ……………………………………… （10）

　　第一节　现代医院 …………………………………………………… （10）

　　第二节　医院管理 …………………………………………………… （11）

　　第三节　现代医院管理体系 ………………………………………… （13）

　　第四节　科学的医院管理体系 ……………………………………… （14）

第三章　科学的医院管理体系构建 …………………………………… （17）

　　第一节　科学的医院管理体制构建 ………………………………… （17）

　　第二节　科学的医院内部运行机制构建 …………………………… （25）

第四章　科学的医院管理体系构建实践与探索 ……………………… （39）

　　第一节　管理体制改革实践探索 …………………………………… （40）

　　第二节　运行机制实践探索 ………………………………………… （43）

第二篇　高效的运营机制

第五章　现代医院运营管理的背景 …………………………………………（53）

　　第一节　医院运营管理概述 …………………………………………………（53）

　　第二节　公立医院运营管理的历史沿革 ……………………………………（54）

　　第三节　公立医院运营模式的探索与实践 …………………………………（58）

第六章　现代医院财务管理运行体系 ………………………………………（74）

　　第一节　医院财务管理发展概述 ……………………………………………（74）

　　第二节　医院财务管理模式探索 ……………………………………………（76）

　　第三节　医院财务运营管理工作实践 ………………………………………（89）

　　第四节　现代医院高效的财务管理平台建设 ………………………………（142）

第七章　现代医院物资供应链管理体系 ……………………………………（146）

　　第一节　现代医院物资供应链管理体系概述 ………………………………（146）

　　第二节　现代医院物资供应链管理体系构成要素 …………………………（150）

　　第三节　现代医院物资供应链信息化发展及实践：医用耗材 SPD

　　　　　　管理模式 …………………………………………………………（169）

　　第四节　现代医院物资供应链管理改进对策与建议 ………………………（178）

　　第五节　现代医院物资供应链管理体系未来展望 …………………………（187）

第八章　现代医院药事运行体系 ……………………………………………（190）

　　第一节　现代医院药品采购 …………………………………………………（191）

　　第二节　现代医院药品库存管理 ……………………………………………（197）

　　第三节　现代医院药事质控 …………………………………………………（203）

第九章　现代医院医疗保险管理体系 ………………………………………（207）

　　第一节　现代医院医保管理的发展及意义 …………………………………（207）

　　第二节　现代医院医疗保险管理模式与实践探索 …………………………（212）

　　第三节　现代医院医疗保险管理未来展望 …………………………………（232）

第十章　现代医院内部审计 …………………………………………………（236）

　　第一节　国内外医院内部审计的发展 ………………………………………（236）

　　第二节　现代医院内部审计概述 ……………………………………………（239）

　　第三节　现代医院内部审计体系建设实践 …………………………………（242）

　第四节　现代医院内部审计总结与展望 ·············· (257)

第十一章　现代医院运营管理工作展望 ·············· (259)

第三篇　明确的目标管理

第十二章　目标管理的概念及内涵 ·············· (281)

　第一节　目标管理的概念 ·············· (281)

　第二节　目标管理的内涵 ·············· (282)

　第三节　目标管理的过程 ·············· (283)

第十三章　现代公立医院目标管理体系建设 ·············· (285)

　第一节　现代公立医院目标管理体系构建模式 ·············· (285)

　第二节　现代公立医院目标管理体系构建要求 ·············· (287)

　第三节　现代公立医院目标管理体系构建特点和作用 ·············· (291)

　第四节　现代公立医院目标管理存在的问题及对策 ·············· (293)

第十四章　目标管理的实践探索 ·············· (297)

　第一节　集团医院目标管理原则及流程 ·············· (297)

　第二节　院级目标管理实践 ·············· (299)

　第三节　部门目标管理实践 ·············· (304)

　第四节　个人目标管理实践 ·············· (306)

第十五章　集团医院目标管理成效分析 ·············· (309)

　第一节　科主任目标管理 ·············· (309)

　第二节　护理目标管理 ·············· (312)

第四篇　全面的绩效考核

第十六章　公立医院绩效考核管理发展历程 ·············· (321)

　第一节　绩效考核的概念及研究背景 ·············· (321)

　第二节　境外医院绩效考核的发展 ·············· (328)

　第三节　境内公立医院绩效考核的发展和现状 ·············· (336)

第十七章　现代公立医院内部全面绩效考核体系的构建 ·············· (349)

　第一节　公立医院全面绩效考核评价指标导向内涵 ·············· (349)

第二节　公立医院内部全面绩效考核体系的构建思路 ·················· (353)

第三节　公立医院内部全面绩效考核的常用方法 ···················· (362)

第四节　公立医院内部全面绩效改善常用管理工具 ···················· (370)

第十八章　公立医院内部全面绩效考核的探索与实施 ·················· (376)

第一节　医院内部全面绩效考核的发展阶段 ························ (376)

第二节　医院内部全面绩效考核实施的总体要求、基本原则和目的 ····· (378)

第三节　集团医院内部全面绩效考核的实施 ························ (380)

第四节　基于 RBRVS 和 DRGs 理念绩效分配体系研究与方案设计 ··· (401)

第五篇　先进的医疗技术

第十九章　医疗技术概述 ···································· (411)

第一节　医疗技术的概念及分类 ·························· (411)

第二节　国际前沿医疗技术发展 ·························· (414)

第三节　中国医疗技术发展 ······························ (420)

第二十章　先进医疗技术发展战略 ···························· (428)

第一节　战略目标的制定 ································ (428)

第二节　战略目标的实施 ································ (431)

第二十一章　先进医疗技术发展的支撑条件 ···················· (434)

第一节　技术创新概述 ·································· (434)

第二节　创新人才培养是前提 ···························· (435)

第三节　经费支持是基础 ································ (436)

第四节　医学设备是保障 ································ (438)

第二十二章　先进医疗技术发展的实践探索 ···················· (443)

第一节　概述 ·· (443)

第二节　质量强院 ···································· (445)

第三节　技术兴院 ···································· (457)

第四节　科研盛院 ···································· (461)

第五节　人才鼎院 ···································· (472)

第六节　中心助院 ···································· (479)

第七节　创新立院 ···································· (494)

下　册

第六篇　智慧的信息平台

第二十三章　信息化概述 …………………………………………………… (503)

第一节　信息化发展历程 …………………………………………………… (503)

第二节　医院信息化 ………………………………………………………… (504)

第二十四章　智慧的信息平台体系 …………………………………………… (507)

第一节　智慧医院总体框架 ………………………………………………… (507)

第二节　智慧医院各模块概述 ……………………………………………… (510)

第三节　集团医院主要做法 ………………………………………………… (518)

第四节　集团医院取得的成效 ……………………………………………… (520)

第二十五章　智慧医院探索实践 ……………………………………………… (522)

第一节　信息集成平台 ……………………………………………………… (522)

第二节　智慧医院业务应用 ………………………………………………… (549)

第三节　互联网医院 ………………………………………………………… (668)

第四节　信息安全保障 ……………………………………………………… (681)

第五节　智慧医院建设保障制度 …………………………………………… (690)

第七篇　优质的医院服务

第二十六章　医院服务概述 …………………………………………………… (701)

第一节　医院服务概念与内涵 ……………………………………………… (704)

第二节　医院服务的特性 …………………………………………………… (708)

第三节　医院服务文化 ……………………………………………………… (711)

第四节　医院服务的规范化要求 …………………………………………… (713)

第二十七章　患者服务需求 ·················· （717）

　第一节　门急诊患者服务需求 ·················· （717）

　第二节　住院患者服务需求 ·················· （719）

　第三节　健康体检者服务需求 ·················· （722）

　第四节　预防保健患者服务需求 ·················· （723）

　第五节　居家患者服务需求 ·················· （724）

第二十八章　优质医疗服务的运行与实践 ·················· （726）

　第一节　院前服务 ·················· （726）

　第二节　院中服务 ·················· （742）

　第三节　院后服务 ·················· （760）

　第四节　医院服务质量的管理 ·················· （771）

　第五节　医院服务品牌建设实践 ·················· （777）

第二十九章　医院服务展望 ·················· （790）

第八篇　有力的保障系统

第三十章　医院后勤保障概述 ·················· （795）

　第一节　医院后勤保障的范围与内容 ·················· （795）

　第二节　医院后勤保障工作的基本特点 ·················· （798）

　第三节　医院后勤管理架构及相关职责 ·················· （800）

　第四节　医院后勤在医院运营中的地位及作用 ·················· （802）

第三十一章　医院后勤保障的现代化构建 ·················· （805）

　第一节　医院后勤保障现代化建设 ·················· （805）

　第二节　医院后勤服务保障社会化的推进 ·················· （811）

　第三节　医院后勤保障信息化 ·················· （819）

第三十二章　医院后勤基本建设 ·················· （825）

　第一节　基本建设的主要内容和程序 ·················· （825）

　第二节　基本建设的管理模式分类 ·················· （828）

　第三节　后勤和基本建设的关系 ·················· （830）

　第四节　医院后勤和基本建设"一体化"的管理 ·················· （833）

　第五节　医院基本建设流程规范管理的具体实施 ·················· （834）

第三十三章　医院后勤安全管理 ·················· (849)

第一节　医院后勤保障安全风险评估 ·············· (849)

第二节　医院后勤保障内部主要风险防控管理 ·········· (851)

第三节　医院后勤保障外部风险防控 ·············· (864)

第四节　医院后勤安全生产工作的具体实施 ··········· (877)

第三十四章　医院后勤现代化管理实践案例和 BIM 系统的应用 ····· (884)

第一节　集团医院后勤社会化实践案例 ············· (884)

第二节　集团医院后勤设施设备现代化改革案例 ········· (891)

第三节　BIM 系统在现代医院后勤和基本建设中的规划和应用 ···· (898)

第九篇　严控的危机管理

第三十五章　医院危机管理概述 ················ (903)

第一节　医院危机管理相关概念 ················ (903)

第二节　医院危机管理意义与原则 ··············· (904)

第三十六章　医院危机管理的预警与监测机制 ·········· (907)

第一节　医院危机管理预警防控体系 ·············· (907)

第二节　医院危机识别和监测机制 ··············· (913)

第三节　医院危机事件的预警培训和应急演练 ·········· (918)

第三十七章　医院危机管理的处置机制 ············· (921)

第一节　组织体系构建 ···················· (921)

第二节　医院危机事件上报 ·················· (924)

第三节　医院危机事件响应 ·················· (925)

第四节　医院危机事件沟通 ·················· (927)

第三十八章　医院危机管理的善后机制 ············· (932)

第一节　医院危机管理善后的内容 ··············· (932)

第二节　医院危机管理善后方法 ················ (935)

第三节　医院危机管理的反馈学习 ··············· (938)

第三十九章　医院危机管理的实践与探索 ············ (940)

第一节　薄弱环节危机管理体系 ················ (940)

第二节　常规危机事件的应急处置 ··············· (948)

第三节　突发公共危机事件的应急处置 …………………………………（956）

第四节　不可预测性危机事件的应急处置 ………………………………（962）

第五节　医院危机管理保障措施 …………………………………………（968）

第六节　医院危机管理探索与展望 ………………………………………（971）

第十篇　厚植的医院文化

第四十章　医院文化概述 ………………………………………………（975）

第一节　医院文化的发展及构成层次 ……………………………………（975）

第二节　医院文化的作用 …………………………………………………（978）

第四十一章　医院文化的核心理念 ……………………………………（983）

第一节　医院使命 …………………………………………………………（983）

第二节　医院核心价值观 …………………………………………………（986）

第三节　医院愿景 …………………………………………………………（989）

第四十二章　医院文化体系构建 ………………………………………（992）

第一节　医院文化体系概述 ………………………………………………（992）

第二节　医院文化体系构建的基本策略 …………………………………（995）

第三节　医院文化体系建设的关键步骤 …………………………………（996）

第四十三章　医院文化建设的实践与探索 ……………………………（1004）

第一节　医院文化理念的确立 ……………………………………………（1004）

第二节　全方位医院文化体系构建 ………………………………………（1014）

第三节　医院文化特色 ……………………………………………………（1027）

第四十四章　医院文化建设展望 ………………………………………（1038）

参考文献 …………………………………………………………………（1041）

科学的管理体系

高效的运营机制

明确的目标管理

全面的绩效考核

先进的医疗技术

智慧的信息平台

优质的医院服务

有力的保障系统

严控的危机管理

厚植的医院文化

第一篇

科学的管理体系

第一章　国内外公立医院管理发展和改革概况

无论是发达国家还是发展中国家,公立医院在兴办阶段基本上都由政府统一筹资和举办,经营及管理医院的费用纳入财政预算。公立医院在各国的医疗保健和卫生服务体系的建立和发展中发挥了巨大的作用,但也存在一些问题。由于不同国家或地区自身情况的差异,面临的问题和挑战不同,采取的改革办法也各有不同,多数改革都围绕着公立医院的产权与经营管理权方面展开,在管理体制、管理模式以及管理方法等方面经过了上百年的改革实践,逐步形成了一整套的管理经验。

第一节　公立医院管理发展历程

一、传统管理阶段

19世纪末,医院主要由投资者和医护人员直接担任管理者,以宗教(教会医院)或原始的行政性管理手段为主,凭个人意志和经验进行管理,管理的方式没有摆脱小生产观念和纯粹经验医学的传统。

二、科学管理阶段

20世纪开始,社会经济和科学技术迅猛发展,医院规模在不断扩大并不断进步,医院管理者也不断形成科学管理思想,不断学习医疗技术管理知识、制定技术规程,进行科学组织和分工。1910年,美国学者豪兰(Howland)提出医院管理是一门独立的科学,提倡对医院管理人员进行管理教育。

1935 年,美国外科医生协会调查委员会主席麦克伊陈(Mac Eachen)出版了《医院的组织和管理》一书,形成医院管理学科体系。1952 年,我国中华医学会成立了医院行政管理研究会。1957 年,原卫生部召开了第一次全国医院工作会议。

三、管理科学阶段

20 世纪 60 年代,医疗技术飞速发展,基础医学广泛应用于临床医疗,新学科不断出现,医院的组织结构发生变化。医院的管理者不再以单一的权力结构形式沿着一条指挥链向下传递指令和指挥,而是对医院各系统进行有效的协调,按照管理的规律,从计划、组织、控制、协调到决策来实施管理措施,即现代管理科学的许多理论、观点和方法被医院管理者引用,并应用现代信息技术手段来管理医院,从而加速了医院的现代化进程。1964 年,原卫生部召开了第二次全国医院工作会议,制定了《城市综合医院工作条例试行草案》,举办了全国医院院长进修班,医院管理进入了科学治理阶段。1982 年,原卫生部制定了《全国医院工作条例》,从此医院管理在探索改革和发展中逐步走向管理科学阶段。

四、文化管理阶段

20 世纪 60 年代,企业界引入文化管理的概念和文化管理的研究,80 年代医院管理者逐渐认识到医院文化管理是医院管理的重要组成部分,是医院深层次的管理,是医院建立新思想、形成新理念、创品牌、树形象、练内功、重质量的新型管理阶段,一些医院建立了自己的形象识别系统,提炼了医院精神和核心价值观,建立了医院员工的行为规范,并且提出创建学习型医院的主张,医院管理更重视人文化管理,逐步与世界医院管理接轨。

第二节　国内外公立医院管理改革现状

一、国外公立医院管理改革现状

(一)英国公立医院管理改革现状

英国公立医院的主要宗旨是按患者所需向其提供免费的医疗卫生服务。自 20 世纪 80 年代以来,英国国家卫生服务体系进行了若干次改革,其中最主要的一项改革措施是引入市场竞争机制,将医疗卫生服务的购买者和服务供给者分离,以激发医疗卫生服务领域的市场竞争。2012 年 3 月,由卡梅伦政府推动的《医疗和社会照顾法案》(修订版)成为英国法律。卡梅伦政府实施医疗卫生改革的目的也是通过强化国家卫生服务体系的内部竞争,提高国民卫生保健服务系统的效率并削减医疗卫生服务财政开支。

在英国,95%以上的医院都是公立医院,与我国公立医院面临的情况极为相似,也出现了政府财政投入不足、公立医院效率低下的现象。在政府财力不足、公立医院效率低下、医务人员缺乏工作积极性的背景及新公共管理理论的影响下,英国公立医院在管理模式、治理机制、补偿机制、监管机制等方面进行了改革。英国"新医改"的核心问题是转变政府职能,引入市场竞争机制,大力发展私立非营利医院,建立医院托拉斯以及促进公立医院的自治和竞争。政府职能转变后,公立医院不归英国卫生行政部门直接管理,交 Foundation Trusts 理事会(由当地民众、医疗机构从业人员共同组成的公立医院社会治理机构,属于非营利、公益性的公司)及其聘请的团队进行管理,实现了公立医院的管办分离。

(二)法国公立医院管理改革现状

法国公立医院经费主要来自社会保险和财政筹资,公立医院在功能上主要体现在面向低收入居民,提供大部分的住院、专科、急诊、康复、长期护理以及精神疾病治疗服务。虽然私立医院数量上多于公立医院,但公立医院提供了近 2/3 的住院服务,发挥主导作用,私立医院主要面向高收入居民,慈善机构医院则主要负责恶性肿瘤等疾病的治疗。

法国国家与公立医院之间的关系调整一直是改革的主线之一,在过去的20年中,来自国家的强制干预力度越来越大,法国公立医院改革引进了新公共治理理念,通过法律的形式扩大了医院院长的权限,缩小了理事会的决策范围,优化医院筹资渠道,不断整合区域医疗资源,从而提高效率、控制费用。

法国公立医院管理改革的主要目标是控制成本、重新整合医疗资源、提高政府治理水平、控制医疗费用、提高医疗服务质量、确保医疗服务安全。过去十几年中,法国一直致力于卫生保健服务的成本控制,各项支出都有严格的限制,引入全科医生守门人制度,设定地区卫生费用标准。通过区域医疗机构规划,为居民提供可及、连续的医疗卫生服务;通过建立契约化关系,利用绩效管理合同等更加精细的管理工具,引导公立医院提高医疗服务效率,为居民提供更加优质的医疗卫生服务。明确各方治理权责,形成有效的激励约束机制,并通过总额控制和其他支付方式相结合,加大控费力度。在控制医疗费用不合理增长的同时,激励公立医院提供规范、优质的医疗服务。

(三)德国公立医院管理改革现状

德国公立医院由政府直接投资举办并接受政府直接管理或由某所大学代管。德国的公立医院遵循双重筹资和完全成本覆盖原则,即医院通过州政府取得政府投资和通过疾病基金会取得经营费用,公立医院的功能体现在提供重症及疑难杂症诊疗等医疗服务上,一般不承担门诊服务,只有大学附属医院开设门诊。门诊服务一般由私人医疗机构承担,并且严格实施初级卫生保健与二级医疗服务分开制度。20世纪90年代以来,德国政府通过创建卫生保健法,确保所有供应部门严格实施成本控制措施,并且实行间接性价格管理机制和严格的费用控制机制。

公立医院在德国国家医疗服务体系中起主导作用,为了解决德国医疗卫生资源配置效率低下、医疗费用过高的问题,提高医疗卫生服务效率、质量和水平,德国进行了公立医院改革。主要举措包括:提高医保费用,改革公立医院制度,取消药品定价制,尤其是提出建立公共健康基金、建立药物及医疗服务评价体制、进行医保公司整合及提供联合医疗服务等措施;建立健全社会医保法典体系,有法可依,执法必严,违法必究;政事分开、管办分开,理顺关系,政府监管与市场竞争相辅相成,政府职能向多元化转变;树立健康理念,医疗服务呈多样化与人性化,从治疗为主向治疗与预防并重转变,实现预防与治疗相结合;医疗服务透明度与多样性结合,适度发展私人医保模式,鼓励医保公司之间公平竞争;医保制度与社区卫生服务结合,向基层社区卫生服务倾斜,建立以家庭医师为中心的护理模式;医药分离,医师处方权和药店售药权分开,患者看病、买药自由,自主选择医院,并凭医师处方自主选择药店。

德国公立医院实行的是公司化、医院自治等管理方式。德国政府通过医院管委会对公立医院进行控制,采用短期合同制和终身合同制相结合的医院人员聘用方式,允许公立医院的医生私人行医,由政府负责支付医院医务人员的薪酬。而在补偿成本方面,由联邦政府和州政府负责对公立医院的基础建设以及医疗设备等方面进行长期投入。医院协会负责与疾病基金会协会进行相应的谈判,在医疗卫生服务的提供问题上达成一致意见,同时由公立医院与疾病基金会签订资金补偿以及医疗卫生服务提供合同。此外,政府转让土地资产的产权给公立医院管理委员会,使其能够将土地产权向银行抵押以获得医院生存和发展所需的贷款。德国公立医院管理改革实施以来,公立医院要进行支出,必须要经过政府的同意,因此,政府虽然依托医院管理委员会对医院实施管理,但仍然具有操纵公立医院的权力,且具有权力上和决策上的优势。通过医院管理体制的改革,德国的公立医院拥有了更多的经营管理权,而政府也从具体事务管理中解放了出来,将关注重点放在对公立医院的宏观调控以及监督评价等方面。

二、我国公立医院管理改革现状

改革开放以来,我国公立医院管理改革大致经历了 8 个阶段,每个阶段都有其独有的时代特点,具体如下:

(一) 第一阶段(1978—1984 年)

1979 年元旦,原卫生部等三部委联合发布了《关于加强医院经济管理试点工作的通知》,此时医疗改革"初露端倪"。1980 年,国务院批转原卫生部《关于允许个体医生开业行医问题的请示报告》,打破了公立医院在医疗卫生领域一统天下的局面。本阶段的改革主要对十年动荡对卫生系统造成的严重损害进行调整、建设,是恢复阶段与改革阶段之间的过渡时期。

（二）第二阶段（1985—1991 年）

1985 年是医改元年,在这一年我国正式启动医改,核心思想是放权让利,扩大医院自主权。其开始的标志是 1985 年 1 月召开的全国卫生局厅长会议,会议贯彻党的十二届三中全会《关于经济体制改革的决定》精神,部署全面开展城市卫生改革工作;1985 年 4 月,原卫生部在《关于卫生工作改革若干政策问题的报告》中提出:"必须进行改革,放宽政策,简政放权,多方集资,开阔发展卫生事业的路子,把卫生工作搞好。"

这一阶段的特点是,这个时期的改革主要关注管理体制、运行机制方面的问题,政府的主导思想在于"给政策不给钱"。政府直接投入逐步减少,市场化开始逐步渗入医疗机构。

（三）第三阶段（1992—2000 年）

1992 年,医改开始向"医疗市场化"进军。1992 年 9 月,国务院下发《关于深化卫生医疗体制改革的几点意见》,原卫生部贯彻文件所提出的"建设靠国家,吃饭靠自己"的精神,在卫生部门工作会议中要求医院要在"以工助医、以副补主"等方面取得新成绩。

本阶段医改工作的优点在于刺激了医院创收,弥补了收入不足;缺点是影响了医疗机构公益性功能的发挥,导致"看病问题"突出,群众反应强烈。

（四）第四阶段（2001—2004 年）

自 2000 年开始到 2004 年,国家吹响了公立医院产权改革的号角,改革指导意见确定了实行医药分业等几项原则。本阶段是各种改革手段交叉最多的一个时期,随着改革的不断深入,市场化在发挥了很大作用的同时也显露出了一些弊端,尤其是 2003 年 SARS 的暴发,直接暴露出了公共卫生领域的问题,促使人们反思现行卫生体系的漏洞,进而开始检讨整个卫生事业,市场主导和政府主导的争论也逐渐深入,这为下一个改革阶段的到来埋下了伏笔。三改并举(医疗保险、医疗卫生、药品生产流通体制改革)也在这一阶段确立并开始大规模实施。医院产权改革是本阶段最为明晰的改革脉络。从中央文件的印发到地方政府的尝试,改革的领域不断扩大和力度不断提高的同时,操作的方法和手段也日益成熟。

（五）第五阶段（2005—2008 年）

2005 年 1 月的全国卫生工作会议提出：解决群众看病难、看病贵的问题需要标本兼治，综合治理。同年，十届全国人大三次会议也提出了要切实解决群众看病难、看病贵的问题。随着这一问题的逐渐凸现，原卫生部制定《关于深化城市医疗体制改革试点指导意见》，明确规定了卫生事业的性质，更加强调公立医疗机构的公益性质。

（六）第六阶段（2009—2011 年）

2009 年 1 月，国务院常务会议审核并通过了《关于深化医药卫生体制改革的意见》和《2009—2011 年深化医药卫生体制改革实施方案》。这三年医改取得的进展有：人民群众通过医改得到更多实惠，"看病难"问题得到一定程度缓解；农村和偏远地区医疗服务设施落后、服务能力薄弱的状况显著改变，城市大医院"三长一短"（排队挂号、交费和拿药的时间长，但医生问诊和检查时间较短）问题逐步缓解，群众看病就医感受有了较大改善；城乡居民开始享受到低水平、广覆盖的基本医疗保障，"看病贵"问题有所缓解。随着各项改革任务的落实，我国居民健康指标已进入较快改善时期。

（七）第七阶段（2012—2016 年）

本阶段将"以县级医院为重点，全面推进公立医院改革"作为医改重点任务之一逐步落实，目标在于实现医药分开，加强重点专科、特岗人才建设，强化运用适宜技术和基本药物，实现便民惠民服务常态化、制度化，并形成长效机制。

（八）第八阶段（2016 年至今）

"十三五"期间，面对新的形势和挑战，医改的目标是把推动医改的主要措施由打好基础转向提升质量、由形成框架转向制度建设、由单项突破转向系统集成和综合推进，用中国式办法破解医改这个世界性难题。本阶段公立医院改革重点是建立科学、有效的现代医院管理制度，基本建立具有中国特色的权责清晰、管理科学、治理完善、运行高效、监督有力的现代医院管理制度，建立维护公益性、调动积极性、保障可持续性的运行新机制和科学、合理的补偿机制。

第二章　现代医院管理体系概述

　　医院管理体系是医院特殊性管理职能与一般性管理职能相结合的全部管理职能的结构体系。总的来说,建立现代医院管理体系,是指适应医院发展需求,运用先进管理理念构建医院管理体系和实施医院管理。构建科学的现代医院管理体系是当代所有医院的发展目标。

第一节　现　代　医　院

一、现代医院的概念

　　现代医院是指运用现代管理理论和方法运作的高度智能化、信息化的医院,是管理水平高、诊断水平高、治疗水平高,有现代化的人才、现代化的建筑与设备、现代化的实验室与科研成果,并有较高水平的学术论文与著作的医院。现代医院应不断与当前的科技进步和社会发展相适应、相同步,以当代前沿科学技术为基础,坚持"以人为本、以患者为中心"的核心理念,向人民群众提供与时俱进的医疗技术与医疗服务。

二、现代医院的内涵

　　现代医院作为一个整体,反映了符合当代时代特征的医院所具有的人文、技术、信息、管理、环境等不同表象。其内涵应该包括医疗技术精细化、医院设备现代化、医院管理科学化、医疗服务人性化、绿色建筑智能化、信息网络数字化、人才优势多元化与医院文化人本化等内容。

第二节　医　院　管　理

一、医院管理的概念

医院管理是指依据医院工作的客观规律,运用组织学、管理学及相关学科的理论与方法,通过计划、组织、控制、激励和领导等活动,使医院的人力、物力、财力、信息、时间等资源得到有效配置,充分发挥各个组成部分的优势与长处,发挥整体的功能,从而提高工作效率,更好地实现医院整体目标的过程。简而言之,医院管理是医院以管理学为理论基础,综合管理职能、管理要素、管理方法、管理技术、管理原理等,对医院工作进行全面统筹。

医院管理的目的是在有限的医疗卫生资源条件下,充分实现医院最佳的社会效益和经济效益,发挥医院的整体效能并创造出最大的健康效益。医院管理的主要任务是认真贯彻执行国家的卫生方针政策,激发医院发展活力,充分调动医院及医务人员的积极性,不断提高医院服务质量和效率,更好地为人民健康服务,为构建社会主义和谐社会服务。

二、医院管理的职能

管理职能是管理系统功能的体现,是管理系统运行过程的表现形式。管理要通过一系列的职能活动并发挥相应的职能作用以达到目的。医院管理就是为了实现医院的组织目标所进行的相关活动,医院管理的职能主要是管理职能在医院工作实践中的运用,通常包括计划、组织、控制与协调、激励、领导等职能。

计划是管理的首要职能,是对未来方案的一种说明,包括目标、实现目标的方法与途径、实现目标的时间、目标的完成人等内容,是管理工作中必不可少的重要内容。医院的计划工作包含管理目标的确定及实现目标的途径和方法。这里的目标既有整个医院的目标,也有各部门的目标。

医院组织是指为了实现医院目标,以一定的机构形式,对特定的人员群体进行有机组合,并按一定的方式与规则进行活动的集合体。医院组织是组成医院的基本机构,是医院进行各项活动的基本条件,也是整个医院管理的基础。医院组织机构的设置,要从医院的工作性质和任务规模出发,适应自身的职能需要,设置时一般遵循统一指挥、责权一致、机构精简等几项原则。医院组织工作的一般程序为确定医院目标,设置组织结构,合理配置资源,授予相应权、责、利,协调沟通各方关系等。

控制是一种有目的的主动行为,指组织在动态变化过程中,为确保实现既定的目标而进行的检查、监督、纠偏,以确保组织目标的实现。它既是一次管理循环过程的重点,又是新一轮管理循环活动的起点。医院无论是惯性运作还是各项工作计划的执行,都必须在有控制的条件下进行。医院的各级管理人员都有控制的职责,不仅对自己的工作负责,而且必须对医院整体计划和目标的实现负责。

激励有助于激发和调动职工的积极性,从而促使职工的智力和体力充分地释放出来,产生一系列积极的行为;有助于将职工的个人目标与组织目标统一起来,使职工把个人目标统一于组织的整体目标,激发职工为完成工作任务做出贡献,从而促使个人目标与组织目标的共同实现;有助于增强组织的凝聚力,促进组织内部各组成部分的协调统一。目前医院激励职工的方法主要包括:一是物质激励,在物质激励中,突出的是职工的工资和绩效奖励奖金,通过激励作用满足职工的最基本的需要;二是职工参与管理,让职工在不同程度上参与组织决策和各级管理工作的研究和讨论,能使职工感受到自己的利益同组织利益密切相关,从而产生责任感;三是工作成就感,使工作具有挑战性和富有意义,满足职工成就感的内在需求,这也是激励的一种有效方法;四是医院文化建设,通过建设富有特色的医院文化,增强职工的凝聚力和归属感,从精神上激励职工强化自尊和责任感。

领导是指在一定的社会组织或群体内,为实现组织预定目标,领导者运用法定权力和自身影响力影响被领导者的行为,并将其导向组织目标的过程。有效的领导工作对于确保医院高效运行并实现其目标至关重要。在医院经营管理活动的各个方面都贯穿着一系列的领导和决策活动,如办院方针、工作规划、质量控制、人事安排、干部培训、财务预算、设备更新等都要做出合理的决定。从我国医院管理现状来看,随着社会和医学科学的发展,领导者在现代医院管理中的作用越来越大,地位也越来越重要。领导的本质是妥善处理好各种人际关系,其目的是形成以主要领导者为核心,团结一致为实现医院发展目标而共同奋斗的一股合力。

第三节　现代医院管理体系

一、现代医院管理体系的概念

现代医院管理体系建设对于医院的发展具有重要的基础意义。现代医院管理体系是指适应现代医院发展需求、规律及医药卫生体制改革目标,以更加有效的方式建立医院管理制度,体现现代医院管理理念,运用现代技术方法和手段构建医院管理体系和实行医院管理,提高医院工作效率,保障民众就医问题,提升民众就医体验和获得感。

现代医院管理体系建设要求从医院的损益管理出发,发现医院在医疗服务、技术水平、成本管控及运行效率中存在的问题,通过对人、财、物、空间等资源配置管理,达到改善医疗服务、提升技术水平、降低运行成本、提升运行效率的目的,最终实现医院的全面精细化管理和高质量发展。

二、现代医院管理体系的内涵

广义上的医院管理体系建设主要包含业务技术管理和经济经营管理两大体系。业务技术管理体系承担对患者进行医疗照护和进行学科建设的管理责任,内容包括与医疗、教学、研究相关的学术和技术管理,其职能与责任主体是医务部、护理部等行政职能部门及相应的各业务科室。

经济经营管理体系承担保证医院能够规范、优质、经济、高效运营并为患者和职工做好服务的管理责任,重在为医院的医教研活动提供运营支撑等,其职能与责任的主体是人力资源处、计划财务处、医保中心、信息中心、后勤保障中心、安全保卫处等。图2-1为医院管理体系结构。

狭义上的医院管理体系建设主要包含医院管理体制和运行机制两个方面。其中管理体制是明确政府与公立医院权、责、利关系及公立医院内部经营管理权、责、利关系的制度安排;运行机制是公立医院在既定的组织模式下,实现政策目标的方式。本篇主要阐述的是狭义的医院管理体系的构建。

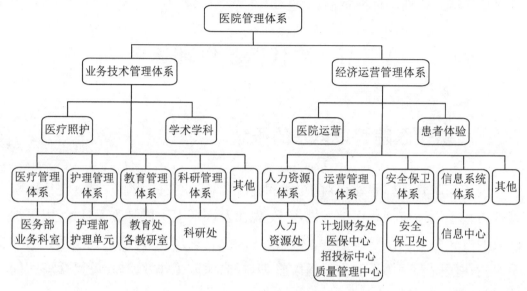

图 2-1 医院管理体系

第四节 科学的医院管理体系

一、科学管理的概念及特点

(一)科学管理的概念

科学管理是对以美国泰勒的管理理论为代表的管理阶段、管理理论和制度的统称,又称古典管理理论、传统管理理论。科学管理于 20 世纪初产生,在西方一直延续到 20 世纪 40 年代。泰勒把科学管理概括为:科学,而不是单凭经验办事;和谐,而不是合作;合作,而不是个人主义;以最大限度的产出,取代有限的产出,每人都发挥最大的工作效率,获得最大的成功,就是用高效率的生产方式代替低成本的生产方式,以加强劳动力成本控制。泰勒的科学管理是针对传统的经验管理而提出的。科学管理以提高最高劳动生产率为根本目的,把人们多年积累的经验、知识和传统的技巧归纳、整理并结合起来,进行分析比较,从中找出其具有共性和规律性的东西,并通过对动作和时间进行研究,制定科学、合理的标准定额、标准化操作方法和标准化工具,对员工进行培训,实行计件工资报酬制度,把计划职能与执行职能分开,是一种职能式组织结构的管理模式。

(二)科学管理的特点

1.实践性

科学管理的特点之一就是管理实践的出现先于管理理论,管理实践是管理理论产生的源泉,科学管理是对实践经验的总结。

2.科学性

科学管理把科学引入管理实践,用科学研究代替纯粹的个人经验,把传统管理中的感性上升为理性。科学管理就是发现组织活动中的规律,并利用这些规律合理安排业务活动和利用经济资源,最终实现组织的目标。

3.规范性

科学管理实际上是一种规范化、标准化的管理,是利用培训来教给职工完成任务的技能,是用科学研究来制定标准和规章制度并据此规定和下达任务,并用奖惩等激励机制来保证任务的完成。

4.协调性

科学管理的常规特征是协调。在科学管理的众多要素中,最重要的是劳资双方的密切合作,用合作代替冲突,用向同一方向的努力代替背道而驰,用相互信任代替相互猜疑。一种管理制度无论怎样好,都不应该硬性采用。雇主与工人之间必须保持良好的个人关系,同工人来往时,对工人的各种可能抱有的成见都要有所考虑。

5.效率性

提高生产效率是科学管理思想的出发点和归宿。科学管理的目的就是要培育和发掘每一位员工的才干,使每一位员工尽其所能,以最快的速度实现最高的工作效率。

二、构建科学的医院管理体系的意义

科学的医院管理体系是指运用科学的管理方法,进行现代医院管理体系建设。构建科学的医院管理体系的意义在于探索和实践医院管理体制和运行机制的合理性,聚焦各管理要素的职、权、责及其相互协调,人员的合理配设,人员积极性的调动等问题的计划和组织工作。

第三章 科学的医院管理体系构建

科学的医院管理体系构建的目标是建立一种能推动医院健康发展的科学的医院管理体制和科学的医院内部运行机制,以提供有效、安全的医疗服务,满足人民群众日益增长的医疗需求。

第一节 科学的医院管理体制构建

一、医院管理体制的概念

管理体制是一个较为宽泛的概念,可以认为是规定政府与各类组织以及组织内部管理的范围、权限、职责、利益以及相互关系的各种制度的总和。公立医院管理体制可定义为明确政府与公立医院的权、责、利关系及公立医院内部经营管理权、责、利关系的制度安排。

二、医院管理体制的内涵

公立医院管理体制包括两个层面的管理:宏观管理和微观管理。前者界定了政府及相关部门同公立医院之间的权责关系问题,主要指如何设置公立医院、由谁来领导公立医院、对其怎样开展管理等;后者明确了医院经营管理层决策、执行和监督的权责关系,主要指的是公立医院的内部治理问题,包括其日常运行、各部门协调、权力分配等。

宏观的管理主要是指政府与医院的关系问题,属于外部治理;微观的管理主要指医院内部结构治理的问题,属于内部治理。两者是辩证统一的关系,既有区别又有联系。政府对医院采用"管办合一"管理模式，并且由多个部门负责公立医院的管理，政府既是运动员又是裁判员，并直接影响到公立医院内部结构的优化和运行效率。公立医院内部治理结构的完善，需要在"管办分开"的前提下，进行协调统一的管理。只有两者有机统一，才能进一步提高公立医院的市场竞争力。

三、构建科学的医院管理体制

公立医院是我国医院体系的主体，加快推进公立医院管理体制改革，构建科学的医院管理体制，对深化公立医院改革、加强公立医院建设，具有重要的意义。

（一）治理结构

公立医院治理是指公立医院的利益相关主体之间，为实现其共同利益（不只是经济利益）而进行的对各自权利、职责与义务的制度化安排。广义的公立医院治理包括两个方面：第一个方面是外部治理，即公立医院运行的社会大环境，包括党和国家的政策方针，国内外经济、政治、文化环境；第二个方面是内部治理，即公立医院自身的权力组织形式及制衡机制，以及公立医院内部各部门之间的管理。狭义的公立医院治理是指第二个方面的治理。

医院内部治理结构是规范医院相关各方责、权、利的制度安排，是针对利益相关者的一套权力制衡的制度安排，以确保医院的决策和医院经营者行为的正当性，是现代医院中最重要的制度架构。它包括医院管理层、董事会、股东和其他利益相关者之间的一整套关系。通过这个架构，医院的目标以及实现这些目标的手段得以确定。完善的医院治理可以激励董事会和管理层去实现那些符合股东、经营者和其他利益相关者利益的奋斗目标，也可以提供有效的监督，从而激励医院更有效地利用资本。

从国内外公立医院治理结构改革的经验来看，从公司制度中借鉴的董事会模式是较为理想的有代表性的模式。不过公立医院本身的社会功能决定了公立医院的董事会模式不可能完全等同于公司治理模式。公立医院内部治理结构，是指由所有者、董事会、监事会和高级管理人员组成的一种组织结构。作为医院的决策机构，董事会托管所有者资产，院长受雇于董事会的执行机构,监事会主要执行内部监督职能。

(二) 医疗资源整合

1. 医疗资源整合纽带

整合纽带是连接医疗资源内各成员机构的基础,主要有资产整合和非资产整合两种。受我国条块分割的卫生管理体制的影响,对不同隶属关系的医疗机构进行资源整合较为困难,所以目前仅有少数成员隶属关系相同的医院集团通过"管办分开""去行政化"等一系列改革使不同隶属关系的成员单位脱离原隶属关系的医院集团,实现了以资产为纽带的整合。

2017 年,各地基于医改政策开展创新城市医疗联合体,分别以技术、品牌、管理、契约等非资产要素为纽带,在保持原隶属关系、法人地位等不变的情况下,组成多个法人的聚合体。医联体实践探索之路一路走来争议不断,主要是由于不涉及资产的整合,各成员单位之间的联系相对松散,利益分歧、各自为政等问题渐渐成为深入合作的障碍,一些以非资产要素为纽带的医院集团呈现出由松散型向紧密型集团(联合体)迈进的趋势,并在探索中形成了资产与非资产纽带并存的形式,以兼顾一体化程度与各成员情况的差异。此外,随着成员范围的扩大,很多医疗集团也存在两种整合纽带并存的现象。

2. 医疗资源整合方式

卫生系统的资源整合方式从宏观到微观大致可分为三个层次:第一个层次为卫生服务筹资体系和卫生服务提供体系的整合;第二个层次为卫生服务提供体系中包含的公共卫生体系和医疗服务体系的整合;第三个层次包含两个部分,分别为人力资源、财务管理等关键的支持性功能的整合及卫生系统中各科室的临床整合。

按照整合纽带的不同,医疗资源整合方式又可分为以下几种类型:

(1) 不涉及资产的医疗资源整合方式:

① 对口帮扶:在不改变成员医院隶属关系、资产所属关系、人员归属等的基础上,核心医院与成员医院签署协议,核心医院开展以技术、管理、品牌等为主要内容的输出,并建立双向转诊关系,促进资源下沉和医院间的分工协作。

② 医院托管:医院托管是指医院产权所有者将医院的经营管理权交由具有较强经营管理能力,并能够承担相应风险的机构(或医院)管理的一种医院

经营方式。成员医院的产权所有者,将医院的经营管理权交给核心医院,在不改变成员医院产权,隶属关系,人员身份、职责等,同时保持各级政府财政投入和相关政策不变的前提下,对医疗机构的经营管理权和行政、人事调配权进行委托管理,由核心医院对成员医院有偿行使经营管理权,并承担相应的经营风险。这种模式可以增强托管医院的责任感和使命感,有利于建立不同层级医疗机构之间的责任明确、机制灵活的双向转诊机制和相对紧密的分工协作机制。

目前,我国正在不断深化医疗体制改革,鼓励医疗制度创新,优化医疗资源配置。在此背景下,医院托管作为优质医疗资源布局和发展的重要手段,在医疗资源整合中越来越受到重视。2017年国务院办公厅发布的《关于建立现代医院管理制度的指导意见》(国办发〔2017〕67号)提出"实行民主管理和科学决策,强化公立医院引领带动作用"以及"资产多元化、实行托管的医院以及医疗联合体等,可在医院层面成立理事会"等。委托代管在不影响产权这一敏感问题的条件下实现医院所有权和经营权的有效分离,推动优质医疗资源下沉,加强城乡之间、大城市与小城市之间的医疗资源互动。

国内医院托管根据受托方主体的性质不同,可以将医院托管分为以下几种模式:

a. 综合性大医院对中小医院的托管。该模式是指由大型综合性公立医院直接对中小医院进行托管,或由大型公立医院通过其附属的医院集团进行托管,通过采取托管的方式实现医院规模的逐步扩张。这种模式目前比较普遍,这是由于目前我国的大型综合性公立医院拥有大量优质的医疗资源和技术以及管理经验,而许多中小医院不论是在医疗资源还是在技术管理上都比较落后,造成医疗资源分布不均衡,大型医院人满为患,而中小医院却存在医疗资源闲置的现象。通过大型综合性公立医院托管中小医院,可以把大型综合性公立医院的优质医疗资源和技术带到中小医院,全面提升中小医院的医疗服务水平,实现优质医疗资源的下沉。

b. 专门的管理机构或者团队的托管。该模式的受托方主要是由社会资本组成的管理机构或者团队。随着医疗行业管控政策的放开,越来越多的社会资本通过各种方式进入医疗行业,医院托管就是其中一个方式。2000年以后,北京、上海、广州和成都等地相继成立了医院管理公司,其主要业务范围是医院管理咨询和管理培训,个别公司也开展医院的兼并和托管业务。他们主要以公司化的模式进行医院管理:一方面投入资金引入先进的医疗设备和人才;另一方面也引入先进的医院管理模式,推动被托管医院的现代化。

c. 原有医院内部管理层对医院托管。这种模式是以医院自治的方式把医院交给原来的管理团队,通过设立医院管理委员会或者董事会进行管理,政府只负责监管。在这种模式下,医院的管理团队有较大的自由,能够按照自己的意愿实施管理,同时也对管理团队有较强的激励机制,以激发管理者的创造力。该模式的特点是实施较为简便,政府与医院管理者只要通过订立合同的方式就可以划定权利边界,这不仅可以强化出资者的职能,而且还可以约束管理者的行为。另外,根据托管对象不同,可分为全部托管和部分托管;根据托管目的不同,可分为营利性医院托管和帮扶式医院托管。

③ 松散型医院集团。松散型医院集团是由不同层级的多家医疗机构建立起的以管理、技术为纽带的医院整合形式。各成员医院原有的产权、隶属关系、人员身份等均不变,但成员单位涉及不同层级并包含基层机构,一般通过管委会等管理集团(联合体)内部事务。通过优质资源在集团(联合体)中的纵向流动实现资源共享。

20 世纪 80 年代,医改工作启动后,个别医院开始了原始的集团化探索,成为公立医院集团化的萌芽期,但通常认为 1996 年南京鼓楼医院集团的成立,首开国内医院集团化先河。80 年代初,由于病床位不足、医院发展受限,当时的"集团化"是大医院主动联合中小医院而形成的松散联盟。然而,随着我国加入 WTO,一些大型医院再次进入扩张时期,由于担心外国以及民营资本进入国内医疗市场,所以许多大型公立医院的决策者为了"做大做强"开始自发联合起来,形成或紧密或松散的医院集团。2000 年,国务院办公厅转发国务院体改办等八部委发布的《关于城镇医药卫生体制改革的指导意见》,提出鼓励各类医疗机构合作、合并,共建医疗服务集团。由此,全国各地的公立医院展开了被媒体称为"跑马圈地"的集团化浪潮。2004 年,安徽省建立首家国有医疗集团。2005 年,出现了"上海新华医院集团"成立、"南京市第一人民医院集团"成立以及青岛市人民医院并入青岛市立医疗集团等一连串的医院集团化高潮。2010 年,《关于公立医院改革试点的指导意见》确定的 16 个公立医院改革国家联系试点城市中,许多城市提出了组建医院集团的模式,各家公立大型公立医院纷纷将成立大型医院集团视为提高公立医院服务能力、整合医疗资源的方式。

在我国,成立医院集团是受政府鼓励的市场经济行为,医疗机构集团化、产业化成为公立医院深化改革的一项具体举措,也是医疗卫生事业发展的一大趋势。从某种角度来说,医院集团成为了政府优化公立医院布局、均衡配置优质医疗资源、增强公立医院发展活力、建立与基层医疗机构分工协作机制的抓手,也是构建城市医疗服务新体系的一项具体战略。

实行医院集团化管理是解决卫生资源分布不均衡和利用率不高的有效途径之一,通过行政和经济手段,对医院实行兼并重组和优化组合,使医疗技术发达地区和技术水平领先医院的卫生资源发挥更大的效益。与此同时,通过医院集团的带动,增加卫生不发达地区的卫生资源,并提高中小医院卫生资源利用率。医疗资源重组使传统医院经营上的独立自主的单一体制走向"合作、兼并、联合、集团化"等组合模式,受到严格的成本和费用控制,并拥有不断创新的技术平台、日益增加的就诊人次,达到了扩大规模效应、盘活存量、优化资源、降低成本、提高工作效率的效果,实现了低成本扩张、吸引患者、抵御市场竞争的目标。通过组建医院集团,可以实现共享先进的设备和技术、服务的标准化、减少分层次服务"转诊链"中的信息缺失、稳定服务对象中的低成本顾客(如医保对象、新农合对象、低收入人群)、规模采购以降低采购环节费用等,从而达到成本控制的目的,更有利于相关医院在医疗市场中的竞争。

(2) 涉及资产的医疗资源整合方式:

① 兼并或资产重组。改变各成员机构原有的隶属关系,不分级别和专科,进行人、财、物各个方面的全面整合,独立行政事业法人行使集团的全部资产所有权、全部资产使用权、经营管理权及重大问题及战略的决策权等。各成员单位作为经营层,对董事会负责。此外,兼并经营也属于资产重组中的一种,指被兼并医院取消法人资格,人、财、物等资产与兼并医院融为一体。

资产重组是目前较为紧密和彻底的一种整合方式。重组方式包括出资买断、出资控股、混合控股、资产换股、协议合并等。

a. 出资买断。兼并方通过出资收购被兼并医院的全部资产,并承担其全部债务,通常又称为购买兼并。其优点在于通过该模式进行资产重组,实现了优势互补,可以统一组织经营,进行资本结构、组织体制的调整,增强医院的竞争力。但是需要投入大量资金,产权变更、工商变更等手续较多,对技术、组织管理的要求很高。

b. 出资控股。兼并方出资购买被兼并方权益并达到控股地位,以控制被兼并医院的生产经营。该模式又分为协议转让、直接市场收购控股、间接控股。

c. 混合控股。通过直接控股和间接控股相结合的方式控股目标医院，其实也是一种出资控股形式。其优点在于通过"侧翼攻势"的迂回战术，以较小的代价控股，同时还拥有联合医院的全部股份；缺点是间接控股而收购的小医院通常属于非自身经营所擅长的领域，可能会背上包袱。

d. 资产换股。被兼并医院的净资产作为股金投入兼并医院，被兼并方的管理者或所有者成为兼并医院的一个股东。对被兼并医院来说，相当于以实物或医院整体产权与兼并医院合资，又称吸收股份式。优点在于兼并双方在交易中不需投入资金，双方分别收缩或扩展战线实现自己的经营战略，可利用被兼并方的人、财、物，尽量避免各种变更手续，兼并方投资风险较小；缺点是兼并方须有能力接收和管理被兼并医院。

e. 协议合并。即通过协议形式进行合并。其优点在于这种基于授权形式的重组，交易成本较低。一方利用技术优势、品牌优势、管理优势和另一方结合，增加了总体上的规模优势，有效地节约了投资，缩短了投资周期，实现了规模经济，提高了市场占有率，激活了存量资产，缓解了资金矛盾。缺点是协议合并中如果合并双方实力旗鼓相当，没有占突出优势的一方，则可能带来管理上的摩擦，形成内耗，抵消规模经济带来的优势。

目前国内有些医疗集团成员是在政府主导下形成的，集团形成的基础并不牢靠，一旦有利益冲突，往往会互不相让或者互相扯皮。有些医疗集团虽然是医疗机构间主动协商后组建的，但是存在盲目跟风的现象，只是形式上的医疗集团，实质上集团内各医院仍各自为政，没有真正做到资源整合，形成集团化管理模式。有些医疗集团组建后，由于原先不同的医院文化存在冲突，难以调和，造成内耗。这些情况的存在造成了集团内成员凝聚力不强，出现了"大规模不经济"的现象。

② 连锁经营。某些大型综合医疗机构以专科为特色举办分院，分院与举办医院之间仍保留产权联系，仅发生经营及运营方式的改变。

"连锁医院"和"连锁企业"一样，都是通过统一的人员培训、统一的企业文化、统一的服务项目、统一的营运模式，对组织进行营运管理，从而走上科学化、标准化、专业化的轨道，实现组织资源的合理配置和实现经营管理上的规模效益。

在国外,"医院管理公司＋医院"的模式很常见,其优势在于形成医疗服务的流水式作业,医疗设备、人才等资源的共享,院际间的患者实施双向转诊、合理分流,形成术前诊断治疗、术后患者恢复和慢性病患者康复的一条龙服务,减少了住院日,实现了医院管理和服务的规模效益。美国早在 1950 年就创立了连锁医院公司,当时心脏科医师傅瑞斯德受肯德基连锁经营模式启发,着手创立了连锁医院公司。自此,连锁经营模式在美国医疗体系中受到重视并得到推广,取得丰富经验。

我国医院连锁经营模式受国情和经济水平的影响,真正的跨地区、跨部门的医疗集团化连锁经营模式较多出现在民营医院。北京中美集团是我国最早的以专业化整合运作的医院投资管理公司,先后收购托管了北京、天津、贵阳、长沙、深圳等地的 10 余家医院和研究所。爱尔医疗投资管理集团在全国成立了多家医院和眼科中心,在眼科连锁医疗投资机构中,分支机构较多、投资规模较大。北京中南医院管理有限公司从事医院连锁经营管理和健康产业管理。台湾长庚医院是中国台湾地区经营业绩最好、规模最大的医院,目前以连锁经营的方式在北京和厦门都开办了连锁医院。2000 年,上海华山医院神经外科(集团)医院组建成立。它以华山医院神经外科学科优势为基础,与多家市区级医院合作,在国内独创了公立医院连锁经营的集团化模式。华山医院将神经外科的有形和无形资产,包括管理模式、医疗技术和人才培养等输入分院,而分院的行政隶属关系、资产权属、功能定位不变,双方共享利益。

连锁经营的实质是将先进的管理经验和成功的模式进行"复制",从而取得规模化优势,更大范围地扩大这种成功。

③ 院办院管。指由三级或二级医院直接出资举办社区卫生服务机构,并对社区卫生服务机构的人、财、物进行一体化管理,社区卫生服务机构的资产属于举办医院。该模式也是社区卫生服务机构的一种重要的举办方式。在该模式下,医院对社区卫生服务机构的帮扶和支援是全方位的,社区卫生服务机构不仅能够获得人员、技术、服务和管理支持,而且在设施设备、资金支持上能够得到医院的帮扶,实现资源共享,提高资源利用效率。医院与社区卫生服务机构之间紧密的关系对带动基层医疗卫生服务的发展有着积极意义。

④ 股份制合作。股份制医院,是指两个或两个以上的利益主体,以集股经营的方式自愿结合的一种组织形式。该方式属于一种半涉资产的整合方式。核心医院通过参股的形式与成员医院进行合作,但不改变原有成员医院

的隶属关系,合作双方通过出资各占新设医院一定比例的股份,该股份可以以货币出资,也可以是一方出资,另一方以技术、品牌评估后作为资本出资并占有共建医疗机构股份的合作方式。股份制合作是实现所有权与经营权相对分离,利于强化企业经营管理职能的一种企业组织形式。

国务院《关于深化医药卫生体制改革的意见》指出,鼓励和引导社会资本发展医疗卫生事业,积极促进非公立医疗卫生机构发展,形成投资主体多元化、投资方式多样化的办医主体。在公立医院的对外合作中,公立医院可以与社会资本,也可以与公立医院或民营医院成立股份制医院,以充分发挥公立医院的技术与品牌优势,民营医院和社会资本的资金优势,扩大公立医院的品牌影响力,提升民营医院的医疗技术水平。

股份制合作的代表性医院有山东大学齐鲁医院,其先后与多家医院签订协议,规定以股份制形式开展合作。合作医院在原有的单位名称、性质、隶属关系、财务权、人事权等不变的基础上,加挂山东大学齐鲁医院分院的牌子,齐鲁医院通过投资管理有限公司对各分院进行管理,在各分院成立董事会,实行董事会领导下的院长负责制。齐鲁医院对各分院进行技术、品牌、资金等方面的输出:通过派专家到合作医院坐诊、开展手术及查房等,帮助其解决疑难问题;通过为合作医院医务工作者提供进修、规范化培训等帮助合作医院进行人才队伍的建设;为合作医院转诊的患者开放绿色通道,促进双向转诊的落实。

第二节　科学的医院内部运行机制构建

一、公立医院运行机制的概念

公立医院运行机制是指在现行的管理体制下,在一定的政策环境和资源配置结构、卫生筹资方式和保障制度约束下,所表现出来的一种相对稳固的运行规律,是公立医院在既定的组织模式下,按照投入产出规律来表达政府意志、实现政策目标的方式。良好、科学的运行机制有助于公立医院增强适应外部变化的能力,增强自我完善的能力,提高资源的使用效率,实现可持续发展,提高员工的积极性。

二、医院内部运行机制的内涵

医院的运行机制主要包括组织结构、决策机制、激励机制和约束机制等方面。

（一）组织架构

医院组织结构是为实现医院医疗活动及发展目标而设立的一种分工协作体系。医院组织设计的主要任务之一就是要确定适宜的组织结构形式。通过医院组织结构形式来厘清领导层、各个部门及各个环节的相互关系,避免出现组织上的混乱状态,使医院组织管理活动更为协调和有序。

由于医院自身特点和外部条件的差异,目前我国各级卫生行政主管部门对医院的组织结构暂无统一的要求,各医院可在满足各级卫生行政主管部门做出的基本要求的前提下,根据医院自身实际和外部环境特点,建立符合自身特点和管理需求的组织结构形式。一个医院的组织结构可能兼有多个组织形式的特点,只有整合、归并相关科室和部门,避免管理层级过多、机构臃肿、信息传递不畅等弊端,才能更好地推动医院各项工作的落实。

（二）决策机制

决策机制不仅涉及医院管理者,还涉及医院决策以怎样的程序做出。这需要医院努力引入新理念、新思路,加强人才培养,借鉴先进管理经验,不断提高决策能力。

（三）激励机制

激励机制涉及从事医院经营管理活动的动机与力量来源。管理者主体的利益大小通常可由相应的期望值表示,利益期望越高,其动力也就越强。

（四）约束机制

约束机制表明在医院经营管理发生失误或亏损时各利益主体应该承担的责任。由于医院经营管理活动错综复杂和环境瞬息多变,为了防止出现问题、及时发现问题和及时纠正问题、消除不良后果,医院在经营管理活动中应让相关利益主体采取自律约束机制,包括业务公开、监督、绩效考核、问责等。

医院运行机制中组织结构是基础保障;决策机制是重要组成部分,是保障医院运行活动有效实施的前提;激励机制与约束机制是基本内容,正如汽车需要动力装量与制动装置一样,缺少足够的动力医院发展目标便无法实施,缺乏有效的约束医院发展目标会发生偏离,甚至导致失控。

三、构建科学的医院内部运行机制

(一)组织结构

近年来,随着我国经济和社会的快速发展以及医疗体制改革的不断深入,我国的医疗卫生事业得到了快速发展,公立医院也进入了高速发展时期。医院需要一套分工明确、权责清楚、协作配合、合理高效的组织结构作为载体,使其内在机制能充分地发挥作用。组织结构的扁平化、弹性化、网络化、分权化等成为医院组织结构调整所追求的状态。

1.“扁平化”事业部制组织结构

国内很多大型公立医院由于采用直线职能制组织结构,层次较多,按职能设置科室,分工明确。许多医院借鉴了企业在集团化经营中组织机构变革的成功经验,主要体现在事业部制组织结构变革上。在企业集团化经营中,随着企业生产规模及经营范围的不断扩大,尤其是企业向国际化发展,直线职能制已不能适应企业及其扩张的需要,这时事业部制组织机构便应运生。采取事业部制组织结构后,医院能够缩减管理层次,加大管理幅度,能有效弥补原组织职能的缺陷,实现新的职能转变,从而对医院的业务流程进行再造。此外,改革后执行层机构增多,每个执行机构都与决策层建立了直接的联系,执行机构之间也建立了联系。事业部制组织机构具有灵活性强、包袱较轻以及应对市场的反应快等特点。

2.分权型组织结构

“船小好调头”,小型组织比大型组织更能适应外界环境和市场的迅速变化,有利于更好地把责、权、利落实到人,同时组织结构的小型化是世界各国调整企业结构的普遍做法。小型化的组织结构有利于使决策层靠近操作层,易于消除管理上的盲点。此外,精简管理机构还能降低管理成本,提高工作效率。

3.“一院多区分院式”分权型组织结构

此模式为一院多区,含各种职能单元,各院区自主运营、独立核算,具有充分的经营决策权,有利于调动各分院的积极性和主动性,有利于各分院形成各自的学科及医疗特色,有利于各分院对环境和需求变化迅速做出反应。但这种组织结构最突出的问题是不好掌握和处理集权与分权的关系,对高层和中层管理者素质要求比较高。“适度分权”是提高组织效率的关键。

随着我国医改的不断深入,社会各界正在为医疗事业的发展探索新出路,许多大医院通过重组、兼并、新建等方式规模迅速扩大,一院多区,甚至跨地区建设分院的模式越来越多见,为医院深化改革找到了新思路。但随着规模的扩大,也给医院决策的执行和落实带来了挑战。

由于医院集团规模大、资源分散,一院多区相比单一院区,在经营管理中会遇到许多新的问题和挑战,如运营管理模式、成本控制以及医疗质量保证等。例如,由于集团内各院区发展历程不同,院区规模大小不一,医务人员技术水平可能存在差异,医疗设备性能也会存在差别,可能造成不同院区的医疗质量不同,导致患者的就医感受不同。此外多院区的发展有利于形成规模效益,但伴随着规模扩大,其成本也随之增加。一院多区成本控制相比单一院区更为复杂和困难,尤其是在医院进行整体成本核算和运营成本控制的同时也要注重保障医院的运行效益。此外,一院多区的分院式组织结构还应充分关注集权和分权的关系问题,如果关系不理顺,容易造成过度集权和过度分权的现象同时存在,过度集权工作效率高,但容易影响中层管理者的积极性,不能保证经营目标的实现;过度分权,又会影响工作效率,缺乏规范化的制度约束。

(二)决策机制

决策是医院管理的基础性工作,也是医院管理的首要环节。决策的正确与否决定着医院管理的成败与医院的兴衰。建立健全公立医院的议事决策机制,是推进公立医院管理科学化、法治化,提高医疗服务水平和服务质量的根本性、基础性的制度安排,对建立健全国家基本卫生制度、实现新医改的战略目标具有重要意义。

1．明确医院决策相关方的权责

完善医院决策机制必须明确相关方的权责，包括党委会议决策机制、院长办公会决策机制、专家委员会决策机制、民主管理决策机制四个层面。党委负责重大问题的决策，涉及"三重一大"等重大事项须提交党委会议讨论后再进行决策；院长须在党委的领导下全面负责工作，召集并主持院长办公会，讨论并决定具体的行政、业务工作，同时负责重大政策措施的执行；专家委员会对医院的学术、业务技术、医疗质量运行等进行决策，在决策的前期、中期、后期都须对决策事项进行可行性论证、科学分析；通过民主管理决策机制行使民主管理权，扩大职工参与重大问题决策的渠道，在整个决策过程中加强民主管理和民主监督。

2．明确决策程序和议事规则，实现科学决策

加强制度建设，建立健全医院议事决策规则，用制度来规范医院决策程序，明确医院进行决策的具体流程，弄清重大问题的界限，保证党组织的意图在涉及"三重一大"的问题的决策中贯彻始终。

3．畅通职工参与决策的渠道，完善医院决策监督机制

职工代表大会是职工参与决策、管理、监督的基本形式，是职工行使民主管理权力的机构，健全医院职工代表大会制度建设有利于推进医院决策机制改革。畅通职工参与决策的渠道，完善医院决策监督机制，建立健全院务公开制度，完善重大事项公示和听证制度，涉及职工相关利益的重大事项要实行全院性的公示、听证制度，充分听取并采纳对决策有益的建议，完善决策方案。

（三）用人机制

当前，在事业单位分类改革、医疗卫生体制改革的大背景下，公立医院运行机制进行了一系列的改革，其中比较有代表性的是人事制度改革。通过改革，在一定程度上缓解了以往公立医院人事管理机制僵化、人员流动性差、工作积极性不高、薪酬制度不合理等问题。

1．充分评估定岗、责权对等、科学管理

组织结构是静态的，唯有使其内部各个岗位按照合理的工作流程运转起来，才能实现组织目标。因此，对岗位进行全面的分析，是科学配备人力资源的前提。需要综合运用定量定性分析法、观察体验法、问卷调查法等方法，对某一工作岗位的工作权限、职能范围、任职条件、工作内容、工作要求进行全面的梳理、列举和明确,进行岗位评估。

2. 建立选人、用人、留人的良好机制

医疗卫生行业是高度知识密集型行业,其从业人员对于职业发展平台、发展环境、发展机遇的关注度远高于其他领域,高水平的薪酬待遇并不能完全吸引和留住高层次医疗卫生人才。为适应医疗人才的特殊性,医院的人力资源管理应将相应职能进一步细化和具体化。

(1)在选人阶段要对个体的综合素质进行科学评判,将适合岗位需求的人才选聘到相应岗位。在用人方面做到人尽其才,完善医院运行机制,实现医院人力资源的优化配置,创造公平竞争环境。公立医院要用好专业技术职称评聘分离和岗位设置、竞聘有关政策,按需设岗、按岗聘用、竞聘上岗、动态调整;选人用人坚持竞争择优、能上能下;做好绩效考核,信息公开,接受监督,营造良性竞争生态,有效调动员工的积极性和创造性;要引进人才,更要用好人才,为人才发展提供良好的学术环境、舒心的生活环境、良好的技术创新环境。

(2)优化"评聘分离"竞争激励机制,遵循"评聘分离、强化聘任"原则,逐步建立具有竞争激励作用及能体现个人自愿申请、公正评价、单位公开聘任的职称管理体系。医院应按岗位实际需要聘任具有专业技术和工作业绩的医务人员,由过去"职称终身制"转变为"岗位职称竞争制"。医院在结合实际科学、合理地进行设置岗位基础上,按照"公平、公正、公开、竞争、择优"的原则,形成"低职高聘、高职低聘、庸者下、平者让、能者上"的常态化"评聘分离"竞争激励机制,并在全院各部门营造职称聘任竞争氛围,以激发全体医务人员的工作积极性和创造性。

(四)薪酬分配机制

薪酬分配对于医疗卫生服务提供者的服务实践与行为具有重要影响。公立医院长期执行事业单位工资制度,在计划经济时期曾经对调动医务人员积极性发挥了积极作用。但是随着医疗服务市场的不断完善,现行公立医院工资制度已不能完全适应公立医院改革发展形势的要求,薪酬分配机制亟待改革。

1. 专业技术岗位分级管理

专业技术岗位分级管理及聘任管理是我国深化医药卫生体制改革的重要环节，可以使人力资源使用效率和人力资源有效配置水平得到提高。做好专业技术岗位分级管理及聘任的工作，是突破传统人事管理制度障碍和瓶颈、优化人力资源配置、建设优质医疗队伍的有力措施。

科学、合理的岗位分级管理及聘任，能够合理促进人才激励机制，有效调动专业技术人员的工作积极性，是实现内部人力资源高效配置与有效使用的途径。岗位管理要做到科学设岗、权责明确，对于一线工作岗位或重点学科岗位在制度上应适当倾斜，在聘任时优先聘任此类岗位相应人员，以保证整个医院人员梯队的合理建设，从而充分调动医院全体人员工作的积极性。

2. 以科室二次分配为核心的薪酬分配制度

公立医院在以收支结余为基础的绩效工资总量控制上，以科室二次分配的形式，对不同岗位、资历的医生薪酬进行考核。国内有的公立医院正尝试以医生组为单元的考核模式，细化组内各岗各职人员的工作内容，综合组内人员配合，并设置不同类型的考核指标及内容，由相关职能部门统一汇总考核结果，将考核结果分发至科室并进行核对，再由科室对考核结果所对应的酬劳进行分配。在医疗工作组中，组内各职能医生以协作的方式提供医疗服务，实现组内成员的相互约束，保证服务质量与效率。通过科室二次分配的薪酬制度，在确定了科室主任的重要职责与地位的同时，也使得科室各类各级医生的部分绩效指标更精准地与科室内全流程的医疗服务提供相联系。

3. 优化薪酬绩效考核机制

医院绩效管理是基于医院战略目标对医院绩效实现过程各要素管理的一种有效管理活动。通过对医院战略的建立、目标分解、业绩评价，将绩效管理的方法应用于医院日常管理活动中，以引导和激励职工的业绩实现、持续改进并最终实现医院的战略目标。从而促进医院公益性的有效发挥，建立规范的内部运行机制，提升医院可持续发展能力。

4. 以点单价模式为核心的薪酬分配制度优化

基于点单价模式的薪酬分配包含 RBRVS（相对价值比率）和 DRGs（诊断

相关分组)两大评估系统。RBRVS 是指以资源为基础的相对价值比率,通过对医护人员在诊疗护理服务中所付出的时间、精力、成本等资源进行比较,来衡量每次所提供的医疗服务的相对价值。DRGs 是指诊断相关分组,主要是根据疾病的严重程度以及治疗的难易程度等因素对患者进行分组。对于严重程度高、治疗难度大的病种,相关的评价系数也随之变高。

目前国内各医院现行的薪酬制度多针对不同岗位的员工设置不同的考核方式。在以 DRGs 为核心的薪酬制度方面,考核重点在于如何科学地计算医护人员工作量。通过引入 DRGs 中 CMI 的概念,针对医生在提供医疗服务过程中的工作量、工作效率、工作效益、操作难度及病种疑难程度等多维度进行综合评分,并在整个绩效评价过程中集合平衡记分卡、RBRVS 等方式进行综合考评,在反映个人实时工作绩效的同时,也能通过如科研能力、操作难度等成长性维度反映其未来成长性。

目前已开始以 DRGs 为工具进行薪酬分配考核的公立医院不断地探索更为科学的工作量计算方式,如针对临床医生薪酬制度进行新的设计,但是受考核对象不明确的限制,其考核结果存在一定争议,且考核结果占比较低,仍有一定提升空间。

以上两种考核方法对医院信息化的要求较高,对数据的准确性要求很强,若各工作项目的点值赋予不精确,便失去了绩效对于专业及学科发展的导向作用,因此,推行该模式分配方式前应做足准备工作。

5. 以医院文化为主的非物质薪酬分配机制改革

作为高密度知识型技术人才的聚集机构,公立医院在薪酬分配制度设计过程中,除研究物质性薪酬外,同样应重视对精神性激励的研究,以此来满足医务人员作为知识型员工追求更高需求层次、寻求自我实现等多方面的需求。通过一定的物质性薪酬能够满足公立医院医务人员的一部分需求,但同时也要通过精神层面的激励,使其他需求得到满足。国内很多公立医院通过开展医院文化培训、增加医生成长性激励、重视医生人文关怀等手段,对医生进行精神性薪酬补偿,提高医生工作满意度,增强医生对医院的归属感和情感依赖,提升公立医院运行效率。

（五）激励机制

1. 薪酬福利激励

合理的薪酬制度对于激发员工积极性具有重要意义。在医院的改革进程中，绩效薪酬改革尤为困难，并且也是医院改革的核心组成部分。公立医院应改变当前的传统观念，使员工的薪酬绩效直接体现在医疗服务的产出数量和资源消耗控制以及医疗安全上。

医院员工的薪酬必须基于该行业的实际特征考虑，即培养周期长、职业风险高、技术难度高以及工作压力大等，着力提高公立医院职工薪酬水平价值定位，薪酬分配坚持增强知识价值导向，充分体现医务人员技术劳务价值，体现出在所属区域社会行业总体分配中的明显优势。具体如下：

（1）高层管理者和高职称医务人员。目前国内有公立医院在优化高层管理者和高职称医务人员基本工资基础上，引入"风险报酬（收入）"作为该类医务人员工资主要构成内容。"风险报酬（收入）"引入主要基于以下两点：一是医院高层管理者对于医院发展战略和经营管理具有一定的决策权，将医院经营管理结果与高层管理者薪酬联系起来，一方面有助于促进并监督高层管理努力经营，另一方面能够以此激励高层管理者努力工作。二是高职称医务人员往往是医院各科室的"领头羊"，通过将这类医务人员与医院整体效益联系起来并体现至个人"风险报酬（收入）"中，有助于激发高职称医务人员工作积极性和"示范引领"作用。

这种针对高层管理者和高职称医务人员的高弹性薪酬模式将个人利益与医院整体效益联系起来，有助于形成医院效益好则高层管理者和高职称医务人员"风险报酬（收入）"高，反之则低的结果，从而能有效调动其工作积极性、主动性和创造性，最终提高医院管理效率、增加经营效益和提升医疗服务质量。

（2）医护人员。作为医院效益创造者之一的医护人员，其专业技术水平和能力直接关系到医院整体医疗服务质量和水准。为此，该类医务人员的薪酬激励模式，应根据各个岗位职责变化采取适合的"基本工资＋绩效工资"，充分体现薪酬待遇与医院整体效益相关联。其中，医务人员的"基本工资＋绩效工资"根据各自工作性质和职业特点设置适当的比例。在绩效工资比例方面，在遵守"按劳分配、公平"原则的前提下，与医护人员职称、学历、劳动程度及承担责任大小联系起来并突出"高专业技术、高风险"的劳动价值,从而适当加大工资差距,调动医护人员工作积极性,激发其创造性和主观能动性。

(3) 行政后勤人员。作为医院发挥保障功能和服务功能的行政后勤人员,虽不是医院整体效益的直接创造者,但为医院整体协调运转提供了基本保障,同时这类人员较其他类医务人员更倾向于具有稳定的收入。因此,医院应对该类人员设置高稳定性的"基本工资 + 绩效工资"薪酬模式。在该模式中,弱化"绩效工资"在总工资中的所占比例,提高与行政后勤人员技能等级、工龄、学历、职称及与医院整体经营效益相联系的"基本工资"所占比例,以达到满足行政后勤人员对薪酬高稳定性需求的同时实现其工作安全感和归属感的激励效果。

2. 弹性福利激励

福利作为间接报酬,与基本固定的薪酬相比较,具有内容丰富、形式多样等特点,是更灵活且更有效的激励手段,更能体现组织的温情,使用得好则激励作用明显。医院目前的福利政策与国家强制规定一致,在固定福利的基础上,增加弹性福利,解决职工的后顾之忧,对于提高员工忠诚度和组织凝聚力具有重要作用。

具体而言,医务工作者的工作时间不固定,各科室各部门常有加班情况,因为加班具有随机性,很难按照正常的加班政策发放补助。对于确因工作需要而加班或放弃带薪休假又不能安排补休的,可根据加班具体情况,给予一定的经济补助。另外,对于职工通过学习研究,在专业领域取得重大技术改进或发表高影响因子的文章,可以给予适度奖励,并积极宣传;对于职工获得卫生行政主管部门或政府授予的荣誉称号及对医院形象有正面塑造意义的奖项,应在本单位大力宣传并给予适度奖励;增设为职工提供方便的福利设施,比如托儿所、低年级助学所、健身房、餐厅、阅览室等福利设施和场所,力所能及地为职工提供方便。

3. 绩效考核激励

绩效考核是树立法制权威、提升自我约束力的有效途径,也是对医院员工付出的支持与认可。绩效考核具有"风向标"和"指挥棒"的作用,既以评价过往作为奖惩依据,又是工作人员提高工作效率、能力和服务质量的有力参照。事业单位实施绩效工资制度,在核定的绩效工资总量范围内进行内部自主分配,做好绩效考核是重要环节和分配依据,具有承上启下的作用。要发挥绩效考核的激励和引导作用,设置科学、合理的考核指标及规范统一的评价标准,使考核程序严谨公开,赋分客观公正,考核结果使用及时、透明。

4. 职工发展激励

医院是知识密集型机构,医务人员的文化水平普遍较高,受过高层次的教育,比较注重自身的个人能力发展与职业生涯规划。他们在求职的过程中,不仅会考虑医院的薪酬待遇,同时也会充分考虑在该医院就职是否会有更好的发展前景。

(1) 重视和加强员工培训。应把用于员工培训的费用支出看作一种前瞻性投资,而不是纯粹的费用消耗,这是管理者对培训制度最重要的认识之一。加强员工培训与开发,可能在短期内难以获得巨大的经济收益,但从长远来看是一种战略性投资。员工培训在人力资源管理实践中处于关键地位,员工通过培训提升岗位技能,不但符合新医改对改善医疗关系的要求,从长远看还可以促进医院的持续发展。

(2) 优化中层管理人员选拔任用。医院中层管理人员主要是指临床科室的学科带头人,以及肩负提升职能部门服务能力重任的管理者。他们不仅是技术骨干,也是医院管理工作的中坚力量。医院间的竞争已从单纯的技术和服务的竞争,转变为人才的竞争。这里的"人才",不仅是指掌握先进医疗技术、拥有较强科研能力的医生,更是指深谙管理之道、保障医院运行秩序的管理人才。如何将素质优秀、能力突出的合适人才选拔到这一重要岗位上,如何在众多优秀的候选人中挑选最适合这一岗位的人选,使他们充分发挥自己的能力,帮助医院在竞争激烈的医疗市场中立于不败之地,成为各医院关注的重要问题。

在传统任免方式之下,中层干部的选任一直采取领导班子直接任命的方式。党政领导班子的权力过大,主观因素较强,选任流程中的"选拔"环节流于形式,每个步骤中也只需获得领导同意或相关部门认可就能过关,中间也没有纳入群众意见,无论是选拔结果还是考核结果都难以令人信服。另外,此种方式助长了干部论资排辈和干部终身制风气。如不采取优胜劣汰的机制,不仅使干部队伍缺乏活力,也使优秀的年轻人才难以脱颖而出,导致医院的管理失去活力和创新能力。

5. 员工保健激励

根据舒尔茨的人力资本理论，人力资本投资过程中员工的健康状况对于组织的发展发挥着关键作用。健康是实现其他目的的基本条件，因此对于健康的关注程度决定了组织目标实现的程度。医院工作的特殊性要求医务人员必须拥有健全的体魄和健康的心理状态。

（1）制订科学的员工健康计划。建立员工休闲活动中心，让员工在空闲时间进行身心放松，使员工在娱乐中逐渐缓解压力，以饱满的精神状态投入到工作之中。

定期为员工进行健康体检。由于医务人员工作具有特殊性，长期临床工作导致其身体机能及心理素质难以得到良好的保证，罹患职业病的可能性高于其他行业，医院要时刻关注员工的健康变化，建立员工体检档案，对员工阶段性体检反馈信息进行分析。

创新健康保健知识的宣传途径，丰富减压手段。与实体性的疾病相比，医务人员长期处于精神高度紧张状态，在心理层面更易受到不良影响，致使很多医务人员出现紧张和心理焦虑的症状，严重影响身心健康。

医务人员长期处于高强度的工作压力下，往往精神压力偏大，有导致心理疾病发生的风险。为员工提供营养搭配良好的工作餐，创建温馨的就餐环境，能促进同事间就餐时的交流，达到休闲放松的目的。

（2）建立心灵沟通的桥梁，建立员工心理救援平台。进行心理疏导和抚慰，必要时外聘专业的心理咨询师，以讲座和座谈的方式对医务人员进行心理援助，特别是个别医务人员由于长期处于工作重压之下，神经过于紧张出现精神疲劳，甚至出现强迫症症状，需要医院方给予妥善疏导。

形成健全的双向沟通交流渠道，鼓励员工表达自己的实际想法，激发员工的聪明才智，为医院的建设和发展提供建议和意见，切实做好员工的信访工作，及时了解和解决员工的真正需求。

建立公正、合理的内部竞争大环境，减少员工心理负担，使员工大胆积极地展现自我才智，创造积极进取的医院工作氛围，增强员工的归属感。

6. 医院文化激励

医院文化对医院员工的激励有着直接的影响，能使全体医务人员形成医院文化认同感、管理工作信任感、职业忠诚感、工作归属感并形成团队合作内聚力,最终实现医务人员职业发展目标与医院发展战略愿景相契合。这有助于在加强医院文化建设的同时激发医务人员工作潜力与提高其主观能动性和创造性。

(1)营造良好的内部工作环境文化。医院应提供整洁、舒适的医疗工作环境,激发医务人员的工作热情和创造性,让医务人员能够在当前医疗资源紧张和患者对医疗服务要求较高的现状下,提高医疗水平和医疗服务质量。此外,医院应构建稳定、安全的工作环境,从满足医务人员对稳定、安全的需求出发和为患者健康服务的层面着手,加大自身机制的建设力度,畅通沟通渠道,提高化解医患矛盾能力和技巧等。

(2)培育和谐医院文化。医院应在发挥医务人员作为医院社会服务责任和效益主体作用的同时,从日常管理出发,做到关爱、尊重、理解医务人员,培育和谐医院文化以留住优秀的医务人员,如通过医院工会,为医务人员谋福利和解决其生活中困难;通过制定相关的长效帮扶制度,从工作用品提供、生活照顾甚至住房与子女教育问题解决等方面使医务人员切实感受到医院的关怀和温暖,增强工作和生活的归属感,提高职工的忠诚度;通过组织医务人员开展文艺汇演、趣味运动会、演讲比赛、公益性社会活动等丰富多彩的文体活动,丰富医务人员业余生活,形成和谐人际关系氛围,促进医务人员在缓解高强度工作压力之余相互之间增进交流、沟通,增强彼此之间和谐的人际关系和团队合作凝聚力。

(3)确立共同愿景实现"双赢"。文化激励是实现医院战略目标与员工价值观统一的重要载体,通过文化激励,能提高员工的积极性和主动性。文化激励能促使医院把组织目标和个体目标进行关联,在个体实现个人目标的过程中推进组织目标的逐步实现,真正形成"双赢"的良好局面。在此过程中,医院通过文化建设,不断地对员工职业发展中的目标偏离进行引导和纠偏。医院应明确组织与个体共同的愿景,给员工设立切实可行的行动目标,引导员工推进个人目标和组织目标的实现,最大限度地鼓舞员工的士气和干劲,积极主动地推进组织目标的逐步实现。

(六)监督和约束机制

监督与约束机制的改革和有效建立,有助于医院利益相关者了解和掌握医院的运行状况,是对医院经营管理者行为、决策和结果等进行督查和评价的客观依据。监督机制包括谁监督,监督内容、重点、程序,纠错能力以及纠错的及时性、有效性等一系列制度安排。公立医院内部监督主要指来自医院内部的监察督导,包括监事会、职工代表大会、党委组织等党群团组织的监察督导。通过建立举报箱、开通举报电话、公示大处方等,充分落实各行业主管部门的行业监管职责,发挥社会各界的社会监督功能,形成完整的监管体系和网络。

第四章　科学的医院管理体系构建实践与探索

　　以下以合肥市第一人民集团医院(以下简称"集团医院")的实践与探索为例,展现公立医院现代医院管理体系的建设过程。

　　合肥市第一人民医院始建于 1952 年,1954 年开诊,1997 年被卫生部评为三级甲等医院,2006 年经安徽省政府批准成为安徽医科大学第三附属医院。医院立足合肥、辐射安徽,是一所集科教研于一体的大型综合性现代化医院。总占地面积达 360 亩①,医疗建筑面积达 40 万平方米,总床位数 5000 张。合肥市第一人民医院是安徽省医疗卫生系统的改革者和先行者,逐步开展了"集团化发展、集成化整合、集约化管理、集束化执行"的管理体制和运行机制改革和实践探索。2004 年医院积极响应国家医药卫生体制改革,率先成立安徽省首家国有医疗集团,实现了规模上的发展。后通过理念上的进步、管理上的科学、方式上的灵活、内容上的充实,医院完成了从量变规模化发展的"医院集团"向质变一体化管理的"集团医院"的转型升级。现合肥市第一人民集团医院拥有国家、省卫健委核准的两个三级甲等医院(合肥市第一人民医院和南区合肥市滨湖医院)、一个三级甲等医院延伸院区(合肥市第一人民医院西区)、三所专科分院(庐阳康复分院、医学美容分院、公安监管分院)、三个体检中心,同时在人事制度、薪酬制度、分配制度、干部制度方面进行了改革探索,创立了运行机制上的"合肥一院"模式,有效助力医院高质量发展。

---

①　1 亩≈666.66 平方米。

第一节　管理体制改革实践探索

一、集团化发展——从医院到医院集团,实现量变规模化发展

合肥市第一人民医院在 2004 年率先成立安徽省首家国有医疗集团,这是医疗卫生体制改革逐步深化的产物,也是市场竞争机制在医疗卫生服务领域作用的结果,自此开启了集团化发展之路,实现了从单门独院走向环城滨湖、从孤帆只影变为联合舰队、从势单力薄成为医疗航母的完美蜕变。

医院集团以合肥市第一人民医院为核心,以二级医院、托管医院、长期租赁企业为紧密层,以契约协作医院为松散层。医院集团是由该三层垂直结构组成的稳定的经济组织,是独立法人的联合体。医院集团成立之后,以拉动乡镇医院发展,带动县区医院发展,推进社区医院、职工医院发展,与省市医院进行互动,促进一院自身发展为宗旨,以实现合肥市第一人民医院(简称"市一院")和市一院集团的做大、做强、做优、做实、做精、做细为目标,通过集团化发展,努力为实现城乡之间、地区之间、大中小医疗机构之间的协调发展做出贡献。

根据自愿原则,医院集团主要由合肥地区一级、二级、三级医院和企业单位组成。集团的核心医院及其他成员单位均具有独立的法人资格,依法享有民事权利和承担民事责任。紧密层医院实行职业院长(负责人)制、财务总监委派制,其中托管医院按托管合同履行双方的权利和义务。松散层各成员单位的体制、隶属关系和名称不变,自愿挂牌合肥市第一人民医院集团,各成员单位坚持风险自担、资源共享、优势互补、相互支持、共同发展的原则。医院集团是合肥市及毗邻地区各加盟单位在医疗、教学、科研、保健和后勤社会化服务诸方面进行多层次协作的医疗产业联合体,如图 4-1 所示。

自医院集团成立以来,注重内涵建设,做到内涵建设与硬件发展同步,使集团能根据医疗市场的需求和集团规模的扩大而不断发展。在发展探索中,

初步形成4种类型6个层面的集团整体经营管理模式。四种类型：所有权、经营权一体化的紧密型；所有权、经营权分离的密集型；无所有权，具体承担责任的经营托管式的半紧密型；仅给予管理指导、技术支持、设施支持、人员支持的松散型。六个层面则指涵盖核心层面、社区医疗层面、县城医院层面、乡镇中心卫生院层面、企业职工医院层面和综合层面，即：一是核心层面，顺应卫生体制改革趋势，充分发挥医院的品牌优势、技术优势和管理优势，成建制接收集团紧密层成员——合肥市体检保健中心，组建合肥市第一人民医院西区，实施一体化管理，并全力打造全省一流的体检中心，进而将合肥市一院本部、合肥市一院西区、合肥市一院蜀山分院形成一股合力，全力做大做强。二是社区医疗层面，集团医院走向社区，其下所辖琥珀门诊部、太湖路门诊部、政务中心门诊部等3家社区服务中心，逐渐拓展对社区的医疗、预防、保健、康复、健康教育、计划生育指导"六位一体"的工作目标，树立综合性大医院带动城市社区卫生发展的样板。三是县城医院层面，通过推动长丰县人民医院、肥西县人民医院、肥东县二院等县级医院的发展，拓展辐射半径，争取扩大市场份额。四是乡镇中心卫生院层面，采取科室对口支持、科主任协助管理的方式，积极支援农村医疗卫生工作的开展。五是企业职工医院层面，对合肥中铁四局集团中心医院、合肥中铁四局集团第四医院提供管理、教学、进修和技术帮扶，带动职工医院发展，拓宽医疗市场。六是综合层面，完善对合肥市鸿兴宾馆的经营和管理，借此实现集团内后勤社会化、企业化管理。

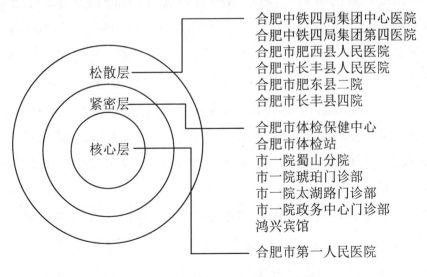

图4-1　合肥市第一人民医院集团成员

通过对集团成员开展管理理念、专业技术教育等方式拉动合肥卫生事业水平整体提高,在提升自身核心医院医疗技术水平的同时促进同级医院医疗技术水平的提升,有效带动区域内整体医疗技术水平的提升。

二、集成化整合——从"医院集团"到"集团医院",由量变到质变的飞跃

作为国内较早实施医疗资源整合的医院,医院集团成立初期有成员 20 余家,集团成员通过托管、共建、合营等方式加入集团,医院拥有多个不同的法定代表人,各医院具有相对独立的法人地位。集团内部成员以各自的地域优势或学科专业优势为联系纽带,并以协议和契约的方式建立起关系。集团内部成员为松散的协作关系,没有隶属关系,单位法人、产权、人事和分配独立,所有制性质、财务核算形式、资产所属关系不变。集团内联合的医院各自独立经营,各自承担相应的民事责任。集团促进各成员相互联合、资源共享、优势互补,如医院间在检查和治疗上进行协作。医院集团的成立,为整合医疗资源,促进医院的有序竞争,提高医院竞争力,提高医院技术、管理水平起到了积极的作用。但是,随着医疗市场的发展和人民群众对医疗卫生服务需求的提高,这种松散型医院集团的缺陷暴露得越来越明显。集团成立之初的一些集团成员有的被剥离、有的被整合转化,原有的价值理念已不适应新时代的发展。

医院集团及时创新理念,调整发展战略,通过重组、兼并、新建等方式进行集成化整合,对原有 20 余家松散型集团成员的产权结构、组织体系、医疗资质、固定资产、人员编制、干部任命、单位名称等通过政府行为进行重组、改革、调整。陆续摘掉集团成员中的"空帽子",整合形成紧密型、一体化的独具特色的"集团医院"发展格局,实现"多点建设,区域拓展,集中管理,分类发展"的发展新模式,如图 4-2 所示。

2009 年医院南区合肥市滨湖医院建成开诊,并在 2012 年通过新版三级甲等医院评审;2011 年合肥市体检保健中心与蜀山分院合并成为西区,作为三甲医院延伸院区。其中蜀山分院集门诊与住院为一体,体检保健中心作为西区住院部,并拓展为医养结合养老病区,同时作为合肥市医养结合示范医院,新

建了拥有 1 200 张床位的老年护理病房;使合肥市体检站、庐阳区医院等 10 家原来属于各个不同管理者的医疗机构与合肥市第一人民医院在产权、资产、组织、编制等方面形成了一体化的紧密的整体。在由松散型医院集团向紧密型集团医院的医疗资源整合过程中,集团医院通过资源整合、优势互补,综合实力不断壮大,医疗市场逐步拓展,探索出一整套独具特色的发展理念,在集团成员单位内实现了从发展规划、资产管理、绩效考核、机构设置、物资采购,到干部聘任、人事管理、薪酬分配的一体化管理。

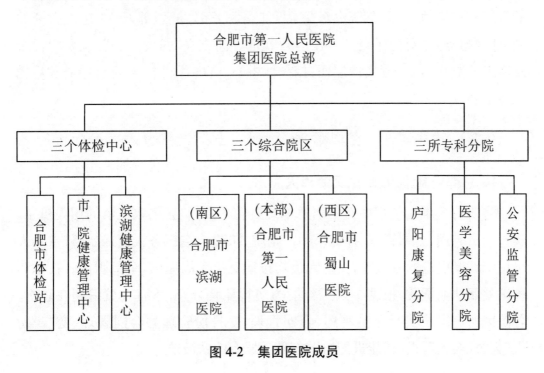

图 4-2 集团医院成员

第二节 运行机制实践探索

一、集约化管理——集团总部运行机制改革

(一)精简机构、精兵简政

为了规避旧的组织结构造成的组织结构庞大复杂、内部管理成本高、业务

流程复杂等问题。集团医院以市场为导向,调整办院思路和模式,按照"扩大临床、发展医技、萎缩后勤、浓缩行政"理念,精简行政后勤管理机构,逐步剥离后勤队伍、降低行政成本、突出运营管理意识,将医院发展的重心全力倾向临床,形成了以医疗实体为主体、以运营实体为关键、以管理实体为核心的"金字塔"型管理模式。

集团医院压缩行政部门和人员,将原有 37 个职能处室整合为"一办、两部、三处、四大中心"。将原有机关后勤的工作人员规划为占医院职工人数 3%的管理实体层面:一办是院办公室,两部是医务部、护理部,三处是人力资源处、计划财务处、安全保卫处。在运营管理方面成立"四大中心",规划为占全院职工人数 6%的经营实体层面:招投标中心、质量管理中心、审计中心和后勤保障中心。

(二) 全员聘用、合同管理

1. 总部编制集中、院区灵活用人

将所有人事编制集中在集团总部统一管理,各院区采取灵活的用人机制,实行全员聘用、合同管理、择优录用。全院 3 000 余名医务人员,除学科带头人采用带编制引进的方式外,其余人员均按照竞争上岗原则,全员聘用。技术职称则参照执业资质,根据个人工作能力实行评聘分开,所有人员编制在总部,各院区所有岗位实行全员聘用、合同管理,变身份管理为合同管理,变"身份人"为"社会人",人员"能进能出",打破了原有的铁饭碗。

2. 编制"周转池"

政府对公立医院编制实行严格的控制措施,较少考虑医院服务量的大幅度增长,一直未给公立医院增加编制。为了适应人民群众日益增长的健康服务需求,公立医院出现了大量的编外人员。但是编制外人员由于身份不同,难以真正享受到公平待遇,如职称晋升、工资调整、财政拨款甚至意外伤害赔偿等都内外有别。由于没有正式编制,很多关键岗位急需的业务骨干进不来。即使临时聘进来也因为是"临时性质",人员不安心,思想不稳定,极易流动,严重影响整体业务发展。

为深化医药卫生体制综合改革,加强医院人才队伍建设,根据中央"严控总量、盘活存量、提高编制使用效益"的要求,紧紧围绕严控总量与服务发展,

坚持既符合中央精神,又确保管用有效,试点省份建立了"省级统筹、重点保障、动态管理、周转使用"的编制周转池制度,并遴选了部分医院作为公立医院编制周转池制度改革试点单位。"编制周转池"制度就是将长期无法充分发挥使用效益的空余编制集中到一起,建立周转池,向急需的机构、部门或阶段性工作岗位定向定量投放。

公立医院"周转池"事业编制实行单列管理,不计入公立医院事业编制总量和公立医院事业编制基数。"周转池"事业编制周转期限原则上为 3 年。使用"周转池"事业编制的人员,为医院正式在编人员,实行实名制管理,解决了不在编在岗技术人员的后顾之忧。"周转池"3 年期满后,按照定期周转、能增能减、动态调整的要求,根据公立医院床位变化和"周转池"运行绩效等情况,重新确定事业编制规模。

集团医院作为安徽省公立医院编制周转池首个试点单位,由省编办统筹省内空编总量,按实际开放床位数向医院核发周转池编制 800 个,三年一审核,动态管理,以缓解医院"无编可用"的状况。"编制周转池"在稳定医院人才队伍、减少人才流失等方面起到了重要作用,试点经验在全省推广。

(三)岗位工资、分级管理

科学、合理的岗位分级管理及聘任,能够有效调动专业技术人员的工作积极性,是提高内部人力资源高效配置与有效使用的途径。

在未完成岗位设置和分级管理的情况下,对于事业单位的工作人员仅能执行对应岗位的最低工资标准。在岗位分级管理上,医护人员工资由基本工资、岗位工资和绩效工资构成。行政管理人员工资按照国家规定发放,医务人员分为 4 档 12 级,每级又分成若干亚级。虽然分级管理对应的是住院医师、主治医师、副主任医师和主任医师等职称分级,但是医院不仅根据职称聘任职务,更考虑个人的实际能力和技术水平聘任职务,低职高聘和高职低聘都有可能出现。根据各人院龄及平时表现决定其基本工资的晋升与否,对专家和有特殊贡献的中层管理者发放年薪及特殊津贴,五险一金全部纳入社会保障体系。

此外,集团医院还在护理人员中积极开展护士岗位管理和分层级使用工作,开展基于组织战略及顾客需求的岗位分析,设定临床岗、管理岗、其他岗,并拟订每个岗位及班次对应的岗位说明书。同时,实行护理人员分层级使用制度,将护士按照 N0—N5 分为 6 级:N0—N1 级是在科室轮转阶段的辅助护士,N2—N3 级是初级责任护士,N4 级是高级责任护士,N5 级是专科护士/高级管理者。每个级别有相应的资质准入要求、晋级条件及核心能力模块。对护士实行晋级管理,上一级护士能从事下一级护士的工作,但下一级护士不能或不完全能从事上一级护士的工作。岗位管理做到科学设岗、权责明确,对于一线工作岗位或重点学科的岗位在制度上适当倾斜,在聘任时优先聘任此类岗位人员,以保证整个医院人员梯队的合理建设,充分调动工作人员的积极性。

（四）绩效考核、优劳优酬

集团医院以医院公益性以及运营效率为核心,在薪酬分配中引入以"平衡积分卡＋关键绩效指标考核模式"（Key Performance Indicator,KPI 模式）的薪酬绩效制度。绩效考核总体思路是以信息化为支撑,以工作量、医疗质量为主要依据,综合技术含量、风险程度、患者满意度、医疗成本节约率等因素;实行以服务质量及岗位工作量为主的综合绩效考核,按绩效分配,多劳多得,优绩优酬,重点向临床一线、关键岗位、业务骨干、做出突出成绩的人员倾斜,在绩效工资和激励奖励收入上适当拉开差距,有效调动医务人员工作积极性,真正做到患者医药负担不增加、医务人员收入不减少;以"按劳分配、效率优先、兼顾公平"作为衡量绩效奖金多少的基础,以"技术含量高低、风险程度大小、工作负荷强弱、管理责任重轻"作为衡量绩效奖金的导向,全方位地考核工作效率、管理效能、服务质量、劳动纪律等各项指标。

集团医院坚持以预算为导向,以收支结余为分配基础,通过基础绩效、综合绩效、专项奖励、导向性指标、倾斜绩效等多结构的考核内容,以多手段融合的方式进行绩效考核。将 KPI 考核方式融入制度设计中,从服务质量、内部流程、持续发展、满意率等四个维度进行考核,对每个维度若干关联指标赋予一定的权重,并将考核内容落实到具体职能部门。

目前集团医院绩效薪酬分配模式打破了大锅饭模式,实施医护分开核算的一级分配，以及基于岗位职责兼顾护理工作量、工作质量指标的二级分配。对医生实行以医疗小组为单位的测算方式，"治疗组效益绩效＝治疗组劳务工作量×奖励系数×权重系数"；对护理人员则以服务的患者床位数测算绩效，绩效考核内容包括质（服务质量）、量（服务数量）、难（技术难度）、效（工作效率）、度（满意度），切实做到绩效与业绩挂钩。

集团医院实行以医疗小组为单元的考核模式，细化组内各岗各职人员的工作内容，综合组内人员配合，并设置不同类型的考核指标及内容，由相关职能部门统一汇总考核结果，将考核结果分发至科室并进行核对，再由科室进行分配。集团医院设置医疗工作组，通过组内各职能医生协作的方式为患者提供医疗服务，实现组内成员的相互约束，保证服务质量与效率。

护士奖金的核算方式是在护理绩效垂直管理模式下，结合医院总体奖金分配方案，将医生绩效与护理绩效分开核算，设定护理绩效分配的总额，护理奖金总盘直接归入护理部管理。护理部基于护理绩效考核方案，根据护理人员的工作表现进行考核，根据考核结果对护理奖金进行分配。在护理绩效二级分配方案中，护理绩效考核关键指标包含两类：恒量及变量指标。恒量指标主要与护理岗位相关。变量指标主要反映各护理单元工作量、工作强度、风险级别及工作的质量。考核指标涵盖层级、岗位、工作量、满意度测评、护理质量五大方面。打破了平均主义，做到了多劳多酬、优劳优酬，同时做到绩效向优秀管理人才、优秀拔尖人才倾斜，鼓励优秀人才脱颖而出。

（五）竞聘上岗、择优录用

集团医院在干部任用上进行了中层干部的公开选拔竞聘改革，在选拔方式、标准和考核上进行了全面的调整，采取了中层干部竞争上岗，择优录用，废除了干部终身制，打破了铁交椅，激发了干部队伍的活力，也增强了普通员工的积极性，取得了不错的效果。中层干部的选任流程涵盖了选拔、任用、考核及监督各环节。通过该流程，为各职能部门和临床科室挑选了德才兼备、符合岗位所需专业知识和能力的合适人选，每年通过客观、公正的考核指标考察其岗位目标的完成度，考察内容主要是其本年度履行岗位职责的情况，内容包括德、能、勤、绩、廉等方面的现实表现。而且年度考核的标准实行定性指标与定量指标相结合,考核结果用以决定继续任用或替换人选。若被考核认定为不称职的,将面临免职、责令辞职、降职等组织处理,职务聘任"能上能下"。实行竞聘上岗打破了干部任职论资排辈的现象,也废除了干部终身制,既优化了干部队伍结构,也激发了干部活力;既拓宽了用人视野,又营造了公开、平等、竞争、择优的用人环境和外在压力与内在活力并举的竞争局面,使优秀人才脱颖而出。

二、集束化执行——各院区运行机制改革

为了规避"一院多区的分院式"分权型组织结构的缺陷,集团医院创新采取了打包式集束化管理模式对集团医院的各院区进行管理。

集束指多个捆扎成为一束,聚集成捆。集束化干预是由美国健康促进研究所提出的集合一系列有循征基础的治疗及护理措施,以处理某种难治的临床疾病的方法,目的在于帮助医务人员为患者提供尽可能优化的护理服务和护理结局。集束化管理策略是汲取"集束化干预策略"的理念,把最佳循证指南构建的一组干预措施集中在一起执行,以取得更好的管理结果。近年来,集束化管理策略在临床医疗质量管理工作中得到了广泛应用。医院在落实一院多区的集团各院区管理中,创新性地引入了集束化执行的概念,提升了医院管理水平。

集团医院的各个院区均采用同一个集束化方案进行管理,设立集团医院总部管理中心,各院区管理人员仅常设执行院长 1 名、办公室主任 1 名、医务部部长 1 名、护理部主任 1 名,其余事务性工作由总部派驻办事员数人办理,具体执行集团总部发展决策。除常设机构外,其余各项管理和运营工作托管给集团总部的管理中心,以保障医院的日常运行,尽可能地规避集团医院在经营管理中遇到的运营管理模式、成本控制以及医疗质量同质化保障等问题。

各院区实行执行院长负责制,执行院长负责组织各院区相对独立地经营。由执行院长带领"一办两部"常设机构管理人员进行管理,主要开展院区日常的医务、护理、质量和安全管理工作。各执行院长对集团医院院长负责,责、

权、利结合,在发挥各院区积极性的同时,使决策层的决策能迅速地得到贯彻落实。集团总部管理中心对集团紧密层成员单位实施从发展规划、行政管理、医疗管理、资产管理、资金运营、绩效考核、机构设置、物资采购、业务规范,到干部聘任、人事管理、薪酬分配、安全保卫、后勤保障的一体化管理。集团内资产设备共享、学科人才和医疗资源整合、医疗信息共享。集束化管理模式突破了单体医院的管理局限,规避了"一院多区的分院式"分权型组织结构的缺陷,有效实现了一院多区分院式医院的有机整合和各院区之间的联动,促进了人力、物力、技术力量有序流转。

科学的管理体系

高效的运营机制

明确的目标管理

全面的绩效考核

先进的医疗技术

智慧的信息平台

优质的医院服务

有力的保障系统

严控的危机管理

厚植的医院文化

第二篇
高效的运营机制

第五章　现代医院运营管理的背景

精者，去粗也，不断提炼，精心筛选，从而找到解决问题的最佳方案；细者，入微也，究其根由，由粗及细，找到事物的规律性。所谓医院精细化管理就是为适应市场经济的要求，将精细化思想和作风贯彻到医院的所有管理环节。新形势下公立医院面临成本加大、补偿机制调整、"以药补医"取消、医院竞争激烈等各类经营风险，精细化的运营管理模式是克服公立医院长期存在的粗放管理问题，将工作做细、做精，促进公立医院内部改革深化、促进低成本发展、促进资源优化配置，以全面提高经营管理水平的一种高质高效的管理模式。

第一节　医院运营管理概述

一、医院运营管理的概念

医院运营管理是对医院运营过程的计划、组织、协调、控制，通过对与医疗服务价值创造密切相关的各项核心资源的管理，实现人、财、物、信息等资源的有机组合、优化配置的一系列管理手段和方法。

从经营到运营，医院管理经历了服务和管理双升级。普通企业在经营时，重点是对已有产品的包装和赋值，从而通过买卖获利，其关注的是市场、竞争、资源等。同样，过去医院层面上的经营，主要实施主体一般为医院财务处和奖金核算中心等与资金息息相关的部门，医院经营管理也都是单纯围绕资金流和利润获得展开。追求的是提升效益、实现效益最大化，以经济利润作为第一目标开展工作。

运营管理,是在经营的基础上,从被动型、粗放式经营到主动型、精细化运营进行升级。根据自身条件,主动对服务进行升级,打造符合客户需求的服务和产品,包括计划、组织、实施、控制的全链条运作。所追求的目标不再只停留在利润本身,而是偏向于洞察客户需求。根据用户需求,创新服务理念,优化产品和服务。医院运营管理,就是从过去单一的经营管理到全面的精细化运营管理,不再局限于已有价值挖掘,而是通过串联人力资源、招投标中心等部门,构建人、财、物运营链,整合有效资源,对整个医院服务系统进行评价和有效改进,以管促效,多点全方位打造契合时代发展需要的医院运营管理模式。

二、医院运营管理的意义

医院运营管理是对医院提供的医疗服务等核心资源进行有效的整合利用,以实现投入、产出过程的效率、效益和效能的最优化;医院运营管理要求更关注医院日常业务和医疗服务一线的情况,做到及时反馈、及时调整。

医院的运营过程会产生一定的经济效益与社会效益,而运营管理的优劣将直接影响医疗资源的利用效率和医院的可持续发展。因此,公立医院需要建立起一套全面、有效的运营管理体系,而运营管理不是对某个部门的独立管理,应该是对公立医院内部所有人力、物力、财力的全面性管理。只有统筹运营医院的各部门、各项目以及整个运营环节,才能够帮助医院更精准地对内部资源进行分配及对可持续发展起到积极的促进作用。

第二节　公立医院运营管理的历史沿革

在我国,公立医院是指政府举办的纳入财政预算管理的医院,公立医院承担着社会基本医疗服务和部分公共卫生服务的职能,为人民群众的生命健康保驾护航,具有公益性和非营利性的特征。我国公立医院经历了多个阶段的发展和改革。

一、第一个阶段

新中国成立初期,我国政府对各项事业进行了大规模的改制,在医疗卫生领域,政府通过整合一大批旧政府和外国教会及慈善机构遗留下来的医疗机构并将部分解放军野战医院转为地方医院,形成了我国最初的公立医院。我国政府在1951年发布相关规定,大力鼓励公立医院、民营医院和公私合营的医疗机构互助合作。随着第一个五年计划的实施,我国政府开始向医疗卫生事业进行专项投资,出现了大批由政府投资创办的公立医院,我国公立医院卫生服务体系在此阶段初步形成。但随着"文化大革命"的开始,卫生系统遭到严重破坏,存在民营成分的医院全部被转变为全民所有制和集体所有制,造成卫生医疗机构格局单一、卫生资源极其短缺的局面。

二、第二个阶段

1979年,政府下发了《关于加强医院经济管理试点工作的通知》,在全国范围内建立试点,对医院实行"定额补助、经济核算、考核奖惩"等具体措施。允许个体开业行医,并且颁布《全国医院工作条例》等具体措施,弥补了我国医疗机构体系单一、医疗资源投入不足、医疗机构运行不规范等缺陷。但此阶段国家并未认识到医疗卫生体制的问题,对于公立医院的发展,只给予政策支持,并提供少量财政补助。这并不是真正意义上的市场化,政府在体制上仍然严格控制公立医院的归属,在人员上控制人员编制,在医疗价格上严格控制收费项目定价,形成了"以药养医"的局面。在这一阶段公立医院的状态是"自谋生路,野蛮生长"。

三、第三个阶段

2003年暴发的SARS,显露了我国对公共卫生防疫体系和公立医院的财政投入明显不足,使我们认识到政府财政支出在卫生这一公共产品和准公共产品领域应该发挥更重要的作用,重新认识了市场化改革过程中政府的职能和定位,并着力推动公立医院体制机制改革。2009年,国家开始启动新一轮医改,本次医改以建立基本医保制度、基本药物制度,健全基层医疗服务体系,促进基本公共卫生服务覆盖和公立医院改革五项制度为改革核心任务。作为我国医疗服务的主体,公立医院改革是新一轮医改的"重头戏",政府也设计了宏伟的改革蓝图,去繁从简,概括来说就是打破与重构——打破原有医疗服务体系,通过实施分级诊疗、建立医联体以重构新的医疗服务体系;打破以药养医,重构科学的补偿机制、医疗服务价格体系及医生人事薪酬制度体系。然而在最初的几年,重构医疗服务体系之路走得十分艰难。虽说各地都在积极探索,但很长一段时间,对分级诊疗如何落地毫无头绪。

四、第四个阶段

随着医改的推进,医疗控费的压力越来越大。医院试行的很多控费措施,由于阻力较大,一直难以落实推广。自2015年开始,国家开始实施药品零加成、医药两票制,医疗检查费用开始下降,多种医保付费机制在全国范围内推广。特别是2018年国家重组了卫生健康委员会(原卫计委)、食品药品监督管理局,新成立医保局,在"三医联动"(医疗、医保、医药)的指导下开始加强医疗控费措施,药品"4+7"带量采购、在全国范围内打击医保欺诈、耗材零加成等政策持续出台,对整个行业利益链产生了重大影响。政府期望在降低医药、器械、耗材等中间环节成本的同时,提高医疗服务收费,在医疗费用总量可控的前提下,实现"腾笼换鸟"。

2019年,国家卫健委、发改委等部门持续出台政策鼓励社会办医,民营医院数量持续增加,公立医院面临更多强有力的竞争对手。在未来现代医院只有实现高质量的运营发展,才能满足不同群体多层次、多元化的需求,才能在公立医院之间、在公立医院和民营医院之间的竞争中立于不败之地。

图5-1为2015—2019年全国医疗卫生机构门诊量及增长速度,图5-2为2015—2019年全国医疗卫生机构住院量及增长速度。

2019年,全国医疗卫生机构总诊疗人次达87.2亿人次,其中医院总诊疗人次达 38.4 亿人次（占 44%），公立医院诊疗人次达 32.7 亿人次（占医院总诊疗人次的 85.2%），民营医院总诊疗人次 5.7 亿人次（占医院总诊疗人次的 14.8%）。

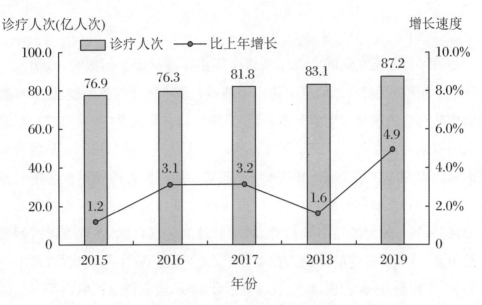

图 5-1　2015—2019 年全国医疗卫生机构门诊量及增长速度[①]

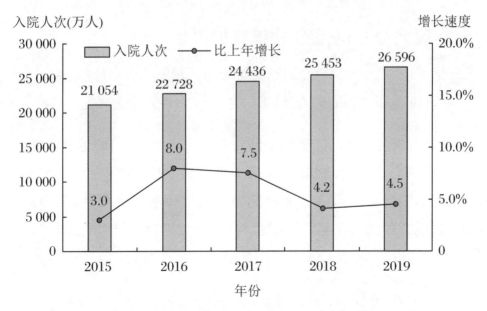

图 5-2　2015—2019 年全国医疗卫生机构住院量及增长速度[②]

①②　数据来源：2019 年中国卫生健康事业发展统计公报。

第三节　公立医院运营模式的探索与实践

习近平总书记在党的十九大报告中提出实施健康中国战略,成为新时代健康卫生工作的纲领,强调全面建立中国特色基本医疗卫生制度、医疗保障制度和优质高效的医疗卫生服务体系,注重医疗、医保、医药"三医"联动,减轻广大人民群众的医疗负担。鼓励医疗机构应用互联网等信息技术拓展医疗服务空间和内容,推动"互联网 + 医疗健康"模式发展。宏观环境不仅影响与推动着现代医院的发展和创新,也为现代医院的改革和成长提出了新的挑战。医院如何"破局",如何维持有效管理、科学管理的运营目标,管理者要有前瞻性的视角,应以人民群众的健康为根本,把公益事业发展作为主旋律,抓牢全面预算、成本控制、医保管理、绩效管理等运营手段,建立健全医院内部风险防控体系。

一、现代公立医院运营模式的探索

(一)设立运营管理新机构

目前已有很多医院广泛吸纳运营管理人才,设立专门的运营管理组织,在提升医院核心竞争力的前提下,适应政策的变化,并结合自身情况做好SWOT分析,明确医院运营管理的优势、劣势,注重社会效益,兼顾经济效益,创新医院管理机制和经营组织机构,注重顶层设计,推进运营管理的现代化建设。

(二)构建制度管控新体系

医院运营管理制度是医院在运营过程中所采取的管理模式和管理方法的具体化描述,其约束和规范着医院各运营科室及成员的日常运营活动。在"互联网 + "的时代背景下,大数据、人工智能等新技术与医院业务如何深度融合?

如何促使财务管理转型升级？在医院运营管理过程中开展的全面预算、物资采购、成本管控、资产管理、财务分析如何有效地链接？如何将资源通过价值链管理进行有效整合？业务部门与财务部门如何通过信息化技术和手段实现业务流、资金流、信息流等数据源的共享、共通？这些都是摆在现代医院运营管理者面前的难题。因此，需要对医院在运行过程中所有的业务流程进行重新梳理与定位，建立一套与之相适应的现代运营管理制度体系，为现代医院业财融合、高质高效发展保驾护航。

1. 优化运营管理制度

公立医院作为预算单位，所有收支纳入部门预算统一管理，要强化预算控制与成本核算，逐步实行医院全成本核算。如财务收支、预决算、会计核算、成本管理、价格管理、资产管理等必须纳入医院财务部门统一管理。建立全面预算管理、成本管理、财务报告、第三方审计和信息公开等机制，确保经济活动合法合规，提高资金资产使用效益。

在全面预算管理制度体系建设中，应由以往强调预算编制，逐渐发展成多层级目标引导下的闭环管理控制体系。以战略为目标，通过目标设定、实际执行、执行结果与目标对比、原因分析、考核激励等环节，引导和控制医院沿着现代化医院运营管理路径前进。

在成本考核制度体系建设中，应细化成本管理工作，进一步做到全面分析和专项重点分析，项目成本和DRG成本分析，以及开展不同科室、不同院区的对比分析，把成本控制与科室绩效挂钩，促使科室树立成本控制意识，客观、正确地评价各部门成本管理工作成效，针对薄弱环节及时做好管控，将成本考核制度真正落到实处。

在资产管理制度体系建设中，应建立财务、后勤和使用科室联动的三级管理制度。加强科室间配合，紧密联系，确保资产使用的合理合规。对实际需求的资产配置进行统计，监督检查资产管理工作，促进资产管理精细、全面。以内部控制为抓手，完善资产监管制度，通过信息化的手段，发挥审计监督职能，引入绩效考核及内部竞争制度，提高资产管理效率，增加资产内在价值。

在供应链管理制度体系建设中，应通过先进的供应链体系，进一步规范医院采购行为，打破药品供应链上的信息壁垒，与药品流通企业建立新型合作战略,降低运营成本,完善信息化供应链管理制度,提高物资管理效率,提升物流附加值。在药事管理制度中,通过制定各项科学的管理制度及操作规范,促进临床科室合理用药,强化质量管理体系,以健康中国战略为目标,健全药事管理和药学服务质量保障体系。

2. 健全内部风险控制

全面内控风险管理是指围绕医院总体的运营目标,在运营管理的各个环节和过程中执行风险管理的基本流程。医院应根据自身特点,强化内部审计工作,健全监督与评价制度,建立全面的内控风险管理体系。在内控风险制度的体系建设中,应覆盖预算、资产、收支、采购、合同、基建六大业务领域,需要构造灵敏的风险预警系统,根据风险的不同,制定不同的风险管理策略、流程、预案。理顺医院资金运行管理机制,对运营活动中的合法性、合规性和有效性进行审核,提出意见和建议,发挥内部审计的监督作用,使内部控制和内部监督达到有章可循、有据可查的要求,充分发挥内部监督在运营过程中的控制作用。

3. 落实医保管控制度

医保作为"三医"联动的一方,是连接医疗服务中医院与患者的纽带。加强医保管理制度有助于提升医院服务能力与竞争力。在新医保政策的发展与DRGs新付费制度的逐步落实中,应建立多样的医保培训方式,明确医保流程及报销范围,约束医疗行为,维护患者权益,保证医保基金合理使用,对医疗行为进行全程监管,从"事前预防、事中提醒、事后分析"进行全面覆盖,促进医院精细化医保管理,合理降低运营成本,提升工作效率,加强医保监管制度体系建设。

4. 强化信息化管理制度

信息技术在医院运营发展中的作用日益显著,任何经营管理活动都是信息收集、挖掘、分析和运用的过程。强化医院信息系统标准化和规范化的建设,能够实现与医保、预算成本、耗材、设备、药品监管等系统的有效对接,通过信息化手段做到事前干预、事中监测及事后分析的闭环管理。积极推进窗口信息化建设及数字化收费制度,规范收费流程与标准,提升服务质量,提高服务效率,加强医院网络和信息安全建设管理,推进信息等级保护制度和网络信息安全责任制,完善患者个人信息保护制度和技术措施,防范并积极应对网络与信息安全事件。

(三)探索财务管理新模式

在"互联网 +"及人工智能的时代,创新是不可或缺的。在创新的思维模式、创新的管理理念之下,管理转型势在必行,"业财融合"应运而生。

"业财融合"的核心是从价值创造的角度出发,业务部门与财务部门通过信息化技术和手段实现业务流、资金流、信息流等数据源的及时共享,基于价值目标共同做出规划、决策、控制和评价等管理活动,保证价值创造过程的实现。

1. "业财融合"的背景

(1)政策背景:会计职能转变趋势。公立医院实行"业财融合"是适应当前形势下财务会计向管理会计转型的需要。传统财务会计仅从价值即"财"的角度进行核算,而管理会计除了要对"财"进行精细核算外,还要对人、物、组织、业务量、信息及其与"财"之间的驱动关系进行核算。管理会计能更好地提高会计信息质量,更好地发挥会计"预测、决策、控制、监督"的职能,财务与业务的有机融合便成为传统会计从财务核算向价值创造转型的关键。

为促进单位加强管理会计工作,提升内部管理水平,促进经济转型升级,财政部发布了《管理会计基本指引》(财会〔2016〕10 号),其中明确提出"单位应用管理会计,应遵循融合性原则。管理会计应嵌入单位相关领域、层次、环节,以业务流程为基础,利用管理会计工具方法,将财务和业务等有机融合",简称"业财融合"。同时,《会计改革与发展"十三五"规划纲要》(财会〔2016〕19 号)也明确将"加强业财融合、充分发挥管理会计的价值创造作用"作为"十三五"时期会计工作的重要任务。

(2)行业背景:公立医院精细化管理需要。公立医院实行"业财融合"既是适应现代公立医院改革的需要,也是医院实现精细化管理的必然要求。当前,公立医院全面取消药品加成及耗材加成,并且部分药品和耗材将逐步实行带量采购,以往的两大利润中心变为成本中心。此外,医保付费模式也从单一的付费模式向多层次混合支付模式转变,在医院财政补助变化不大、基于医院现有辐射力的背景下,通过医院运营管理以提高资源使用效率、降低成本、实现资源优化配置比创收更加现实。

2019 年,国家卫健委发布《国务院办公厅关于加强三级公立医院绩效考核工作的意见》(国办发〔2019〕4 号),全面推进三级公立医院绩效考核工作,其中涉及定性及定量绩效考核指标 55 个,通过绩效导向督促医院加强运营管理、提高国有资产使用效率。公立医院改革和医院精细化管理的要求使"业财融合"呼之欲出,以提升医疗机构的运行效率,实现资源的优化配置。

(3)外部环境:互联网等技术发展带来的挑战。在"互联网 + "时代背景下,大数据、移动支付、云计算等新技术与医院业务进行深度融合,医院日常运行会产生海量数据,多维度、多视角的信息会为管理层决策提供更精准的依据。在医院全面预算、物资采购、成本管控、大型设备效益分析、财务分析与业务改进等方面亟须汇总财务指标、非财务指标等综合性指标进行参考。以价值链为基础的"业财融合"是将医院业务资源与非业务资源进行有机融合的重要手段,也是提升医院现代化管理水平的重要途径。

2. 国内"业财融合"医院运营体系的发展状况

(1)对"业财融合"定位不准确,财务部门和业务部门协同性差。目前多数医院将财务部门定位于传统的会计核算层面,财务部门的控制监督职能虽随着行政事业单位内部控制的发展而有所拓展,但对参与经济决策、较深入地评价经营业绩方面不够重视。公立医院"业财融合"是单位层面的系统工程,既不是单纯的财务工作,也不是单纯的业务工作。"业财融合"强调财会部门的主体责任,但是绝不仅限于财会部门,要明确医院各职能部门和管理人员的相关主体权责配置。

目前公立医院的组织架构,按照各科室的职能分为行政后勤类、医疗技术类、医疗辅助类、临床服务类,各部门分工明确,部门职能有明确的界限,财务人员和业务人员独立,财务部门和业务部门深度协同性差。业务活动部门拥有主导甚至支配性的权力,而财务部门更多的是起到辅助、协调和参谋的功能,对业务活动的服务和指导作用发挥不足。财务人员不参与业务活动,对其日常运作并不了解,两者之间存在信息孤岛现象。

(2)管理会计体系尚未建设,具体业务中财务与业务不能融合。目前公立医院财务部门掌握的财务数据,主要以静态数据为主,侧重于对事后财务报表的总体性描述,无法多角度、多层次挖掘业务与财务数字背后的逻辑关系,数据价值有限。在"业财融合"背景下,多数公立医院不存在较为系统的管理会计体系,尤其是针对具体业务如何进行"业财融合"? 如何通过业务流程再造在关键节点嵌入财务部门职能? 如何对整个经营管理活动进行科学规划和严格控制? 如何利用管理会计信息进行业务改进等方面? 这些都存在较大欠缺。

(3) 信息化水平参差不齐。目前医院信息化建设水平参差不齐。信息化建设水平较好的单位已经采用了高度集成化的医院综合运营管理平台,全面预算、资产管理、成本核算、财务分析、会计核算、人力资源管理等模块都已实现了高度的信息化,并且在不同的平台间已经实现了对接。信息化建设水平较差的单位软件模块购置不全,系统之间连接性、整合性差,不能全面、高质量地提供信息。

(4) 财务人员的能力局限性。在"管理驱动型"增长模式下,财务角色开始经历从"管账"到"管家",从"记录员、监督员、分析员"到"业务伙伴"的转变,这就要求财务管理更好地与业务活动对接。公立医院作为公益二类事业单位,长期以来受国家政策保护,公立医院的管理会计发展长期滞后于其他行业。财务人员主要将重点工作放在核算方面,缺乏对管理会计的深层次理解和对复合财务分析工具的使用能力,对临床业务流程不了解使得财务人员难以迅速肩负起"业财融合"的重任。

3. 业财融合的现实意义

(1) 新医改政策的实施要求医院加强精细化管理。医院作为特殊的事业单位,经营须兼顾经济效益和社会效益。但随着医改政策的加快推行,医院面临前所未有的运营压力,必须改革管理模式,否则难以生存。医院组织机构繁多,传统的职能分工缺乏统一标准的办事流程,导致部门间信息流动不足,信息严重不对称,沟通协调难度大,医院管理成本高,决策效率低下。这表明过去粗放式的管理模式已经不能满足医院经营发展的需要,医院必须转变观念,推进精细化管理,这也对传统的财务管理提出了挑战,财务必须转型,而"业财融合"正是财务转型的重要方向。

(2) 传统职能分工下的业财分离,已不能为医院管理层提供高质量决策信息。业务与财务相分离,财务沉浸在事后报销、做账、报表的无限循环中,无法很好地为业务提供服务,不利于发挥财务的监管职能,也不利于财务人员的自身发展。财务人员要从传统的会计思维中解放出来,跳出会计看会计,做更多高附加值工作,融入业务工作,转型为复合型人才。同时,由于业务人员与财务人员缺乏有效沟通,业务人员不明白财务人员的要求,往往导致业务决策与财务要求有悖,可能带来财务风险,增加医院成本。财务的滞后性体现在不能及时将业务信息精确反映,导致数据不准确、不及时,不能满足医院管理层的决策需要。因此,"业财融合"是必然趋势,通过流程再造、资源整合,加强信息化系统建设,形成有效的内部控制体系,才能提高效率、增加效益,为管理层提供更高质量的决策信息,更好地为管理层决策服务。

(3)提升财务风险预警和防范能力,事后核算型财务需要转型。医院的经营发展,给医院带来了许多经营和财务风险。由于传统的财务属于事后反应型,对业务的事前、事中了解甚微,并不能及时发现并防范业务流程中可能存在的风险点,财务急需转型。

(四)完善物资管理新流程

医院的物资资源是重要的运营资源之一,应选择适合医院的管理方式,充分利用现有资源和现代信息技术推进医院物资的精细化管理和成本控制,逐步实现全面供应链管理,实现医院物资供应既能快速满足医疗服务和运营管理的需求又能减少运营成本开支的目标;应建立科学的物资管理机制,遵守国家的相关法律法规和各级政府的招投标政策,依据医院制定的预算目标和各科室的需求制订采购计划,有计划地进行采购;应建立完备的仓库管理和收发领用机制,建立和落实定期盘点制度,对领用物资进行追踪管理,减少闲置,杜绝浪费。

随着新医改政策的逐步深入和国家对医院物资管理要求的提高,现代医院物资管理也需要不断地创新方式和方法,全面的供应链管理体系未来发展将会围绕 SPD 管理模式的发展不断升级。通过提升医院精细化管理水平,实现医用耗材全生命周期管理,在物联网、大数据、云计算等技术不断发展和广泛应用的背景下,未来 SPD 管理模式将围绕新技术应用、管理模式创新、管理内容多元化等方面,持续推动其在深度和广度方面的发展,进一步提高医院物资管理效率,降低医院成本,减轻患者负担。

(五)转变医保运行管理新思路

近年来,党和国家系列方针政策指明了我国医保改革与发展的大方向。《"健康中国2030"规划纲要》提出"完善全民医疗体系、健全医保管理服务体系、积极发展商业健康保险";《关于深化医疗保障制度改革的意见》提出了"完善公平适度的待遇保障机制、健全稳健可持续的筹资运行机制、建立管用高效的医保支付机制、健全严密有力的基金监管机制、协同推进医药服务供给侧改革、优化医疗保障公共管理服务"等要求。

现代医院应当深入研究与准确把握国家的各项政策精神,抓住医疗保险全面发展的时代契机,积极调整内部运营管理机制,积极争取获得各项改革的红利。建立高效的医保管理制度,建设一支专业的医保管理队伍,对内可以规范医疗行为,避免不合理的费用支出,促进临床联动,加强各部门之间的有效沟通,维护医院的整体利益;对外可以保障人民的医疗需求,让更多人切实享受到社会进步、经济发展和制度优越性所带来的实际利益。

现代医院应以务实的工作作风、规范的服务流程、高效的运营体系、良好的工作形象,提高医疗服务质量,改善医患关系,促进我国医疗保险制度的不断完善和可持续发展;应做好医保谈判工作,积极面对医疗商业保险,促进药品、耗材带量采购,进一步提升医疗服务质量、优化医疗费用结构、提升医保基金运行效率。

(六)健全风险管理新职能

2016年,财政部发布的《关于全面推进行政事业单位内部控制建设的指导意见》(以下简称《意见》)对于医院运营过程中的风险控制指明了方向。该《意见》指出医院风险控制要从业务流程入手,健全内部控制体系,全面梳理与明确业务环节,充分利用信息化手段,组织、推动本单位内部控制措施建设,分析风险隐患,完善风险评估机制,制定风险应对策略。

1. 医院运营风险控制的内涵

医院的运营是医院在提供医疗服务过程中,所涉及的人、财、物的协同运转,这实质上是医院资金流动的全过程。由于受到制度设计、运行控制以及监督考核等内部因素以及所处经济环境、国家法律政策和各业务部门之间不可控因素的影响,公立医院在收支结余、资金与资产安全、日常经营方面的成果会与预期目标之间发生差异,这种不确定性会给医院运营带来各种风险。医院经济运营风险渗透于发展策略、经营管理以及医疗管理的各个环节,体现在每一项业务流程运转过程中,涉及预算、资产管理、财务收支、物资与药品采购、合同管理、基建项目管理及财务管理,集中反映出医院的偿债能力、营运能力、盈利能力与发展能力。医院运营风险控制研究的是医院在经营过程中,风险的发生规律和风险控制的相关内容,它通过风险识别、风险评估、风险评价等方式,优化组合各种风险管理技术,建立贯穿医院运营全流程的内部控制与监督体系(图 5-3),对风险实施有效控制。

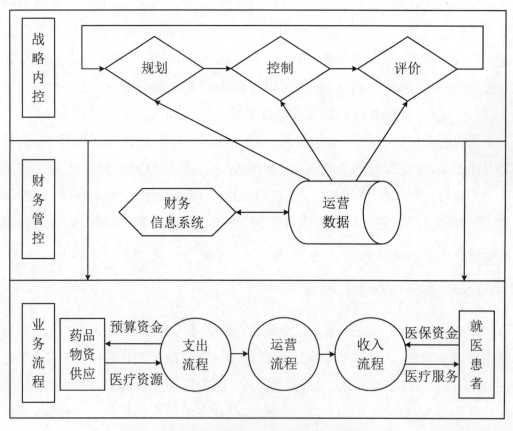

图 5-3　医院运营全流程的内部控制与监督体系

2. 医院运营风险控制的目的和意义

（1）保证医院的收入能力，降低财务风险。随着医疗市场的逐步放开，医院的财务风险潜藏于运营的各个环节，如财政拨付资金的违规使用，重大基建项目合同签订不合规等。医院财务风险一旦发生，轻则影响医院的经济效益，重则会使医院陷入财务危机。因此，公立医院应积极开展运营趋势分析和资产负债风险评估，充分认识财政补偿机制改革存在的问题，运用财务手段，在制定战略目标、重大投资决策、日常经营活动和绩效评估等各个方面，强化业务内部控制，加强风险控制，规范医院运营管理，提高资金的周转速度，保证业务收入的稳步增长。

（2）提升医院营运能力，降低经营风险。随着全民医保制度的广泛推行，医保患者的费用结算方式多样化，医院运营过程中资金回收的财务风险增加。按照当前的医疗保险制度规定，医保患者在住院期间的费用一般由医院先行垫付，这对医院的运营资金是一个重大考验。在这个业务环节中，公立医院为了保证日常医疗业务的运营，需要购置大量卫生耗材、药品和其他材料物资，这类物资在公立医院的流动资产中占很大比例，会挤占医院不少的流动资金，因此这类物资采购计划、采购批次和最低库存量、周转情况、合同中的付款方式及期限等，均会对公立医院财务风险产生重大影响。

（3）实现国有资产保值增值。公立医院为了提高自身综合竞争力、硬件实力及服务质量，需要进行固定资产投资、人才投资、环境成本投资，使得国有资产数量不断增长。医院的资产是保证医院正常运营的物质基础，尤其是医院的大型医疗设备等固定资产，是保证医疗活动正常和有序开展的技术条件。医院在进行固定资产构建和更新改造前，要对投资的可行性做科学的分析评价与可行性论证，以防盲目购置造成国有资金浪费。应完善医院经济活动管理办法，对大规模建设和大型、大宗医疗设备购置开展可行性论证，充分考虑技术发展和市场需求，合理测算盈亏平衡点和投资收益率，提高项目决策水平，降低财务风险，力争社会效益和经济效益同步发展。同时，开展大型项目投入使用后的评估工作，总结经验，及时调整运营方案。

（七）运用大数据原理新方法

公立医院往往更注重对医疗业务技术和服务专业化的管理，而忽视运营的专业化。因此,医院应建立相关数据库,以各项大数据作为医院运营管理的重要依据,优化资源分配,提高公立医院的综合实力。

二、集团化医院运营模式的发展背景及实践探索

在新的形势和背景下,公立医院采用集团化的运营模式,是探索解决群众快速增长的医疗卫生需求与医院诊疗服务能力有限之间的矛盾,确保医疗卫生事业健康发展的有效途径之一。

(一)发展背景

20世纪六七十年代的美国,就已出现了医院兼并小型、中型或规模相近的医院,以及联合有相同功能的医院这一运营模式。从20世纪70年代开始,美国医院就已走上多样化联合体的道路,有些已具有相当大的规模,如美国哥伦比亚卫生保健有限责任公司,仅一家机构就包含343所医院,拥有近6万张床位、136个门诊手术中心,分布在美国的37个州,甚至还延伸到了英国和瑞士。

20世纪八九十年代后,集团化医院模式在全球范围内蔓延,法国、英国、新加坡等国家都出现了不同级别、功能、大小的医院,并且按照各种类型及不同分工,实现所有医院硬件、人力以及科研等资源的共享,掀起了医院集团化发展的浪潮。

以中国台湾地区为例,台湾长庚医院拥有8 600多张病床及7个院区,并且创建了北京清华长庚医院、厦门长庚医院。北京清华长庚医院全面借鉴和引进了台湾长庚医院的运营管理模式,实行院长负责制,建立医管分工合治的现代医院管理体制,通过专业化的医疗与管理有机结合,提升了医疗服务质量与运营管理效率。

纵观各医院集团化的发展之路,在萌芽期主要都是通过医院之间的相互联合,以互通技术、管理、医疗资源以及提高竞争力为主,在这种合作模式下各医院的法人、领导体制等都是独立的,相互之间的隶属关系、人员关系较为薄弱,如南京鼓楼医院集团(初期)。随着医院集团化的不断发展,大多数医院更倾向于纵向联合产权,让较为突出的主导医院承担更多的医疗资源分配责任,使医院集团成员之间紧密联系,实现真正意义上的集团化,如四川大学华西医院、天津第一人民医院。

（二）实践探索

21世纪初期,合肥市第一人民集团医院(以下简称"集团医院")不断调整发展战略目标,开启了集团化发展之路,通过集团化发展,完成了医院的量变发展,规模不断扩大;通过集成化整合,打造了集团医院多链条架构,完成了从量变到质变的飞跃,如图5-4所示。

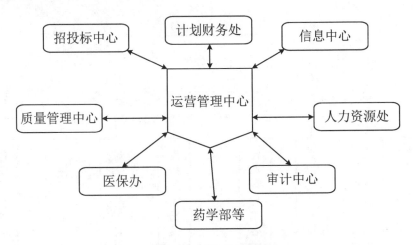

图 5-4 集团医院架构

集团医院强化运营管理意识,以信息化为平台,以标准化管理为抓手,强化人、财、物运营链条管理控制,强化多部门协作,打通资源运营链,优化管理控制流程,从而实现精细化管理。

1. 打造人力资源运营链

人力资源是集团医院开支最大的项目,为了做好人力资源的建设和管理,集团医院通过集团内人才的优化配置,实施灵活多样的人事管理办法,在控制人员成本和扩大集团医院人才队伍、保障集团医院经营发展中寻找最优解。图5-5为人力资源运营链。

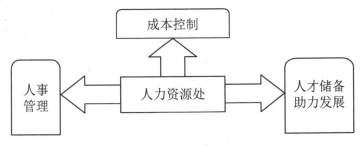

图 5-5 人力资源运营链

2. 打造财务管理运营链

计划财务处作为集团医院财务部门,近年来不断完善自身职能建设,通过构建八大中心和各院区财务分支机构,全面把握集团医院财务运营情况,并不断做好内部控制工作,理顺财务流程,从而保障集团医院财务安全。图 5-6 为财务管理运营链。

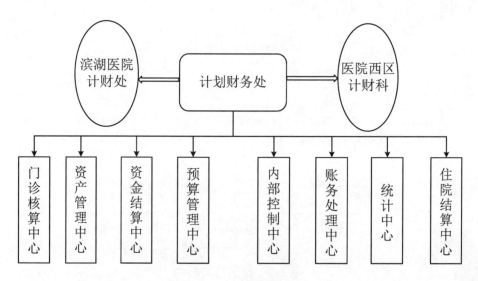

图 5-6　财务管理运营链

3. 打造招投标运营链

集团医院招投标中心前身为物流中心,后因职能扩大和精细化管理需要而更名。打造招投标运营链,主要是通过建立相关标准,严格控制准入门槛,确保招投标程序合法合规、物资采购科学合理,保障医院运营发展所需配套设施的采购与管理。图 5-7 为招投标运营链。

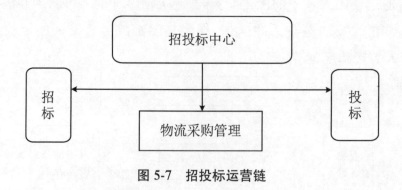

图 5-7　招投标运营链

4．打造医保运营链

集团医院充分发挥医保中心职能,积极和上级医保单位对接,密切沟通,严肃对待政策宣贯工作,严格执行医保审核制度,并积极协调维护医患双方利益,规范执行医保政策,确保相关制度实施,确保医院医保资金及时到位。图5-8为医保运营链。

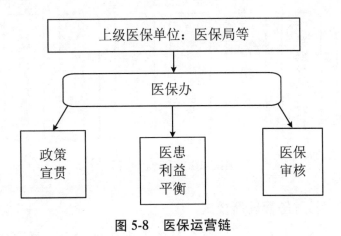

图 5-8　医保运营链

5．打造药学运营链

集团医院在满足医院正常药品需求的基础上,加强药品采购成本管理,加强药品质量管理,建立健全药品监督和检验制度,同时开展药学学术研究,促进药学学科发展。图5-9为药学运营链。

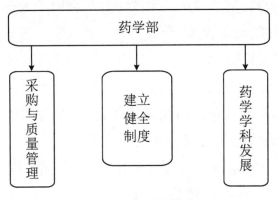

图 5-9　药学运营链

6．打造审计运营链

审计部门为集团医院监督与控制部门,对财务收支、经济效益、内控建设、预算编报执行、维修建设、经济合同、采购招投标等开展全覆盖型监督,并提出改进管理建议,协助领导做出决策。图 5-10 为审计运营链。

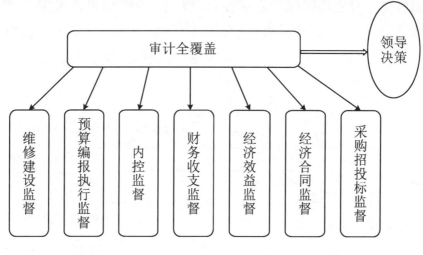

图 5-10　审计运营链

7. 探索实例:财务管理新模式

集团医院结合医院实际,探索出财务管理新模式——打造集团一体化横纵结合的财务管理模式,并通过信息化手段,实现预算、资产、成本、收支等财务流程标准化运行模式。

集团医院通过推行全面预算管理模式,构建预算管控体系,对集团医院的运营起到重要的指导和控制作用。集团医院通过建立内控管理中心,以财务流程为抓手,再造预算、资产、收支、采购、基建、合同六大业务管理流程,努力增收节支,实现有效的成本控制,全面提升集团医院运营管理效率:在内审体系建设方面,利用"大数据"探索内部审计新模式,提高审计工作效率与质量;在招投标采购体系建设方面,新增供应商自助平台上线电子追溯功能,保证高值耗材在使用过程中其信息可精准溯源;在耗材管理体系建设方面,完善院内耗材准入遴选机制,完善高值耗材使用点评和异常使用预警机制;在药品采购体系建设方面,完善药品合理使用制度、药品采购制度、药品管理制度等;在大型设备采购体系建设方面,建立大型设备全生命周期管理制度等。

集团医院利用"区块链"技术推进内部运营管理工作:通过实施集团化运营管理系统(OES),满足了集团医院财务核算与运营管理一体化的需求;通过办公自动化(OA)系统打通了医院各应用系统,执行严格、规范的审批流程,真正实现让"流程"跑腿,有效地控制运营成本;通过智慧物流(SPD)项目,推进医院物资供应和库存智能化;通过智慧医保(IMI)系统智能化分解医保指标,实时监控医保费用和医保相关指标运营情况;通过智慧病案管理(IMRM)系统,建立以患者、医务、服务、质量和效能为主要要素的新型智慧病案模式;通过绩效考核系统(RBRVS),完成绩效考核的前期调研和内测工作;通过智慧人力资源管理(EHR)系统,实现对人员信息全面、准确、动态的管理;通过智慧后勤管理(ILM)系统,规范医院后勤业务操作流程与制度;通过楼宇建筑智能化系统(IBMS),为医患提供舒适与安全的环境;通过智慧药学服务(IPM)系统,构建适应群众需求的药学服务体系,促进了新时期药学服务高质量的发展。

第六章　现代医院财务管理运行体系

第一节　医院财务管理发展概述

一、医院财务管理的背景及发展历程

随着我国市场经济加速发展,医疗卫生体制深入改革,民营和外国资本快速进军医疗领域,医院之间的竞争也不断加剧。

医院集团化发展作为提高资源效率、占有市场份额的重要方法,是现代医院发展的重要方式。我国医院的集团化之路始于 20 世纪 80 年代,随着居民对健康医疗卫生服务需求的上升、经济体制的逐步转变,加速了医院供给的增长,也加快了各个医院相互整合的步伐。2010 年,《关于公立医院改革试点的指导意见》确定的 16 个公立医院改革国家联系试点城市中,许多城市都提出了组建医院集团的模式,组建大型医院集团也成为提高公立医院服务能力、整合医疗资源的方式。因此,也必须按照新的发展模式调整医院内部的财务管理模式。

医院集团化财务管理一般可以分为两种模式:一是垂直的一体化,是指一种从上到下的连锁经营,可以一定程度地化解因医保支付方式所形成的财务风险;二是水平的一体化,是指同级医院或不同专科、不同区域的医疗机构所形成的连锁经营,使得集团内各成员都可以充分发挥自身优势,互相弥补对方不足,同时通过有效的转诊机制共同提高医疗市场份额,充分发挥规模经济效益,实现区域医疗规模的扩大。

例如,苏州市 3 家三级综合性医院(第二、第三和第四人民医院)于 2005年合并为苏州市立医院集团。从成立开始,其便实施紧密型合并模式。通过

集团化经营,充分整合资源,改善财务结构,提高经济效益,降低经营成本,巩固在行业中的优势地位,实现在人才、技术和财务等方面的优势互补,进而全面提高公立医院运营管理水平。

苏州市立医院集团设置了精简、高效的财务与会计机构,这是该医院顺利开展工作的组织保证和前提条件。在集团管理中心的领导下,成立了财务部,撤销各院区财务科;财务部设置结算中心,通过中心集中结算收付;各院区分设派出会计机构,财务独立核算,由中心集中合并各院区会计报表;会计人员在各个院区自由流动。精简后,财务部总人数从30人减少为26人,其中中层管理人员从6人减少为3人。会计机构及其内部各个岗位人员各司其职,并协调一致履行职责,有效地避免了机构重叠、相互推卸责任等现象的发生,切实提高了工作效率。

二、医院财务管理的意义

现代化医院财务管理是一项系统且综合性的工作,是医院开展有效管理的重要手段。在新医疗背景下,医院应从自身实际出发,转变财务管理理念,调整财务管理模式,以更加现代化的管理方式来适应市场及政策的变化。不断总结经验,大胆创新探索,将更加科学的管理机制融入到医院的运营发展中,提升医院的整体核心竞争力,从根本上提高运营管理水平,实现可持续发展。

现如今,医院集团化模式在实际运用中是多种多样的,各医院应分析自身的优势和相对的劣势,并吸收可以弥补自身劣势并与之协调发展的医疗实体,从而实现双方或者多方合作共赢,创造更可观的社会效益和经济效益。

集团化财务管理有助于集团医院获得最大化利益和价值。基于此种模式,集团医院可以通过改善财务管理方法、优化资源等方式,进一步提高集团医院整体运营能力。同时,在账务核算方面,也能够通过构建系统、完善的会计核算制度,建立统一的账目,实现对各分支机构财务数据的集中加工处理以及对财务人员的集中管理。

三、财务管理在运营管理中的重要性

财务管理是现代医院构建的决定性因素,是实现医院管理科学化的基础前提。作为医院经营管理的主要手段之一,财务管理贯穿医院经营管理的全过程。在保障医疗服务的基础上,优化调配有限资源,合理筹集并运用所得资金,通过统计重点经济指标,实施全面的量、本、利分析,提高资金的利用率,降低成本消耗,防止资产不合理流失,进而保障医院经济活动有序运行,提高医院管理能力。

医院在竞争中求生存,必须走内涵发展之路,在管理中找效益,朝着"精算账"转变,这就要求财务管理工作必须适应新形势的要求。按照医院运营管理的规划,不仅要做到财务状况、费用、价格的公开化,还要通过分析财务数据,提高医院的控费效率,强化对医院成本核算的管理,这就对建立现代的财务管理模式有了更高的要求。

第二节　医院财务管理模式探索

一、集团医院财务运行体系与组织架构

随着医疗卫生体制改革的不断深化,医疗卫生资源通过政府宏观调控与市场微观调节在不同的地区、领域和人群中得到重新优化配置。在这个过程中,医院产业的集约化经营模式应运而生,表现为公立医院的集团化发展。集中优势医疗资源的公立医院,以管理理念、资产投入、人才交流、技术合作、品牌辐射等要素为纽带,通过兼并、合作与新建院区的方式,由一个单院区医院发展为多院区规模化医疗集团,将原有医院的优质医疗技术与学科团队在区域内共享共通。这种规模化、集约化的医院集团,对于发挥医院自身品牌优势、技术实力,扩大医院集团医疗服务辐射范围,加快分级诊疗制度落地等,具有良好的推动作用。

以合肥市第一人民集团医院(以下简称"集团医院")为例,该集团医院根据国家医改政策,顺应医院产业发展趋势,一直在积极探索集团化发展之路,并初具成效。医院以本部院区(合肥市第一人民医院)为基础,逐步发展与建成合肥市第一人民医院南区(合肥市滨湖医院)、合肥市第一人民医院西区与覆盖三个区域的门诊部,在安徽省域范围内,医院发展空间得到扩展,品牌效应不断提升,影响力辐射省会合肥及周边地市;在长三角区域内,以合肥市滨湖医院为依托,积极引入外部优势医疗资源,技术共享,实现跨区域医疗技术集约化发展。

在此背景下,集团医院在运行过程中,积极探索适合规模化医院集团的管理模式,走出了一条具有集团化特色的"财务一体化"管理之路。由总会计师、集团医院计划财务处处长全面负责集团医院财务工作,三个院区分别委派财务负责人和财务人员开展日常工作,相应业务受集团财务八大业务中心统一指导,使院区间在组织架构、内部流程、预算体系、财务制度、会计方法、资金管理和绩效考核等各个方面深度融合,规范标准,集成信息,统一调配集团资金,从而有效地提高了集团医院资金的使用效率和财务管理能力,为医院集团化战略发展提供了有力保障。图 6-1 为集团医院"财务一体化"管理框架。

二、集团医院业务中心标准化管理

(一)预算管理中心

在院长及总会计师的直接领导下,预算管理中心负责集团医院的成本管理及预算管理工作,整体协调医院日常成本核算与日常预算工作,审核成本核算报表及预算报表,形成分析报告,并根据医院及科室运营状况提出进一步改进与控制成本和完成预算的建议与措施。定期研究全院运营情况,掌握医院收支情况、成本使用情况和实际预算执行情况,并及时形成分析报告,为院领导决策提供信息资料。表 6-1 为预算管理中心岗位职责。

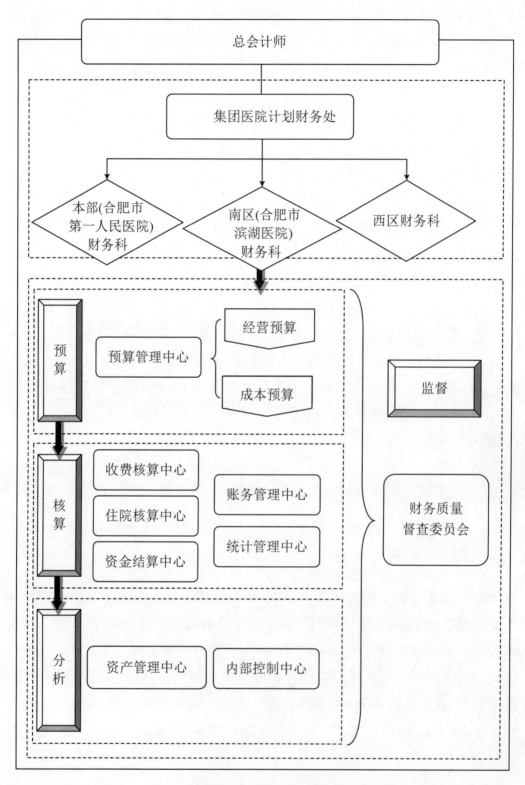

图 6-1 集团医院"财务一体化"管理框架

表 6-1 预算管理中心岗位职责

岗位设置	职责定位
成本管理	负责收集、汇总成本数据；分类归集医疗成本，每月报送成本数据；整理、归档、保管成本核算文档资料；将成本核算会计信息导入信息系统；编写产出分析报告
预算管理	组织预算编制、审批、执行、分析、调整、考核、奖惩等工作。负责预算管理制度及预算管理工作流程的建立与完善： 1. 根据预算管理制度，指导各部门编制预算。收集、审核、汇总各科室预算编制，编制医院年度预算草案。 2. 将集团医院批复的年度预算下达至各责任部门并督促各部门严格执行。当集团医院事业计划有较大变化、国家政策变化或外部环境发生重大变化，需要调整预算时，应按规定程序报批后调整预算。 3. 统计预算执行情况，按季度分析预算执行情况。若预算与实际情况发生较大差异，组织相关部门对各种差异原因进行分析，必要时建议调整相关预算。 4. 按月报送科室预算执行情况，作为考核的依据。 5. 年度终期对科室预算执行进行分析考核，作为来年预算编制的参考以及奖惩依据

（二）账务管理中心

集团医院账务管理中心以严格执行国家和行业账务核算有关规定，确保会计信息真实合法、准确、及时为目标，并逐渐实现从核算型财务向管理型财务的转变。表 6-2 为账务管理中心部门职责。

表 6-2 账务管理中心部门职责

部门职责	具体实施
精准账务核算	严格根据政府会计制度进行会计核算，按时编制月度、季度、年度会计报表及财务分析报告
医保资金管理	贯彻落实医院医保政策，理顺医保资金对账程序，确保医保资金正常运转，定期报送医保资金分析报表

续表

部门职责	具体实施
库存物资出入库管理	严格审核各库房进销存报表,建立与各供应商往来业务的明细备查簿。定期会同审计人员参与库房实物盘点,定期核对往来业务,确保账账相符、账实相符
会计档案管理	专人保管,建立档案查阅制度和保密制度
会计稽核	按医院相关文件、内部管理制度、业务流程及操作规范执行。该中心受理支付业务后,相关工作人员依据权限按规定进行审核
集中支付进度安排	1. 材料类(办公材料、卫生材料)款项排款对账。 2. 设备类(办公设备、医疗设备)款项排款对账。 3. 药品类款项排款对账。 4. 紧缺物资及突发事件排款对账

财务管理中心岗位设置如下:

(1) 会计稽核岗位。稽核人员依据国家各项方针政策、有关财务法规、医院财务制度、《政府会计准则制度》,对照岗位责任对财务部门的会计核算等业务进行内部事后稽核监督检查;对已发生的各项会计业务的真实性、合法性、有效性、准确性进行全面稽核督查;对有关规章制度、法规和岗位责任制及各项操作规程的执行情况进行督查,发现问题及时反映,督促有关部门严格按照有关规章制度执行;对会计账簿、报表以及计算机中储备的各种会计资料和数据及文件进行专项稽核。

根据稽核工作中掌握的情况,结合有关规章制度,对会计核算中经常出现的问题进行分析研究,提出合理化建议和书面报告,促进会计核算水平的提高和制度的健全。

(2) 凭证记账岗位。集团账务中心设收支核算会计岗位,认真审查各种报销凭证(包括自制及外来的)内容的真实性、手续的完备性、数字的准确性,对于发现的差错或内容不全处,予以及时更正或补充,经核对无误后及时编制记账凭证。

每月根据住院处和门诊收费处上报的报表,分别汇总上半月、下半月全院业务收入,并编制记账凭证,通过系统权限对门诊、住院收入的上缴情况进行系统抽查与审核,发现问题及时报告。

严格按照原始凭证进行数据录入操作,录入凭证时,如发现原始资料、凭证有疑问或错误,应及时向上级反映,录入完毕后,进行自检核对工作,如发现系统数据与凭证数据不符时,应按凭证数据予以修正。

完成每月各类支付渠道,如支付宝、微信、电子健康卡、POS 机入账处理,及时核对资金到账情况。根据医院垫付各类医保资金及医保中心拨付资金的情况,及时编制医院医保资金分析一览表。当月工资发放完毕后,及时根据工资发放汇总表,编制工资支出记账凭证。

(3)编制会计报表及财务分析报告岗位。按时编制月度、季度、年度会计报表并进行财务分析,主要内容:财务基本情况分析、财务指标分析、资产负债变化及净资产情况分析、欠费及医疗优惠情况分析、医保资金收付情况专项分析、现金流量情况分析、医院运营状况分析、收支明细分析、科室经营情况排名分析、重点科室专项分析。

① 分析的基本程序:

a. 收集资料,掌握情况,指标对比,找出差异。根据分析期间的财务会计报表及报表以外的账证数据,通过编制分析表进行指标对比,找出差异。将医院各期实际完成的各项指标与财务计划指标对比,确定指标之间的差异,分析财务计划的执行情况,并与以前年度、月份的会计核算指标对比,动态地反映财务活动变动状况。

b. 查明原因,抓住关键。分析引起差异的原因,找出主要原因。对资金活动、财务活动情况进行考核总结。通过财务会计分析指标间差异,并作为预测、决策的分析对象,发现差异并纠正差异。

c. 提出措施,改进工作。抓住主要矛盾,提出解决问题的措施及增收节支方面可行的合理化建议。

② 主要分析方法:

a. 对比分析法。对同一指标可以同比、环比分析,将实际指标与计划、目标指标比较,与以前年度指标比较,根据其差异,动态地了解财务活动变动情况,发现差异,找出差异产生的原因。

b. 比率分析法。对具有不同性质,但相互关联的指标形成的相关比率进行分析;对某一指标个体与总体指标所形成的结构比率进行分析;对某一指标在不同时期比较所形成的动态比率进行分析,可以反映其构成、发展进度及其影响程度。

c.分析时限,实行定期分析。如月分析、季度分析、年度分析、专项分析等,每季度对财务执行情况进行一次全面分析,按月进行常规分析。

每年年末做好医院财务决算工作,在总会计师的统一领导下,财务人员与各职能科室负责人及经办人员密切联系、互相协作,根据决算内容明确分工,各职能科室全面、及时、准确地提供相关数据和资料,在集团医院各院区全面推进决算工作,具体如下:

① 切实做好年终固定资产及库存物资盘点以及集团医院之间往来、供应商往来和医保结算往来业务的对账工作,在规定期限内完成本年度日常报销工作,切实做好与市财政局下发的拨款收入对账单核对工作,及早发现问题,及时纠正差错,提升决算数据的准确性。

② 严格根据政府会计制度和合肥市财政局下发的年度决算工作通知、部门决算报表编制手册等进行决算填报,保证账账相符、账表相符。

③ 做好决算报表数据和信息内容的审核工作,切实加大决算审核力度,重点加强真实性、合法性、合规性方面的审核。

④ 通过对预决算数据分析比较,进一步开展对策研究,将决算管理中发现的突出问题及时反馈到预算编制、执行、会计核算等环节,不断地完善财务管理工作。

(4) 集中支付排款岗位。每月定期统筹安排材料类、药品类、设备类等款项支付进度。

(5) 往来业务核算岗位。及时与各供应商核对往来业务款项的支付情况及余额。

(三) 资金结算中心

资金结算中心的职能是规范资金的使用,实现资金快速、高效集中管理,加强对资金余缺的调剂,缩短资金周转过程,盘活存量资金,加强对集团各院区的宏观调控,促进资源优化配置,提高资金使用的安全性和有效性。表6-3为资金结算中心岗位职责。图6-2为资金结算中心工作流程。

表6-3　资金结算中心岗位职责

岗位设置	职责定位
现金出纳	按照银行核定的库存现金限额保管和使用现金,现金用于支付日常开支与单据报销
银行出纳	管理银行收付款凭证,保管好银行印鉴、银行票据;办理网上银行业务、承兑和转账;开展日常报销、薪酬代发等转账工作;申请财政平台拨款并进行支付;收集整理每月大额资金支出计划表;编制"银行支出交接表"
工资会计	制定各项职工薪酬计算、发放的具体标准、程序、方法;代扣代缴职工个人所得税;代缴保险费、公积金等;其他人员绩效、报销代发工作
记账复核会计	核对"现金及银行支出表";登记现金、银行的收付款凭证;核对现金、银行登记账与银行对账单;编制银行登记账与银行存款余额调节表等
审核管理会计	中心业务的管理审核,保障资金支付安全

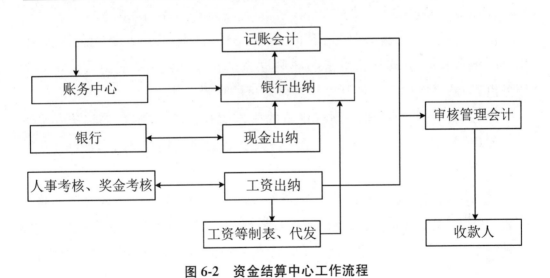

图6-2　资金结算中心工作流程

（四）资产管理中心

为了加强集团医院固定资产管理,集团医院计划财务处下设资产管理中心,其为医院固定资产管理机构。中心实行统一领导、归口管理、分级负责、责任到人的管理责任制。表6-4为资产管理中心岗位职责。

表 6-4 资产管理中心岗位职责

序号	职责定位
1	负责集团医院固定资产信息的审核工作
2	负责集团医院固定资产总账和明细台账的建账工作,以及与财务其他部门、资产归口管理部门的对账工作
3	参与新增资产验收工作,办理新增固定资产入库手续及标签的粘贴工作
4	协助资产归口管理部门开展对闲置资产调拨调配及报废资产的申报审核工作,督促归口管理部门开展对已批准报废资产的处置及残值缴纳工作
5	组织开展对集团医院固定资产定期清查的工作

(五)门诊收费中心与住院管理中心

医院财务窗口细分为门诊挂号收费窗口及出入院结算窗口,隶属于计划财务处管理,病患的缴费、结算都在财务窗口完成,为病患提供高效、便捷的缴费服务是财务窗口的主要职责。

财务窗口的业务涵盖挂号、充值、医保兑付、办理出入院、缴纳住院押金、出具医药费收据等,是医院和患者密切联系的桥梁和纽带。打造完善的窗口服务流程、严格的内控审核制度是窗口管理的重点工作。

财务窗口的所有业务必须有规范的操作流程及工作制度,窗口人员要严格按流程、制度操作,这样既保证了窗口人员高效、流畅地工作,也加强了财务审核力度。

随着医院的信息化平台的不断完善,线上支付已逐步取代传统窗口操作模式,提供了更加便捷、高效、安全的收费、结算方式,并成为今后发展的趋势。多种线上支付方式不仅大大提高了收费业务的工作效率,提升了患者满意度,也缓解了财务收费人员的工作压力,减少了医院的人力成本投入。在建设互联网支付大平台的前提下,有效运用互联网平台、建立风险防控体系、加强内部监督制约显得尤为重要,加强对收费窗口资金业务的内部控制,防范存在的资金安全风险,是今后财务窗口工作的重中之重。

在业务信息化高速发展的时代,财务窗口以提供更多的优质服务为其主要工作内容,这就需要制定相应的财务窗口服务规范,变被动服务为主动服务,由窗口内的服务变为窗口外的服务,转变财务窗口人员服务意识,提高服务质量,强化管理,规范行为,建立以提供优质的服务为目标的内部管理理念,树立与现代管理相适应的医院窗口意识。

(六)统计管理中心

集团医院成立统计管理中心,职责是根据《中华人民共和国统计法》规定,收集、整理医院基础信息,运用统计学理论和方法,反映医院各类疾病的发生、发展、就诊、治疗情况和医疗服务活动情况的规律,分析和评价医疗质量和效益,找出医疗工作中存在的问题,提出改进措施。图6-3为统计管理中心架构,图6-4为统计管理中心工作流程,表6-5为统计管理中心岗位职责。

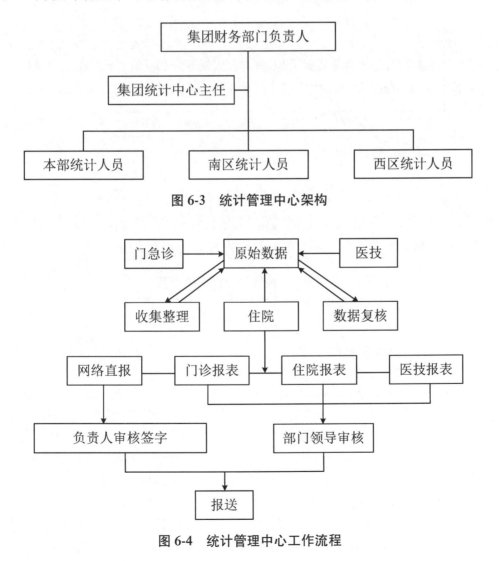

图6-3　统计管理中心架构

图6-4　统计管理中心工作流程

表 6-5　统计管理中心岗位职责

序号	职责定位
1	及时填报各种统计报表,并进行核对以确保准确、完整,审签后上报
2	督促各科室做好医疗登记、统计工作并予以指导和帮助
3	汇集、管理有关统计资料和数据库,建立统计资料档案制度
4	对医院医疗服务和管理工作情况进行统计分析,提供统计服务并实施统计监督
5	负责基础统计数据保密、质量监控工作,定期开展抽样检查
6	根据医疗卫生事业发展形势,适应各级领导宏观决策对统计信息多样的需求,制订统计管理工作发展计划和方案,分阶段实施和组织完成

（七）内控管理中心

集团医院内控管理中心负责组织和领导集团医院内部控制的整体工作,协调集团医院内控中心与业务职能部门的工作关系,促进集团医院各项内控制度、内控措施顺利实施。表 6-6 为内控管理中心岗位职责。

表 6-6　内控管理中心岗位职责

序号	职责定位
1	基于集团医院单位层面和业务层面内控框架,在总会计师的带领下逐步建立、优化集团医院现代化内控管理体系和基本制度
2	负责制订集团医院年度内部控制计划,并参与及督促计划的实施与完成,根据完成情况,组织集团医院开展国家财政部年度内控报告编报工作
3	负责组织修订与不断完善集团医院内控流程,并跟踪、督促各职能部门按照规范流程开展日常工作,健全自我约束机制,促进集团医院各项经济业务规范运作

序号	职责定位
4	负责组织开展集团医院内控评估工作,对单位层面和业务层面的内控缺陷进行评价和汇总,形成内控报告,推动督促各部门对内控缺陷进行整改
5	组织监督检查集团医院内控管理体系的健全性、合理性、有效性,组织开展内控日常监控、定期评价和排查工作,有效降低运营成本,防范运营风险
6	根据集团医院的实际,开发先进的内控方法,提升内控工作的效率和效果
7	协助院领导识别与分析运营风险并及时报告,制定相关的成本控制、风险规避措施
8	组织集团医院关键部门与核心岗位开展内控培训及宣传工作
9	与内部和外部监督机构对接,配合完成内控相关评价与监督工作

三、集团医院分院区属地化管理

(一)本部(合肥市第一人民医院)财务组织架构与管理模式

合肥市第一人民医院本部院区位于庐阳区,税务事宜由庐阳区税务区管辖,在集团医院内以独立三甲医院和合肥市第一人民集团医院两种形式向各级主管部门上报各类报表。合肥市第一人民医院与集团医院各院区发生的资金收付以往来账形式反映。

合肥市第一人民医院财务工作既有对集团计划财务处的统领职能又肩负合肥市第一人民医院本部院区独立核算的职能。集团医院计划财务处委派财务负责人总体协调,其岗位设置包括:收费、出纳、记账、稽核、对账、薪酬、统计、档案管理、物价管理、资产管理、预算管理、成本管理等。财务人员人事关系主体隶属于合肥市第一人民医院,同时在集团医院内择优选用相关财务人员。

（二）南区（合肥市滨湖医院）财务组织架构与管理模式

南区财务科是在集团医院领导下的，对合肥市滨湖医院进行独立核算的财务部门，由集团财务部门委派负责人主持日常工作，其岗位设置包括：出纳、记账、稽核、对账、薪酬、统计、档案管理、物价管理、资产管理。该科室既要接受属地财务负责人的领导，又要根据岗位职责接受所属集团财务业务中心的工作指导，与集团医院各院区发生的资金收付以往来账形式反映。图 6-5 为南区（合肥市滨湖医院）财务组织架构。

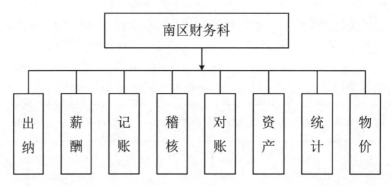

图 6-5 南区（合肥市滨湖医院）财务组织架构

（三）西区财务组织架构与管理模式

集团医院西区财务科是在集团医院总会计师统一领导下的独立核算的分支科室，负责西区（含蜀山分院和合肥市体检保健中心）的财务工作，设置财务科长、副科长各一名，均由集团医院财务处统一派驻，负责西区财务的全面管理工作。集团医院西区财务独立核算，但业务均由集团医院各中心垂直管理，进行业务指导和一体化管理，与集团医院财务管理各项工作保持制度统一性、标准一致性。图 6-6 为医院西区财务组织架构。

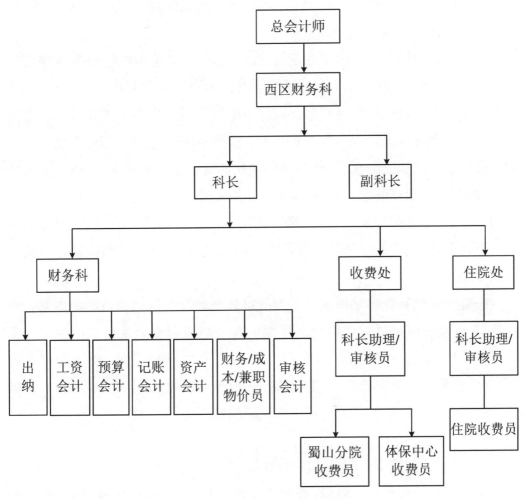

图 6-6 医院西区财务组织架构

第三节 医院财务运营管理工作实践

一、医院全面预算管理

（一）医院全面预算管理的概念

全面预算管理是指医院为了实现战略规划和运营目标,对预算期内的运营活动、投资活动和筹资活动,通过预算管理的方式进行合理规划、预计、测算和描述,并以预算为标准,对预算执行的过程与结果进行计量、控制、调整、分析、报告、考评和奖惩。

医院全面预算是由一个个预算单元构成的体系,是指医院根据战略发展规划、运营管理目标和资源存续状况,运用科学的方法编制医院整体运营、投资等一系列事业目标和发展规划。医院全面预算概念主要体现在以下三个层面:一是内容全面,预算包含医院的医疗、教学、科研等各个层面,不仅有与日常运营活动直接相关的预算,还有与医院长期发展相关的资本预算;二是人员全面,医院全面预算的编制要求不仅有财务人员,还有医疗人员、管理人员的共同参与;三是过程全面,全面预算不能仅停留在预算指标的制定、预算的编制与下达上,更重要的是通过预算的管理,真正发挥全面预算对医院运营活动的指导和管理作用。

医院全面预算管理是以实现医院战略规划和运营目标为目的的内部管理活动,是医院利用预算方式细化和实现医院战略规划和运营目标的过程。预算不是一种单纯、短期、临时的管理工具,而是具有战略性的、长期发挥作用的、需要全员参与的管理机制,是医院内部管理和控制的主要手段之一,目标是实现医院运营效益的最大化和运营风险的最小化。

(二)医院全面预算管理的内容

医院全面预算是一个科学、合理的系统工程,包括确定预算目标、预算编制、预算审批、预算执行、预算控制、预算调整、预算分析、预算考核与奖惩等必不可少的环节。

1. 确定预算目标

预算目标是医院全面预算管理的起点,也是预算编制的方向。预算目标分为医院预算目标与科室预算目标,编制的预算相应分为医院预算、职能科室预算和临床科室预算。在整个预算体系中,预算目标始终居于最高的统驭地位,它与医院战略、运营目标、外部环境以及内部资源状况相衔接,是医院战略发展目标在预算期内的具体体现,不仅明确了医院预算期内的奋斗目标,规划着医院的各项资源的配置,而且为医院及各部门、科室确立了必须遵循的基准。医院在实施全面预算时首先围绕着经营目标确定预算目标,并利用预算目标指导和约束整个预算编制及执行过程。

2．预算编制

预算编制是医院预算目标得到具体落实，以及将其分解并下达给预算执行者的重要环节。预算编制得准确与否，不仅关系到预算目标能否实现，而且直接关系到全面预算管理的成败。在预算编制过程中，预算的编制不可能一次完成，中间必须经历反复测算、平衡、协商，经历"二上二下"之后，才能将切合实际的预算草案编制出来。

3．预算审批

预算的审批是全面预算的必要程序，医院预算管理委员会对医院总预算草案进行审议，审议通过并经院长办公会审批后对医院预算按照规定程序进行审核批复。医院根据院长办公会批复的预算组织执行。

4．预算执行

预算执行是预算目标能否实现的关键，也是全面预算管理的核心，是将预算变为现实的关键。预算管理中心将预算指标层层分解，落实到具体的预算执行部门或个人。在预算执行过程中，预算管理中心定期将执行情况与预算进行对比，及时发现偏差、分析原因，采取切实可行的措施，保证预算整体目标的顺利实现。

5．预算控制

预算控制是指预算管理过程中的日常控制行为，是医院全面预算管理顺利实施的有力保证。在预算管理过程中，由于各种因素的影响，预算执行的实际状况难免与预算标准发生偏差。为了纠正偏差，保证预算管理各环节的正常运行，医院对预算管理各环节进行日常监督和控制是必不可少的。医院预算控制主要包括预算编制控制、预算审批程序控制、预算执行过程控制、预算调整控制、预算分析与考核评价控制。在每一个控制环节中，应建立健全预算控制制度，落实控制和监督责任制。

6．预算调整

预算是一种事前的计划，一般不予调整。但是，在预算执行的过程中，如果医院的内外环境发生重大变化，导致预算不再适宜时，就需要对原有预算进行调整。预算调整的前提是在预算执行过程中出现了编制年初预算时未预见的特殊情况。例如，国家实施重大政策措施和国家财政收支情况发生变化，事业计划和收支标准调整,或者发生其他特殊情况,需按规定程序进行调整。除此之外,一般不予调整。

7. 预算分析

为保证预算目标顺利实现,切实落实预算责任,必须对预算执行情况和结果进行全面分析。预算分析是全面预算管理的重要内容,要把预算执行情况、预算执行结果、成本控制目标实现情况和业务工作效率进行对比,对预算编制、审批、执行、调整等各个管理环节工作进行检验,是总结管理经验和落实奖惩措施的依据。预算分析最重要的是对预算执行情况的差异进行分析,将预算执行情况与预算指标进行对比分析,确定造成差异的原因,制定改进、补救的方案。预算分析的方法以定量分析为主,以定性分析为辅,要定期分析财务预算执行情况,分析的结果须形成书面分析资料。

8. 预算考核与奖惩

为实现全面预算管理的效用性,确保预算目标的全面完成,必须建立健全全面、科学的预算考核与奖惩机制,根据各科室的预算执行结果,进行绩效考评、奖惩兑现。预算考核是发挥预算约束与激励作用的必要措施,通过预算目标的细化分解与激励措施的付诸实施,实现医院经济经营目标。医院将预算执行情况和绩效考核挂钩,以提高预算执行的严肃性。通过预算绩效考核,全面总结、评价各部门预算的编制是否准确,执行是否合理、准确、科学,调整是否合规等,以提高资金使用效益。建立完善的预算绩效考评制度,考评结果作为以后年度预算编制和安排预算的重要参考以及实施奖惩的重要依据。图6-7为医院全面预算管理流程。

(三)医院全面预算管理的作用

1. 明确医院目标,规划医院发展

医院管理者的主要责任就是在保持医院日常运作的同时,为医院把握正确的战略方向,有力推进战略性发展的进程,使医院得以生存和持续发展。年度预算是对中长期战略目标和计划的分解、细化和量化的过程。预算以量化的方式规定了医院在一定时期的预算目标和工作方向,并将预算目标按照医院内部各职能部门的职责范围层层分解落实,使预算目标成为各职能部门的

具体责任目标。由此保证了医院预算目标与各部门的具体责任目标的一致性,使各部门了解和明确自己在完成医院预算总目标中的职责和努力方向,并驱动各个部门编制切实可行、具体的工作计划,并积极地实施这些计划,从而使医院的目标通过具体措施的实施得到最终实现。

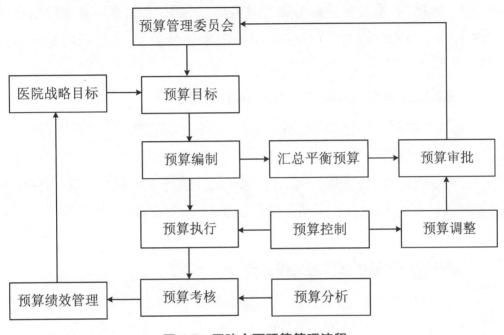

图 6-7 医院全面预算管理流程

2. 促进医院运营决策的科学化,提高医院资源的使用效率

全面预算的编制过程和各项预算指标体现了医院运营活动对各种资源的需求情况,同时也反映出各项资源的使用效率,是医院资源配置的起点。遵循医院运营活动的规律,采用科学的方法编制全面预算,是医院强化内部管理、增强市场竞争能力的客观要求。医院在编制全面预算前,应做好医疗市场调查分析,进行科学的预测,减少盲目性,降低决策风险,结合自身的资源状况,权衡利弊,科学地编制全面预算,使医院有限的资源得以最佳地分配使用,避免资源浪费和低效使用,从而达到增收节支、规避和化解运营风险的目的。

3. 明确各责任中心的权、责、利,提高管理水平

通过预算编制把医院预算目标具体化和量化,全部分解落实到各部门、各科室、各环节中去,建立责任中心和责任追究机制,使各个岗位、各个职工的

权、责、利得到有机结合,促使全体职工发挥主观能动性,调动全员参与管理的积极性,有利于提高工作效率和管理水平。

4. 促进各部门的沟通与协调,提高工作效率

全面预算管理是一个系统工程,任何一个因素、一个环节的变动都会引起整个系统的变动。医院在预算的制定及实施过程中,必然需要各部门相互沟通与协调,减少相互间的矛盾与冲突,进而提高工作效率,实现医院整体的总目标。

5. 有效监控各部门的经济活动,提高管理效率

全面预算管理可以把"触角"延伸到医院各个部门的经济活动中,便于医院对经济活动事前预测、事中控制、事后反馈,实现全面监控,及时发现运营过程中各部门内部执行预算是否到位,各部门之间执行预算是否协调、均衡等问题,督促有关部门和责任人员全面、正确地履行职责,纠正不当行为,弥补损失。

6. 正确评价各级各部门的工作业绩

预算指标是医院数量化、具体化的运营目标,是医院各部门的工作目标。医院全面预算执行的过程和结果是衡量各科室、各部门工作完成情况的重要依据之一。因此,预算指标不仅是控制医院运营活动的依据,而且还是考核、评价医院及各部门、职工工作绩效的最佳标准。医院通过对各部门及其职工预算目标完成情况的考核,以预算为标准,通过对比分析,划清和落实经济责任,评价各部门的工作,对其工作绩效进行客观、公正的分析和评价,并按照奖惩制度进行必要的奖惩,激励职工创造业绩,提高工作质量,促使医院全体成员为完成医院总体运营目标而努力。

(四)医院全面预算管理的实践

1. 成立预算管理中心

2013年,合肥市第一人民医院印发《关于调整计划财务处内设机构的通知》,首次明确在财务处下增设预算管理中心。当时,医院在预算管理方面的经验积累不足,预算管理部门对医院预算管理的思想观念尚未明确,对于预算主要关注财政预算,而财政预算是按年申报的,申报结束后预算工作随即结

束,并未真正发挥内部管理作用。

2. 全面预算管理起步阶段

2015年,集团医院全面预算管理逐步启动,预算作为管理手段融入集团医院日常运营中,但职工对预算的作用和意义了解不深,只知道最基本的原则是"无预算不支出"。

随着国家一系列医改政策的发布与实施,政府和医院自身不断提高对医院全面预算管理的重视,医院重点着眼于加强全面预算管理,积极开展内部预算工作。同时,不断完善财政预算工作,并开始尝试将财政预算与内部预算进行融会贯通,不断完善医院的预算管理体系。

随着全面预算在全国开始普及并推广,集团医院预算管理中心开始认识到全面预算对医院管理和发展的重要性,一方面组织业务人员在内部展开预算管理知识学习,另一方面走出去学习他人的成功经验,为集团医院全面预算管理的开展打下了扎实的基础。

3. 全面预算管理发展阶段

集团医院近年来预算工作有了长足的进步。"全面预算"的核心在于"高效、优质、低耗",在保证医院公益性的基础上,综合考量财务收支及相关活动的经济性、效率性、效果性,促进经济效益、工作效能、政策效果的提升,以实现收支平衡、略有结余的总体预算目标。

2017年,集团医院预算管理委员会根据集团医院的发展规划,制定了2018—2020年全面预算管理三年规划。

2018年,作为三年计划的第一年,预算管理中心在医院范围内选取了试点科室,试行三级预算,采取一对一宣讲模式,与试点科室直接沟通,完成预算编制工作。在预算执行中,及时分析、总结预算执行偏差,反馈至科室以及时调整运营模式,从而更好地完成预算目标。年终对预算执行进行分析、考核、奖励,圆满地完成了原定计划。

试点部门和科室负责人通过全面预算工作的开展,对院区、科室的经营状况有了直观而全面的了解,为接下来的工作布置和开展做了有力的铺垫。同时,预算工作帮助医务人员统一了思想、转变了观念、增强了主人翁意识,有效地提高了医务人员工作积极性和工作效率。

2019年,集团医院根据《国务院办公厅关于加强三级公立医院绩效考核工作的意见》(以下简称《意见》)的要求,将科学预算管理明确为财务工作中的核心环节。根据《意见》要求制定了"收支平衡、略有结余"的整体预算方案,从顶层设计的角度为集团医院的运营发展进行了引导和规划,完成了预算目标的工作部署。集团医院三级预算全面铺开,引进了集团医院高效运营管理系统——预算管理模块,提高了预算编制的信息化、智能化水平。预算管理中心对集团医院所有临床及职能科室的预算管理进行一对一宣讲,总计沟通100余场次,并采取"二上二下"的预算编制流程。每半年对预算执行情况进行对接反馈,预算执行部门与预算制定部门相互沟通交流,预算归口部门与预算责任部门共同协商推进。

2020年,集团医院继续完善预算编制和执行的工作流程,在经历新冠疫情之后,及时调整预算,不断提升全面预算工作的科学性、合理性。在年复一年宣传沟通的基础上,全面预算工作获得了全院上下的大力支持,提升了集团医院总体运营水平,今后应继续规范预算编制流程,加强预算执行管控,深化预算执行分析,挖掘科室预算执行潜力,不断完善预算考核方案,以推进全面预算管理的发展。

(五)医院全面预算管理的效能体现

1. 提升了工作效能

各科室在预算执行中,本着收支平衡、略有结余的预算原则,高度关注预算执行的效率性。一方面,加强科室管理,节能降耗;另一方面,努力提升科室医疗技术水平和不断改善服务态度,打造优良口碑,为更多的患者提供更好的、高质量的医疗服务。

2. 提升了执行效果

各科室在预算执行中,高度关注预算执行的效果。通过"二上二下"、季度反馈等预算执行措施,对接预算执行科室与制定科室,对预算执行效果进行分析和考核评价,并根据实际运行中的问题提出合理、科学、切实可行的建议,以便预算执行取得更好的效果。

3. 提升了运营效益

各科室在预算执行中,关注和重视科室成本效益,增收节支。科室通过 OES 软件系统及时查看科室运营情况,掌握科室最新成本信息,及时调整科室成本体系。为实现科室预算目标,科室根据软件系统和预算管理中心反馈的建议,不断调整、完善科室支出体系,以最小的成本创造最佳的效益。

近几年,全面预算管理的推广和实施,取得了一定的成果,有效提升了医疗服务口碑,门急诊工作量逐年上升(图 6-8);有效增强了医疗技术力量,药品销售额占收入比逐年下降(图 6-9);有效降低了运营成本,能耗数额占收入比也有下降趋势(图 6-10)。

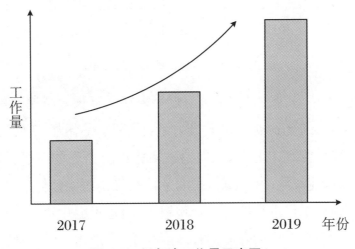

图 6-8 门急诊工作量示意图

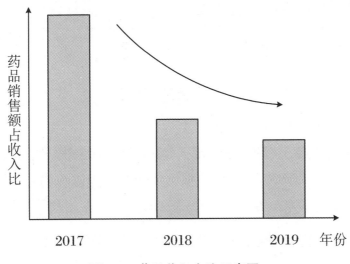

图 6-9 药品收入占比示意图

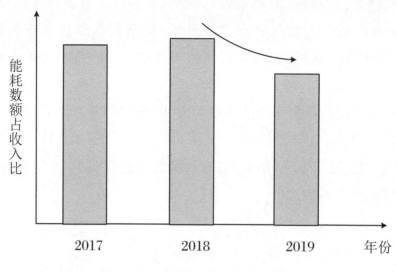

图 6-10　能耗占收入比示意图

　　"立体化、大格局、新跨越"是医院近年来在预算长效机制的探索中取得的成果。立体化,指的是发动全院人员力量,深挖医院潜力,横向通过成立预算管理委员会、预算管理中心等,纵向通过实施由上而下的三级预算机制,共同实现预算的立体化架构。大格局,指的是站在集团医院整体发展的战略高度,高瞻远瞩,对预算工作进行统筹。新跨越,指的是根据中央文件精神和上级主管单位要求,对预算工作的开展进行新的探索,以取得新的进步。从预算体系的搭建到全面预算三级预算的完善,都显示出医院始终把预算作为工作重点的决心,以促进医院科学、有序地发展。

(六) 集团医院全面预算管理规划

1. 搭建基于全面预算管理的业务数据模型

　　集团医院的全面预算管理不同于政府预算,具有鲜明特点,需要考虑收支平衡、医疗业务特点、医院经济运营、门诊量与住院人次、医院项目建设、医改医保政策等方面。预算管理部门根据医疗业务处理流程搭建一套医院业务数据模型,将预算收入分解到每个科室,以便合理、精准测算。

2. 充分考虑资金安全,发挥资金管理部门的职能

　　目前,集团医院在编制预算的过程中最突出的问题是资金与业务存在"两张皮"现象。全面预算管理一个重要的把控点就是编制准确的资金预算表,没

有准确的资金预算,全面预算管理就会成为空谈。资金预算要紧密围绕业务主轴,预算部门要与集团医院管理层、各业务责任部门通力配合,统筹规划,重点抓住资金使用的节点。在考虑资金预算需求时,对资金运用的峰值要予以特别关注,做到未雨绸缪,重视医院的重大投资、重大基本建设、超过50万元以上的临时性资金需求,从资金预算角度全力配合医院发展及相关投资建设。

3. 做好全面预算管理的信息化建设工作

目前,集团医院正在逐步完善预算管理信息化模块,全面预算管理信息化是支撑医院运营战略落脚与运行管控的重要环节,医院要将账务信息数据、管理信息数据、物流信息数据、医院年度目标、医院"十四五"发展规划等信息进行整合,为"我"所用,做好全面预算管理信息化建设的基础性工作。预算管理中心应从医院流程设计管理、物流供应链管理、项目管理、合同管理、首付款管理等方面挖掘对预算有价值的数据信息,打造数据信息平台,通过信息化手段实现高效的全面预算管理。

4. 形成标准化的作业流程

全面预算管理涉及诸多细节,如果逐项测算预算数据,工作量非常大,工作效率低下,不具备时效性。从医院精细化管理的角度分析,医院的很多项目都可以推行标准化成本管理,因此,在制定预算数据时,应尽可能囊括更多的标准成本项目数据,在流程上尽量做得更加专业。标准化作业成本管理的前提就是具有坚实的标准化作业流程,对医院经常发生的、常态化的成本尽量予以标准化管理,在医院预算指标库中设置好标准成本项目和标准数额,相关职能归口部门在填报时只需填报工作量和使用量,以便于更加精准地填写预算数据。通过构建标准项目预算管理指标库,将医院在日常业务中能够固化的成本项目和相关数据标准纳入其中,为医院的成本费用支出预算奠定良好的基础。可依托现行收费标准,结合医院近3年来的门诊和住院患者均次费用数据制定出预算年度的费用标准,再由业务部门充分估计患者数量,以此预算医院的业务收入。在标准项目预算管理指标库的基础上形成参数定期调整机制,对成本项目的关键要素形成有效管控。通过上述细致的工作,在医院全面预算管理架构下真正形成一整套标准项目预算管理指标库和指标操作指南。

5. 做好动态预测，充分考虑变量和不可控因素

随着分级诊疗、医联体建设工作的推进，医疗技术装备日新月异，各医院的人才争夺战愈演愈烈，医保农合政策的不断完善调整、医院管理举措的更新、医院就诊量和疾病谱的季节性变化等对集团医院构建全面预算均产生了持续性的影响，对预算的推行带来了巨大的挑战。新时期财务部门的一项重要职责就是对经济运行数据快速反应，不断推演医院的实时运营状态、预算执行情况，使集团医院的运营不偏离轨道，使全面预算管理能够真正有效落地。集团医院全面预算管理就是要使每个环节、每个核算部门都能更为准确地预测数据，提供更多的假设性问题与设计参数。财务部门在资金预算设计方面要了解资金成本、融资结构、各类医保资金结算回款、财政投入额度与进度、现金管控等问题，充分揭示现金运营风险。

6. 构建项目预算的全生命周期模型

项目预算管理是集团医院全面预算管理的一项重要内容，医院项目建设要耗费大量的资金，医院项目预算在全面预算管理框架体系下重点强调的是全生命周期管理，即项目的短、中、长期筹划，规划，预研，可行性研究，立项，建设实施，变更，交付验收运行，实际运行分析等，都需要在全面预决算中予以考证，并使用不同的专业语言进行阐述。在集团医院全面预算管理中，每一个周期性的阶段现金流量不同，管理重点与经济运行更是不同，项目预算在全面预算管理框架体系下重点强调的是从原来狭义的项目管理中解脱出来，站在更长的时间、更广的视角、更融合的业务层面搭建起全生命周期模型。从全面预算管理的角度看，只要项目存在，就必然会产生现金的流入与流出。例如，医院新建医疗用房，从土地统征、拆迁、棚户区改造等开始就必须考虑是否有足够的资金，财政对项目建设的投入与倾斜力度；进入施工阶段需要考虑资金支付问题；在施工过程中各种变更将带来预算调整和压力，需要计算好建设成本；竣工之后需要统筹兼顾利息资本化、税务筹划等相关问题；项目投入运行后还要就运营做好预算。这就是全面预算管理中的项目预算与普通预算的区别，项目运营后所产生的收入与运行成本都要纳入预算管理。

二、严格的资产管理

（一）资产管理概述

1. 医院资产的概念

医院资产是指医院各科室占有、控制和使用的，在法律上确认为国家所有，能以货币计量的各种经济资源的总和，包括医教经费拨款、科研经费拨款、基本建设拨款等形成的资产；医教事业收入、科研事业收入、经营收入等形成的资产；医院声誉等形成的资产；接受捐赠和按照国家法律法规确认为归属医院的资产。

2. 医院资产的范围

医院资产包括流动资产、固定资产、对外投资、无形资产和其他资产。

（1）流动资产是指可以在一年或者超过一年的一个营业周期内变现或耗用的资产，一般包括现金及银行存款、短期投资、应收及预付款项、存货等。

（2）固定资产是指医院为满足自身开展业务活动或其他活动需要而控制的，使用年限和单位价值在规定标准以上，并在使用过程中基本保持原有物质形态的资产，包括房屋及构筑物、专用设备、通用设备、文物及陈列品、图书、档案、家具、用具、装具及动植物等。医院资产中心主要对医院范围内的固定资产进行管理。

根据医院精密仪器及医疗、科研专用设备较多、价格较高的特点，固定资产划分标准如下：

① 持有目的是为了满足自身开展业务活动或其他活动需要。

② 使用期限超过一年（不含一年）。

③ 具有实物特征，在使用过程中基本保持原有物质形态。

④ 单位价值在规定标准以上，一般设备单位价值在 1 000 元以上，专业设备单位价值在 1 500 元以上。使用时间在一年以上的大批同类物资设备，也属于固定资产范围，应作为固定资产管理。

（3）无形资产指由医院控制的没有实物形态的可辨认非货币性资产，如专利权、商标权、著作权、土地使用权、非专利技术等。

3．医院资产管理的主要任务

建立和健全医院资产管理的规章制度；实施产权管理；保障医院资产的安全和完整；优化医院资产的配置，提高医院资产的使用效益；对经营性医院资产实行有偿使用并促进其实现保值和增值。

4．医院资产管理的内容

负责组织医院的资产清查、资产评估、产权登记、产权变动和产权纠纷处理；参与实施设备采购、验收工作，参与基建（大型维修）工程竣工验收工作；会同有关部门对造成医院资产流失的单位和个人进行调查、处理；向分管领导和上级主管部门报告医院资产管理工作。对医院固定资产实行二维码管理，对其他资产实行条形码管理。

5．医院资产管理的原则

（1）资产管理与预算管理相结合，按照医院建立全面预算制度的要求，将医院资产纳入预算管理。

（2）资产管理与财务管理相结合，按照医院财务会计制度要求，加强医院资产管理。

（3）实物管理与价值管理相结合，根据医院资产类别，建立实物与货币相统一的管理体系，实现医院资产安全完整和保值增值。

（二）资产的验收与入库

1．资产验收

（1）资产验收：现场查验、核对实物，登记资产的全部资料，如资产名称、数量、单价、规格、型号、产地、生产商、供应商、购入时间、验收时间等。

（2）验收50万元以上的资产时，现场拍摄资产图片资料并留存，分析资产使用功效等，索取并保留采购合同复印件。

（3）资产所有权按资产验收时的归属明确产权。

（4）验收完成后按资产类别分别编制资产验收登记表。资产验收登记表按月编制，按年度汇总。

（5）原值超过500万元的资产须资产中心主任参与验收，并将验收资产情况汇报分管院领导。

（6）资产验收时监督使用科室或部门建立资产台账。资产台账由科室资产责任人记录、保管,并根据资产内容变动增加记录。

(7) 对于需安装调试的资产设备,在安装调试后进行验收。

2. 资产入库

(1) 审核采购部门所报资产入库资料(如资产发票、审批手续等),与前期验收资产核对无误后办理入库相关手续。

(2) 固定资产标准、分类、使用及折旧年限按《政府会计制度》《政府会计准则第3号——固定资产》规定执行。

(3) 将已入库资产的资产入库单报财务账务处理后,在资产验收登记表上做已入库核销标注。

(4) 资产入库后生成资产管理二维码,及时粘贴于相应位置,并完善科室相关资产台账。

(5) 月底根据月入库汇总表与财务核对当期资产明细账。

(三) 资产的日常管理

1. 卡片管理

(1) 集团医院固定资产标签实行二维码管理。

(2) 资产二维码标签实行一物一标签。固定资产管理做到账、卡、二维码标签一一对应。

(3) 资产二维码标签粘贴规范,粘贴位置应便于观察核对。

(4) 资产使用人对资产标签完整及日常管理维护负责。

(5) 资产中心负责处理资产二维码标签标明事项变动变更事宜及资产使用人提出的资产二维码更换事宜。

(6) 造成资产二维码标签毁损、丢失等将追究资产使用管理人的经济责任和行政责任。

2. 资产调拨

(1) 根据合肥市国有资产管理制度规定和合肥市审计局国有资产审计相关规定,资产可在非同一产权单位间调拨。

(2) 如根据资产管理效益和资产使用情况在独立的非同一产权的法人机构间调拨使用,则由调入单位提出申请,逐级审批后形成正式书面报告报合肥市卫健委批准(重要资产、专业设备需上报合肥市财政局资产处批准)后方可办理相关资产调整手续,财务做相应账务处理。未经相关领导、上级主管部门批准私自调拨资产的,由原资产使用科室(部门)负责人和资产管理员承担相关责任;造成医院资产遗失、毁损的,由原资产使用科室(部门)负责人和资产管理员承担相应的经济责任和行政责任。

(3)资产中心根据上级主管部门及合肥市财政局批准的资产调拨申请报告,会同资产调出调入单位账务中心进行资产调拨财务处理。

(4)同一院区内科室间资产调拨需双方科室向医院资产管理中心提出申请,由资产管理中心编制资产调拨单(一式三份),由调出调入科室经办人、负责人签审,资产中心签核,分管院领导审批。

(5)资产管理中心根据审批手续完善的资产调拨单办理资产卡片转移。资产中心按年度编制资产转移登记表(附留存资产转移单)。

(6)卡片转移后生成新的资产二维码并粘贴。

(7)存在安装等费用的按财务制度调整资产价值。

3. 财务核对

(1)当月新增入库资产审核无误后汇总报财务入账。

(2)每月末、季末、年终与财务核对资产原值、资产分类、当期折旧摊销、累计折旧摊销、资产净值。

(3)资产转移、资产维修、资产报废、资产处置当期与财务核对并做相应处理。

(4)资产中心为财务核算提供完整的资产入库、维修、变动、折旧等资产成本资料,保证财务处理的及时性、准确性、完整性。

4. 新增固定资产财政系统录入

(1)对于审核无误的固定资产每月按财政部门要求录入财政资产系统。

(2)录入财政系统的新增固定资产必须与财务系统、资产系统卡片一致。

(3)每月核对财政系统、财务系统、资产系统(卡片)固定资产增减(资产类别、数量、金额等),确保一致。

(四)资产盘点

1. 全面盘点

(1)原则上每年对集团医院某一院区进行资产全面盘点。

（2）全面盘点参照资产系统卡片账、科室台账，以实地盘点为主。

（3）对盘点中存在的盘盈盘亏汇总资料分别处理：盘盈资产追查原因并做相应账务调整；盘亏资产查明原因、追究相关责任人责任、做相应处理并做相应账务调整。

（4）盘盈盘亏处理报财务负责人、分管院领导审批。

2．资产抽盘

（1）除全面盘点外，每年不定期对科室资产进行抽盘。

（2）每年随机抽取科室或重点大型专用设备进行盘点。

3．科室重要资产管理

（1）盘点科室专用重要资产时要确定资产使用状态。

（2）登记重要资产的维修、维护、折旧等信息。

（五）资产处置

1．资产报废

（1）资产报废由科室在 OA 系统提出申请后由科室资产责任人、科室负责人审批。按资产分类由医工部、后勤保障中心或讯息中心查验审核后，提交资产管理中心、计划财务处、分管院领导审批。

（2）资产管理中心根据手续完善的资产报废申请单编制报废资产收集三联单（一式三份），并将报废资产集中至报废仓库待处理。

（3）报废收集的重要资产、大型设备、原值单件或批量超过 40 万元的资产设备、房屋建筑物等，由资产中心人员现场拍照并粘贴标签，标签上注明资产所属科室、资产原值、报废时间等重要信息。

（4）报废资产按类别、按月和按季度汇总。

（5）每年汇总报废资产资料并报相关领导批准后按类别、属性集中办理后续报废处置申请手续。

2．报废申请

（1）报废申请由资产中心整理报医院分管领导审批。

（2）报废资产按上级主管部门规定分类后提请报废。

（3）资产中心指定专人对已报废待处置资产进行跟踪，落实相关手续。

3. 资产处置

(1)根据上级主管部门、财政部门批复对已批准报废的资产分类进行处置。

(2)报废批复资料复核后报医院资产中心、财务处、分管院领导审核批准后按医院财务制度做相应账务处理。

(3)对资产系统及资产卡片进行调整。

(4)对已处置资产保留相关处置凭证资料。

4. 资产报废处置的"三查三核"

(1)科室提出报废处置资产申请后,由资产中心查看资产卡片,登记该资产入库时间、使用年限、资产性质等,核定处置路径。

(2)协同医工部或后勤部门现场查看资产现状,对于重要资产应拍照记录,审核资产是否达到报废标准。符合报废标准并走完 OA 系统中的报废流程后由报废仓库收管。

(3)处置、移交报废资产时,应核查其是否完整并核对报废明细表、报废审批单、相关留存图片等。

三、精准的成本控制

现代医学模式的转变和卫生体制改革的进一步深化,给医院运营管理提出了更高要求。最新统计资料显示,全国大部分三级医院都已经建立了医院信息管理体系。集团医院的信息化建设在安徽乃至全国都处于先进水平,集团医院不仅大力推进 HIS(医院信息系统)、LIS[实验室(检验科)信息系统]、RIS(放射信息管理系统)、PACS(医学影像存档与通信系统)等医院医疗业务信息化建设,还大力推进医院经济运营管理工作的信息化建设,不断地更新推进 CBCS(成本核算经济管理信息系统)、HBOS(成本核算经济管理信息系统)、HERP(医院综合运营管理系统)、OES(医院综合运营管理系统)等系统的建设和应用。

(一)集团医院成本管理工作的实践历程

在成本管理工作的发展过程中,信息技术的应用起着非常重要的作用,伴随着医院成本核算信息系统的更替,集团医院的成本管理工作逐步发展成熟。从集团医院成本信息化的发展程度来看,成本管理工作的开展历程可以简单地分为 5 个阶段:纯手工的成本核算、成本信息化 1.0(CBCS1.6.X)、成本信息化 2.0(HBOS2.2.X)、成本信息化 3.0(HERP3.X)、成本信息化 5.0(OES5.X)。

1.第一阶段:纯手工的成本核算

医院的成本测算工作仅仅停留在为奖金分配提供依据的层面上。这一方面是因为当时对成本核算认识的不足,认为成本核算就是计算奖金,没有将成本核算与医院生存、发展联系起来;另一方面是由于缺乏成熟的医院成本核算理论和方法作指导,面对医院成本核算对象的多样性、核算方法的复杂性,在单靠人工操作的方式下,很难将全成本核算落到实处。

2.第二阶段:成本信息化 1.0(CBCS1.6.X)

2007 年,医院正式引进成本核算信息系统——CBCS1.6.X 系统,医院成本工作进入信息化 1.0 阶段,将当时最新的医院全成本核算理念带入了医院成本工作中,成为安徽首家引进全成本核算理念和成本核算信息系统的公立医院。初步实现了医院整体成本核算工作的信息化处理和全成本下科室成本的核算,以“四级五类分摊”处理方式处理科室成本数据,开始对科室的运营情况进行跟踪分析。

3.第三阶段:成本信息化 2.0(HBOS2.2.X)

成本核算的深度和层次直接影响医院经济管理的成效。随着医院成本核算工作的不断深入,现有 CBCSV1.6.X 系统已经不能全面支撑医院的管理需要,2009 年,医院引进 HBOS2.X 系统,将医院的成本管理工作带入信息化 2.0 时代,消除信息化建设中的“孤岛”现象,首次建立综合的医院运营管理信息系统:

(1)引入了账务核算、物流管理、固资管理、薪酬管理模块。

(2)成本模块引入了综合运营查询分析平台和科主任查询平台。

(3)解决了 CBCS 系统对医院信息化数据利用不足的问题。

(4)打通了账务、固定资产、物流、薪酬和成本的数据交换通道。

在原有的 6 大类 25 张报表之外,通过增加的综合运营查询分析平台和科主任查询平台,实现了以下新功能:

（1）满足院长的医院管理需求：了解整个医院的宏观经营状况，门诊、住院的收益状况，医院成本分析状况，门诊、住院的本、量、利分析状况，科室盈亏状况，科室收益率排名状况等。

（2）显示全院的门诊和住院收入、成本、收益，全院总体收入、成本、收益状况；门诊和住院医疗、药品经营成果；不同成本状况的分析；门诊和住院的工作量分析；科室盈亏统计分析，对亏损科室进行深入分析，找出形成亏损的根本原因，堵住漏洞。

（3）满足科主任和护士长管理的需求：了解科室自身的经营状况，本科室门诊、住院的收益状况，科室成本分析状况，门诊住院本、量、利分析状况，科室盈亏状况。

4. 第四阶段：成本信息化 3.0(HERP3.X)

上一系统运行两年多以后，集团医院的运营管理工作对信息系统提出了更高的要求，不仅要求"核""算"，还要将"控"的工作纳入进来，包括事前预测、事中监督和事后考核，即需要将预算和绩效考核的工作也纳入运营管理信息系统，构筑更全面的运营管理信息支撑体系。为此，集团医院从 2011 年开始，逐步搭建新型的 HERP3.0 综合运营管理系统，在原有的账务、薪酬、物资、固定资产、成本模块外，增加了绩效考核模块、预算管理模块和人力资源管理模块，形成了更精细化的包含八大运营模块的综合管理平台。

随着 HERP3.X 系统各模块的逐步建立和成熟，集团医院的成本工作也进入了信息化 3.0 时代，以精细化为特征，在以下几个方面进一步完善了集团医院的成本工作：

（1）伴随着集团医院二级库的建立，集团医院对科室的耗材领用的管控更加精细。废除了以往核算科室耗材消耗所采取的"以领定支"方法，每月根据二级库的盘存结果计算科室的实际耗材消耗，使得科室的成本更加精准，科室的成本与收入更为匹配。

（2）以科室成本数据为基础，开展集团医院科室预算工作。以全成本核算模式下生成的科室收支数据为参考，对科室的运营情况进行分析，结合集团医院发展战略目标，制定符合科室实际情况的预算指标，同时将成本管控融入到预算管控中，为科室和集团医院的运营提供目标、指引方向。

（3）将部分科室的综合经济运营指标纳入科室的综合绩效考核中：包括科室收益额、收益率、百元医疗收入耗占比及药占比、单位诊次收入等，丰富绩效考核方式。

5.第五阶段:成本信息化(OES5.X)

配合最新的《政府会计准则制度》的实施,2019 年,集团医院引进全新的医院运营管理系统——OES 系统,代替原有的 HERP 系统。医院的成本管理工作进入成本信息化 5.0 时代——集团一体化管理阶段。该系统的建设,一方面可以满足新的会计制度对会计工作的新要求(双功能、双基础、双报告);另一方面也可以满足医院运营集团化管理的需求。通过 OES 系统的构建,进一步推进医院的成本管理工作:

(1)在 OES 系统建设过程中,进一步完善成本核算所需信息的标准化建设:

① 根据国家医疗机构诊疗科目目录,参照全国医疗服务价格和成本监测填报系统科室的编码规范,统一集团医院各院区的科室编码。

② 规范梳理整个集团医院的人员信息,重新进行人员编码、属地划分,形成单一的人员编码,实现工作所属院区、工资所属院区和奖金发放所属院区的精细划分,进一步精准核算人员成本。

③ 规范梳理集团医院资产管理,形成全集团医院资产调配的统一性和智能化管理,确保科室资产相关成本的精确性和出现变动时的及时调整。

(2)将集团医院各院区分散的信息系统整合为一体,并通过对基础信息的统一,形成规范化、统一化的人员信息、科室信息、物资信息、供应商信息等基础字典库,后期通过对这些字典库的运用,进一步改善医院各类成本信息交换及产出数据的一致性和效率性,逐步实现各类成本信息交换的自动化实施。

(二)集团医院成本管理工作的特点

对医院来说,精细化运营管理有着比对企业更加重要的意义,而集团医院成本管理工作的开展历程正体现了这样一种"去粗"的进步。从单纯的核算科室奖金起步,到对全院、全科室整体运营情况的分析;从简单的直接成本汇总统计开始,到"四级五类分摊"的全成本核算方式的转变;从整体核算到科室核算,再到项目病种核算,核算的要求越来越细化,也正是这种细化要求,推进了集团医院成本工作信息化的发展。

医院信息系统一般可分成两部分:一是满足医院运营管理要求的管理信

息系统,即医院的 ERP 系统,二是满足医疗管理和临床医疗要求的医疗信息系统,就是我们通常所说的 HIS 系统。在早期的医院信息化建设中,HIS 系统占的比重比较大,一般是医院的重点建设内容,而与医院经济运行相关的业务系统则良莠不齐,大多数只建立了基本的会计电算化系统,其他信息管理系统用得很少或者没有用;即使建立了相关运营管理系统的医院,也没有将业务系统整合,基本处于信息孤岛状态,没有实现信息的共享,所以就不能进行数据的综合统计和分析,没有真正达到信息化建设的目的。现代化的医院经营管理要求我们比以往任何时候都要更关注数据和依赖数据。精细化的管理需要更多的数据作为支撑,多样的数据也同样体现着管理的精细化。

集团医院充分认识到信息化对集团医院运营管理的重要性,以及高效的运营管理对信息技术的依赖性。2007 年,合肥市第一人民医院成为安徽省首家引进全成本核算理念和全成本核算信息系统的公立医院。随着时代的发展,医院不仅进一步完善成本核算信息系统的功能,同时将账务、薪酬、固定资产、物流、绩效、预算等运营管理工作纳入到信息化平台中,形成一体化的、高效的信息化运营管理系统。

医院的成本管理工作以信息化平台为基础:一是对医院在运营过程中产生的各类繁杂数据进行高效的收集、统计、分析;二是结合自身的实际,对各类医保服务的相关指标、人均创收(每位医生平均创收)、人均门诊诊疗人数、人均收治住院患者数等进行统计、分析,客观地考察与分析医院及临床科室的经营规模和经营质量,并借此进行数据的链接分析,查验相关因素,分析关系类型;三是成本的信息化系统成为医院运营管理沟通的重要载体,使经济运营工作可测量、可比较,也使临床工作者能比较客观、全面地了解自己的工作状况和水平;四是借助信息化的工具,有效、快速、全面地整合相关信息,为医院的成本工作提供适时、准确的数据,通信息化平台的建设,使医院的成本工作做到凡事必有数据,凡事必用数据。

在建设精细化、一体化的信息平台的过程中,医院成本管理工作逐步体现出如下几点特色:

1. 成本基础信息的标准化

(1) 科室编码基础信息:根据中国医院诊疗科室名称命名规范,参照国家卫健委建立的全国医疗服务价格和成本监测网络系统科室命名规则,设立

OES 科室命名规范和体系。

（2）固定资产字典库：根据新会计制度要求，结合财政部门固定资产字典与医院固资管理要求，重新建立固定资产分类与编码规则。

（3）人员信息字典库信息：根据集团医院人员管理要求以及现有人员工号信息、身份信息、社保信息，对全集团人员进行梳理，重新设立统一的人员识别信息体系。

2. 成本分摊控制参数的动态化

充分利用 OES 系统新增加的分级分类分摊参数设置功能，进一步细化各类成本项目分摊调控参数，在原有工资人数分摊、面积分摊、医辅工作量分摊、收支配比分摊等基础上，增加奖金人数分摊、院区人数分摊、床位分摊、门诊工作量分摊、住院床日分摊，并通过与薪酬系统、工作量统计系统等信息模块的联通，自动实时获取相关分摊信息，保持数据的实效性和准确性。

3. 数据交换的自动化

通过与集团医院各类信息系统的对接，目前成本系统已经实现收入数据交换的自动化、工作量数据交换的自动化、账务支出数据交换的自动化、固定资产明细及折旧数据交换的自动化、物流采购系统数据（办公用品、印刷品、被服制品、五金耗材、低值易耗品和医疗耗材）交换的自动化，以及与预算系统数据交换的自动化处理。

4. 数据核对的智能化

成本工作涉及的数据来源于多个部门，其成本信息系统的数据也来源于多个信息系统，包括账务、固定资产、薪酬、物流、HIS 等。要保证不同来源的数据的一致性，必须开展大量的核对工作。目前集团医院的成本信息平台已经初步实现 HIS 系统收入、账务收入、固定资产系统折旧数据、物流耗材消耗明细、薪酬系统的智能核对，开展差异分析，并可按设定策略进行自动调整。

5. 支撑业务的丰富化

随着集团医院成本管理工作的开展、成本信息系统的改进，集团医院的精细化成本信息也为其他业务部门的工作提供了越来越重要的数据支撑：从最初的为奖金核算提供直接成本报表，到提供综合的成本绩效考核指标，再到为医务部、护理部等职能科室提供绩效考核指标,成本信息的运用越来越广泛。随着国家对预算工作的重视,集团医院成本工作也开始与预算工作密切结合,为集团医院的整体预算指标建立以及临床科室的预算考核提供大量的事前分析数据、事中监控数据和事后考核数据,为集团医院预算工作的开展提供有力支撑。

(三)医院成本管理工作前瞻

1. 基于大数据的深度分析与预测

随着集团医院各类信息系统的建立与完备,产出的各类信息呈现爆炸式增长的态势,其中就包括各类运营信息量的高速增长,信息的广度和深度都在逐步加深,这就对原有的经营数据分析模式提出了新的挑战,如果仅仅依靠固定报表或者人工信息分析的模式,将面临以下问题:一是难以充分利用如此多的信息(广度问题),二是无法深入地挖掘信息的内在关联(深度问题),三是无法及时响应运营过程中出现的新变化(及时性问题)。

基于大数据技术的信息化平台,可以很好地解决数据量剧增所产生的这些数据利用问题。通过综合各医院信息平台的数据,构建统一的数据仓库,在此基础上,利用大数据分析工具,由系统自动查找数据的关联性,形成数据分析结果,并通过多种形式展示给医院运营管理者,起到分析、预警、综合的作用。

2. 基于 DRG 的医疗项目成本管控

目前 DRG(疾病诊断相关分组)已经开始在全国推广实施,但目前针对全国 DRG 诊疗项目的成本核算方式依旧比较落后,因此,构建一套 DRG 项目成本核算的科学体系就极为重要,构建一套全国性的或者区域性的 DRG 成本核算方法是目前首先需要解决的问题。可与大型医院信息化企业合作,构建全国性或者区域性联合的医院成本核算信息系统,实现区域性运营信息的共享。只有区域医院运营信息实现互联互享,才能有效地对 DRG 项目进行合理定价,各医院也才能通过对比发现自己的不足,促进医院运营管理水平的提升。

四、合规的收支管理

（一）医院收支的定义和范围

根据《医院财务制度》规定，医院应依法组织各项收入，全部收入均纳入财会部门归口管理并进行会计核算。

集团医院正确合理组织收入，严格执行物价政策，按照规定标准收费，做到不多收、不滥收、不少收，不因片面地强调收入而擅自提高收费标准、扩大收费范围。

集团医院每年年初编制收入计划，年终检查收入完成情况。集团医院根据业务状况和有关资料，编制切合实际的收入计划，由各科室落实具体措施，并按收入来源渠道进行核算和管理，促使各项收入计划的实现。

集团医院每月根据住院管理中心和门诊核算中心的报表，分别汇总集团医院各院区业务收入，并编制记账凭证，按照系统权限对门诊、住院收入的上缴情况进行系统抽查与审核，发现问题及时报告。

集团医院严格规范退费管理制度。门诊、住院收费的退费严格参照《门诊患者退费手续》和《住院结算中心退费管理制度》执行。

对应收未收的项目查明责任主体，集团医院落实催收责任，加强对应收账款的管理。

集团医院按照国家规定将结余资金纳入单位预算，在编制年度预算和执行中需追加预算时，按照财政部门的规定安排使用。使用财政项目补助收支结转（余）时，严格执行财政部门有关规定和报批程序。

集团医院遵照新的《医院财务制度》和《政府会计制度》的要求，积极组织学习加强医院收支结余管理的举措，努力节约支出，加强医院成本核算，强化成本控制，挖掘内部结余潜力，建立定额管理制度、费用审核制度等，采取有效的措施纠正、限制不必要的成本费用支出差异，控制成本费用支出，不断从内部挖掘潜力，提高医院结余水平。

（二）规范的"一站式"报销服务模式

集团医院本着节约、经济性原则进行各项费用的报销。报销时利用OA

系统完成线上审批后打印报销封面,将其与发票原件、各项附件一起报送至医务部或护理部,其后所有流程均由主管部门或计划财务处报批,改变了以往繁杂的报销程序。

对于专项经费的日常报销,按照专项经费相关文件执行,从上级拨款的专项经费中开支;需配套资金的,经院长办公会议批准并编制支出预算方可开支。单位自有资金的日常报销,须编制支出预算,未纳入预算的不可开支,并落实预算考核方案。

(三)专项资金的"专项"管理办法

随着财政资金投入的多样化,为加强和规范财政专项资金的监管,加快资金支出进度,提高资金使用效益,保证集团医院持续、快速发展,集团医院按照财政部门及卫生主管部门财政资金管理规定、会计法律法规及其他相关规定,结合集团医院实际,制定了相应的管理办法。

将财政专项资金全部纳入专项核算、统一管理,遵循统筹规划、科学立项、统一分配、分级管理、专款专用、跟踪问效的原则进行合理安排,并接受财政、审计和上级主管部门的监督和检查。

集团医院制定了财政专项资金管理办法,对财政专项资金,从申请到拨付、使用、监督,全过程进行制度规范。明确"谁主管、谁分配、谁使用、谁负责"的专项资金管理原则,建立专项资金四级管理制度:

一级为项目主管院领导:负责牵头撰写项目任务书及拟定资金使用计划,对项目实施进程及资金使用进行把关。

二级为集团医院计划财务处:负责资金的下达,监督资金的使用,审核报销单据以及对资金使用进度进行通报及考核。

三级为项目管理职能科室:负责对项目预算、项目实施、资金使用、项目验收全过程进行审核,及时协调、沟通项目执行过程中出现问题,参与项目绩效评价与考核。

四级为项目负责科室(或个人):负责项目申报立项,拟定项目具体实施方案及资金使用计划,按照资金使用计划及时、正确、有效地使用资金,确保项目按计划完成。

专项资金预算已纳入集团医院年度总体预算,实行专款专用,确保收支平衡。计划财务处每年度根据财政专项资金下达情况、医院自筹经费情况,结合医院各项目建设进度规划,提出专项资金年度安排总体计划。待专项资金拨款到位后,会同相关职能部门审核专项资金年度总体计划和具体使用计划,协助编制年度专项资金预算分配方案,报院长办公会议、党委会批准同意,列入"医院综合财务预算",并向项目管理职能科室下达经费指标。财政专项资金原则上实行当年项目当年完成,最长使用期限不超过两年,逾期财政部门将收回未使用的结余资金,并影响以后年度财政专项资金的申请。项目负责人根据实际下达的项目资金及项目实施方案及时对项目预算进行细化。例如,设备购置费应细化至每一台设备的采购时间,并编制专项资金使用计划书,经主管院领导批准后同时报送计划财务处、招投标中心、医学工程部、后勤保障中心等备案,作为各部门开展工作的依据。

各项目负责人严格按照专项资金计划书中列示的开支范围及用款标准使用专项资金。项目主管职能科室及计划财务处对资金使用的真实性、合法性、有效性进行审核,无预算及超预算经费一律不予开支。预算执行结束后,相关部门及时对专项资金预算执行情况进行评价与考核,并编制"项目支出绩效自评报告"。

借助 OES 预算管理模块和 OA 办公软件,实现对专项资金从下达至使用全过程的信息化监督管理,实时掌握项目资金的执行情况,发现问题及时处理。

计划财务处每季度统计专项资金支出进度,按照医院相关要求,对未按进度完成的专项资金发放"支出进度预警通知书",并提交项目负责人。项目管理职能科室及主管院领导,督促各部门履行职责,采取有效措施,确保专项资金按计划实施。每季度编制上季度专项资金使用情况,列示各项目资金的收入、支出及结余情况,并在相关会议上公示,一方面使项目负责人及时掌握项目资金的收支情况,另一方面督促各部门通力配合,及时、高效使用资金。

按照"事前审核、事中检查、事后评价"的要求,对专项资金进行定期或不定期的审计,包括专项资金的立项审计、中期审计、结项审计和专项审计。通过对专项资金实施全过程监督控制,及时发现问题,提出整改意见,并对审计整改的结果进行跟踪检查。

（四）资金结算管理的创新实践

目前集团医院已实现信息化、数字化的资金管理并按预算内"大额资金月计划表"进行支付。同时对每月奖金、津贴资金流进行动态分析,在安徽省率先使用 OES 薪酬管理模块,做到多院区发放的绩效、奖金可累计汇总至职工工资,并在其所在院区的所属税务局缴纳个税,真正实现集团化管理。

五、规范的物价管理

(一)医院物价管理及重要性

医院物价管理是医疗卫生体制改革带来的必然结果,是医院管理的重要组成部分。

1. 物价管理的概念

物价管理是医院对药品、卫生材料、医用耗材及医疗服务的价格进行管理,是医院收费的基础,直接影响到医院及患者的切身利益。价格监督是物价管理的核心,医院通过对医疗服务价格执行过程中的监督能够发现本单位在执行医疗价格中存在的偏差,可以对发现的问题及时纠正,确保医院的收费保持在科学、合理的范围内;同时能够发现一些现行医疗服务项目及价格与不断发展进步的诊疗方法是否相适应,以便向上级物价管理部门反馈,为医疗服务项目及价格的修订提供依据。

2. 物价管理的重要性

新医改的逐渐落实和顺利实施,使医院物价管理工作趋于常态化,其重要性也日益凸显。面对新医改带来的机遇和挑战,医院应该正确认识并顺应形势,重新审视自己在管理中存在的问题,并积极采取措施进行管理模式的创新和管理重点的规划;面对物价管理中存在的问题,做到把握全局,有的放矢,综合医院各方面的力量逐步进行调整和改善,使物价管理真正实现科学化,以医院自身的改革推动我国医疗卫生事业的优化,更好地解决人民就医问题。

良好的物价管理工作不仅为医院和相关管理部门搭建了桥梁,使上级的制度规定和价格政策能够在较短的时间内传达到各个科室,杜绝不合理收费现象,从根源上保证收费工作的准确性,也便于医院接受当地物价部门的检查;同时加强医院物价监督力度,及时处理收费中出现的各种问题。

（二）集团医院物价工作组织架构

集团医院设立物价委员会，下设由各职能部门负责人组成的物价管理办公室，各职能部门由 1—2 名专职物价员负责各小组的价格管理工作。其中计划财务处负责医院的医疗服务价格管理工作，各院区财务科设置专职物价员 1—2 名，分为 A、B 岗。专职物价员由各院区计划财务处会计担任。各临床、医技科室设置兼职物价员各 1 名，兼职物价员由各临床护士长、医技技师长等担任，如图 6-11 所示。

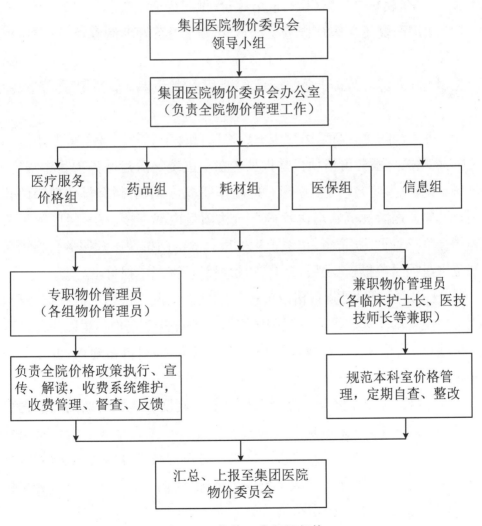

图 6-11　物价工作组织架构

（三）集团医院物价管理制度建设

医院物价工作的管理,包括医疗服务价格政策的执行及档案管理,新增医疗项目价格的申报,内部价格管理及对科室医疗服务价格收费的检查、监督,药品、耗材的收费管理。集团医院在执行医疗服务价格中,严格执行政府定价,各科室不得以任何理由巧立项目、分解项目、重复计费、提高标准等进行乱收费。

（1）各有关部门认真执行省市价格主管部门、卫健部门制定的有关价格政策、法规和价格标准;严格执行政府定价,做到合法收费。

（2）集团医院建立医疗服务价格政策文件档案管理制度,对有关医疗服务价格政策的文件专卷保存。对于医疗服务价格管理过程中的基础数据、专家意见、相关建议、内部讨论的会议纪要等基础资料,做到记录完整、专卷保存。

（3）集团医院建立新增医疗服务价格项目及自主定价项目管理制度。

① 新增医疗服务价格项目是指虽未在全国统一医疗服务项目中规定,但经过科学论证(鉴定)应用于临床对提高诊断、治疗水平确有显著效果的新技术项目。集团医院规范新增医疗服务价格项目内部审核流程,经医院价格管理委员会审核论证后,报省、市级卫生健康行政部门按照医疗服务价格项目技术规范进行项目申报,立项后方向省市价格管理部门申报价格。

② 自主定价项目是指价格政策标准中已立项但无价格的医疗服务项目,上级价格主管部门规定可以按照市场调节价进行自主定价。集团医院规范自主定价项目申报流程,进行成本测算和价格审核,提出价格建议,并按照规定程序报批。

（4）集团医院建立健全医院内部价格管理制度。建立有效的自我约束机制和价格管理制度,成立由院领导和各有关部门负责人组成的医疗价格管理小组,并设专、兼职价格管理人员,严格执行医药价格管理的各项法律、法规和规定,及时掌握医疗服务价格成本的变化情况,定期组织检查医疗服务价格执行情况,及时纠正不合理收费行为。

（5）集团医院提升价格透明度,规范医院价格行为。严格执行医疗服务价格公示及查询制度,在门诊和住院收费管理中心及各科室等明显的位置通过公示栏、公示牌、价目表、价目本等方式进行医疗服务价格公示及查询,提升药品、医用材料和医疗服务价格的透明度,并公布举报电话,接受患者和社会的监督。

全面执行"住院患者费用一日清单"制度,方便患者查询和了解每天产生的费用,并根据患者的要求提供日费用清单。患者对清单中所列项目的价格提出疑问时,科室须作出明确解释;患者出院时,应按清单所列金额付费。

(6)集团医院加强医院医疗服务价格监督、检查制度。建立医疗服务价格监督体系,定期或不定期地对医疗服务价格的执行情况进行监督、检查。由院领导牵头,价格管理人员及各职能部门组成医疗服务价格检查小组,定期或不定期地对科室超标准收费、重复收费、分解项目收费、串换项目收费、自立项目收费等行为进行审查或抽查,及时发现问题并督促临床科室及时改正。及时向院领导及相关职能部门报告,并提出处理意见。

(7)集团医院健全医院内部价格行为的奖惩制度。各科室在价格收费检查中发现不合理收费时及时纠正,对于拒不整改的上报至物价委员会领导小组进行处罚;对严格执行物价政策、服务质量好、规范收费的科室,向院领导提出建议给予奖励,奖罚分明;将价格管理工作纳入医院科室综合目标考核内容,作为科室绩效考核的重要指标。

(四)集团医院的物价管理工作

1. 价格政策培训与宣贯

(1)对物价员加强收费规范的知识培训。组织专职物价员认真学习和贯彻政府医疗收费政策,吃透价格文件精神,正确理解、掌握收费项目的内涵、除外内容、计价单位和计价说明。物价员不仅与物价上级主管部门保持沟通交流,还经常深入临床一线,了解临床、医技科室的收费情况,把握医院正确、合理收费的大局,提高自身政策把控能力和日常工作水平。

(2)加强收费政策及规范行为的宣传。及时传达最新物价文件精神,并在科主任、护士长会上进行政策宣贯,指导规范收费,解答科室疑问,明确要求不得有重复收费、串换收费、自定项目收费、分解收费等违规收费行为。完善收费项目设置规范,并随着新医改的不断推进,及时优化物价管理工作的流程,完善细节,确保医院收费做到合理、合法、合规。

2. 组织物价专项检查

物价管理委员会每年定期组织医务部、护理部、招投标中心、药学部、医保中心等相关职能部门对各院区的收费行为进行专项检查并形成检查报告。每年不定期组织物价管理人员抽查科室收费行为,尤其是对投诉较多、以往发现问题较多的科室进行监督检查。使临床科室及时了解上级价格部门颁布的医疗服务价格政策;指导临床、医技科室正确执行医药价格政策;听取科室对价格政策方面的意见和建议;指导科室合理、合规收费;对价格收费相关政策进行宣讲;对临床科室提出的相关收费问题进行记录;指导临床、医技科室正确执行医药价格政策,并将检查结果反馈至科室,对不规范收费行为及时进行纠正并形成检查报告上报院领导。

3. 注重医院物价人员的理念更新

积极尝试物价与医疗管理的业务融合,转变角色定位。随着公立医院改革的不断深化,物价管理必须紧密配合临床管理,物价人员由事务型向管理型转变,不但要坚持对医学、护理、财务会计、管理知识的学习和更新,加强自身能力建设,还要分析医改、价格、医保等各政策的调整对医院运营、科室发展的影响,由政策的被动接受者向主动参与管理者转变,积极建言献策、参与到临床业务工作中,如单病种成本测算及 DRGs、临床路径的设计与执行等相关工作,对新开展的诊疗技术进行成本效益评价,制定出符合成本效益原则的最佳治疗护理模式,避免使用价格昂贵、效果不佳的治疗方法,真正发挥好临床路径的管理效能。

4. 加快医院物价信息化建设,实现物价管理规范化、标准化

随着医疗、计算机和网络技术的不断发展,信息网络系统在医院管理中的作用越来越重要。目前医院信息管理基本上都实现了系统智能化,包括财务核算系统、资产管理系统、HIS、病案管理系统等多个运行系统,既保证了服务质量,又提高了工作效率。以医院的收费项目字典库为物价管理工作基础,通过网络技术实现医院多个系统数据共享、同步更新,从而促进医疗服务项目收费规范化和标准化,进一步完善相关数据统计和分析功能,为医院申报新技术新项目和提高物价管理水平提供科学依据。医疗服务价格作为重要的经济杠杆,对于优化医疗服务供给结构、合理配置卫生资源以及完善公立医院补偿机制等具有重要的支撑作用。

六、完善的内部控制体系

（一）内部控制体系建设的意义

1988年，美国注册会计师协会首次提出"内部控制结构"（内部控制管理）一词。现在国际上较为流行和广泛应用的是美国COSO委员会在COSO框架中提出的"内部控制五要素理论"。基于我国国情，国家颁布了一系列关于行政事业单位内部控制（以下简称"内控"）相关文件。按照《行政事业单位内部控制规范（试行）》文件精神，内部控制是指单位为实现控制目标，通过制定制度、实施措施和执行程序，对经济活动的风险进行防范和管控。党的十八届四中全会通过的《中共中央关于全面推进依法治国若干重大问题的决定》明确提出"对财政资金分配使用、国有资产监管、政府投资、政府采购、公共资源转让、公共工程建设等权力集中的部门和岗位实行分事行权、分岗设权、分级授权，定期轮岗，强化内部流程控制，防止权力滥用"，为公立医院加强内控建设指明了方向。

近年来，随着政策环境与市场竞争环境的变化，医院逐步从单纯提供医疗服务，走上了现代化运营管理之路。在转型的过程中，医院面临着各类经济运行的风险挑战，如何快速提升内部的运营管理水平，保障医院生存并求得发展空间，成为现代医院管理所面临的关键问题。2017年7月25日，国务院正式颁布了《关于建立现代医院管理制度的指导意见》，集团医院按照上级主管部门的部署与安排，全面开展医院综合改革，逐步推进建立现代医院管理制度，积极探索运用内部控制的精细化管理方式，制定医院运行制度与规则，规范业务的实施过程，对于全面提升医院运营效率、防范运营风险、保障医院实现社会效益和经济效益起到了积极的促进作用。

（二）精细内部控制体系建设流程

1. 单位层面内部控制建设流程

（1）组织架构。领导层重视，组建集团医院内控管理领导小组：① 为有效组织开展医院内控工作，院长办公会讨论通过，正式成立以集团医院院长为组长，财务、院办、纪检、审计等行政管理部门负责人为成员的内控建设领导小组,并明确其职能和定位。② 计划财务处设立专门的内控中心,全面负责全院内控工作的管理与实施。审计中心负责内控评价,纪检监察室负责监督内控运行情况。内控小组成员由医院各运营部门组成,配合内控建设领导小组建立与实施本部门的内部控制制度与流程。③ 内控中心对领导小组负责,向下传达领导指示精神,汇总各部门内控工作的开展情况,并根据整改意见督促整改工作。

（2）机制建设。① 议事决策机制:颁布《院长办公会会议制度》,明确决策成员构成,决策事项范畴,表决方法,会议记录的撰写、流转和保存以及事项的督办等内容。② 执行、决策、监督的有效分离:各部门开展业务前,须通过恰当的授权审批过程,如各业务科室编制预算、财务人员实施资金收支业务等。③ 不相容岗位的分离:根据各项经济活动的流程和特点,对不相容岗位实施相应的分离措施。

（3）岗位职责及轮岗机制。通过制度明确关键岗位职责:① 各部门的岗位职责。② 关键岗位人员的轮岗机制。③ 对于轮岗工作开展困难的部门或岗位,委托审计中心对该岗位进行定期专项审计等。

（4）提升人员能力。积极开展单位层面与业务层面的人员宣导与培训:① 针对部门负责人与管理人员,开展内控建设对医院发展的重要性的培训,使医院各业务部门管理层重视内控工作,积极配合医院内部控制的建设工作。② 针对基层业务人员,开展内部控制专业知识宣导,重点对内控要求的规章制度与业务流程进行培训,使各关键岗位的业务实施人员了解内控管理的要求,并按照内控工作部署开展具体工作。

（5）会计机构。内控中心收集、整理、完善财务内控的相关资料。

（6）系统支持。办公OA系统、财务OES系统、绩效核算RBRVS(基于资源的相对价值)系统、物流采购SPD(供应-加工-配送)系统等。依托信息化的高效手段,将内控管理规范快速落实到医院各个业务环节中,提升医院整体运营效率。

2. 业务层面内部控制建设流程

由集团医院内控管理领导小组授权,内控中心联合预算、收支、物流采购、资产管理、建设项目与合同管理相关部门共同实现业务层面内控体系的建设。

（1）预算业务。计划财务处预算管理中心建立、完善预算业务的内控内容。

（2）收支业务。计划财务处账务管理中心建立、完善收支业务的内控内容。

（3）物流采购。招投标中心建立、完善物流采购业务的内控内容。

（4）资产管理。计划财务处资产管理中心建立、完善资产管理业务内控内容。

（5）建设项目。后勤保障中心建立、完善建设项目的内控内容。

（6）合同管理。审计中心建立、完善合同管理内控的内容。

（三）宏观层面内部控制体系

1. 内部控制体系组织架构

集团医院内部控制工作以院长为总负责，依托内部控制管理领导小组，从单位层面与业务层面层层落实内控工作，形成医院内部控制总构架。从单位层面规范工作分工、部门与关键岗位设置、风险管理机制与内外监督管控方式，各业务部门积极配合内控建设领导小组的安排，在业务层面按照医院规范实施业务工作，规范内部授权审批，合理安排不相容岗位的人员，关键业务流程做到归口管理。图 6-12 为内部控制管理领导小组组织架构。

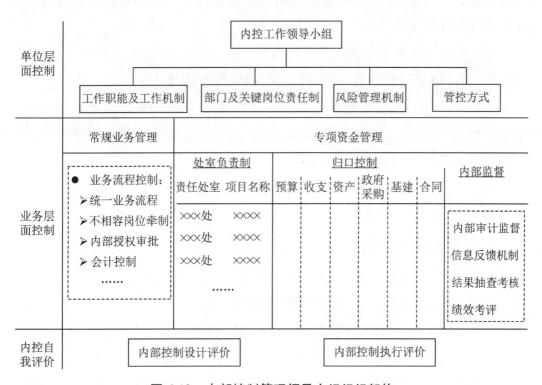

图 6-12 内部控制管理领导小组组织架构

123

2．内部控制运行体系

（1）组长。组长负责研究、审定、完善医院内控制度和工作标准的合法合规性；做好医院内控机制建设工作计划的审定；研究处理内控工作中的重大问题；监督推进内控机制健全和完善的整体进程，确保内控机制健康运行。

（2）内控管理领导小组成员。内控管理领导小组成员对内部控制工作的执行情况进行监督，并提出改进意见和建议；督促相关部门落实内部控制措施，做好内部控制的监督、检查工作。

（3）各职能科室。各职能科室配合计划财务处内控中心对本科室相关的经济活动进行流程梳理和风险评估；对本科室的内部控制建设提出意见和建议，积极参与单位经济活动内部管理制度体系的建设；认真执行单位内部控制管理制度，落实内部控制的相关要求；加强对本科室内部控制工作的日常监控。

（4）内控中心。内控中心负责落实内控建设领导小组关于医院内控工作的各项决议和计划，组织协调集团医院日常各项内控工作的开展与推进，负责报送医院内部控制报告。

（5）评价与监督工作组。评价与监督工作组由纪委监察室和相关职能部门或第三方机构承担，负责内部控制工作的评价与监督。

实行例会和专题会议相结合的制度，例会由医院内控中心负责准备，由领导组组长主持，小组全体成员参加，每季度召开一次例会；遇特殊情况时，领导组组长可决定临时召开相关会议。

（四）微观层面内部控制体系

1．预算管理内控规范

根据财政部《行政事业单位内部控制规范（试行）》，医院应建立健全预算编制、审批、执行、决算与评价等预算内部管理制度。

预算业务内控管理是医院所有业务内控管理的起点，预算将医院各项运营工作指标化与量化，一方面明确了医院各科室的年度运营收支目标，另一方面为医院开展收支管理、招标采购、资产管理、基建项目与成本管控提供了明确的依据。集团医院实施全面预算管理，以一系列的预算、控制、协调、考核为内容,将各个科室目标与医院发展规划和年度工作目标联系起来,对经营活动全过程进行控制和管理,并对实现的业绩进行考核和评价。

(1) 预算业务内控流程。预算管理主体分为三个层次,自上而下分别为预算管理委员会、预算管理中心和预算责任中心。图6-13为预算申报流程。

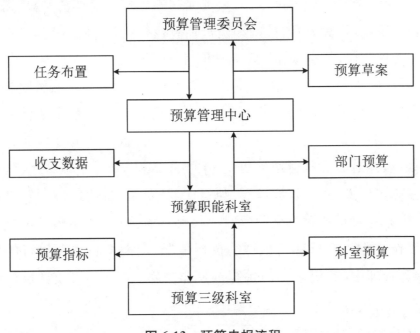

图 6-13 预算申报流程

(2) 预算管理岗位设置:

① 预算管理委员会:预算管理委员会是集团医院预算管理的最高机构,是预算控制的指挥官,负责预算的调控决策及仲裁,负责监督预算进度执行与落实情况,负责敦促预算管理中心和相关责任部门对存在的问题进行改进,负责出台预算奖惩制度,为实现医院全面预算管理的目标提供决策与制度保障。

预算管理委员会主任由院长担任,常务副主任由分管院长担任,副主任由各位院领导担任。委员会成员由各职能部门负责人共同组成,具体职责是:制定预算管理制度;拟定预算目标和预算政策,并确定预算目标分解方案;组织编制预算草案和综合平衡预算草案;下达经批准的年度预算;协调解决预算编制和执行中的重大问题;审查、分析预算责任中心定期提交的预算执行情况报告,提出改善的措施;审议预算调整方案,依据授权进行审批;

审议预算考核和奖惩方案;考核预算执行情况,督促完成预算目标;处理其他全面预算管理事宜。

② 预算管理中心:计划财务处下设预算管理中心,是预算管理委员会日常办事机构。预算管理的主要任务是:构建预算控制关键点体系和建立信息快速沟通机制,确保预算责任执行到位。主要职责是:负责建立健全预算管理制度;负责组织指导预算编制工作;负责编制预算草案及调整预算,提交预算管理委员会审议;负责分析、控制和监督预算执行;负责提出预算管理工作和预算执行考评建议;负责预算管理的其他日常工作。

③ 预算责任中心:各职能科室是预算的责任中心,是承载医院各项预算目标的主体,也是预算控制的直接责任人。预算责任中心的主要任务是通过实施各种控制手段,保证责任目标的实现。各职能科室负责本部门预算的编制和执行,并对预算执行结果负责,主要职责:成立科室预算小组,科室负责人为预算责任人,对预算的编制、执行、考评负责;提出本部门预算的具体方案,并经分管院长签署意见后及时上报预算管理中心;参与各项预算的综合平衡工作;检查、分析部门预算的执行情况,定期汇总预算执行的信息资料,报预算管理中心;提出部门预算的调整方案;提出部门预算执行结果的考核意见。

2. 收支管理内控规范

收支管理是预算管理的实施阶段,相关规范用于保证实际运营中各项预算计划的准确与合规落实,同时通过对资金支出的严格把关,有效地规范医院的招标采购、资产管理、基建项目与合同管理等其他业务事项,提高医院整体运营效率。

(1)医院资金。医院资金主要分为自有资金、财政项目资金和其他专项经费等。根据《集团医院财务制度》《收入管理制度》《现金管理制度》《银行存款账户管理制度》以及"部门大额资金月计划表"等一系列制度和文件,责任到人,有计划、合理地安排支出,提高资金使用效率。

(2)日常收支管理内控流程。收支管理是指根据集团医院战略规划,以财务预算为基础,结合科研、教学、临床、基建、维修、安全等投入以及应收应付款项的清理和承兑到期等,合理确定医院收入与支出内控管理流程。图 6-14 为收入内部控制管理流程,图 6-15 为支出内部控制管理流程。

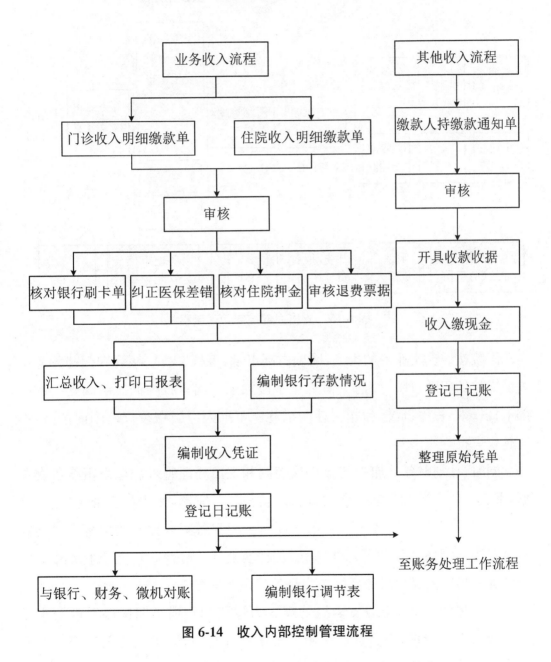

图 6-14 收入内部控制管理流程

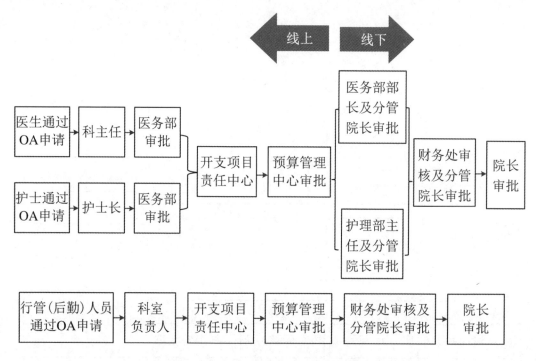

图6-15　支出内部控制管理流程

　　医院按照支出业务的类型,明确内部审批、审核、支付、核算和归档等支出关键岗位的职责权限,并通过信息化手段加强支出审批控制。明确支出的内部审批权限、程序、责任和相关控制措施。审批人应当在授权范围内审批,不得越权审批。

　　同时,计划财务处加强支出审核控制和支出凭证管理。全面审核各类单据,重点审核单据来源是否合法,内容是否真实、完整,使用是否准确、是否符合预算,审批手续是否齐全。采用凭证与合同双备案双保证的多种手段加强支付管控,由财务部门根据支出凭证及时准确登记账簿。与支出业务相关的合同等材料应当提交财务部门作为账务处理的依据。

　　(3)财政专项资金收支内控管理。为规范和加强集团医院财政资金及其他专项资金管理,提高资金使用的安全性和有效性,根据相关法律法规和财政部专项资金管理规定,集团医院制定了《集团医院财政资金及其他专项资金管理办法》,全面加强对专项资金收付的内控管理。专项资金,是指财政和上级各类主管部门,通过财政及专项资金支付方式安排,用于支持集团医院改革和发展方面的各类资金。表6-7为专项资金使用范围。图6-16为专项资金申报流程。

表 6-7　专项资金使用范围

类型	使用范围
财政预算内资金	主要用于基本建设、购置大型医疗设备、维修改造、信息化建设等
财政预算追加资金	主要用于支持集团医院综合改革绩效定额补助、住院医师规范化培训、离退休人员补助经费、国家临床重点专科建设等
财政非税专户管理	主要用于集团医院员工实习进修等
地方政府专项债资金	主要用于集团医院基本建设等
上级主管部门拨付的专项资金	主要用于集团医院科、教、研等项目建设

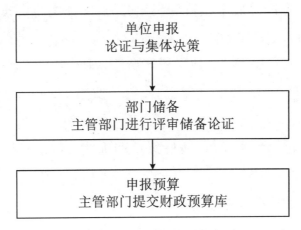

图 6-16　专项资金申报流程

3. 资产管理内控规范

这里的"资产管理"主要是指对固定资产的内部控制管理。固定资产在医院资产总额中占有相当大的比例,是各项医疗活动顺利开展的重要物质基础。医院通过一系列固定资产管理制度规范固定资产管理流程,合理配置、使用和处置各项固定资产,保障医院固定资产安全、完整,提高固定资产使用效率,实现固定资产尤其是国有资产的保值增值。

(1)固定资产管理关键岗位分工。计划财务处负责集团医院固定资产的财务监督和会计核算工作,设置固定资产总分类账,确保固定资产总账与实物账相一致;对固定资产增减变动及时进行账务处理。

① 计划财务处资产管理中心。负责根据集团医院实际情况制定资产管理相关制度及程序;负责对取得的资产进行验收并办理相关手续;负责对现有资产进行登记,完善资产管理信息系统;负责组织相关职能处室定期对资产进行盘点并编制报告、查找盘盈盘亏原因并落实责任;负责资产处置的相关事宜。

② 各临床与行政科室,负责本科室实物资产的使用管理、维修维护申请和审核工作。

(2) 固定资产内部控制流程。严格按照财政部的文件规定,强化对集团固定资产的配置、使用和处置等关键环节的管控。

① 修订7项有关固定资产的管理制度,规范管理流程与审批程序,明确取得、验收、入库、使用、保管、调拨、盘点与处置等环节的控制要求。

② 加强固定资产的成本核算和费用分摊,保证医院资产的安全和完整,提高医院固定资产的使用效率。

③ 加强资产的实物管理。建立资产台账,每年定期清查、盘点资产,确保账实相符。计划财务处、资产管理中心、资产使用等部门定期对账,保证账、卡、物相符。

④ 建立资产信息管理系统,做好资产的统计、报告、分析工作,实现对资产的动态管理。

4. 招标与采购管理内控规范

这里所指的招标与采购管理,是指使用财政性资金采购集中采购目录以内的或者采购限额标准以上的物资和服务的行为。通过制定《医用耗材新品准入遴选制度》《医用耗材使用管理制度》《高值耗材使用管理规定》等系列制度,规范医院采购业务流程,加强对医院采购活动管理,促进采购业务有条不紊地实施,提高财政性资金的使用效益,保障医院采购质量。

(1) 医用耗材新品准入遴选内控管理:

① 耗材遴选负责部门。医用耗材的新品准入由集团医院招投标中心定期牵头组织评审专家组讨论决定,医务、护理等部门密切配合。建立医用耗材新品准入评审专家库,专家库由临床专家和管理专家组成;临床专家为拥有副

高及以上职称的科室正、副主任;护理专家为拥有副高及以上职称的护理部主任、科护士长;管理专家为分管院领导及相关职能部门负责人。

②耗材遴选来源控制。产品属于省集采平台目录内的必须从平台中遴选。耗材各项标准符合要求,生产(经营)企业信誉良好,无不良记录。较现有同类型医用耗材有明显的优越性,或为开展临床诊疗新技术项目、医学研究所需的医用耗材,临床试用反映良好。

③耗材遴选审批流程。医用耗材新品准入的招标评审工作原则上每3—6个月进行一次。临床科室申请医用耗材新品准入,需在OA系统中完成"新增耗材采购申请流程";对临床特需、临时使用的医用耗材,由临床科室填写"个案材料使用申购单",经分管院领导及审计中心、医务部、计划财务处、招投标中心、医院感染管理等部门审核同意后方可实施。遇有重大急救任务、突发公共卫生事件等紧急情况,以及需要紧急救治但缺乏必要医用耗材时,可以不受新增耗材采购流程及临时采购的限制。

(2)医用耗材使用内控管理。科主任和护士长作为科室医用耗材使用与管理的第一责任人,应安排专职(或兼职)的医学装备管理员负责耗材的日常管理工作。表6-8为医用耗材管理职责。

表6-8　医用耗材管理职责

序号	职责内容
1	科室医用耗材申领计划的编制
2	科室医用耗材的二级库管理,包括医用耗材验收、养护、发放、有效期管理,定期盘存,编制科室报表
3	监督、检查医用耗材的使用与医嘱计费是否一致、医嘱核销类医用耗材的复核、植(介)入类医用耗材使用信息记录的完整性等
4	组织对科室医用耗材使用情况的统计、分析与评价
5	组织医护人员对发生的不良事件进行记录并上报
6	医用耗材相关知识的宣传、培训工作

（3）高值耗材使用内控管理：

① 高值耗材采购来源：医院使用的高值耗材，必须严格遵守国家卫健委、政府、医院集中采购政策法规要求，属于集采平台目录内的产品须100%通过线上采购。

科室使用的高值耗材，由病区住院部负责申请。手术前一天以手术通知单形式告知招投标中心本次手术需用材料的品牌、类型、数量，由招投标中心通知中标厂家。

② 高值耗材申领流程：

a. 招投标中心负责医用耗材质量审核，严格执行验货流程。

b. 验货之后的高值耗材打印条码，由专人粘贴，确保一货一码。需要消毒的耗材由专人配送至消毒供应中心；无菌耗材由专人直接配送至手术室等相关临床科室。

c. 患者使用后的耗材由科室扫码计费，通过 HIS 和 ERP 数据交换回传至招投标中心专购品系统。

d. 招投标中心由专职审核员进行专购品核销工作，确认无误的使用后的高值耗材，通知供应商开票，保证高值耗材的零库存管理。

e. 招投标中心会计完成挂票等账务处理工作，随后进入医院财务付款流程及纳入财务成本核算。

5. 合同管理内控规范

这里所说的经济合同是指以医院名义签订的各类民商事合同。

① 合同订立内控管理：

a. 医院所有基建、修缮工程，新增设施，设备、药品、物资材料采购，承包，租赁，技术开发、转让、咨询等对外经济活动必须事先签订经济合同。如须招标，应在报送招标文件时同时报送合同草案。

b. 对外签订经济合同，须报医院法定代表人签署，送审计中心审核并备案，每月底审计中心报送院办公室存档。

c. 除经济合同所涉法定专属管辖内容外，签约时一般应当明确约定若发生纠纷，由医院所在地的人民法院审理管辖。

② 合同履行的内控管理：

a. 经济合同签订后进入执行期间，业务经办人员及职能部门应履行工作职责,须全程跟踪合同的执行情况,如发现对方可能发生违约、不能履约或需要延迟履约等情况的,或医院自身可能无法履行或需要延迟履行合同的,应及时向分管领导及主要领导汇报。审计中心按照职责对合同履行情况进行监督,并且在履约后出具书面评价。

b. 经济合同履行完毕,是指按经济合同约定履行完毕或按法律规定履行完毕相关事项。其中,采购合同须货物交付、款项付清、有关手续交清完结、质保期届满;工程合同,以工程竣工验收合格和工程价款结清,无遗留交涉手续及质保期满为准;其他项目合同包括合作合同等,以完成项目任务、没有遗留问题为履行完毕。

③ 合同的变更与解除内控管理:

a. 在合同履行中,遭遇不可抗力因素或政府原因以及国家政策变动的,需要变更、解除合同时,按法律、行政法规的规定或当事人双方单位共同约定处理。

b. 对方因无正当理由提出变更或解除经济合同的,原则上不得同意。若对方确有正当理由提出的,在不损害医院利益情况下,合同当事人双方磋商解决,达成共识,并须另行签订书面补充协议。

c. 变更或解除经济合同的,须符合法律规定或合同约定或合同当事人一致同意,且需要办理有关变更或解除合同手续。在程序上应按规定的审批权限和流程执行。

d. 变更、解除经济合同的,当事人的补充协议应采用书面形式签订,口头协议无效。

e. 因对方无正当理由提出变更或解除经济合同,并且造成医院经济损失的,对方应按合同约定或法定规定先行予以赔偿,可在事后变更或解除经济合同的补充协议书中明确规定。

f. 变更、解除经济合同的,在未达成书面补充协议之前,原经济合同有效,继续履行。经当事人双方一致同意的除外。

④ 合同档案内控管理:

a. 经济合同的保管人、经办人对经济合同的签订和履行负有保密责任。未经医院批准,有关涉及经济合同的相关事项和内容不得以任何形式故意或过失泄露给第三方。

b. 对外签订经济合同的文本,医院应持经济合同原件四份,由医院办公室、审计中心、计划财务处、主办职能部门各保留一份原件存档,其他部门可留存复印件。

c. 与经济合同有关的对方营业执照(或自然人身份证)复印件、标的物说明书、设施设备图纸等相关材料须加盖对方公章,一并存档保存。经济合同履行有关验收材料,也应及时统一存档。

6. 基建管理内控规范

这里所称的"基建管理"是医院自行或者委托其他单位进行的建造、安装活动,包括建造房屋及建筑物、基础设施建设、大型设备安装和大修等。基建管理内控规范旨在规范基建项目中的各项具体工作,促进医院加强项目管理,规避法律风险的发生,确保建设项目活动合法合规地开展。

(1)基建项目管理内控制度。为进一步规范集团医院基建工程管理,完善基建工作程序,不断优化医院基本建设的细节处理,确保各项基建工作的正确落实。集团医院结合实际,修订了一系列基建项目内控管理制度,保证基建项目从决策、设计、施工到竣工验收、交付使用全过程均按照程序和各项工作次序进行。图 6-17 为基建项目管理内控管理流程。表 6-9 为集团医院基建项目管理内控制度。

表 6-9　集团医院基建项目管理内控制度

序号	制度内容
1	基本建设管理办法
2	零星修缮改造及突发性应急抢修工程项目建设管理程序
3	工程项目建设管理程序
4	基本建设项目法人责任制
5	工程监理制度
6	基建项目招投标管理制度
7	基建工程项目合同管理制度
8	施工安全管理制度
9	工程变更管理制度

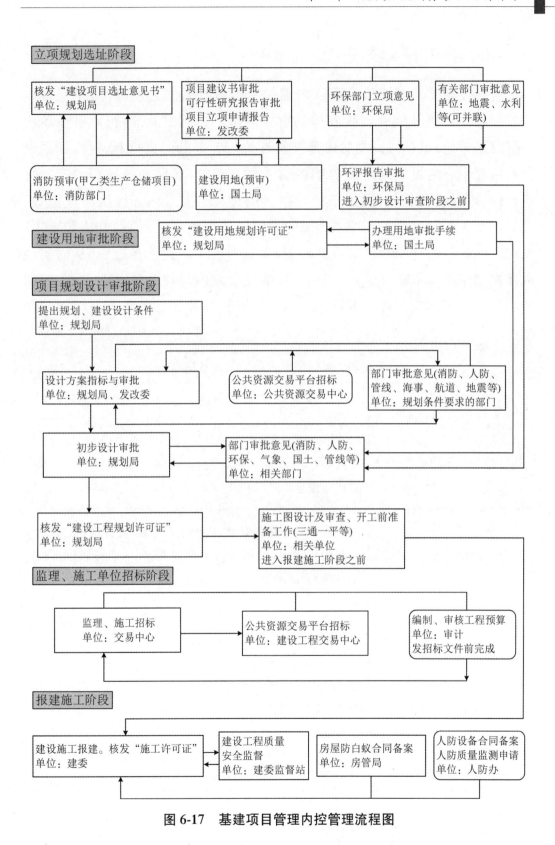

图 6-17 基建项目管理内控管理流程图

（五）内部控制监督与评价体系

内部控制监督与评价是医院内部控制得以有效实施的保障，是保证内部控制建设得以开展并有效实施的重要环节。根据财政部《行政事业单位内部控制规范（试行）》确立的内部控制评价与监督的约束机制，授权计划财务处内控中心通过定期开展内部控制质量督查，对集团内部控制的有效性进行评价，形成评价结论，出具评价报告的过程。通过内部控制质量督查，明确各有关处室及岗位内部控制职责权限，并规范相关程序、方法和要求，发现内部控制的高风险点和薄弱环节，有针对性地改进管控过程，从而实现内部控制工作的不断完善。表 6-10 为单位层面内部控制督查重点，表 6-11 为业务层面内部控制督查重点，表 6-12 为特殊领域和关键环节内部控制督查重点。

表 6-10 单位层面内部控制督查重点

督查对象	督查内容
内部控制机制的建设情况	经济活动的决策、执行、监督是否实现有效分离，权责是否对等，议事决策机制、岗位责任制、内部监督等机制是否建立健全
内部管理制度的完善情况	内部管理制度是否健全、执行是否有效，是否建立完善的内部管理制度，明确经济活动流程、岗位职责和审批权限，使经济活动有据可依、有章可循
内部控制关键岗位工作人员的管理情况	是否建立工作人员的培训、评价、轮岗等机制，以及工作人员是否具备相应的资格和能力等
财务信息的编报情况	是否按照国家统一的会计制度对经济业务事项进行账务处理，是否按照国家统一的会计制度编制财务会计报告，是否能够全面、客观、反映所有经济活动
其他情况	其他与经济活动风险有关的制度安排和机制设计

表 6-11 业务层面内部控制督查重点

督查对象	督查内容
预算管理情况	预算编制与资产配置是否相结合,与具体工作是否相对应;是否按照批复的额度和开支范围执行预算,进度是否合理,是否存在无预算、超预算支出等问题;决算编报是否真实、完整、准确、及时等
收支管理情况	收入是否实现归口管理,是否按照规定及时向计划财务处提供收入的有关凭据,是否按照规定保管和使用印章和票据,是否有隐瞒收入的情况等;发生支出事项时是否按照规定审核各类凭据的真实性、合法性,是否存在使用虚假票据套取资金的情形等
招采管理情况	是否按照预算和计划组织招标采购业务,是否按照规定组织招标采购活动和执行验收程序,是否按照规定保存招标采购业务相关档案等
资产管理情况	是否实现资产归口管理并明确使用责任;是否定期对资产进行清查盘点,对账实不符的情况是否及时进行处理;是否按照规定处置资产等
合同管理情况	是否实现合同归口管理,是否明确应签订合同的经济活动范围和条件,是否有效监控合同履行情况,是否建立合同纠纷协调机制等
其他情况	与经济活动风险有关的其他制度安排、内控措施设计及执行情况

表 6-12 特殊领域和关键环节内部控制督查重点

督查对象	督查内容
捐赠款物管理	捐赠款物管理制度、分工责任、审批流程与物资发放情况等
物价管理	省、市各项物价政策在医院的实施和落实情况,内部价格管理情况,医保政策的落实情况

（六）集团医院内控建设运行实践

1. 管理框架

集团医院结合自身实际,以全面执行《行政事业单位内部控制规范》为抓手,以规范医院经济运营活动有序开展为目标,以内部控制监督评价为手段,以信息系统为支撑,突出规范重点领域、关键岗位的经济和业务活动运行流程、制度措施,逐步将控制对象从经济活动层面拓展到全部业务活动和内部权力运行层面,建立包含单位层面和业务层面 12 个要素的内部控制管理框架,如图 6-18 所示。

2. 构成要素

（1）单位层面内部控制六要素:

① 组织架构:在计划财务处设立内控管理中心,并使其成为内控牵头部门,负责组织协调内控管理工作,调动并发挥具体业务部门的作用,建立集团医院规范的工作流程与明确的职责分配。

② 制度建设:通过建立健全集体研究、专家论证和技术咨询相结合的议事决策机制,将集团医院运营过程中的决策、执行和监督实现合理分离,并相互制约。

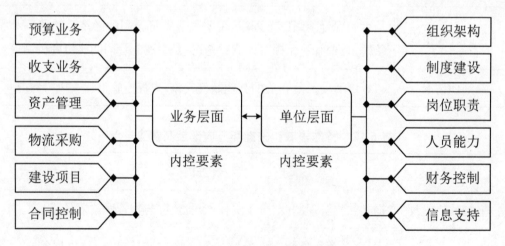

图 6-18　内部控制管理框架

③ 岗位职责:根据财政部内控建设的要求,对涉及预算、资产、收支、采购、合同、基建等的特殊岗位,集团医院不仅定岗定责,保证职责有效地分离,且进一步制定了明确的轮岗制度与专项审计制度等予以全方位控制。

④ 人员能力：集团医院的经济运行对工作人员的综合素质要求较高，尤其是内部控制工作的开展，需要大量熟知不同领域业务知识的综合性人才，内控工作的性质还要求人才有较高的职业素养，为保证医院内控工作的顺利实施，集团医院采取线上线下、院内院外等多种形式，加强对内控管理中心人员与涉及内控管理的业务关键岗位人员业务水平与职业道德的培训。

⑤ 财务控制：计划财务处不断完善财务制度，加强财务质量督查，确保账务处理的准确性；充分运用预算手段控制集团医院运营成本，积极开展财务年报审计与整改，以财务为抓手开展对医院经济运营工作的全方位内部管控。

⑥ 信息支持：充分运用信息化手段加强内部控制。对信息系统建设实施归口管理，将医院的预算管理、收支管理、资产管理、采购管理、药品管理、合同管理与基建项目管理等经济活动及内控流程嵌入信息系统，减少人为因素，保护信息安全。

(2) 业务层面内部控制六要素：

① 预算业务：根据《中华人民共和国预算法》(2014 修正版)，行政事业单位预算分为预算收入和预算支出，包括了从编制直至评价的多个步骤。其相关不相容岗位则互相独立，程序规范，方法科学，相互关联、作用、衔接，形成闭环，往复运作。

② 收支业务：集团医院对于收入和支出两项业务进行集中管控。集团医院的各项收入由计划财务处归口管理与核算，建立健全收入与支出管理的各项具体制度，包含对业务收入的内控管理、非税收入的内控管理、票据管理、财政专项资金管理、支出审批审核管理等；在岗位设置上，在计划财务处建立门诊与住院管理中心、账务核算中心、资金支付中心，明确相关岗位的职责权限，做到收入与支出的流程清晰，保证收款、核算与支付等的不相容岗位的互相分离。

③ 资产管理：对各项资产实施分中心、分类别、分岗位管理，在各业务中心合理设置岗位，明确相关岗位职责，加强对货币资金的岗位设置与核查控制，加强对银行账户的统一管理，实施资产的归口管理与信息化台账动态管控，确保资金资产安全有效。

④ 物流采购：建立健全集团医院采购预算与计划管理、采购活动管理、验

收管理等医院内部管理制度。明确不同业务部门的职责权限,确保采购需求确定与内部审批、招标文件准备与复核、合同签订与验收、验收与保管等不相容岗位互相分离。

⑤ 建设项目:集团医院从建立健全建设项目内部管理制度入手,重点加强了对基建项目的议事决策流程、审核流程、招标工作流程与建设项目账务管理流程等方面的管控。

⑥ 合同管理:集团医院对合同管理实施归口管理,并建立了财务部门与合同归口管理部门的沟通协调机制,实现合同管理与预算管理、收支管理的相互配合,明确合同订立的范围和条件,对合同履行情况实施有效监控,严格合同履行过程中的价款结算和账务处理管控。

3. 实施手段

(1) 建立适合集团医院实际情况的内部控制体系,梳理各类经济活动的业务流程,明确业务环节,系统分析经济活动风险,确定风险点,选择风险应对策略等,使内控管理成为规范流程与规避风险的有效手段。

(2) 对事前、事中、事后实行全程控制,确保各级干部职工遵守有关法律法规,增强法制观念和道德意识。

(3) 加强制度,重新审视和梳理现行的各项管理制度,进一步创新管理机制,强化、优化管理措施,提高及时发现和有效处置风险的能力,破解存在的内部监管薄弱问题,全面提升内部管理水平。

(4) 培育和塑造良好的内部控制风险管理文化,树立正确的内部控制风险管理理念,增强职工内部控制风险管理意识,将内部控制风险管理意识转化为职工的共同认识和自觉行动,促进医院建立系统、规范、高效的内部控制风险管理机制。

4. 具体工作

集团医院自创建内控中心、实施内控体系建设以来,立足医院实际,以完善制度为保障,以严格风险防控为抓手,以明确权责分配为基础,以优化工作流程为重点,逐步探索出一条具有集团医院特色的内控自主建设道路,对于集团医院实现稳健经营与防范化解风险发挥了积极作用,在 2019 年国家财政部内控综合评价中再上新等级。

(1) 自主建设,实现集团医院内控工作真正落地。集团医院内控管理中心根据政策要求,从单位层面落实内控建设主体责任人手,拟定集团医院内部控制建设方案,筹划并建立集团医院内控管理中心,通过院长办公会集体决议,基本形成院长负责、各职能部门协同参与的现代医院内控建设体系,相关具体工作由内控管理中心负责实施。

(2)扎实推进制度建设,建立健全长效机制。从财务制度入手,对照计划财务处八大中心具体职能,重新梳理业务流程,厘清职责权限,对新增职能补充制定内控制度,对调整的职能进行内控制度的修定和完善。2020年,集团医院上半年从100多项具体流程中梳理确定了50项基本业务流程,进一步完善了集团医院财务制度内容,揭示了业务流程的关键环节和重要风险点并制定控制措施。

同时将内控制度修订与一体化信息平台建设相衔接,把财务业务流程和关键风险点控制嵌入信息系统加以固化,保证提供真实可靠的会计报告和相关信息,客观披露会计信息,确保内控制度落地生效、务实管用。

(3)一体化内控监督管理,防风险促发展。集团医院内控管理中心从财务一体化管理入手,多举措保证集团医院持续稳定运营。以疫情期间为例,对疫情期间经济业务活动全面开展财务质量督查,如集团及各分院医疗收入情况、费用支出情况、资产保值情况以及疫情期间捐赠款物管理与入账情况。通过督查与内控相结合,在资金来源有保障、资金使用高效率的前提下,对集团医院可能存在的收入风险、支出风险、资产风险、医保风险、往来款项风险等各项集团医院关键财务指标进行了识别,并积极整改,保障集团医院疫情期间资金、资产的安全,全力推动集团医院发展与疫情防控工作的双胜利。

(4)开展集团业务层面内控梳理工作。依托财政部"行政事业单位内部控制报告填报软件",调动计划财务处预算、账务与资产中心,招投标中心,后勤保障中心,审计中心,讯息中心,医学工程部等业务部门,组织开展集团医院预算、资产、收支、采购、合同、基建六大运营业务流程梳理工作,明确业务环节,系统分析经济活动风险,确定风险点,选择风险应对策略,在此基础上建立健全各项内部管理制度并督促相关人员认真执行,保障组织权力规范有序、科学高效执行,促进集团医院管理实现规范化、系统化和科学化。

第四节 现代医院高效的财务管理平台建设

一、集团医院财务管理信息化发展历程

以下以集团医院的财务管理平台建设为例,展现其由单一走向融合的演变之路。

(1) 2007年1月,引进全成本核算信息系统CBCS1.6版本,将全成本核算理念引入医院。

2008年7月,完成成本核算系统由CBCS1.6到CBCS2.1的升级,引入科主任综合运营和医院综合运营两个新模块,实现医院全成本核算信息共享并使之得以充分运用。

自2009年12月开始,成本核算系统升级到HBOS-CBCS2.2.0,同时引入会计模块、物流模块和固定资产模块,实现医疗耗材数据、固定资产数据、账务数据的自动导入。

2011年,HBOS系统升级为HERP3.0,引入薪酬、绩效考核等模块,并在同年9月实施物流二级库建设,进一步优化数据资源的共享。

2014年4月,HERP3.0系统升级到3.17版本,新增预算模块,并对会计、物流模块进行较大程度的更新,进一步优化成本模块的收入和支出数据的采集流程、新增多个报表。

自2015年3月起,试点实施医疗项目核算和病种核算,并针对HERP系统其他模块的多项功能,进行进一步的优化和完善。

2019年,集团医院正式启用新运营管理系统——OES系统,并以此为支撑,构建集团化运营管理模式。目前已经建立集团化账务、薪酬、固定资产、预算和成本系统。2020年上半年,集团医院着重开展了OES系统BI模块的建设。目前初步形成了了OES系统运营数据的查询功能,为后期运营数据向科室的反馈提供了可能。

二、从 HBOS 到 HERP 的探索

随着信息技术的不断进步，基于集团医院发展的需要，各业务信息系统互通变得至关重要。2014 年，集团医院开始将会计核算系统、预算管理系统、成本核算系统、物流管理系统、固定资产管理系统、绩效管理系统和薪酬管理系统等有机联结，形成高效互通的运营平台。

综合运营管理体系按集团医院的运营管理职能分为四大范畴——财务管理范畴、物流管理范畴、人力资源管理范畴和经营分析与决策范畴，包含 7 个功能模块：会计核算与管理、绩效管理、薪酬管理、预算管理、物流管理、固定资产管理和成本核算经济管理。该系统着重强化对医院人、财、物各项资源的计划、使用、协调、控制、评估和激励，将财务管理、物流管理、绩效管理和经营分析紧密结合起来，形成集物资流、资金流和业务流为一体的管理系统，建成一个适应医疗改革发展需要的现代化的综合运营管理体系。

全成本核算系统、固定资产管理系统、物流管理系统等信息系统的上线就是集团医院在运营管理信息化方面的有益尝试，这些摸索的历程也为医院如何开展运营管理提供了宝贵的经验。

三、OES 高效运营管理系统

2011 年，集团医院首次使用 HERP 系统，虽经过几次升级换代，但仍不能完全满足集团医院运营的需求。2019 年，集团医院正式启用新运营管理系统——OES 系统，并以此为支撑，构建集团化运营管理模式。通过该系统的建设，一方面可以满足新的会计制度对会计工作的新要求（双功能、双基础、双报告），另一方面也可以满足医院运营集团化管理的需求。将各院区分散的运营信息系统整合为一体，并通过基础信息的统一，形成规范化、统一化的人员信息、科室信息、物资信息、供应商信息等基础字典库。通过对这些字典库的运用，有效地改善了医院各类信息系统数据交换困难及产出数据不一致的局面。

2019 年，建成集团医院 OES 系统账务、薪酬、固资、预算和成本模块。

2020 年上半年，建成 OES 系统 BI 模块，包括集团医院驾驶舱主题分析、集团经济运行分析和集团财务分析等，涉及集团医院整体运营分析和科室收

支分析共计 39 张报表,并实现 OES 系统运营数据的查询功能。

四、财务窗口信息化与智能化建设

2014 年 1 月 15 日,集团医院正式运行门诊一卡通信息平台系统,彻底告别纸质处方时代。预充金额的功能模块设计,极大方便了患者就医,缓解了排队难、看病慢的困境。2015 年,集团医院窗口支持现金、微信、支付宝等多种支付方式。同年,医院微信公众号开始建设。2019 年,电子健康卡上线推广,患者通过线上预约、挂号、缴费、查看报告就能够完成就诊,改变了去窗口排队的传统看病模式。2020 年,电子医保凭证全面上线,患者不需要携带实体医保卡也可以轻松就诊。

在信息化程度不断加深的同时,集团医院也没有忽视人才梯队的建设与专业人才的培养。积极做好收费员信息化培训工作,以保障系统新功能的顺利开通和使用。

五、财务信息化平台的战略成效

"科技是兴院之策,创新是强院之源",作为安徽省首家数字化医院,集团医院信息化经历了"从无到有"向"从有到精"的发展。在财务信息化平台搭建过程中,创造了多项安徽省内领先,如集团医院各院区薪酬实现一体化办理,合并并升级了管理系统,集团医院首次实现了六个统一:统一制度、统一科目、统一账簿、统一报表、统一用户和统一数据。

集团医院财务信息化平台系统的全面启动在医院信息建设史上具有里程碑的意义,通过建设医院财务信息化平台,实现财务资源的最优化整合和最大协同效应,同时保证了系统的可扩展性和可靠性,能够满足医院财务工作未来发展的需要。财务信息化平台的搭建,实现了各类信息的整合,为财务管理乃至医院管理做出正确的决策提供了全方位、客观的信息支撑。

集团医院财务信息系统的更新换代,本质上是由过去的粗放式经营管理向精细化管理转变的时代要求,是集团医院规模扩大、业务精益的集中体现。随着医疗卫生改革的不断深入和医疗服务市场的进一步开放,医疗机构面临着前所未有的机遇和挑战。为积极应对新的形势,集团医院积极引进和深入学习企业运营管理中精细化管理的有益做法和成功经验,并与集团医院的信息化建设相结合,提出了构建一体化的集团医院综合运营管理战略,突出精细化运营管理的理念,将精细化管理作为集团医院运营管理的核心,作为综合运营管理建设的重要实现途径;以信息化为手段,丰富集团医院运营管理方式和内容;以一体化运营管理为框架,构建集团医院完善的综合运营管理系统,突显集团医院在管理上精雕细刻、在服务上精耕细作、在技术上精益求精、在经营上精打细算的严谨、认真的管理特点和文化风格,从而提升集团医院的整体运营管理水平。

第七章　现代医院物资供应链管理体系

第一节　现代医院物资供应链管理体系概述

一、现代医院物资供应链管理体系发展背景

（一）国内关于医院物资供应链管理的发展背景

改革开放以来,随着市场经济体系的不断完善,我国医疗领域的竞争日益激烈,医院之间的竞争方式也由过去的人才竞争、市场竞争转为设备与管理竞争。进入新时代,国家更重视改善民生、强化医疗卫生体制的改革。医疗体制改革的关键在于提高医疗服务水平、降低患者的医疗支出。医院在为民众提供高质量医疗服务的同时还需降低管理成本,这不仅需要高水平的医务人才,而且需要充分利用现代信息系统技术实现医院物资管理的精细化和有效的成本控制。

国家早在 2012 年发布的《"十二五"期间深化医药卫生体制改革规划暨实施方案》中就提出持续提高医院管理水平和推进公立医院信息化建设。《关于印发控制公立医院医疗费用不合理增长的若干意见的通知》中特别提出,重点加强对用药、耗材、大型医学检查等行为的监管,实施高值医用耗材阳光采购,通过设置卫生材料收入占医疗收入的比重、百元医疗收入消耗的卫生材料费用等指标对医疗机构进行考核。《深化医药卫生体制改革 2017 年重点工作任务》又提出了"利用好国家药品供应保障综合管理信息平台,坚持集中带量采购原则,推进实施公立医院药品分类采购,培育集中采购主体,鼓励跨区域联合采购和专科医院开展药品、高值医用耗材等联合采购。研究编制高值医用

耗材采购统一编码,综合医改试点省份要选择若干地市开展高值医用耗材集中采购试点,鼓励其他省份开展试点"。《国家发改委关于全面深化价格机制改革的意见》对未来价格改革进行了全面部署,明确提出"进一步取消医用耗材加成"。2017 年 12 月 8 日,习近平总书记在十九届中央政治局第二次集体学习时的讲话中强调推动实施国家大数据战略,指出要运用大数据促进保障和改善民生,推进"互联网＋医疗",推进医药卫生等领域大数据普及应用。这对公立医院提高医院物资管理水平提出了更高的标准和要求。

在医改新政下,医院现有的经营模式面临种种挑战与机遇,医院物资采购部门如同另外一个中心供应室,向整个医院提供日常所需物资并随时准备为应对医疗突发事件提供物资保障。在医院的物资管理中,随着医院间竞争方式的转变,对物资设备和管理水平的竞争也更加重视,提高医院的物资管理水平在一定程度上可以提高医院的核心竞争力。

(二) 国内关于供应链管理理论的研究

20 世纪 70 年代,国内出现了供应链理论,提出供应链是围绕核心组织,从采购原材料开始,制成中间产品以及最终产品,最后由销售网络把产品送到消费者手中的将供应商、制造商、分销商、零售商、最终用户连成一个整体的功能网链结构。供应链理论提出之后便得到了学界关注及实践运用。

国内关于供应链管理理论的研究主要集中在两个层面上:

第一,关于供应链管理理论内容的梳理。例如,李维安在《供应链治理理论研究:概念、内涵与规范性分析框架》一文中认为供应链治理受到环境以及组织的变迁的影响,供应链治理体系框架主要包括治理边界、治理机制、治理目标以及治理结构。总的来看,虽然是以供应链治理理论为研究对象,但是融合了供应链管理的基本理论要素,对于了解供应链具有积极的意义。李克卫认为供应链是一个企业进行市场经济活动的关键脉络,供应链之间的竞争决定了企业之间最终的竞争结果,只有从供应链角度来看才能够集中企业现有资源提高企业的核心优势。研究者们在研究中对供应链与企业核心竞争力之间的关系进行了详细探讨,对于企业发展具有一定的启示作用。

第二,关于供应链管理理论的应用探究。供应链理论得到广泛应用,例如,陈永平以农产品物流业为案例分析供应链的信息资源优化及价值创造作用;姜超峰将供应链理论应用到金融服务中,其模式主要是围绕核心企业上下游进行有效服务,分别在采购、生产以及销售等环节中提供金融服务。除了这些应用研究外,还有很多领域都应用到了供应链管理理论,将供应链管理思想应用在实践中,有效整合上下游合作对象,提高合作流程的效率,降低成本,推动企业快速发展。

(三)国内关于医院物资供应链管理的研究

在医院的物资管理过程中,应用供应链理论可以全面提高医院的整体管理水平,促进医院的发展。国内相当多的理论集中在对医院物资供应链的分析上。其中,余燕在《试析供应链理论在医院物资管理中的运用》一文中认为医院物资管理水平与医院的核心竞争力相关,要提高医院物资管理水平可以运用供应链理论。供应链理论有助于医院整体管理水平的提高,有助于降低医院管理成本。李维嘉、张雷等在《浅谈现代医院物资供应链中二级库管理》一文中提出了二级库的个性化管理方案,并且认为二级库管理的推广与应用使得医院物资供应链的应用更加完善,有助于为核算管理提供充足的数据。耿颖在《基于质量控制的医院物资供应链管理系统》一文中将质量控制作为其医院物资供应链管理系统的基本要求,认为医疗质量是医院的核心竞争力,可以保证供应链系统中各项物资的质量,能够提高物资的使用效率,有助于挖掘医疗质量潜力。刘同柱等在其文章《基于 SPD 模式的医用耗材物流管理流程优化策略》中结合医院的具体案例研究医用耗材的供应、库存及推送,对其中每一个环节中出现的问题都提出了有针对性的策略,对有效降低耗材浪费,提高耗材管理效率具有重要的作用以及价值。

现代医院管理的趋势是事业单位企业化管理,在公益的基础上讲究效率与方法。医院内部的供应链管理模式主要是基于医院内部的需求,将采购、供应等方面的管理结合起来,不仅能够实现医院在整体管理方面的系统化,而且可以保障医院和患者的根本利益。此外,实现全面供应链管理,还可以提高医院的资金利用率,减少不必要的资金投入和物资的购置,大大降低成本,这样就可以将节约的资金更好地投入到医疗科研方面,合理配置资源,从而促使医院综合实力不断提升。

二、现代医院物资供应链管理体系内涵

（一）现代医院物资供应链管理体系

开展现代医院物资供应链管理的目的是规范医院采购行为，加强医院物资集中采购，做好采购计划和采购预算，做好物资采购供应、使用和监督管理工作，使物资使用、仓储功能和资金运作发挥最大效益，促使各部门合理使用物资、控制浪费、勤俭节约。

（二）现代医院物资供应链管理体系中物资采购部门 工作职责

（1）医院物资采购部门应严格执行《中华人民共和国政府采购法》，坚持公开、公平、公正的采购原则，以勤政、廉洁、高效为宗旨，落实质量管理目标，提供优质服务，及时满足临床需求；坚持在政府集中采购模式主导下，规范采购行为，按照政府集中采购目录及限额标准开展采购工作；认真完成政府采购项目计划预算、技术参数论证、政府集中采购申报等工作。

（2）医院物资采购部门主要负责医院物资(除药品)的采购、验收、保管、配送、发放和售后服务跟踪等工作。应严格遵守物资采购、验收、保管、供应的各项制度；严格遵守医院物资使用有关管理规定，认真审核各部门物资申购计划，做好年、月采购计划的预算编制、审核和报批工作；严格办理物资出入库手续，认真做好物资采购的账物登记和账务处理，编制结存、科室支出统计等各项财务报表，为财务核算提供依据；每月做好物资的清查盘点工作，及时完成盘存报表；认真做好物资信息的收集和管理，严格执行供货商资质审核程序，抓好采购档案管理工作；认真完成各项应急性采购任务。

（3）医院物资采购部门应加强采购工作人员的管理和教育，提高素质，廉洁自律，遵纪守法；不假公济私，坚决维护医院利益，严格遵守工作纪律，拒绝吃请，严禁贪污受贿；所有采购工作人员不得违反规定私自采购、销售、使用医疗器械、医用卫生材料等医用产品。

图 7-1 为医院物资采购流程。

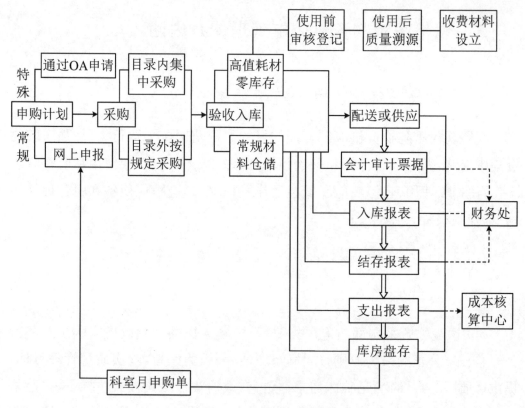

图 7-1　医院物资采购流程

第二节　现代医院物资供应链 管理体系构成要素

一、物资准入审核

（一）供应商的准入

1. 供应商准入审核的目的

这里所称的供应商,是指长期或短期直接向医院提供耗材、设备、器械及服务的企业。供应商准入审核的目的是为了规范供应商准入流程、了解供应商供应能力,确认其是否有提供符合成本、交货期、品质要求的产品能力,主要用于医院新供应商的准入及合格供应商的年度复查。

2. 供应商准入的流程

(1) 按照采购内容和价格要求,制作招标文件,在官网上公示招标内容。

(2) 在公示规定的时间内,满足报名条件的供应商满3家后,组织开标。

(3) 评审委员会由院领导、纪委、监察室、工会、计划财务处、审计中心、使用科室等5人或5人以上单数人员组成。

(4) 确定供应商。评审委员会按照评审原则,对投标的供应商递交的投标文件和样品,进行全面、客观、充分的审阅,从资质、产品质量、价格、技术方案、供货周期等进行评比。评选出合格、有效的供应商后,在官网公上示结果,在规定的工作日内如无异议,发放中标通知单,最终确定合作供应商。

评审原则:

① 总体原则:质量第一,价格合理(质优、价优、服务优)。

② 优先顺序:生产商、代理商。

③ 供应商数量:处于合理范围,资源有效供应,能够有效管理,降低成本。

④ 供应商规模:尽可能满足医院业务需求。

⑤ 地域要求:运输、存储成本高的产品优先选择本地供应商。

(5) 投标人如有下列行为,取消其投标资格,并在2年内不得参与医院招标活动,情节严重的永久不得参与医院招标活动:

① 投标人有意提供不真实资料,有弄虚作假行为的。

② 投标人采取行贿等不正当手段的。

③ 投标人有串标行为的。

④ 投标人有恶意报价行为的。

(二) 供应商的档案管理

依据相关法律法规和医院要求,医院物资采购部门负责建立供应商档案,定期组织考核评价,规范供应商管理,保证采购质量,降低采购成本,提高供应商的服务水平。

供应商的档案由物资采购部门负责建立,包括纸质文件和电子文件。档案文件内容包括:经营企业的营业执照、医疗器械经营许可证等复印件,生产企业的营业执照、医疗器械生产企业许可证等复印件,医疗器械注册证复印件,法人授权书,产品代理授权书,廉政协议等。供应商提供的所有纸质文件必须加盖企业公章。所有文件在有效期过期前,供应商必须主动提出或配合更新,否则停止采购该供应商的产品。物资采购部门对供应商的档案应建立规范的管理制度,收取的纸质文件应及时归档,有序存放。

(三) 供应商管控办法

供应商管控应坚持进一步健全治贿长效机制,推进权力运行监控机制建设,促进医院廉洁诚实守信、合法合规经营管理。

1. 坚持四项原则

坚持依法依规原则,规范诚信经营管理;坚持科学透明原则,供应商的选择、评价过程透明化、制度化;坚持稳定可比原则,评估指标稳定可靠,标准统一,尽量减少主观因素;坚持数量控制原则,对提供同类商品、服务的供应商,提倡合理竞争,适度控制数量,进一步规范购销行为,净化工作环境。

2. 建立供应商评价体系

医院要建立供应商评价体系,把是否存在医药购销领域商业贿赂不良记录,包括违法违纪、行政处罚、行政强制等信息作为重要指标。对于诚信度低或存在不良行为记录的供应商,不得违反规定列入选择范围。供应商必须向医院作出廉洁诚信承诺,签订廉洁诚信协议。医院要将供应商选择结果进行院务公开,包括供应商的基本信息、资质、信用评价信息及其从业人员的基本信息、执业资格信息。对于无异议的,方可列入供应商目录。重点加强对产品质量的跟踪溯源,对于供应商存在不良行为的,按规定降低供应商信用等级,对涉及的商品或服务采取降价、限量、停用等措施。

3. 加强票据合同监管

医院要加强对供应商发票等票据的审核,对于在票据方面弄虚作假的,采取纳入不良记录等惩戒措施,情节严重的移送有关部门处理。医院要加强对供应商执行合同的监督,督促供应商按合同条款及时履约,除不可抗拒因素外,对于不履行的供应商按规定降低供应商信用等级。属于政府招标项目的,情节严重者须上报政府公共资源交易中心,对涉及的商品或服务采取降价、限量、停用等措施,并要求供应商支付违约金等以赔偿损失。

4. 加强统方行为管理

加强对高值耗材等统方行为管理。严格控制统方权限和审批程序，严禁任何人通过任何途径和方式进行商业目的统方，对违反规定的供应商，纳入不良记录名单。

5. 开展诚信教育

医院应定期开展诚信教育，学习宣传相关法律法规文件，供应商应汇报履行廉洁诚信承诺情况。医院应开展案例点评、警示等工作，对不服从管理、信用度较低的供应商，及时发出风险预警，督促整改。

6. 严格遵守相关法律法规

供应商要严格遵守国家《医疗器械管理条例》和国家相关法律法规开展经营活动，按照《医疗器械经营许可证》核准的经营范围、经营方式开展业务往来，绝不经营假冒伪劣器械。凡与医院建立相对长期稳定业务联系的供应商，必须经物资采购部门核实资质、审查资格。不符合要求的，不得建立业务联系。在具体采购活动中，切实加强对企业及其营销人员合法身份的核实。政府集采平台目录内医用耗材的供应商（配送商）的遴选，应在平台确定的企业中进行。

（四）供应商的账户管理

物资采购部门应对建立供销关系的供应商进行资质审核。审核内容包括：

（1）经营企业的营业执照、医疗器械经营许可证等的复印件。

（2）生产企业的营业执照、医疗器械生产企业许可证等的复印件。

（3）供应品种目录。

（4）医疗器械注册证复印件。

（5）消毒产品生产企业卫生许可证、消毒剂的标签、铭牌、卫生评估报告、检验报告（由 CMA 认证的实验室出具）等复印件。

（6）生产企业或进口代理商开具的授权委托书复印件。

（7）销售人员的生产（或经营）企业委托授权书、有效身份证复印件。

（8）其他信息：销售业绩、不良记录等。

对于审核通过的供应商，签署供销合同，并建立供应商账户。由于各种原因终止供销关系的供应商,应及时提交停用账户申请,经审批同意后予以停用。医疗器械注册证换证时,供应商须在相关证件到期前一个月以书面形式通知物资采购部门;新证换发后,新证复印件应在一周内交物资采购部门备案。逾期不提供的,应及时报告,经院领导同意后,终止供应商供销关系。医疗器械注册证或代理授权等信息发生变更时,供应商应及时以书面形式通知物资采购部门,并提供相关证件。物资采购部门审核通过并经审批同意后,予以变更。供应商资质材料原则上应在合作协议终止后至少保存3年。

(五)供应商的评价

为促使供应商提高自身管理水平,更好地服务医院,同时也为保证医院能得到质优价廉、合法合规的产品及优质的服务,使合作双方达到双赢。根据《医疗器械监督管理条例》及医院对医用耗材管理的要求,物资采购部门与供应商签订供货合同后,每年对供应商组织一次评价、考核,保留优秀的供应商,淘汰考核不合格的供应商。

1. 供应商评价考核的频率及实施办法

(1)定期评价:每年应对合格供应商进行一次复查,依据供应商资质合法性、行为规范、服务和商品质量等登记内容对供应商扣分情况进行汇总分析。当供应商在产品重要品质、交货日期、价格、服务等方面出现问题时,可以随时对其进行复查。

(2)动态评价:当供应商出现违法、违规经营或经营范围发生变化,或所供应产品发生了质量事故等情况时,以及在即将实施重大采购项目时,需要对供应商进行动态评价。

2. 评价标准

为保证评分的全面性、客观性、公平性,须从产品质量、供货进度、供方服务、供应商信誉等方面对供应商进行综合评价,详见供应商管控评估表(表7-1)。供应商评价采用百分制,评价结果分两种:70分以上(含70分)为"合格"、70分及以下为"不合格"。评价结果将作为评定供货商年度等级的标准,物资采购管理部门以书面形式反馈给供应商。对于评价等级过低的供应商,取消其供货资格。

表 7-1 供应商管控评估表

公司名称： 合同签订日期：

得分：

重要指标	考虑因素及关键要求	扣分情况
是否存在医药购销领域商业贿赂不良记录（0—20分）	对于诚信度低或存在不良行为记录的供应商，不列入选择范围（0—10分）；是否与供应商签订廉洁诚信协议（0—10分）	
资质、审查资格（0—15分）	具体采购活动： （1）加强对企业及其营销人员合法身份的核实（0—5分）； （2）省平台目录内医用耗材的供应商（配送商）的遴选在省级集中采购确定的企业中进行（0—5分）； （3）供应商选择结果信息公开，包括供应商的基本信息、资质、信用评价信息及其从业人员的基本信息、执业资格信息。无异议的，列入供应商目录（0—5分）	
供应商产品质量水平（0—5分）	重点加强对产品质量的跟踪溯源，对于供应商存在不良行为的，按规定降低供应商信用等级，对涉及的商品或服务采取降价、限量、停用等措施（0—5分）	
供应商供货进度指标（0—20分）	（1）设备类物资。物资采购管理部门负责督促供应商在合同约定供货期间内及时供货，组织验收完善相关资料并及时移交相应部门管理（0—10分）。 （2）材料类物资。采购质控小组定期或不定期组织对临床科室物资材料管理和使用情况进行追踪检查，于每月下收下送各类物资时征求科室意见并建立相关记录（0—10分）	

重要指标	考虑因素及关键要求	扣分情况
供应商服务指标(0—20分)	(1) 加强对供应商发票等票据的审核,发现不良行为时会同有关部门做相应处理(0—10分)。 (2) 加强对供应商执行合同的监督,督促供应商按合同条款及时履约。属于政府招标项目的,不执行履约的及时上报政府公共资源交易中心,对涉及的商品或服务采取降价、限量、停用等措施,并要求对方支付违约金等以赔偿损失(0—10分)	
"两票制"指标(0—20分)	(1) 如供应商提供两票制产品,须提供两票制相关材料,如提供不全或者无法提供相关材料,停止其供货(0—15分)。 (2) 如供应商提供部分两票制产品及其他产品,两票制产品须提供相关材料,如材料提供不全或者无法提供相关材料,停用两票制产品(0—5分)	

备注:总分100分;90分以上优先采购;80—89分继续合作,但要求其对不足之处予以改善;70—79根据改善后的结果决定继续采购、减少采购或其他;70分以下为不合格供应商,终止与其合作。

供应商在履行合同过程中如发生以下情况,医院将立即终止供货合同,将该供应商列入"黑名单"。

(1) 未经医院批准,在医院宣传、推销医疗器械及相关材料。

(2) 未经医院批准,向临床科室提供医疗器械或耗材等进行试用、使用。

(3) 通过非法途径查阅、索取、买卖医院设备、耗材信息。

(4) 伪造、提供虚假证件、票据、资质证明等,供应假冒伪劣产品。

(5) 存在其他涉及商业贿赂或不正当竞争的各种不良行为。

(6) 供应商在接到医院针对产品质量的负面反馈意见后,不愿承担责任、不积极处理的。

如果供应商在医院年度评价中结果为"不合格",医院将立即终止与该供应商的供货合同,不再采购和使用该供应商的产品。此外,物资采购部门应建立严格的供应商变更登记审查、追溯制度,对于曾列入"黑名单"的供应商(或品种),医院有权不予接受变更;对于存在其他不良记录的供应商,医院将严格审查、追溯,原则上不予变更。

(六)医用耗材新品的准入遴选

医用耗材的新品准入由医院物资采购部门定期牵头组织评审专家组讨论决定,其他部门密切配合。首先应建立医院医用耗材新品准入评审专家库,专家库由临床专家和管理专家组成。临床专家为拥有正高职称者以及拥有副高职称的科室正、副主任;护理专家为拥有副高及以上职称的护理部主任、科护士长;管理专家为分管院领导及相关职能部门负责人。

在遴选过程中,属于省集采平台目录内的产品必须从平台中遴选。备选医用耗材各项资质应符合要求,其生产(经营)企业应信誉良好,无不良记录,需较现有同类型医用耗材有明显的优越性,或为开展临床诊疗新技术项目、医学研究所需的医用耗材,临床试用应反映良好。

临床科室申请医用耗材新品准入,需在 OA 系统中完成新增耗材采购申请流程,由物资采购部门组织院内或第三方代理招标工作;对于临床特需、临时使用的医用耗材,由临床科室填写"个案材料使用申购单",经分管院领导等职能部门审核同意后方可实施采购。

遇有重大急救任务、突发公共卫生事件等紧急情况,以及需要紧急救治但缺乏必要医用耗材时,可以不受新增耗材采购流程及临时采购的限制。未经正常申请程序,科室或个人自行购买使用或试用医用耗材的,医院将按相关规定追究科室和个人的责任。

二、物资计划申报

物资采购部门负责医学装备年度申购计划的组织申报、汇总、论证和报批工作,并制订采购实施计划。对于列入政府集中采购目录及达到限额标准以及未列入政府集中采购目录但达到限额标准的医学装备,均应纳入年度装备计划管理。

(1)使用科室须提交年度医学装备计划申请,并根据相关规定提供论证资料。物资采购部门根据论证评审结果,报院办公会批准后实施,属于政府招标项目则必须经院办公会讨论审批。

（2）对于紧急特殊情况需购置的医学装备，应由科室提出申请，按临时性物资采购计划审批流程，逐级审批后方可购置。紧急物资采购须及时编入月采购计划内。

（3）未达到采购限额的小型固定资产，需严格执行 OA 申购流程，由需求科室提出申请，经职能处室领导及分管院领导审批后，纳入月采购计划。

（4）对于社会赠送、合作、临床验证或试用的医学装备，须由科室提出申请，按相关规定履行审批程序，不得擅自使用未经审批的医学装备。如违反规定，造成医疗事故或医患纠纷的，由当事科室和当事人承担相关责任。

（5）医用耗材、办公用品及印刷制品的领用，由科室定期提交申领下月计划，按网上申领流程进行。物资采购部门根据科室申领计划制订月耗材采购计划并报科室负责人及分管院领导审批。审批后的计划不得擅自修改，确因实际情况需要增补变更者，须重新申请。

（6）新增医用耗材应严格执行 OA 申购流程，经职能处室领导及分管院领导审批后，纳入院内招标计划。

（7）工作服等被服制品由住院管理部统一汇总后制订年度采购计划，经护理部及分管院领导审批后，上报物资采购部门，报院办公会讨论审批。

（8）医院洗涤服务以及信息系统、监控系统、后勤保障基建维保等服务类项目由需求科室提出计划，审计中心组织相关科室调研确定采购需求，交院办公会讨论审批并形成会议纪要。

三、物资采购管理

（一）采购方式

我国《政府采购法》规定，政府采购实行集中采购和分散采购相结合的采购方式。我国的政府采购方式有公开招标、邀请招标、竞争性谈判、单一来源采购、询价和国务院政府采购监督管理部门认定的其他采购方式。公开招标应作为政府采购的主要采购方式。

1. 集中采购

《政府采购法实施条例》规定，政府采购法所称集中采购，是指采购人将列入集中采购目录的项目委托集中采购机构代理采购或者进行部门集中采购的行为。

(1) 政府采购方式的选择条件:集中采购原则上以招标方式为主,其他方式为辅。选择定点采购和非招标采购方式时必须符合规定的条件和程序,并按以下顺序进行选择:定点采购、竞争性谈判采购、询价采购、单一来源采购。

① 定点采购的条件:一次性采购金额在限定标准以下或急需进行采购,并已通过招标实行定点采购的。

② 竞争性谈判采购的条件:招标后,没有供应商投标或者没有合格标的;出现不可预见的急需采购的情形,且无法按照招标方式得到的;投标文件的准备需较长时间才能完成的;供应商准备投标文件需要支付高额费用的;对技术含量有特别要求的。

③ 询价采购的条件:一次性采购金额在限定标准以下,属于标准规格且价格弹性不大的。

④ 单一来源采购的条件:单一来源采购也称直接采购,是指达到了限额标准和公开招标数额标准,但所购商品的来源渠道单一,或属专利、首次制造、合同追加、原有采购项目的后续扩充和发生了不可预见紧急情况不能从其他供应商处采购等情况。该采购方式的最主要特点是没有竞争性,但必须保证原有采购项目的一致性或者满足服务配套的要求,需要继续从原供应商处添购的,添购资金总额不超过原合同采购金额百分之十。

(2) 政府采购方式的选择要求:在政府采购活动中,采购人应该首先确定采购方式的主体,其次确定决定采购方式的依据和标准。要解决这些问题,需着重考虑以下几个方面:

① 采购管理机构应依法制定集中采购目录和采购限额标准,但不能直接确定或指定采购方式。政府采购目录决定政府采购的范围和内容,采购限额标准决定采购的方式。管理机构可以依法对采购人或采购代理机构选择采购方式及实施采购活动的行为实施监督,而没有必要对每个项目实行审批并规定具体的采购方式。

② 在依法确定采购方式时,还要考虑采购项目的具体情况以及采购机构的自身情况。确定采购方式,必须依照法律、法规办理,结合采购项目的具体情况,具体问题具体对待,不能把采购项目的预算金额作为确定采购方式的标

准。采购人员在长期的采购实践中积累了一定经验后,在确定采购方式时,在遵守法律法规基本规定的前提下,通过对采购项目进行具体分析,根据平时积累的经验,并考虑相关因素,再选择合适的采购方式,不失为一种恰当的方法。而墨守成规、死搬硬套、照抄照搬不仅不利于采购项目的正常实施,对政府采购工作的健康发展也十分不利。

2. 分散采购

除集中采购外,各单位自行采购单项或批量采购预算达到分散采购限额标准的项目应按《政府采购法》和《招标投标法》有关规定执行。

(二)采购类别

1. 医学装备采购管理

(1)医学装备采购管理的含义:这里所称的医学装备,是对医疗卫生机构中用于医疗、教学、科研、预防、保健等工作,具有卫生专业技术特征的仪器设备、器械、耗材和医学信息系统等的总称。

(2)医学装备采购管理的依据:医院物资采购部门根据卫生部《医疗卫生机构医学装备管理办法》及《××省政府集中采购目录及标准》等相关文件精神,负责组织实施医学装备的招标采购工作。

(3)医学装备采购管理的目的:规范和加强医院医学装备管理,促进医学装备合理配置、安全与有效利用,充分发挥使用效益。

(4)医学装备采购管理的要求:

① 列入集中采购目录及限额标准的采购项目,应当实行集中采购。除集中采购机构采购项目外,医院自行采购单项或批量采购预算达到分散采购限额标准的项目应按《政府采购法》和《招标投标法》有关规定执行。

② 医院自行采购的院内招标项目由医院物资采购部门组织招标采购,招标信息、招标结果必须挂网公示。编制招标文件技术参数,合理设定招标总项目及子项目的预算价。

③ 医院物资采购部门根据年度计划,进行年度采购计划的实施工作。非年度计划内项目,通过审批后纳入月采购计划。

④ 采购进口医学装备,应当按照国家有关规定严格履行进口设备采购审批程序。

⑤ 采购人员必须查验供应商提供的医疗器械注册证、医疗器械经营许可证、医疗器械生产企业许可证、营业执照等相关证件,并核实证件的真实性与有效性。

⑥ 医院物资采购部门应制定医院应急物资目录和应急采购预案。因突发公共事件等应急情况需要紧急采购的,应当按照应急采购预案执行。

2. 医用耗材采购管理

(1) 医用耗材采购管理的含义:这里所称医用耗材,是指具有医疗器械注册证的一次性医疗用品、医用消耗品、试剂、器械和因临床医疗(诊断、治疗、教学、科研)需要使用的由国家规定其范围的消耗性材料等。

(2) 医用耗材采购管理的依据:医院物资采购部门根据国家相关文件精神及省卫计委印发的《医药集中采购服务中心文件》《公立医疗机构临床检验试剂网上集中交易实施方案》和《××省公立医疗机构医用耗材采购"两票制"实施意见(试行)的通知》相关文件要求,负责确定本院医用耗材品种或品牌,修订本院医用耗材目录,审议临床科室提交的新增医用耗材申请。

(3) 医用耗材采购管理的目的:规范医院医用耗材管理,切实保障医疗质量和医疗安全,进一步规范采购行为,降低采购价格。

(4) 医用耗材采购管理的要求:

① 使用部门应根据耗材使用情况定期拟订计划,常规品种通常应控制在30 天使用量,非常规使用品种视具体情况而定,但最多不应超过 3 个月使用量。

② 科室网报医用耗材申领计划后,医院物资采购部门应履行审批程序。审批后的计划不得擅自修改,确因实际情况需要增补变更者,须重新审批。

③ 若需新增医用耗材,由需求科室负责人通过 OA 填写"新增医用耗材申请表",审核通过后,按相关规定进入采购流程。进入长期使用目录的医用耗材原则上定期按流程重新招标一次。

④ 采购人员应按照审批后的采购计划开展采购工作,采购过程中应严格验证供应商资质,并对采购计划执行情况进行跟踪。

⑤ 根据《××省公立医疗机构医用耗材网上集中交易实施方案(试行)》,对目录内高值耗材进行网上集中交易。需采购集中交易备案目录内的医用耗材,必须实行总量控制,备案采购金额不得超过网上交易总金额的

规定比例。

⑥ 根据《公立医疗机构医用耗材采购"两票制"实施意见》,高值医用耗材实行"两票制"管理。

⑦ 根据《公立医疗机构临床检验试剂网上集中交易实施方案》,检验试剂类纳入省集采平台集中采购。

⑧ 易制毒化学品和危险品等特殊医用耗材的计划和采购应严格执行国家的相关规定。

⑨ 新技术、新项目及科研试剂的计划和采购按科研处提供的规章制度执行。

⑩ 医院物资采购部门应加强供应商管理,供应商户名或品种代理权等发生变更时,须履行审批手续。建立供应商诚信和服务质量考核体系,定期进行考评。

(5) 采购过程中禁止的行为:从不具备经营资质的企业购进医用耗材;未经批准擅自使用或者购买其他医疗机构研制的医用耗材;购进包装、标签、说明书不符合规定的医用耗材;从超经营方式或者超经营范围的企业购进医用耗材。

3. 办公物资及服务类项目采购管理

(1) 办公物资及服务类项目含义:医院在正常诊疗工作中需使用的办公固资、办公低值易耗品、办公用品等物资及为保障医院正常运行的服务类项目。

(2) 办公物资及服务类项目采购管理的原则:医院办公设备的分配和管理遵循统一标准、优化配置、节约开支的原则。

(3) 办公物资及服务类项目采购管理的要求:

① 根据《政府集中采购目录及标准》,纳入政府集中采购目录及采购限额标准的办公物资,应当实行政府集中采购。

② 集中采购目录内,通过网上商城采购、定点采购仍不能满足采购需求的办公物资,应当委托集采机构办理采购事宜。

③ 除集中采购机构采购项目外,医院自行采购单项或批量采购预算达到分散采购限额标准的项目,应按《政府采购法》和《招标投标法》有关规定执行。

④ 医院洗涤服务以及信息系统、监控系统、后勤保障基建维保等服务类

项目采购需求由责任科室提出,审计中心组织相关科室调研确定采购需求,审议通过后按规定予以采购。

四、物资验收入库

(一)医学装备安装验收

1. 验收流程

(1) 医学装备采购合同签订后,医院物资采购部门应及时与使用科室取得联系,确认设备安装位置,解决水、电、气等配套问题,积极做好安装前准备工作。

(2) 设备到货后,使用科室、固定资产管理部门、审计部门、物资采购部门等人员连同供货方同时到场参与验收。

(3) 验收完毕后,供货的专业工程师应对设备操作人员进行操作培训,考核合格后方能上机操作。同时应对维修人员进行维修保养培训并进行考核。

(4) 验收合格后,必须填写设备验收报告,各参验人员须在验收报告单上签字确认,收集相关技术资料并纳入档案管理。

(5) 因突发事件而紧急购置的设备不能按常规程序验收的,征得院领导签字同意后,可以简化手续,或事先使用事后补办验收手续。

2. 验收内容

(1) 包装物是否完好。

(2) 是否与合同所定规格型号相符。

(3) 有无损坏,有无磕碰、划伤等表观缺陷。

(4) 随机附件的品种、规格、型号、数量与合同及装箱单是否相符,是否完好。

(5) 使用说明书、装箱单、图样、合格证、维修手册等有关技术资料是否齐全。

(6) 设备性能验收是以一定的技术指标、技术手段和科学方法对医学装备的性能技术参数进行检测,以确认是否达到产品说明书、检定证书、国家有关规定要求的标准。

3．其他要求

（1）大型或者复杂的政府采购项目，应邀请国家认可的质量检测机构参加验收，不得对不符合验收条件的采购项目出具验收合格报告。

（2）验收合格的设备，凭供货合同、验收报告、培训记录、发票办理入库手续。

（3）验收工作必须及时，尤其是进口设备，必须掌握合同验收与索赔期限，以免因验收不及时造成损失。

（4）对违反规定造成经济损失或医疗伤害事故的，应追究有关人员的责任。

（二）物资验收入库

1．验收流程

（1）由采购人员组织相关使用部门负责人、供货厂家工程师、固定资产管理部门人员、审计部门人员等，共同按签订的设备合同以及投标文件的配置清单（进口设备提供报关单）进行核对，核对无误后予以签字确认。

（2）验收合格后应由供货厂家现场安装、调试设备，培训人员，并经科室负责人对设备技术性能进行验收，确认合格后签字。

2．入库要求

物资入库时，物资库房保管员、资质审核员应协同采购人员认真、细致查验物资供货厂家的证件是否齐备和是否已审核备案，做到货物名称相符，产品质量、数量、生产批号、规格型号、有效期、外包装符合要求，核对货与票据确保相符，以上都确认符合要求后方可将其登记，由物资会计进行入库账务处理。

3．专科高值耗材验收要求

专科高值耗材使用前由专职审核人员按临床的手术通知单验收，验收审核内容包括产品品名、型号、规格、材质、生产厂家、代理公司、许可证号、注册证号、生产批号、合格证、灭菌包装（有效期），进口产品须有中文标志和中文说明书，以及使用科室、患者姓名、住院号、床号及手术使用明细等，验收合格方可签字。

4．常规医用耗材、办公用品、印刷表格入库要求

库房保管员应按审批的计划进行验收。物资会计根据验收单、发票进行账务处理。对于专业设备或需要技术检验鉴定的物资，须请有关部门协助办理验收签字。

有下列情况者，保管员有权拒绝验收入库：物资外观有损坏或配件不全；物资质量低劣，有损坏、变质情况；超过有效期限及未附使用说明；应附而未附产品合格证或验证单等资料；货物规格、数量及型号与货单所列不符；按政策应定点采购而没有定点采购的物资；专科使用的物资无科室负责人签字的票据。

（三）医用耗材验收入库

1．验收要求

（1）凡购入的医用耗材均须严格履行验收手续。

（2）医院应配备专门的仓管员负责医用耗材的统一验收工作，其他人员不得代验、代收。

（3）仓管员应按采购订单逐批查验货物，查验耗材名称、规格、型号、数量、生产批号、有效期、生产厂商、供货单位、相关许可或者备案证明文件编号、到货日期等；对于灭菌医用耗材，还应当记录灭菌日期或者灭菌批号；需冷藏、冷冻的医用耗材，还应查核和记录运输时间、运输过程的温度等质量控制信息。

2．入库要求

（1）验收合格的医用耗材，方可办理入库手续；经验收不合格或与订单有出入的，仓管员不得接受，并按照采购合同和国家有关规定处理。

（2）仓管员及时办理入库验收手续，物资会计及时进行入库账务处理工作。

（3）医用耗材验收入库记录仓管员应妥善保管，记录应当保存至规定使用期限结束后2年。

（4）植入性医用耗材进货查验记录应当永久保存。

（5）高值耗材应建立条形码验收与管理模式，确保信息具有可追溯性。

五、物资使用、仓储管理

(一)医学装备使用管理

1. 科室责任制

科主任(护士长)是本科室医学装备管理的第一责任人,同时应确定科室医学装备兼职管理员,具体负责装备的日常管理工作。

2. 档案建立

科室应建立医学装备的使用档案,内容包括使用说明书、技术操作规程、培训记录、使用记录、维修保养记录、处置资料等。

3. 装备信息公示要求

在大型医学装备使用科室的明显位置,须公示有关装备的主要信息,包括装备名称、注册证号、规格、生产厂商、启用日期和设备管理人员等内容。

4. 管理要求

(1)科室要对大型医学装备及专用设备(如高压灭菌设备)进行定人使用、定人保管、定期保养,设备使用、保养、维修要有详细的记录。

(2)医学装备操作员应严格执行操作规程,在未经培训,不熟悉装备的构造、性能、维护和操作方法前,任何人不得上机操作。

(3)大型医用设备相关医师、操作人员、工程技术人员须接受岗位培训,业务能力考评合格方可上岗操作。

(4)发现设备运转异常时,要立即停止使用,并通知维修技术人员,严禁设备带故障或超负荷运行。未经临床工程部门批准,不得自行联系维修。

(5)科室应高度重视急救类、生命支持类装备的管理工作,确保该类装备始终保持正常待用状态,相关人员应熟知该类装备应急调配程序。

(6)科室应配合临床工程部门进行计量器具和强检设备的周期检定工作,取得相应的合格证件后方可使用,不得使用未检定、超检定周期和检定不合格的计量器具和强检设备。

(7)科室应积极开发利用医学装备的新功能、新技术,提高使用率和使用价值。对于因使用率低、使用不当,导致装备未能充分发挥作用的,医院有权进行重新调配。科室间医学装备的调拨、报废等应履行相关手续,审批同意后方可实施。

(二)物资库房管理

1. 库房物资管理

(1)物资库房须保持环境整洁,能上架的物品必须上架,做到账物相符。

(2)易燃易爆易腐蚀及剧毒物品,必须另行存放,妥善保管,相关人员亦须做好必要的防护工作。

(3)对于有有效期限的物资,记清有效期限,先进先出,以免失效造成浪费。

(4)仓库物资一律不准私自外借,不准转让,不准存放私人物品,非工作人员及厂商未经许可一律不得进入库房。

(5)库房内严禁吸烟及使用明火,并配备灭火器。下班前关好门窗,切断电源,做好防火防盗工作。

2. 库管员职责

(1)库房管理人员要定期深入临床科室了解物品使用情况及需要,及时向领导汇报,以保证物资的质量、供应时限及最小的库存量。

(2)按计划做好医院物资供应工作,保证满足医院物资的需求。注意减少库存量,常用物品库存量不得超过一个月,在保证医院工作正常进行的前提下,严格把关,杜绝浪费。

(3)库房保管员和物资会计应定期进行对账,严格做到账物相符,既保障供应,又不积压浪费。仓库保管员应根据物品的发放情况,及时提出补充物品计划。

(4)对临床科室急需的各类物资做到急物急发。

(三)库存物资存量管理

1. 库存物资存量管理的目的

库存物资按照"计划采购,定额定量供应"的原则进行管理,合理确定储备定额,加快资金周转。做好医院所需物资的储备、供应工作,保证医院的正常运行及应对突发公共事件,降低库存资金占用,提高资金使用效率。

2．库存物资存量管理的要求

（1）医院正常运行所需存储的物资（医用卫生耗材、办公用品、印刷制品）都必须设立安全存量。

（2）医院物资采购部门根据历史数据并经过科学测评，设立安全库存标准。常用物资须储备 1 个月的使用量，特殊物资（采购周期长、供应商不在本地）需储备 3 个月的使用量。非紧急物资可实行零库存。

（3）库房须及时、准确录入各类数据，按照安全库存量对物资进行管理。根据一段时间内（通常设 6 个月为周期）的物资使用情况，对安全库存的限额进行调整。

六、物资发放、配送管理

（一）物资的发放管理

1．设备发放

各科室领用的设备，由采购人员组织相关使用部门负责人、供货厂家工程师、固定资产管理部门人员、审计部门人员等，共同按签订的设备合同以及投标文件的配置清单（进口设备须提供报关单）进行核对，核对无误后予以签字确认。验收合格后应由供货厂家现场安装、调试设备，培训人员，并经科室负责人对设备技术性能进行验收，确认合格后签字。

2．耗材发放

科室申领的常规耗材，由库房管理员每月定期按时发放，并严格按照科室申领计划进行物资的发放和配送。出库单中的一联由使用科室保管，另一联由库房保管员保管作为出账凭证。库房保管员不得私自挪用、外借库房物资。办公用品、印刷品、医用耗材下送时由使用科室指定专人负责签收。应做好"修旧利废"工作，凡经修理后还能继续使用的物品一律不予补发新的物品，以节约开支。

（二）物资的配送

为了更好地服务临床科室，根据审核后的科室物资申领计划，一级仓库定期实行集中下送；手术用高值耗材确因需要，应及时配送。医院各临床科室所需的医用耗材和办公用品、印刷品应实行统一配送。供应商不得直接送货到科室，必须由医院物资采购部门指定的配送员负责物资配送工作。对于供应商直接送货到科室的物资，一律不得入账。

配送的医用耗材应密闭储存，送达科室后，使用科室应当面清点，检查包装完好度。配送器具应定期清洁消毒，符合院感要求。配送的医用耗材若发生丢失、损坏情况，应及时汇报，并由责任人按价赔偿。科室有特殊需要的，随时做好配送工作，满足临床需要。应征求相关科室意见并记录，对其所反映的问题及时给予答复、解决。

第三节 现代医院物资供应链信息化发展及实践：医用耗材 SPD 管理模式

一、医用耗材 SPD 管理模式概述

（一）医用耗材 SPD 管理模式的定义

医用耗材 SPD 管理模式是在供应链一体化思想指导下产生的一种典型的精益化管理模式，它是以保证医院内医用耗材质量安全、满足临床需求为宗旨，以物流信息技术为支撑，以环节专业化手段强化医院医用耗材管理部门的全程监管，以协调外部与内部需求为主导，对医疗机构医用耗材在院内的供应、加工、配送等物流环节开展的集中管理模式。在医用耗材管理中，SPD 管理模式通过联动医用耗材内外供应链上的核心成员，对医用耗材进行统筹管理，实现管理效能的提高。

SPD 管理模式综合考虑了医用耗材在医院各管理环节的运作规律、特点以及相互间的联系，在供应链管理理论和信息技术的支撑下，对传统的医用耗材管理方式进行了优化和改善，是适用于当前社会和医疗背景的新型耗材管理模式。

（二）医用耗材 SPD 管理模式的内涵

医院医用耗材供应链由院外供应链和院内供应链组合交叉而成，它要求医院不仅要考虑内部供应链的功能、业务和流程的整合，还要考虑与院外供应链高效合作与协同，实现内外供应链的一体化管理。在医用耗材供应链中，院外供应链的主要环节有订单处理、分拣配货、干线运输、终端配送等，而院内供应链主要环节包括验收上架、拣货加工、科室上架、科室消耗、制订需求计划等。

在医院医用耗材管理中，SPD 管理模式通过整合内外供应链资源，充分利用供应链协同优化的优势，对医用耗材实行统筹管理，实现管理效能的提升。它是一种由医院物资采购部门主导的、基于信息和物流技术的医疗机构耗材一体化管理模式。在该模式中，S（Supply）代表供应管理环节，P（Processing）代表加工管理环节，D（Distribution）代表配送管理环节。SPD 管理模式综合考虑了医用耗材在医院中各管理环节的特点、运作规律以及相互联系，在相关管理理论和技术的支撑下，对传统的医用耗材管理方式进行优化和改进，是一种适用于当前社会和医疗背景的耗材管理模式。

二、医用耗材 SPD 管理模式业务流程

（一）供应和采购

1. 管理模式

在传统模式下，医院的耗材供应商关系管理落后，而且医院耗材采购人员主要通过电话等方式传递订单，采购效率低下，采购部门工作量繁重。而 SPD 管理模式通过科学评价方式筛选出可靠的供应商进行合作，保证了耗材供应的安全性和及时性；通过外部业务重组，实行相对集中化的供应管理，减少医院采购人员繁重的采购工作量；通过对医用耗材实行一品单规及双规管理，减轻了由于耗材品规繁多带来的复杂的管理工作；通过医用耗材供采平台协同管理采购和供应业务，实行耗材、货款和发票的线上管理，实现了订单的核实与接收、耗材的配送、货款的状态以及发票的进度等信息的实时查询。医用耗材 SPD 管理模式如图 7-2 所示。

2. SPD 中心库的采购管理

SPD 服务中心库应做好医院耗材的采购管理工作,须每日核查 SPD 中心库库存,确保库存使用量,做好采购计划的及时跟进工作,订单生成后及时通知医院采购员发出采购计划,跟进采购订单状态,避免出现供应商配送不及时产生断货等情况。

各 SPD 项目应根据项目实际情况,提前开展节假日采购备货工作,计算采购量及工作量,提前规划耗材存放场地及节假日值班工作。值班人员负责节假日期间常规、临时及急救类耗材的供应和保障工作。

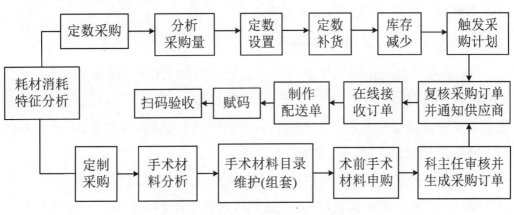

图 7-2　医用耗材 SPD 管理模式

图 7-3 为最大库存量、订货点与安全库存量的关系。

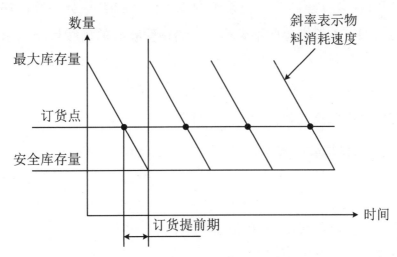

图 7-3　最大库存量、订货点与安全库存量的关系

（二）验货和入库

1. 管理模式

在传统模式下，医用耗材验收人员每次在查验耗材品牌、包装等信息的同时还需要重复查验供应商证照、产品注册证、证照有效期等信息，工作量大且效率低下。SPD管理模式通过引入医用耗材证照资质管理系统，实现证照资质自动管理，减少人为重复查验资质工作；通过引入送货排队计划，有效安排供应商有计划地按时送货，减少扎堆送货；通过实行电子验收管理，实现了批号效期系统自动验证和扫码入库上架。

2. SPD中心库低值耗材的验收入库

（1）医用耗材到医院后库管员须查看供应商相关证件，包括：① 产品资质证明材料：产品注册证、产品合格证、产品质检报告、进口产品检验报关证，冷链产品验冷链温湿度报告；② 供应商资质证明材料：供应商营业执照、企业经营许可证、厂家产品授权书、业务员授权委托书。

（2）实物验收包括：① 实物外包装验收要求：完整无破损、干燥无污渍、外包装整洁；② 配送单验收要求：必须提供医院供采平台系统统一 A4 纸张横向打印的配送单，配送员签字并盖有公司公章；③ 实物核对验收要求：扫码验收，核对医用耗材外包装的品名、规格、型号、生产厂家、数量、单价、批号、效期、注册证号、灭菌日期等信息与系统中本次配送信息是否一致，与配送单信息是否一致，如有不符则验收不合格；④ 实物验收后的后续操作要求：实物验收通过后，打印系统验收单，并在纸质配送单及配送单上签字确认（注明验收日期）；⑤ 整件验收时拆包抽验要求：整箱包装耗材须按一定比例开箱抽检。

3. SPD中心库高值耗材的验收入库

（1）医用耗材到医院后库管员须查看供应商相关证件，包括：① 产品资质证明材料：产品注册证、产品合格证、产品质检报告、进口产品检验报关证，冷链产品验冷链温湿度报告；② 供应商资质证明材料：供应商营业执照、企业经营许可证、厂家产品授权书、业务员授权委托书。

（2）实物验收，包括：① 实物外包装验收要求：完整无破损、干燥无污渍、外包装整洁；② 配送单验收要求：必须提供医院供采平台系统统一 A4 纸张横向打印的配送单，配送员签字并盖有公司公章；③ 实物核对验收要求：扫码验收,核对医用耗材外包装的品名、规格、型号、生产厂家、数量、单价、批号、效期、注册证号、灭菌日期等信息与系统中本次配送信息是否一致,与配送单信息是否一致,如有不符则验收不合格;④ 实物验收后的后续操作要求:实物验收通过后,打印系统验收单,并在纸质配送单及配送单上签字确认(注明验收日期);⑤ 对于高值耗材实行一物一码管理,验收时须核对高值耗材表面粘贴的唯一码与实物是否对应。

(3) SPD 中心库验收员要严格把关,有以下情况时可拒绝验收或入库:① 未经院领导或部门主管批准的采购;② 不属于该库房所采购的物资;③ 与采购计划或配送单不相符的采购物资;④ 与产品质量包装要求不相符的采购物资;⑤ 与采购计划批号效期等信息不相符的采购物资。

(三) 存储和拣货

1. 管理模式

在传统模式下,医院各级医用耗材库房独立管理,缺乏信息共享,而 SPD 管理模式借助院内耗材管理系统对科室实行"实时消耗减库存",全程监测耗材在各级库存中的状态,实现了医用耗材可视化管理。在传统模式下,使用科室在需要医用耗材时向耗材管理部门提出申请,管理部门确认信息后再汇总向供应商发送订单或通知库房拣货、推送,耗材供应周期长,各科室请领缺货情况较为严重,影响了临床医疗活动的正常运行。而 SPD 管理模式在基于医院历史数据分析的基础上确定科室库的安全库存量、补货点、最大库存量等变量,当消耗量降至科室库安全库存时,系统将按照各科室预计使用量自动"波次"出各类耗材的拣货条码,拣货员根据条码去指定的货架拣货。

2. SPD 中心库的库存管理

(1) 库房区域必须按照三色五区进行规划:整件区、拆零区分开;验收区、待上架区不得在拆零区,条件允许的情况下尽量靠近整件区;非库房储存商品及非工作用品不得进入库房区域;整件未拆包的商品不得进入拆零区,不得在拆零区拆除整件商品。

(2) 商品码放"三不靠"原则:产品码放不靠顶棚、不靠墙、不靠地。

(3) 定期对仓库的使用环境进行巡查维护,保持库房的整洁,注意通风、防潮,记录库内温度和湿度(每日 2 次),根据温湿度情况采取相应措施,保证产品质量。

（4）产品要按不同管理级别、品种、材质、性能和规格批号离地码放，码放物品时应轻拿轻放，做到产品码放整齐，并根据有效期的长短顺序由内向外进行堆码。易破损物品不得垛高，无倒置现象，标志明显、清晰，对于有特殊要求的物品要按规定条件储存。

（5）急救类医用耗材应单独存放，定时进行重点检查。一旦发现临近过期或质量异常，应及时做好补货工作。

（6）SPD服务中心下送人员在下送过程中应做好动态盘存工作，若存在库存与实物不符的情况，应及时查明原因；若存在漏消耗或消耗未取用的情况，应与科室人员沟通解决。

（7）SPD服务中心库应每周进行高值耗材数量盘点，确保账物相符。

（8）SPD服务中心库每季度至少全库冻结盘存一次，定期做好医用耗材的盘点，确保做到账物相符。

（9）每月月底，耗材管理员应做好耗材效期管理及台账记录工作。近效期耗材应提前做好催销工作，并作近效期标识。

（10）效期小于或等于3个月的产品原则严禁入库；除个别质控用品外，效期小于或等于6个月的产品未经审批，不得入库。耗材管理员应做好耗材效期管理及台账记录工作。近效期耗材应提前做好催销工作，并作近效期标识。

（11）发现过期失效或包装破损的医用耗材应及时清点，做好记录并存放于不合格区，及时上报耗材管理办公室，不得私自处理或继续出库。

（12）对于过期失效或包装破损的医用耗材应统一填写"医用耗材报损表"，报批后原件交财务科、复印件及耗材交库房。库房填写"不合格医用耗材处理记录"后，按规定在监督状态下进行销毁。

3. SPD二级库的管理

（1）科室二级库房在科主任或护士长领导下开展工作，指定人员负责库房耗材管理工作，包含库存品种定数包、基数调整、耗材交接、系统上架确认、库房库存监管等工作事项。

（2）物资流转必须扫码：科室工作人员取用耗材时，必须使用PDA登录账号进行定数包标签的取用扫码消耗动作（扫码消耗成功后方可拿出库房使用），出现因漏扫码的原因造成断货影响正常诊疗的情况，由科室自行负责。

（3）SPD服务人员每周进行库存盘点工作，记录漏消耗耗材品名、种类、做好纸质记录并由库管员签字确认,并在 PC 端完成补消耗操作。科室库房管理员每周需要进行库房库存盘点检查,核对库存是否准确,如有疑问及时联系 SPD 服务人员进行处理。

(4) PDA 使用后须及时充电,保证电量充足,能够及时扫码消耗,以免造成漏消耗。

(5) 针对大型节假日备货和直供品种,SPD 系统将初步计算备货量,对于特殊品种需要由科室负责人签字确认备货量是否满足要求,如备货量不足,应及时进行采购备货,以保证科室正常使用。

(四) 加工和配送

1. 管理模式

在传统模式下,医用耗材以供应商配送时的大包装(箱、袋)或拆零后的小包装(个)为单位配送给各消耗科室,耗材的消耗情况难以追溯和统计。在 SPD 管理模式下,耗材中心库管理人员结合医护人员的使用习惯和以往消耗规律将耗材加工成定数包,实行条码管理,定期主动推送至使用科室;对于手术耗材,将其加工成个体化手术套包,采取定制配取的方式提供给手术室。SPD 管理模式除了实现了耗材全程追溯外,还可以跟踪到患者的耗材实际使用量,实现按患者或病种核算耗材成本。

2. SPD 中心库的出库配送

(1) 拣货员在整件区取物资时须注意批号、效期等信息,近效期的耗材优先使用,整件区耗材由专人管理,每日将所需的整件物资摆放在 SPD 服务中心库的指定位置,当天拣货任务完成后,将剩余耗材上架到拆零区指定库位上。

(2) 对于有储存期限的医用耗材,拣取物资时必须要严格按照"先进先出,近效期先出"原则执行库内拣货作业,保证库内耗材效期安全。

(3) 中心库下送员仔细核对各科室推送单与实物,确认无误后,方可推送至科室。

(4) 科室所需耗材库存不足或无库存,应及时通知相应科室并查看科室库存量,及时提交采购计划,通知医院采购员发出计划,及时跟踪订单状态。

(5) 科室漏消耗导致科室无货可用时,所属下送员应及时与科室沟通,规范 SPD 消耗流程,做好纸质记录经科室人员签字确认后,为其紧急配送所需物资。

(6) SPD 服务中心库内医用耗材未经医院管理部门同意,不得将 SPD 服务中心库内医用物资私自外借。

3. SPD 服务人员的工作规范

(1) 科室二级库须张贴医用耗材取用消耗流程及科室对应 SPD 服务人员联系方式,便于科室人员在遇到问题时及时联系 SPD 服务人员解决。

(2) 科室二级库内耗材经 SPD 服务中心库验收合格后,由 SPD 服务人员每日从 SPD 中心库加工下送,未经验收的耗材不予入库上架。服务人员在科室库上架时需本着先进先出、左进右出的原则整齐摆放耗材。

(3) 科室库货架由 SPD 服务人员负责整理维护及做好清洁工作,科室库耗材有更新的,由科室对应负责的 SPD 服务人员及时打印并更换库位标签。

(4) 耗材上架依据先进先出原则摆放,近效期(国产的 3 个月、进口的 6 个月)的物品做好记录。

(5) 科室二级库应建立医用耗材使用核对制度,SPD 服务人员应协助医护人员定期核查耗材消耗与收费的准确性。

(6) SPD 服务中心应建立科室库日常巡检机制,项目主管负责协调科室库日常巡检工作,按照每周一个科室的频次开展巡检工作,发现问题及时改进。

(7) 物资采购管理部每月抽检各项目组科室库,严格根据巡检要求检查,及时记录存在的问题,督促责任方尽快改进。

(8) 科室库服务工作由科室人员及 SPD 服务中心项目主管共同监督,SPD 服务人员有操作不合规范或科室人员有对 SPD 服务人员不满意的情况,项目主管须及时了解,随时接收反馈建议,快速办理,及时回复,持续改进并分析、总结、存档。

(五) 消耗和结算

相较于以往供应商货票同行、科室以领代销的模式,SPD 管理模式实行先消耗后结算的方式。科室库医护人员取用定数包时进行扫码拆包,即代表定数包被消耗,耗材物权转移至医院,医院按照拆包数量与供应商进行财务结算,这样的消耗结算方式大大降低了医院的库存成本和风险。

三、医用耗材 SPD 管理模式分析

SPD 管理模式在相关管理理论和技术的支持下，打破了传统医用耗材管理过程中各环节之间的壁垒，实现了医用耗材从供应商到最终消耗的全过程可视化管理，是非常值得医疗机构尝试的一种耗材管理模式。

与国内其他新型医用耗材管理模式相比，SPD 管理模式有如下几点优势：

（1）在耗材在线采购的基础上采取耗材分类采购的方式，对具有不同价值和消耗特征的医用耗材采取有差异的采购和供应策略。这样一方面促使采购人员优先处理对于临床相对重要的医用耗材，保证医疗活动的正常运行；另一方面也提高了在线采购的运作效率。

（2）在对临床病区采用定数包管理方式的基础上，根据手术排程、医生手术习惯和术式特点在手术室库房设置手术套包，并对手术所需的可备货耗材进行管理。这样一方面提高了手术准备工作的效率，另一方面也规范了手术耗材使用行为，大大减少了手术耗材浪费现象。

（3）在对各科室以往医用耗材消耗规律和特征进行分析的基础上，运用医用耗材库存控制模型实现医用耗材多级库存的协同优化，加快了各库存点医用耗材的周转率，在满足临床活动需求的同时，也解决了库存积压的问题，有效降低了医用耗材的库存成本。

（4）在对各消耗单元库存及消耗情况实时监测的基础上，考虑了多种情形下的配送方式，采用库存信息警报和补货及时反馈的方式减少医用耗材二级库的闲置时间，不但加快了各级库存医用耗材的周转率，满足了各消耗科室的耗材供货需求，还减少了医护人员管理耗材的工作量。

（5）采取供应商整合和供应商评价的方式对医用耗材供应商实行集中式、淘汰制管理，促使供应商在开展协同合作和良性竞争的基础上采取基于医疗任务、医用耗材等多品种的协同供货模式，激励供应商及时为医院提供具有价格优势、有安全和质量保证的医用耗材。

当然，由于 SPD 管理模式引入我国的时间较短，供参考的实践经验相对较少，在具体实施的过程中可能会遇到很多传统的、SPD 管理模式无法解决的困难和问题，这需要灵活地对 SPD 管理模式进行创新和改进，结合医院的实际情况制订科学、合理的实施计划和方案。此外，由于 SPD 管理模式是以信

息一体化为支撑的,在实施方案合理的前提下,SPD 管理模式的成功实践还需要院内信息、物流、护理、医务、财务等多部门的协同参与和外部供应商的及时响应。

第四节　现代医院物资供应链
管理改进对策与建议

一、持续改善物资供应链管理机制

(一)制定相对统一的标准

现代医院医用耗材管理需要医院多个部门协作,包括财务处、医务处、审计部门、临床部门等多个部门。如果要将医院物资供应链管理水平提升到精细化的水平,需要多个部门有效配合,明确权限与分工,才能构建整个院内物资供应链管理体系,确保管理的规范性,形成科学的管理体系。

(1)物资采购部门要随时了解临床科室的需求,根据需求选择适合的医用耗材供应商,并且能够从耗材的采购、订单、验收、入库等环节强化管理,与临床科室进行有效信息共享,确保医用耗材具有可追溯性,以掌握流向。同时,除了与临床部门配合,采购部门还要与财务部门进行密切配合,加强对经济效益的控制,对耗材的成本与收费进行管理,系统性地协助财务部门生成报表,以便加强管理。对于不计费或者低值耗材,也应该加强定额管理,采用事前控制与事后绩效考核等方式,减少不必要的浪费,减少库存,减少资金占用。

(2)财务部门应该制定规范的成本管理与财务管理制度,加强对采购部门的耗材财务管理,加强成本控制,系统性地对收费与成本进行有效控制与分析,并编制相应预算。

(3)审计等部门应该对耗材物资供应链管理的整个流程进行监督,并强化管理,提出改善措施,坚决不允许违规操作。

医院的各个部门需要加强沟通，建立信息化建设的基础数据规范，为不同部门之间的信息互通奠定基础。一般情况下，由院长牵头定期召开组织协调会，各部门负责人参加，共同制定工作制度与规范，更好地为临床服务。现代医院通过强化各部门之间的协作，推动新的耗材管理制度在临床业务中开展，推动临床医疗技术发展，为今后提升医院经济效益发挥促进作用，也增强了医院的综合竞争力。

（二）不断完善医院物资供应链管理各项制度

基于现代医院管理的要求，要加强制度的优化与完善，不断完善医院医用耗材管理制度。

1. 具体落实优化方案

确保医用耗材管理的合理性，从各个业务环节入手，优化业务流程，确保逻辑严谨，可行性高，为医院建立一支耗材管理的专业队伍。

2. 实现耗材采购管理流程的科学化

在原有制度的基础上，对耗材管理的每一个环节进一步进行规范，确保重要耗材的安全性与高效性，有效保障患者与医院的利益。

在制定耗材管理制度方面，一定要科学地制定战略方针与目标，结合医院发展的任务与方向，同步医院的战略规划，将医院发展的思想与规划融入到规范中去，确保相关制度能够持续、有效地执行与落实；管理制度的制定一定要在事实基础上进行，应考虑到制度的可执行性；同时，管理制度也要结合医院实际发展情况进行调整，如医院重点发展的临床项目，在耗材管理中就要给予相应的支撑与配合，确保医院整体发展的一致性与高效性。

（三）定期分析汇总和提高预算管控水平

1. 加强计划性管理

采购是医院管理中一项重要工作，一定要有计划性，在制订采购计划时，除了要考虑当前科室的需求，也要结合历史情况进行合理性分析。充分利用信息化系统，加强与临床业务科室的沟通，确保临床的使用与需求情况能够及时反馈到采购部门，为采购部门制订采购计划提供有效依据。同时，要加强审核采购计划,尤其是财务部门,需要根据医院成本管控等情况对耗材的采购价格、采购数量提出科学建议,加强预算管理,避免不合理的采购。

2. 订单是采购行动的源头

订单是连接医院与供应商之间的重要纽带,是采购工作中的重要组成部分。订单管理包含了采购需求发起、订单生成等重要内容,同时也包含订单的编辑,如打印、查询、修改、删除等,针对临床需求,有时还需要催促发货,信息化系统能够提供有效的信息支撑。

(四)培养和引进专业人才

任何信息化系统都是工具,最终都需要人去落实。在物资供应链管理中,每个环节的控制与业务流程的优化,都需要专业人员在实际工作中不断发现、总结、分析,提出有效的改进措施,从而解决问题,提升物资供应链管理的合理性与高效性。现代医院物资供应链管理现状是存在大量非专业人员,有些是从其他部门转岗过来的,不具备管理所需的专业知识,仅有的经验还停留于传统的人工操作方法,无法适应当前的精细化管理需求。物资采购部门一方面要加强对现有人员的培训,结合岗位特征制定科学性的培训方案,加强基础知识的普及,提升人员素质,定期举行相应的考核,并要与岗位绩效工资挂钩,激发员工参加培训与学习的积极性;另一方面,人事部门要引进先进人才,只有引入了高端人才,才能引进新的管理思想,促进管理水平的提升。总而言之,人才是提升管理水平的重要因素。

二、提高现代医院医用耗材精细化物资供应链水平

(一)建立外部供应链采供平台系统

基于云服务的采购协作平台将帮助医院实现内外物流的一体化整合,帮助医院建立面向其所有供应商的基于 Internet 的标准化信息协作交互平台,帮助医院与供应商实现信息衔接,有效提升配送的时效性,也便于管理,减少人工工作量。医院可以快速完成订单的准确发布,并及时掌握供应商的处理情况。供应商可以 24 h 在线接收和处理医院的各类采购订单,并完成与此相关的各项工作(包括物品条码准备等),满足医院的质量管理要求。

从采购业务角度看,要充分考虑业务的实时性,加强安全管理,为打通内外网提供技术支撑,使其成为可能。在内外网打通后,才能构建供应商管理平台,将院内的需求发给院外的供应商,实现采购数据的实时交互。

1. 在线发布订单

利用微信、APP 等手机终端软件,医院物资采购部门能够将采购订单发送给供应商,供应商使用医院分配给自己的账号进行查询,对自己的订单进行有效管理。订单信息中包含了耗材种类、数量、配送日期等要求,供应商完成订单后需要医院采购人员进行确认与审核。

医院采购人员确认订单后,供应商进行配送处理,同时要确保货票同行,并根据规范打印出货物配送清单,送到医院指定部门,利用自动生成的条形码扫码入库,进入付款流程。

2. 自助条形码服务

目前系统支持原厂商条码(根据国际和国家规范生成),也支持根据医院自己的管理要求自制的条码。系统同时支持第三方物流服务商集中配送的业务模式,并支持与企业 ERP 有效对接、整合,如图 7-4 所示。

3. 供应商自助平台系统

医院各供应商进入供应链云平台注册、登录,正确录入供应商信息并提交审核。经审核验证后将收到登录平台的短信通知。

供应商的信息管理包括各种资质与许可证,原有人工管理工作量大,工作容易出现纰漏,通过信息化系统,能够对相关证照进行有效管理,并由相关人员进行审核,且能够设置有效期提醒,如图 7-5 所示。

产品字典的维护需要根据医院信息化建设的统一规划开展。根据医院采购需求,供应商根据相关要求提供产品的相关信息,包括产品名称(以注册证名称为准)、产品规格型号、生产厂家、产地、单价、注册证号信息等具体内容。

医院应实现早期预警管理,确保患者安全,降低医院产品问题引起的风险。供应链云平台应与医院内部物资系统、HIS 系统平台无缝连接,经审核合格的信息可以自动导入生成医院耗材字典和收费目录,减轻医院耗材管理及收费部门的工作量。

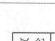

人民医院(手术室库房)医疗器械进货验收记录

供货单位: 有限公司　　联系人:　　传真:　　配送单号: W20131031000l

手机:　　联系电话:　　配送时间: ××××年××月××日　　0844

名称规格	单位	数量	单价	金额	生产厂家	品牌	生产批号	灭菌批号	失效日期<证号效期>	注册证号	证件核对	合格证	验收结论
(吻合类)强生钉仓 ECR60B(蓝)[备]	只	4		00	美国ETHICON ENDO-SURGERY,LLC		K4CY6D		2018-05-31 <2015-01-25>	国食药监械(进)字 2011第3220273号			
(吻合类)强生钉仓 ECR60B(蓝)[备]	只	3		00	美国ETHICON ENDO-SURGERY,LLC		K4CX98		2018-05-31 <2015-01-25>	国食药监械(进)字 2011第3220273号			
(吻合类)强生钉仓 ECR60D(金)[备]	只	3		00	美国ETHICON ENDO-SURGERY,LLC		K4CV8N		2018-05-31 <2015-01-25>	国食药监械(进)字 2011第3220273号			
(吻合类)强生钉仓 ECR60D(金)[备]	只	1		00	美国ETHICON ENDO-SURGERY,LLC		K4CV8N		2018-05-31 <2015-01-25>	国食药监械(进)字 2011第3220273号			
(吻合类)强生钉仓 ECR60G(绿)[备]	只	1		00	美国ETHICON ENDO-SURGERY,LLC		K4D11N		2018-06-30 <2015-01-25>	国食药监械(进)字 2011第3220273号			
(吻合类)强生钉仓 ECR60G(绿)[备]	只	5		00	美国ETHICON ENDO-SURGERY,LLC		K4D11N		2018-06-30 <2015-01-25>	国食药监械(进)字 2011第3220273号			
(吻合类)强生钉仓 ECR60W(白)[备]	只	7		00	美国ETHICON ENDO-SURGERY,LLC		K4CT7L		2018-04-30 <2015-01-25>	国食药监械(进)字 2011第3220273号			
强生腔内直线吻合器 EC60[备]	把	1		00	美国ETHICON ENDO-SURGERY,LLC		K4D124		2018-06-30 <2015-01-25>	国食药监械(进)字 2011第3220273号			
金额小计				00	金额大写:					¥			完整

1. 采购验证结论:　　采购员:　　日期:

2. 入库验收人:　　验收日期:

图7-4 第三方物流服务商集中配送与医院的对接

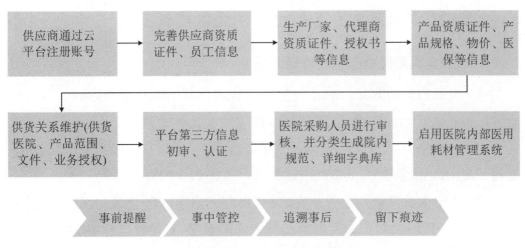

图 7-5　供应链云平台数据收集流程

（二）引进 SPD 物资供应链管理模式

医院应在完善耗材供应链运行体系建设的基础之上，建立以"精细化管理＋SPD 服务模式"的全新供应链信息化平台。同时，整合医药公司资源建立 SPD 服务新模式，将医院库房转变为医药公司代销库，实现医院耗材零库存管理，以减少资金占用、降低医院整体运营成本，如图 7-6 所示。

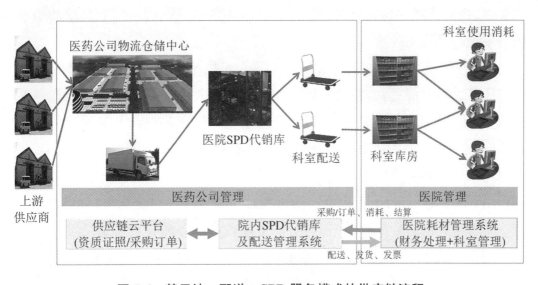

图 7-6　基于统一配送＋SPD 服务模式的供应链流程

（三）建立试剂类医用耗材精细化供应链系统

1. 试剂类医用耗材存在的管理问题

（1）由于物资采购部门缺乏专业人员有效把控试剂的品种、品规，导致检验科室报送的计划无法得到有效监管，管理处于被动状态。

（2）入库与消耗"失联"，导致财务在结算科室成本方面存在极大难度，既不利于成本的精准控制，也不利于财务人员工作效率的提高。

（3）由于信息系统的监管缺失，导致科室无法了解各检验、实验科室的实时库存信息，只能依靠经验直观判断订货的需求量，易导致诊疗中途缺货或库存积压的不良现象出现。

（4）冷链环节监管缺失，硬件设施缺乏，医院虽配备冷冻冷藏室对有温度、湿度要求的试剂进行储存，但运输过程中缺乏硬件储存设施，同时无法保证运输过程中试剂对温度、湿度的要求是否得到满足。这将加大诊疗的风险性，同时也不符合医学装备质量控制的规范要求。

2. 强化试剂类医用耗材精细化管理的措施

（1）信息流建设。试剂类医用耗材的信息管理系统应包含三个方面：数据管理、物流管理、消耗管理。其价值主要体现为关键管控价值、效率提升价值和质量与管理的改善。

取得关键管控价值应把握以下几点：① 编码统一管理。将各试剂的编码与供应商编码对应关联，并同 HIS 系统的代码合并为唯一代码，彻底杜绝一项试剂多项代码的现象出现。② 协议管理规范。试剂协议与其他医用耗材协议不同，在价格、规格甚至代理商等内容上容易发生变动，所以制定试剂类专有的协议管理规范、建立试剂协议变动管理系统十分有必要，将更利于供应商的信用评价。③ 订货流程标准。通过实现审批、采购、供应商、试剂目录四个统一实现统一的订货流程管理。④ 集中验收和库存管理的提升。实验和检验试剂在医院中心库集中验收，同时进行合同校验，通过验收和校验的试剂移至科室库进行管理，建立科室库定期盘点功能和库存实时监控功能。⑤ 试剂消耗与作业量挂钩。对于医嘱项配套收费试剂，其试剂消耗应与 HIS 系统的收费记录联立，直接扣除试剂费用，同时在中心库形成出库记录。对于可直接计费的单独试剂消耗，则直接通过 HIS 系统对该试剂进行扣费并记录出库数据。

取得效率价值应把握以下几点：① 标准化管理水平的提升。在基础资料和与供应商签订协议的原始数据经过系统维护后，医院各相关部门均可同步获得实时数据；统一编码后，医院内部与供应商之间的信息可保持统一，防止差错产生。② 业务流完整、准确、快捷。与中心库建设的理念保持一致，实验室和检验科室收货时以中心库实际发出的货物信息为准，保证信息的一致性。③ 管理报表编制水平的提升。系统自动生成各流程节点单据，单据格式保持一致；系统自动统计汇总各类业务数据，并根据各类用户的业务需求生成不同功能的统计报表。

质量和管理的改善应把握以下两点：业务流程明确清晰、业务全过程可追踪。

（2）实物流建设。医院试剂耗材在运输过程中的质量控制问题是实物流建设的重点环节，也是冷链环节管理的重点内容。为充分满足不同试剂在院内运输过程中对温度和湿度的要求，医院应基于 RFID（射频识别）技术引进冷链运输周转箱。其功能应包含以下几个模块：外箱 RFID 标签读取器、温度 RFID 标签读取器、报警指示灯、液晶显示屏、验收府库管理程序、外箱标签管理、温度标签管理。

通过各模块的建立，可使周转箱具备以下功能：提供数小时的保温环境；温度与湿度的实时信息及时上传，并可跟踪；周转箱非法开启或温度超过预设后实时报警；易制毒等管控试剂，设置双人双卡开锁。一体化冷链周转箱的使用，可以有效保证试剂类耗材在医院精细化管理中的特殊配送要求，是精细化供应链系统后期完善不可忽视的重要内容。

此外，通过建设检验试剂综合管理平台，可以对试剂从班组采购需求申报、使用科室需求审批、试剂采购、供应商处理订单、试剂入库、试剂出库、检验科二级库房试剂管理、班组试剂领用到班组消耗的全过程可视化管理，如图 7-7 所示。同时对内科、外科等检验单元的试剂领用、消耗、库存管理等业务进行条码规范化管理。实现试剂领用消耗与检验样本项目的配比监控管理，减少试剂管理中的潜在隐患，减少不合理浪费。

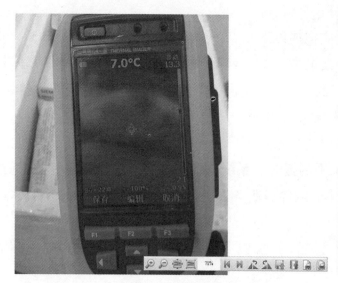

图 7-7 试剂冷链温控验收

（四）建立医用耗材绩效评估机制

建立医院耗材的绩效评价机制尤其重要，任何制度的落实如果没有相配套考核机制的约束，将无法有效且持续地保持，只有通过制定相应的绩效考核指标，才能够有效完成制度的落实。

在制定绩效考核制度时，首先要成立考核小组，可以由医院主要科室参加，确保考核的公正性与透明性。科学地制定绩效评价体系与考核体系，确保考核制度能够顺利落实并且执行。考核小组的建立有利于推进制度的落实，相关指标的确定可以确保考核制度被量化。在制定考核制度时，一定要根据医院的实际情况制定，确保能够合理地进行评价，以保证公平性与合理性。一套好的绩效考核制度应能够最大限度地激励员工更加规范地工作，提高工作效率，并在工作中不断优化流程，提升医院的管理水平。

医院物资供应链管理的信息化建设需要全院投入大量的资源。在系统实施过程中，需要各个部门的参与与支持，同时，系统中设置的业务流程也需要得到各个部门的认可。通过信息化系统的建设，能够有效地进行信息整合，完善数据库建设，规范采购流程，全程追踪各个环节，实现更加精细化的管理。

第五节 现代医院物资供应链
管理体系未来展望

随着新医改政策的逐步深入和国家对医院物资管理要求的提高,现代医院物资供应链管理体系未来的发展将会围绕 SPD 管理模式的发展不断升级。SPD 管理模式通过提升医院精细化管理水平,实现了医用耗材全生命周期管理,顺应了国家医疗卫生体制改革的趋势。在物联网、大数据、云计算等技术不断发展和广泛应用的背景下,SPD 管理模式未来要围绕新技术应用、管理模式创新、管理内容多元化等方面,持续推动 SPD 管理模式在深度和广度方面的全面发展,进一步提升医院物资管理效率,降低医院的成本,减轻患者的负担。

一、区域 SPD 管理模式的发展

未来医用耗材 SPD 管理模式将顺应区域内医疗机构医用耗材管理的发展趋势和卫生政策要求,实行"云仓"模式,即通过构建一体化信息管理平台,集成区域内医疗机构的医用耗材数据系统,促使各院区"分仓"数据互联互通、信息共享,实现物流效率提升和资源优化配置的目标。作为一种新型仓储管理模式,区域 SPD 管理模式中的"云仓"具有集中化、智能化、可视化等特点,基于大数据、云计算等信息技术,"云仓"可实现智能化派单、配送清单自动匹配、线上线下一体化订单处理等功能,减少传统方式下由于医疗机构各院区信息互相独立导致的仓储低效率和配送资源浪费等现象,减少仓储空间,降低物流成本。

二、医用物资全面管理

当前 SPD 管理模式在医用耗材和药品领域快速发展,但在检验试剂、手术器械等其他医用物资管理中的应用仍处于探索阶段。SPD 管理模式未来一方面要结合不同类别物资的属性和消耗特征扩大其应用范围,实现 SPD 管理模式在医用耗材、检验试剂、手术器械、后勤物资等医用物资领域的全面覆盖;另一方面要在全面应用的基础上,建立信息系统集成不同物资的使用数据,通过大数据分析构建不同物资使用的关联网络,寻找物资间消耗的联动规律,实现医用物资需求精准预测。

三、物联网、人工智能等技术的深入应用

(一)物联网技术应用

当前 SPD 管理模式对于物联网技术的应用大多局限于物资条码的应用,未来可在此基础上进一步拓展物联网的应用范围和程度,如将智能眼镜、扫码指环等穿戴式识别设备应用于验收、分拣等物流环节中,建立智能存储屋用于加强高值耗材追溯管理等。

(二)人工智能技术应用

随着人工智能技术的迅速发展,未来 SPD 管理模式将注重人工智能技术的应用以提升医用耗材管理效率,如将图像识别技术应用于身份自动识别和耗材验收,将语音识别技术应用于医用耗材取用、收费等场景,运用大数据分析技术实现医用耗材需求的精准预测等。

(三)机器人技术运用

由于人力成本的不断增加和规范化作业的要求,通过物流机器人和自动化设备代替传统人工进行验收、拣货、赋码等机械化的物流作业活动,进而提高仓库运营效率,已成为未来医疗机构医用耗材精细化管理的发展趋势,将机器人技术广泛应用到 SPD 管理模式中是降低医疗机构成本和提高作业准确率的有效途径。

(四)供应链金融服务模式

供应链金融服务模式即充分发挥 SPD 平台海量数据优势,以"新金融创新服务"和"SPD 基础设施服务"为"两翼",通过构建医疗机构、供应商、SPD 服

务商、金融机构、征信机构等多方参与的新型金融生态协同供应链平台,提高医用耗材资金流运作效率。在供应链金融模式下,平台商为各医疗机构 SPD 管理模式提供物流服务;银行提供平台软硬件投资支持,代理医院提前支付供应商的医用耗材应付款。供应链金融服务模式通过缩短医疗机构回款周期,使医用耗材采购价格更具优势,减轻供应商的资金压力。

当前医疗供应链中小企业资金需求大,医疗供应链金融服务市场空间大,人工智能、区块链、大数据、云计算四大核心技术将引领数字金融科技向纵深发展,人工智能和大数据技术赋能属性将进一步增强,SPD 管理模式将在该发展机遇上发挥重要作用,积极推动供应链金融服务模式的建设和发展。

第八章　现代医院药事运行体系

现代医院药事运行是指利用科学的管理方法,在保障患者用药安全的基础上,对临床用药的全过程进行有效的组织、实施以及精细的管理,确保医院药物应用的可及性和规范性,同时研究如何提高药学人员工作的积极性和效率,促进医院药事工作的高效、高质运行。

随着社会经济的不断发展和医药卫生体制改革的全面深化,医院药学工作也面临着更高标准的要求,并发生了两个根本的转变。一是药品零加成的执行,药学部门从盈利向成本控制转变;二是从传统的"以药品为中心"的保障供应模式向"以服务患者为中心",以临床药学为基础,促进临床合理、精准用药的药学服务模式转变。药事工作是医疗机构管理工作中的重要一环,是医院正常运营的基本保证,加强药事运行的精细化管理对于促进合理用药、保护患者的生命健康有着重要意义,同时也直接影响着医疗机构的医疗质量及整体效益等,决定医院的市场竞争力。

药学部门通过积极参加国家集中采购、省市级招标采购,实施精准的库存管理等控制成本;通过药事质控规范临床用药,减少医保核减,有效控制药物治疗的成本;通过开展新的药学服务项目,如药物临床试验、药学实验室检查、静脉药物集中配置、药学门诊及家庭药师等来为医院盈利。这些都将影响医疗机构的运营。本章从现代医院的药品采购、药品库存及药事质控三个方面的精细化管理阐述现代医院药事的高效运行体系。

第一节　现代医院药品采购

一、国内外公立医院药品采购工作概述

(一) 欧盟国家药品采购方式

根据欧洲药品信息系统(PHIS)2009 年的调查,欧盟国家药品采购总体遵循世界卫生组织(WHO)倡导的采购原则,即:采购质量良好且相对经济的药品,选择最可靠的高质量药品供应商,采购和配送系统能确保药品及时交付,尽量控制最低的总成本。绝大多数国家混合采用招投标和协商两种采购方式,但适用条件存在差异,对各疾病治疗领域中竞争比较充分的药品进行招标,而对专利药、原研药等竞争不充分的一般不采取招标政策。中欧、东欧的国家以协商直接采购为主,招投标方式通常只针对于贵重药品的采购。

(二) 美国医疗集团采用的集中采购方案

美国医疗机构采购的药品中,超过 70% 是委托药品集中采购组织(Group Purchasing Organization,GPO)进行采购的。GPO 是药品、医疗器械企业和供应商之间的中间媒介,旨在通过持续购买大量的产品,为医疗机构、诊所等提高议价能力,以获得较低的产品价格或更好的相关服务。据美国医疗行业集团采购协会统计,96%—98% 的医院至少加入了一个 GPO。供应商要想通过 GPO 向医院销售产品,通常需要向 GPO 递交报价提案。GPO 将结合其集合医院的购买总量对报价提案进行评估,并和生产商谈判价格,最后签订采购协议。GPO 让医院摆脱了繁琐的物料采购事务,平均可以为每家医院节省 10%—18% 的成本。

（三）我国的药品招采模式

我国药品采购经历了医疗机构自主采购—省市为单位的药品打包采购—国家及省市组织的药品集中带量采购的过程。药品集中招标采购已成为主流的采购方式，且从"政府主导"转变为"政府主导、市场运作"。目前，国家组织的药品集采主要针对的是通过一致性评价的药品，而省级及市级联盟组织的药品集采主要针对的是未通过一致性评价的药品。部分地区还通过建立第三方电子交易平台，打造"在线竞价、在线交易、在线支付、在线融资、在线监管"的药品交易新模式，放开药品采购市场，降低药品价格，所有药品的采购均可通过交易平台完成，交易平台每月按品规汇总医疗机构的采购计划后由企业竞争投标。医疗机构也可以自主联合形成采购联合体，根据联合体的药品总需求量开展网上采购。

二、我国公立医院药品采购模式的优势

我国公立医院药品集中招标采购模式的整个过程由政府主导管理，因而相对统一、规范。政府部门主要参考各竞标企业的报价来选择中标企业，在一定程度上能控制基本药物的价格，从而在源头上控制我国卫生系统中的药品成本。集中招标采购的优势具体来说有以下几个方面：

（一）明确的计划性

在集中采购模式下，统一年度采购预算，按月申报采购计划。做到"年度有预算，月度有计划"，保证医院资金、资源的合理安排和采购工作的有序开展。

（二）资源整合与协同

基于供应链的集中采购管理模式，横向整合部门间的资源，纵向协同各环节，提升了工作效率。通过集中采购，实现药学部、医务部、信息中心、医保中心和计划财务处等部门业务整合和资源整合，发挥部门的协同效应。

（三）严格的质量控制

质量控制是保证采购药品质量的关键点,对于供应商的管理,"选择重于开发,管理重于评价"。集中采购管理模式中通过建立合格供应商准入标准,建立不同类别的供应商目录库,从根本上保证了供应商的质量。同时,加强对供应商的过程管理,会同相关部门定期对供应商进行评价、考核,提出整改措施,可有效保证药品质量与服务品质。

采购工作是医院运行和发展的基础,与医院的运营及患者的切身利益紧密相关。推行基于供应链管理的药品集中采购模式,是医院规范采购行为、优化流程、降低风险、提高采购效率,进行管理创新的有益探索。

三、我国公立医院药品采购模式存在的弊端

尽管目前的政府部门组织集中招标采购的模式在各地深入推行,并在药价调整中体现出无可比拟的优势,但还是可能缺乏市场主导模式的高效性。此外,报价在竞标评价中所占权重太大,可能会导致部分企业为了中标而不考虑自身技术能力,进而导致中标后药品质量不过关或产能达不到要求,影响医疗机构的药品供给。

集中招标采购模式适合临床用量大、竞争充分的品种,对一些临床必备但缺乏竞争的、独家专利的品种往往没有效果,药品定价的市场化会使这类药品的价格高居不下,甚至不断涨价,而且医疗机构在议价中完全处于弱势,一旦议价不成就会造成缺药、断药。

四、合肥市第一人民集团医院采购工作实践

合肥市第一人民集团医院(以下简称"集团医院")的药品采购严格执行国家及省市集中招标采购的相关政策,医疗机构药事管理与药物治疗学委员会(以下简称"药事会")积极发挥职能作用,加强本机构基本用药供应目录管理。根据诊疗科目和医疗服务需要,配备供应治疗必需药品,不以药占比考核等理由影响药品正常配备。遴选药品优先考虑基本药物、医保目录范围内药品、国家和本市常用低价药、安徽省带量采购目录范围等综合性价

比高的药品,并合理控制自费药品使用比例。在具体采购运行过程中,集团医院切实做到精细化管理,对于不同采购性质的药品均制定了相应的采购制度和流程。

(一)基本药物优先采购使用

国家基本药物有着"突出基本、防治必需、保障供应、优先使用、保证质量、降低负担"的功能定位,其使用金额比例及处方比例应当逐年提高。

集团医院药学部严格按照医疗机构绩效考核指标的要求配备国家基本药物,定期对临床医师、药师进行基本药物优先、合理使用相关知识培训。加强对临床药师的培养,发挥临床药师在参与临床药物治疗和规范临床用药行为中的作用,督促优先使用"2018版国家基本药物"。

(二)药品个案(临时)采购和使用审批程序

(1)个案(临时)药品采购条件:急抢救患者用药,且院基本药物目录内无替代品种;特殊病情或人群用药,每年收治患者数量为个位数的(如罕见病),非本院常规配备品种;突发公共卫生事件用药指南中推荐的药品,且医院基本药物目录内无类似品种。

(2)个案(临时)药品采购程序:

① 各临床科室在诊疗过程中遇到上述特殊情况需要使用院基本药物目录外的药品时,应由科主任提出书面临时采购申请并递交至药学部。申购单中应详细说明申请购入药物名称、剂型、规格、数量、使用对象和使用理由,并由科主任或其指定副主任亲笔签名。紧急情况下临床科室可以电话、处方形式通知药学部,但事后须补办申请手续。

② 药学部采购员在接到申购单后,须上报药学部分管主任,并由科主任审定并签字,签字同意后方可按申购数量尽快采购,同时申请单存档。

③ 相关药品采购到位后,由药库库管人员按相关规定检验入库,及时下发至相应药房,并及时通知申购科室领用。

④ 为避免过期、失效等损失,申请人要负责所申购药品的使用。

(3)某一临床科室申购的个案购药品种,不作为全院通用药品使用,只能由申购科室的医师开具处方,并只得在该科室内使用。其他临床科室如需要使用,必须另行申购。

（4）临床科室应根据患者病情及治疗方案，客观地预计申购药品的使用量，严格控制申购数量，并必须保证所申购药品全部用完。一旦药学部按申购数量采购到位后，因药品滞销造成药品过期或3个月后该药品仍有库存的，一律按过期药品金额或库存金额计入申购科室支出。

（5）因危重患者死亡等原因导致不能用完的临时采购药品，药学部应准予退药，但申请科室应负责对退回药品的继续使用。

（6）如果某一药品连续多次（每年大于5人次）由临床科室提出个案购药申购，则应由药学部上报药事会，按新药引进程序审批，通过后方可作为医院常规采购药品采购、使用。

（三）抗菌药物的临时采购程序

依据《抗菌药物临床应用管理办法》（卫生部令第84号）和《国家卫生健康委办公厅关于持续做好抗菌药物临床应用管理工作的通知》（国卫办医发〔2020〕8号）等文件精神，结合集团化医院临床用药实际情况，临床科室须使用本机构抗菌药物供应目录以外抗菌药物的，可以启动临时采购程序。

（1）抗菌药物临时采购由使用科室科主任提交书面申请，注明抗菌药物名称、剂型、规格、数量、使用对象和使用理由，报药学部审核。药学部主任经核实、签署意见后，报抗菌药物管理工作组审议。抗菌药物管理工作组审核同意后，由药学部一次性购入。情况异常紧急时，可先通知药学部报主管院长审批后购买，事后再补办手续。

（2）抗菌药物临时申购品种原则上必须是中标品种。临时用药仅限于一次性采购，用量不超过一个疗程，再次使用时需再次申请。申请人应保证该药品在有效期内使用完毕，若造成滞销，损失由申请人负责，并将在2年内不再受理该申请人的临时药物采购申请。

（3）同一通用名称抗菌药物品种临时采购每年不得超过5例次。如果超过5例次，药事会应讨论是否纳入本机构抗菌药物常规采购目录，且调整后的医院抗菌药物目录总品种、品规数不得增加。抗菌药物目录可每2年调整一次，调整后的目录应向省、市卫生健康委医政部门进行备案。

（四）规范自费药品采购行为

医疗机构临床使用药品,包括自费药品都应由药学部门按规定统一通过"安徽省药品集中采购平台"采购供应。医疗机构和医师不得诱导或强迫患者使用自费药品。确因临床需要使用自费药品的,应严格履行书面告知制度,经患者或其委托人签字同意后方可使用。

患者具有购药选择权,医疗机构不得限制患者去院外购药。患者外购自费药品在院使用时,应告知用药风险,加强病历记录管理,医师应根据《病历书写基本规范》《电子病历应用管理规范(试行)》的相关要求,完善门诊、住院病历及电子病历中自费药品使用记录。

五、现代医院药品采购工作展望

一个创新的采购模式,往往需要人们改变工作流程、方式及习惯,还需要其在思想认识上做出改变。通过新的部门职责、人员调配、模式更新、技术提高等精细化管理才能有效实现。应建立基于供应链的集中采购管理模式,实现管理创新与协同,保障现代医院可持续健康发展。

药品质量不仅关系到患者的生命安全,也关系到医院的医疗安全与信誉,必须严控药品购进质量。药学部应紧紧围绕现代医院建设的工作重点和要求,以团结协作、求真务实、认真负责的精神状态开展工作,今后的药品采购工作需要注意以下几个方面:

（一）完善药品购进的制度化管理

制定从申报计划、审核计划到组织采购、验收入库全过程的标准操作流程,通过精细化的制度管理保证购进药品的各环节质量可控。

（二）加强对供货商的管理

整理供货商信息档案,索要三证,签订供货质量保证协议书。

（三）定期自查，排查隐患

定期梳理科室的制度、规范及标准操作流程，整理国家医保谈判药品品种、国家组织药品集中采购品种、合肥-安庆联盟药品集中带量采购品种，完善采购流程。

（四）结合工作经验，保障临床需求

药品使用会受到各类临床特殊情况的影响，药学部门应结合日常的工作经验提前研判，如在流行病高发季节到来之时，提前制订合理采购计划，科学储存相关药品，满足临床需求。

（五）加强廉政教育

坚定信念，严守纪律，廉洁采购，拒绝商业贿赂，杜绝歪风邪气，树立高尚的医德医风形象。

第二节　现代医院药品库存管理

一、国内公立医院药品库存管理工作概述

医院药库的管理是医院药事管理的重要环节，科学、合理的药品库存管理会为医院节省不必要的支出，也能更好地推进医院资金的合理流动，提高医院整体效率。药品库存管理需要执行相关的药品政策和法律法规，库管人员要利用自己的专业能力有效地设计库存，同时也要考虑药品流通的商业化性质，加强药库的信息化和精细化管理，对促进药品的可追溯性、质量安全和成本核算起着至关重要的作用。药品库存管理的具体工作有以下几项内容：

（一）依法制定各项管理制度

严格按照《药品管理法》及相关药政法规的要求，制定本部门的各项规章

制度及岗位职责,如《药学部库房保管员岗位职责》《药品检查验收管理制度》《药品储存及养护制度》《溢库药品管理工作制度》等。

(二)制订采购计划,保障临床用药

各医疗机构根据自身的用药规律,运用信息化手段,定期制订采购计划。科学、合理的采购计划既可以保证临床的用药需求,又能避免库存积压,提高在库药品的周转率。

(三)加强入库验收,确保药品质量

普通药品入库须仔细核对,特殊管理药品须双人核对入库。根据药品随货清单和发票(清单上须有品名、规格、单位、批号、效期、生产厂家)对货物数量、质量进行当面点验,进口药品同时检查进口注册证和检验报告。药品外包装如有脏污、破损、字体不清等异常情况时,一律拒绝签收。近效期药品则不得入库。

(四)加强出库管理

药品出库时,凭各部门药品请领单发放药品,经核对后药库药品发放人员与药房验收人员双人签字留样。药品出库应本着"先进先出,按批号发放"的原则。保留所有入库出库记录,定期盘存,保证药品账物相符。

(五)药品日常养护工作

保证药品在库区实行分区、分类存放,按药品储存要求进行冷藏、阴凉、避光保存;每日对库房(包括冰箱和冷库)温度、湿度进行监测并做记录,如有异常,应及时采取相应措施;定期检查或抽查库存药品,对缺货品种及时登记,对变质或过期药品及时上报处理;定期登记、汇总在库的近效期药品情况并报告科室主任或分管副主任;对于周转速度缓慢、库存数量较大的药品,积极查找原因并制定有效的整改方案,减少药品积压。

二、我国公立医院药品库存管理模式的优势

(一)使药库管理更加精细化

入库前将药品按照待检区、合格区、不合格区分区管理,入库后按照常用药品、特殊管理药品、冷藏药品等类别分区放置。

按照药理作用对常用药品进行分类摆放,通过不同标签区分高警示药品、近效期药品、易混淆药品等,实现精细化管理。

做好库房整体的温度、湿度登记,实时监控冷藏药品的储存温度,做好各类药品的防火、防虫、防盗措施,保障在库药品的质量。

(二)利用信息系统进行管理

随着计算机在医院信息系统中的广泛使用,大多二级以上的医疗机构都可以通过医院的信息系统随机对某个时段的库房出入库情况进行查询统计,还可以对全院实时库存及报损情况进行查询,及时了解库房中各种药品的数量及已报警的药品,对合理利用在库药品起到了积极的监督作用。通过信息系统建立药品管理数据库,做好药品库存管理过程中的各类记录工作,可以确保药品供应中的溯源性,为不断完善药品库存管理提供数据支撑。

三、我国公立医院药品库存管理模式存在的弊端

(一)库存管理人员理念落后

传统的库房管理工作往往只注重药品本身,长期以来,使得库房人员的管理方式较为简单,造成了现行管理模式下的库管人员普遍缺乏主观能动性,无法贯彻"以患者为中心"的服务理念,因此,也很难体会到精细化的库存管理工作对于提升医院医疗服务水平的重要性。

（二）采购计划编制的准确度不足

临床用药情况会随着季节变化、就诊患者数量、医生用药习惯等因素出现波动。目前仅凭库管人员的经验制订采购计划，往往无法准确地应对临床需求的变化，进而导致药品缺货或库存积压，造成无法准确上报医院的用药预算。

（三）药品库存账物不相符

在部分仍采用传统库存管理模式的医院，库房凭医药公司的随货单先行验收入库，极易造成发票缺失和账物不符，最终导致财务与药库核账时发生偏差。

四、合肥市第一人民集团医院药品库存管理工作实践

（一）优化采购流程，提高工作效率

集团医院借助信息化手段，按照药品使用情况制订详细、合理的采购计划，并根据门诊药房、中心药房等各部门的实时库存情况和近三个月内各药品消耗情况进行综合分析。

为防止药品品种遗漏，采购计划的制订应坚持完整性，集团医院的所有品种均进行分类管理采购。针对每一类药品制订不同采购计划和采购周期，既保证了满足临床用药需求，又可以使医院的流动资金得到充分利用。对于用量较大，且金额占比较高的品种，每周采购一次，既能保证满足临床需求，也能提高其周转率；对于价格较为昂贵以及用量相对规律的药品，尽可能每月采购两次，可降低管理成本和资金成本；对于市场短缺性药物和抢救用药，则须应对市场变化，每月采购一次，且根据实际需求适当增加采购量，确保药品供应；对于用量较大的大输液产品，药库在验收后，由配送企业直接送至临床各科室，减少院内转运环节。

药品采购计划制订后，交由科、院两级领导进行审核，经批准后再进行采购。若临床用药情况发生变化，应以满足临床用药需求为根本原则，及时调整采购计划。

（二）减少药品库存，提高库房利用效率

根据医院用药需求、库存水平和周转情况，在保证临床用药需求的前提下，医院应实现高效、准确的库存控制，有效提高医院流动资金的周转速度，减少药品报损消耗，降低财务成本。

对所有在院品种进行监控预警，及时和各药房及临床科室沟通近效期药品的库存情况，避免报损；及时和配送公司沟通协商滞销品种退货，减少医院资金的积压；定期关注国家政策法规和行业动态，搜集市场上短缺药品及易涨价药品信息，避免少数品种断货或临时涨价给医院造成经济损失、信誉损失和形象损失。

（三）智能化建设

1. 自动生成药品的采购计划

在智能化药库管理系统中，工作人员只需要设定特定的时间范围，系统就会根据现有药品库存量，并依据过往药品使用情况模拟计算设定时间范围内的各药品的需求量，自动生成药品的采购计划。

2. 药品效期的预警功能

工作人员可在系统中提前设置预警期限，若在库药品效期达到设置的时限范围，系统会在设置的预警期限前给予提示，提醒库房工作人员对临近效期药品进行及时处理，从而有效地避免近效期药品混入正常效期药物中。

3. 随时准确生成盘点数据

定期对药品信息进行维护确保了药库管理系统每月盘点数据的准确性，该系统还可以做到随时对药库的药品进行盘点，方便库管人员及时了解在库药品的数量。

4. 根据药品批号效期按照"先进先出"的原则进行药品出库

医院的药库管理系统可以详细记录药品的批号、效期等。在药品出库时，可以按照药品的批号、效期进行筛选，优先让一些临近效期及批号靠前的药品出库，保证药品的在库房内的有序更新，避免出现先用远效期、后用近效期药品的情况。

5. 冷链药品的远程智能化监控

对药库及全院所有冷链药品的储藏环境进行网络监控,通过各种传感设备将医用冰箱内的温度实时传输给监控终端,管理员通过手机即可远程监控,出现异常情况时温控系统和手机端均会报警,提示管理员及时处置,从而保障冷链药品在院内各部门储存过程中的质量安全。

6. 药品分类管理,降低药库发药差错率

在药品的储存过程中实现全面可视化标志管理措施,为容易混淆、出错的药品设置专门警示标志并分开存放,以保证用药安全。将"一品多规"、包装相似、读音相似以及名称相似的药品分别按照统一标志以"多规"(多种规格)、"看似"(外观相似)、"听似"(名称相似)来表示,通过精细化管理降低药库发药的差错率。

7. 实时监控近效期药品和滞销药品

设立滞销药品条目和有效期查询条目。通过滞销药品条目,可以明确当前哪些药品使用频率较低,从而修改库存下限,减少购货量或者及时将其退回医药公司。通过效期查询条目可获取近效期药品信息,再结合实物查对和滞销药品目录确定哪些药品需及时退回,避免药品失效。

五、现代医院药品库存管理工作展望

未来是大数据及云端互联网的时代,智能化药库管理系统的深入应用是趋势,"互联网+"、物联网、射频识别、电子标签等的结合是基础。现代医院药品库存的管理必须紧跟时代的步伐——借助信息化手段更高效、更精细地做好库存管理工作。

具体来说,就是将信息化新技术应用于药品采购、验收入库、出库、盘点等流程,实现信息流、物流、票据流、资金流的统一管控。同时运用智能化药库管理系统有效引导医院建立更高效的供应链服务渠道,促进医药供应和流通模式向更加规范的方向发展,有助于降低医院整体供应链成本。此外,智能化药库管理系统大幅度提升了药库管理的工作效率,避免药学人员在药品采购与物流操作中消耗大量的时间和精力,将更多的人力与资源用于更有价值的临床药学服务,提升医院药学服务水平与效率。

第三节 现代医院药事质控

一、国内外公立医院药事质控工作概述

尽管医院药事质控的概念并非源自我国，但自古以来，传统药学一直重视药事相关工作，在药材的种植、采集、炮制、制剂、加工等方面积累了宝贵的经验，并沿用至今。长期以来，国内公立医院的药事质控工作大多面临着观念陈旧的问题，"重医轻药"的观念根深蒂固，此外，缺乏复合型药学专业人才也是我国公立医院面临的普遍问题。

近年来，随着相关法律法规的不断健全和完善，我国医院的药事质控工作取得长足进步，药学服务和优良药房工作规范（GPP）等药事管理新内涵也越来越得到广泛认可，药事质控水平与欧美国家的差距逐渐缩小。临床药学工作是药事质控的重要组成部分，探索有效的工作模式、实现临床合理用药，一直是临床药师的奋斗目标。

美国是临床药学发展较为成熟的国家之一，临床药师的主要工作内容包括开展药学查房，根据患者病情、血药浓度监测结果及相关生化检验报告等，协助临床治疗团队制定和调整药物治疗方案，同时为患者、医师及护师提供用药咨询；负责病区医嘱审核，以确保药物使用的安全、有效、经济、适当；负责编写药讯，收集和提供药品情报及信息等。在英国的慢性疾病患者治疗中，经专业授权的药师可调整其用药剂量，还可为患者开具特定疾病的常用药物；使药师均可以有效地参与到临床药物治疗当中，发挥促进合理用药的职能。我国临床药师的工作职责目前与西方国家普遍接近，但在实际工作中，由于药物治疗的参与度相对较低，人员配备不足，专业技术水平仍存在较大差距，所以通过临床药学来加强合理用药、促进药事质控还需要进一步加强。

二、全面的质量控制

药事管理的核心是质量管理,即建立完整、精细、高效的质量管理体系,保证患者用药的安全、有效、经济。将全面质量管理在医院药学管理中的作用最大化,必须制度化规范医院药学管理的基本流程,将药学管理、药学服务等全部纳入流程化管理,将每一个细小环节视为"子流程",通过明确其管理的目标、方法,围绕计划的执行、检查及改进等阶段逐一展开,才能真正将全面质量管理融入到药学管理的每一个环节中去。

集团医院药学部高度重视质量管理,建立了各项管理制度及操作规范,围绕人员职责、药品采购、药品储存、处方(医嘱)调剂、临床使用等各个过程制定了全方位的质控举措,从源头杜绝因管理不到位而导致的工作差错。在药事会下设质量管理组,根据各级政府及主管部门制定的法律、法规及院、科两级制定的各项制度、规章及操作流程,定期进行检查,保证各项制度及各操作规范的有效实施,对存在的问题及时整改,并通过高效的反馈推进质量管理工作不断进步。

三、药物安全性监测的信息化建设

用药安全是医疗机构质量控制的重点之一,2016 年,原国家食品药品监督管理总局启动了药品不良反应(ADR)监测哨点建设试点工作,成立了国家药品不良反应监测哨点联盟。2017 年 2 月,在国务院发布的《"十三五"国家药品安全规划》中,明确提出要"利用医疗机构电子数据,建立药品医疗器械安全性主动监测与评价系统,在综合医院设立 300 个药品不良反应和医疗器械不良事件监测哨点"。由此可见,我国已将药品不良反应监测哨点(联盟)的建立作为加强药品上市后安全性主动监管、提升药品不良反应监测能力的重要手段。

集团医院药学部于 2019 年正式加入哨点联盟单位,并顺利完成与中国医院药物警戒系统(Chinese Hospital Pharmacovigilance System,简称 CHPS)的对接,这也意味着今后集团医院的药物不良反应(ADR)上报可通过线上生成、审核、上报、反馈和分析,可有效改变传统上报模式中所存在的漏报率高、随意性强、报告信息不完整等问题。

此外，为了进一步加强药品安全性监测工作，集团医院药学部积极与美国医疗系统的药学部门交流，探讨药物使用安全药师（Medication‑use Safety Pharmacist，MSP）岗位设置的必要性，了解美国医疗机构对 MSP 的需求及其定位与职能，开展的不同类型的培训项目和资源，以及 MSP 的临床实践。药学部在此基础上开展了"临床用药安全监测和信号挖掘标准化建设"的研究项目，培养医疗机构 MSP 岗位人员，为今后集团医院如何进一步开展药物安全性监测工作提供了思路。

四、特殊药品规范化管理

特殊药品管理是医院药事管理工作的重中之重。特殊药品是指麻醉药品、精神药品、医疗用毒性药品、放射性药品等需要特殊管理的药品。此类药品的管理涉及研发、生产、经营、使用、储存、运输等几乎全部的药品生产和流通环节，更需要精细化管理。如麻、精药品容易产生身体和（或）精神依赖形成瘾癖，还可能流入非法渠道成为毒品；毒性药品使用不当会致人中毒或死亡等。因此，特殊药品管理或使用不当将会给公共卫生、社会治安等带来一系列问题。

集团医院通过建立特殊药品管理委员会，由分管院长、医务部、药学部、护理部及保卫处等多学科人员共同参与，规范其各个环节的使用和安全管理，指定专人负责并定期检查、督促持续改进。对于特殊药品的采购、验收、储存、保管、发放、调配、使用、报残损、销毁、丢失及被盗案件报告、值班巡查等均作出详尽的制度化规定，并确定各岗位人员职责，通过精细化管理将发生差错的可能降到最低。

利用物联网技术创建特殊药品管理系统成为趋势，集团医院现有的医院利用管理信息系统（HIS）结合物联网技术可以高效实现特殊药品采购、领用、使用、报损、回收等全过程的有效管理。

五、合理用药指标的药学监控

合理用药即安全、有效、经济、适当地用药。当前，衡量医疗机构合理用药和药事管理水平的主要参考指标包括住院患者抗菌药物使用率、住院患者抗菌药物使用强度、抗菌药物使用金额占药品收入比例、国家基本药物使用金额占药品收入比例（基药比）、国家组织药品集中采购药品使用占比等。合理用药指标的药学监控工作可促进合理用药、降低药品费用、增加用药疗效，该项工作需要较强的专业背景和适当的行政管理手段辅助实现，同时也高度依赖于医院信息化建设的发展。

集团医院通过多部门协作、多渠道推进的方式高效实现合理用药指标的药学监控。每季度召开药事会例会，讨论合理用药督查与处方点评中存在的典型问题，并持续制定和完善合理用药制度，通过制定科学的监管措施引导临床科室合理用药。实行处方点评制度，由药事会和相关专家，定期对基本药物处方和处方调剂指标执行情况进行跟踪检查、统计分析。对处方实施动态监测及超常预警，定期公布不合理处方，干预不合理用药行为。对使用比例不达标的科室和严重不合理用药的医师进行通报批评，并由业务院长对医师和科主任进行诫勉谈话。

药学部的药师队伍积极参与合理用药指标的监控工作，除了日常的临床查房、处方与医嘱点评、药学会诊外，还组织抗菌药物、重点监控药物、临床路径用药、肿瘤药物等方面合理用药监控指标的制定，并通过各种形式的学术或科普活动普及合理用药知识。此外，通过定期开展抗菌药物科学化管理（AMS）小组工作会议，感染性疾病多学科会诊（MDT）等多学科探讨，加强多学科整合和协作，努力提高集团医院感染性疾病的诊疗水平和抗菌药物应用水平。

第九章　现代医院医疗保险管理体系

随着我国现代医疗保险制度的产生与发展,医院的医保管理从无到有,虽然只经历了十几年时间,却已成为现代医院管理工作中非常重要的一环。医院作为中国特色社会主义医疗体系中最广泛、最重要的载体,在医、保、患三方中发挥着承上启下的作用,既要保障国家医保政策的贯彻执行,又要保障广大医保患者能享受合理且优质的医保服务与医保待遇,还需要保障医院自身的运营与发展,三者相辅相成。

考核医院的医保管理水平,最直观的标准就是为医保患者提供医疗服务所产生费用的回报水平。医保经济已经成为医院生存的基础。医院的医保管理岗位,是联系医、保、患三方利益关系的结合点,是医保事业中不可缺少的沟通桥梁。只有建立新时代现代医院医保管理体系,才能保障和平衡医、保、患三方权益。

第一节　现代医院医保管理的发展及意义

一、现代医疗保险制度的产生与发展

(一) 国外现代医保制度的产生与发展

现代医保制度植根于俾斯曼的社会保险思想,德国于 1883 年颁布了《企业工人疾病保险法》,这是世界上第一个社会保险法,首次由政府出面制定医疗保险制度,转移和分担了特定人群的疾病风险。由于各国政治制度、经济发展水平、医疗发展程度不同,不同国家所实行的医疗保险制度也不同,不同的

医疗保险制度所对应的基金筹集方式、基金支付方式、医疗保障水平也不尽相同。

目前国际上主要有以下几类医疗保险模式：

1. 国家（政府）医疗保险模式

以英国、瑞典、加拿大等为代表。由政府直接制定医疗保险制度，国家财政通过税收等手段筹集医疗保险基金，基金按照特定的计划、方式支付给医疗机构，医疗机构再向国家公民提供低收费甚至于免费的医疗服务。这种医疗保险模式具有相对公平性，能较合适地控制医疗成本，但对国家财政来说所形成的负担较重；同时市场机制无法介入，容易造成医疗服务效率低下等情况，不适合人口基数大、地区间发展水平不均的国家。

2. 社会医疗保险模式

以德国、法国等为代表，由国家立法制定强制的医疗保险法规。该模式由参保人、用人单位共同筹集医疗保险基金，政府财政给予适量补助，由医保基金购买医疗服务，对参保人发生的医疗费用予以补偿。这种医疗保险模式本质上是互助共济、风险分摊，由健康人群保障患病人群，基本上可以满足参保人的医疗需求。但需要关注并应对人口构成不平衡、人口老龄化等挑战。

3. 市场化医疗保险模式

以美国等为代表。由商业保险公司所主导，参保人通过用人单位或由个人自行选择、自愿投保，政府仅为老人、儿童、低收入人群提供医疗保险计划，医疗服务市场化经营、自主调节。这种医疗保险模式主要由市场主导，一定程度上能促进医疗服务的良性竞争、间接提高医疗服务水平。但同时容易造成社会公平性不足、不同收入阶层医疗服务水平差距大、公共医疗服务缺乏、医疗服务价格过高等现象。

（二）我国现代医保制度的产生与发展

新中国改革开放、社会主义市场经济体制的确立与社会机构的变化，催生了我国的现代医疗保险制度。1994年，国家体改委、财政部、劳动部、卫生部共同制定了《关于职工医疗制度改革的试点意见》，经国务院批准，选择了江苏省镇江市与江西省九江市为试点城市,即著名的"两江试点"。1998年,国务院正式出台了《关于建立城镇职工基本医疗保险制度的决定》,在全国范围内正式推行城镇职工基本医疗保险制度,标志着我国医疗保险制度进入了一个新的阶段。2002年,建立了新型农村合作医疗制度;2007年,建立了城镇居民医疗保险制度;2016年1月12日,国务院印发《关于整合城乡居民基本医疗保险制度的意见》,要求推进城镇居民医保和新农合制度整合,逐步在全国范围内建立起统一的城乡居民医保制度。不断完善的城镇职工与城乡居民医保基本实现了全国范围内基本医保的全覆盖。2017年,党的十九大报告指出"加强社会保障体系建设,按照兜底线、织密网、建机制的要求,全面建成覆盖全民、城乡统筹、权责清晰、保障适度、可持续的多层次社会保障体系",提出了全面建立中国特色医疗保障制度,明确了新时代包括医疗保障在内的社会保障体系建设目标和方向。随后,国家医疗保障局于2018年5月挂牌成立,三保合一逐步落地,全国范围内异地就医实现联网结算,药品、耗材集中采购,疾病诊断相关分组(DRG)付费国家试点工作启动,打击欺诈骗保常态化,医保制度改革开启了大格局与大变革。

相较于国际上各种医疗保险制度,我国的社会医疗保险模式植根于新时代中国特色社会主义,是在不断摸索、不断发展、不断完善中确立的一种符合中国国情的医疗保险制度。

二、现代医院医疗保险管理现状

随着我国基本医保的逐步覆盖,医保患者在医疗机构总就诊人次中的占比逐年提高,全国医院2017年度、2018年度、2019年度医保出院人次占总出院人次分别为74%、78%、81%。医保在广大群众"寻医问诊"的过程中扮演着越来越重要的角色。

现阶段,医院的医保管理仍存在如下问题:

(一)分解住院、挂床住院等问题

部分医院、医生为了控制次均费用或基于其他原因,对未完成治疗过程的医保患者进行结算,对本该一次发生的住院费用人为进行分解;为了经济利益或其他原因,收治不符合入院标准的医保患者。这些行为均将受到医保经办机构的稽核与处罚。

(二)合理诊疗、用药问题

医保患者的出入院标准、诊疗过程不仅需要符合诊疗规范,还需要符合医保政策;用药须按照《基本医疗保险药品目录》执行,既要合理用药,又要在限定支付范围内用药。不合规的诊疗行为与用药均将受到医保经办机构的拒付。

(三)医保政策执行不到位

诊疗过程需要符合最新的医保政策,在合理的基础上还要合规。部分医护人员对政策不熟悉,未按要求执行,同样会造成医保基金的损失。

(四)医保患者对医保政策的了解程度低

由于文化水平差异及获得途径的缺乏,部分医保患者对医保政策理解程度低,不了解自身权益,对于自己享受的待遇、报销比例与自己的期望值存在差距,可能会造成医疗纠纷。

因此,卓越、高效的医保管理制度在现代医院的运营与发展中不可或缺。卓越、高效的医保管理制度,以提高医院医保基金使用效率、提升医疗质量为核心,通过建立高效的医保质量管理组织,建设专业的医保管理队伍,设置规范化的医保工作流程,优化便捷医保服务流程,制定科学的医保绩效考核方案,加强与上级管理部门的联系,做好医院内医保政策的宣传培训,正确处理医、保、患三方关系,使医院在合理范围内实现医保基金收益最优化、最大化。同时尽可能降低医保基金的拒付金额,控制医疗费用的过快增长,降低医保患者的自付比例,保障参保患者权益,不忘公立医院社会责任,努力建成全民医保保障体系和符合国情的医疗救助计划,防止"因病致贫、因病返贫",实现政府满意、群众满意、医院满意三方共赢的目标。

三、现代医院医疗保险管理的意义

(一) 医院医保管理是维系医、保、患三方的纽带

医保经办机构制定政策、规则,通过向医院支付医保基金购买医疗服务,并提供给广大医保患者,是医疗保险植根的土壤;医保患者参加医保,通过去医院"寻医问诊"而深入了解医保政策、享受医保待遇,是医疗保险运行的途径。

(二) 医院医保管理是医疗质量管理的重要环节

医疗质量管理是医院管理的中心环节,是医院的核心工作;医保管理涉及医护人员执行政策、医保费用结算、参保患者服务等方面,其中每一点都与医疗质量管理密切相关。医保管理水平的提高需要医院医务部门通过规范诊疗行为、规范出入院标准、合理用药、合理检查、合理收费、提供优质服务等一系列措施来实现,而这些措施同样达到了提高医疗质量管理的目的。医保管理与医疗质量管理相辅相成、相互促进、共同提高。

(三) 医院医保管理是医疗经济发展的重要力量

目前医保基金已经是医院收入的主要来源,医院在提供医疗服务的同时,必须深入了解医保的相关政策、医保的支付方式,如 DRG 病组的权重、药品的限定支付范围。不按照政策的标准与要求执行,将直接导致医保基金的拒付甚至处罚;通过优化临床路径,合理控制成本,能在合理合规的情况下让医院的医保基金收益最大化。

不同于以市场为主导的医疗保险制度下的国家,我国的医疗机构绝大多数是公立机构,医院在运营中除了保障自身的运营与发展外,还要确保其公益性,"不忘初心"。我国的医保基金遵循"以收定支、收支平衡、略有结余"的原则,而医保基金如今已成为医院的主要收入来源,唯有加强医保管理,不断优化医保基金的使用效率,才能保障医院自身的运营与发展。

建立卓越、高效的医保管理制度,对内可以规范医疗行为,避免不合理的

费用支出,促进临床联动,加强各部门之间有效沟通,维护医院的整体利益;对外可以保障人民的医疗需求,让更多人切实享受到社会进步、经济发展和制度优越性所带来的实际利益。以务实的工作作风、规范的服务流程、高效的运营体系、良好的工作形象,提高医疗服务质量水平,改善医患关系,从而实现我国医疗保险制度的不断完善、平稳运行和可持续发展。

第二节　现代医院医疗保险管理模式与实践探索

一、现代医院医疗保险管理组织机构与职能

医院的医保质量管理是指医院按照国家及地方有关法律法规和政策的要求,在履行定点医保服务协议的过程中,以医保服务和医保管理为核心,对构成医保质量管理的各个要素进行计划、组织、协调和控制,提供与当地经济水平相适宜的医保服务,以实现医保质量持续改进的全过程。随着医保改革的不断深化,医院的医保工作所涵盖的内容在不断增加,从单纯的医保报销结算,扩大到政策性工作、诊疗规范管理、基金核算等多方面内容。提高现代医院医保管理水平,需要医院各部门全方位参与。

医院应建立全院参与、覆盖医保运行全过程的管理体系构建医保三级管理网络。

(一)医保质量管理委员会

医保质量管理委员会为一级管理组织。一级管理组织作为管理的决策层,明确医保改革、医保政策的大方向,负责制定宏观的决策与全院医保管理中的总协调工作,同时能集思广益,聆听临床一线的合理诉求。

医院医保管理组织机构是指为医保管理提供计划、执行控制和监督职能的组织。院医保质量管理委员会主任委员由院领导担任,委员由医保、医务、护理、质控、财务、药学、物流、病案、信息、院感、临床、医技等部门负责人组成,

医保办(处、科)具体负责日常管理工作。

医保质量管理委员会职责:

(1) 按照相关质量管理要求,制定医院医保质量管理制度并组织实施。

(2) 组织开展医院医保质量预警、监测、统计、分析、考核、评估等工作,定期上报至各省级医保质量管理委员会。

(3) 制订医院医保质量持续改进计划、实施方案并组织实施。

(4) 确定医院临床新增诊疗项目,制定医保支付方式改革相关工作制度并组织实施。

(5) 建立医院医保质量管理的培训机制,制订培训计划并监督实施。

(6) 建立并完善医保质量管理信息系统,利用大数据分析、智慧医保等技术为医院医保管理提供决策支持。

医保质量管理委员会的人员构成应科学合理,可以从宏观层面响应医保政策、制定方案;从管理层面多维度地评估运行质量;从临床实践层面规范诊疗行为,协调各部门工作。医保质量管理委员会需要在新的改革措施、新的政策施行的第一时间积极响应,迅速制定实施方案;在医保工作的日常运行过程中定期评估运行状态;干预医保不良事件,做好风险预警机制;做好医保的绩效考核,将其纳入到全院综合考核中。

(二) 医保管理部门

医保管理部门(医保办)为二级管理组织,负责医保管理的具体工作以及向患者提供医保服务。医保办是医保经办机构与医院沟通的纽带与桥梁,要协助医院决策层、临床科室正确解读最新的医保政策;建立具体的医保管理细则;设置合理的医保工作流程;服务医保患者,向其提供优质、便捷的医保服务。

由于医院的具体情况不同,医院的医保管理部门建制不同,有医保办、医保处、医保科等不同名称,以下统称医保办。

医保办应是独立的一级职能科室,一方面它是医保经办机构管理职能的延伸,涉及医院与医保经办机构的业务往来;另一方面作为医院的职能部门,负责医院内部的医疗质量管理、医疗费用控制,为医保患者提供服务,具有其自身的任务与职责。根据中国医院协会医保专委会发布的《全国医院医疗保险服务规范》,应按医院床位数量每 100∶1 的比例配备工作人员,结合不同地区的经济发展水平、医保政策、医院的实际需求,设置部门负责人、业务专员、督查、财务、信息等岗位。人员的年龄、层次构成要科学合理。

1. 工作任务

贯彻、执行与落实国家医保改革方针、医保政策及有关规定;制定本医院执行本地区医保实施办法的具体方案;在院内打击欺诈骗保,维护基金安全;管理本医院医保基金的使用进度与预审核;管理医保患者在本医院就诊过程所产生的医保费用的汇总、制表、申报、对账;同时还应当指导、规范临床科室的诊疗行为,以符合医保的政策与规定。

2. 工作职责

在院领导的指导下,根据有关政策制定医院的具体实施方案;统计院内医保患者门诊、住院的医保运行数据,定期制作运行图表,并加以分析、汇报;管理医保基金回款、拒付情况,与医保经办机构沟通,尽可能追回合理的部分;提供医保患者住院医保登记服务;提供医保患者医疗费用结算清单;提供生育保险医疗机构备案服务;提供工伤患者继续治疗申报服务;管理特殊病患者门诊就诊与申报服务;提供贫困人口、医疗救助一站式结算服务;提供医保患者异地转诊、谈判药品外购备案服务;向患者提供有关医保政策、就诊流程、医保待遇咨询的服务。

医保办的设立承担着医保管理和医保服务两项职能。医保办作为医、保、患三方的一个支点,事关三方的权益。对内负责管理,对外与医保经办机构协调沟通、接待患者有关医保业务的咨询与办理,代表医院的形象。其工作复杂多面,同时具有较强的专业性。医保办工作人员首先需具备过硬的政治素养,能够正确解读改革的方向与政策的核心内容;其次需要具有较高的职业素养,掌握必要的职业技能。

以临床科室、医技部门为三级管理组织。临床科室的一线医护人员是医院运行的基础,在当前的趋势下,临床科室的诊疗行为不仅需要符合医疗规范,同时还必须符合医保的法规、政策。每一位医疗工作者是否能够正确理解最新的医保政策,关乎医院、科室及患者的切实利益。各科室需要设置一位医保专员,负责科室的医保相关工作,负责与医保办、上级组织的沟通;反馈问题、传达诉求;参加医保培训,第一时间知晓、理解最新的医保政策,向科室全体人员开展宣传教学,达到从"点"到"面"的效果。

二、现代医院医疗保险管理模式

(一)医保管理智慧化

医院的医保管理可以借助智慧化信息手段,对医疗行为与医疗费用进行实时监控。通过输入根据医院医保实际需求定制的相关规则,以便于分析医疗行为、医疗费用的特征与数据,从而建立起最适合本医院医保管理的指标,实现智能测算、智能提醒、智能干预、智能预警。

1. 智慧化管理的基础设施建设

智慧化管理首先需要搭建好覆盖全院的信息化网络系统,包含根据医院实际需求定制的医保相关规则,覆盖全院医保医师、护士及医保患者的动态数据库,覆盖全院药品、材料、诊疗项目、服务设施的动态数据库。同时集思广益,根据各部门个性化需求,加装一系列信息化智能模块,如在医生工作站加装限定支付范围药品的实时提醒模块,在医生下医嘱时即可根据患者实际情况提醒与干预;在医保办加装医保基金预审核模块,在数据上传至医保经办机构之前进行院内预审核,分析费用的构成及合理性,避免医保基金拒付。

2. 智慧化管理的监控指标设定

监控指标可以根据历史运行数据、违规行为数据及医院的年度发展重点、各临床科室的业务计划分析而设定,包括金额、时间、频次、数量、进度、增长率等。为各项指标设定合理的预警线、阈值,在运行过程中通过分析数据,比对指标来判定运行状况,预测风险,及时干预。

3. 智慧化管理的监控规则与模式

设定监控指标预警线、阈值,在运行过程中对于超标准、超预警、超阈值等不同情况实行分层次分级别管理。一方面,临床科室可以实时查询本科室监控数据,关注本科室运行情况,同时利用智能预测,在初期阶段实现自我管控,提前做好计划及对策;另一方面,各职能科室可以实时查询全院总体及单个临床科室的各项监控数据,特别标注出超标科室的具体数据,利用智能系统分析其中的原因,做好风险预警机制,第一时间与相关科室沟通,做到事前提醒。

智能化管理同样可以结合当前热点实时更新管理规则,如借助"互联网+""云数据"等大数据,采集来自各方更新更智能的分析模型,导入更新的管理规则,不断完善现有的系统,提高管理效率,做到事中控制。

4. 智慧医保(IMI)系统实践

IMI 系统的核心在于搭建了最适合医院的医保知识库和控费规则库。前端(医生工作站、护士工作站、收费模块)实现智能提醒、违规阻断、反馈、申请、申诉;终端(管理工作站)实现审批管理、控费报告、信息互动、事后多维分析。两方面相辅相成,达到精准控费的效果。

(二) 医保管理精细化

医保基金在医院收入中的占比日渐提高,一定程度上已成为医院的"生命线"。在大多数地区实行医保基金"总额控制"的前提下,对医院来说医保基金在一定时间内是有限的。因此需要加强院内各环节的管理,通过规范诊疗行为、杜绝不合理收费、降低医疗费用过快增长等措施来实现降低基金拒付金额、保障基金精细化利用的目标。计划性、科学性地建立基金分解指标、运行分析、考核办法、风险预警机制等,是保障基金有序化、合理化、精细化利用的必要手段。合肥市第一人民集团医院(以下简称"集团医院")通过执行十项举措加以实现。

1. 医保目录管理

医保目录总体分为药品、诊疗项目、材料三大项。医保目录的管理应遵循规范、及时、安全三个原则。

医保目录管理必须严格规范,符合国家医保政策和地方管理办法。项目的录入要精准无误,由专人负责,严格执行准入标准,按照医保库具体的名称、规格、剂型、厂家准确对应,定期检查、更新。

医保目录管理必须及时高效。第一时间响应国家对目录的调整;院内新增项目及时由目录专员落实推进;优化新增项目上报流程,及时更新,保障信息系统稳定运行,确保运行顺利。

医保目录管理必须坚持安全原则,专人专管,并设置 A、B 岗,合理监督,加强系统安全设置,设定合理的目录权限。

2. 医保质量管理

加强医保质量管理,是维护医院医保基金安全有序运行的最根本途径。医保质量涉及医院入院登记、临床诊疗、费用结算等多个环节,通过强化医保质量管理,可以有效保障患者的权益,提高满意度,同时促进医疗行为的规范化,提升医疗水平。

利用医保质量管理委员会与三级管理网络交叉监督、分级管理,形成自上而下的监督体系。

建立合适的医保质量考核机制,合理奖惩,将医保质量考核纳入到全院综合考核中。

定期现场督查,组织医保查房,在一定时间内实现临床科室全覆盖。集团医院成立了医保督查组,每周对集团医院各病区进行现场医保督查不少于3次,发现问题后现场要求立即整改,并将督查结果在科主任工作例会和医务工作简报上通报。

3. 规范物价管理

医院的项目物价严格遵循物价标准。物价管理实行多重审核、及时维护、及时反馈,并由专人负责。

诊疗项目、材料定价先由各部门自我审核,专人专项管理;统一上报职能部门作二次审核,再报物价部门审核。

当执行新的物价标准时,第一时间安排各部门对已有的项目进行筛查,对不符合要求的进行删减或按照规定予以拆分。

在运行的过程中如有发现不合理的物价,及时反馈,建立高效率的响应机制,第一时间予以修正。

4. 合理收费管理

要实现收费合理、规范,首先要完善系统,输入科学的收费逻辑,当录入不合理的收费时可以进行初筛,发出提醒。

定期督查,定期抽样。定期对在院病例、出院病例抽取一定数量进行检查,抽样涵盖内、外、妇、儿等各科室。

有患者发现自身费用不合理时,应第一时间进行调查,及时响应,分析整改,合理奖惩,并落实到科室和个人。

5. 合理用药管理

合理用药既需要遵循医疗规范,又要遵守医保规定。对于合理用药的管控,可以首先制定相应的药品占比指标,由医务部、药学部按照临床路径、用药规范对用药加以指导和点评。同时在医生工作站加装医保限制性药品提醒模块,及时提示限定范围、个人自付比例等。

6. 合理检查管理

合理检查遵循以科学诊治为原则,以安全为基础,以合理为核心,以规范行为为目的,以降低费用为目标。

根据患者的具体情况,按需要开具必需的检查项目,并将检查的意义告知患者;适度检查,可检查可不检查的,在不影响患者医疗安全的前提下,尽量不检查或少检查;在费用上应本着就低不就高的原则,并不再开具同一性质的其他检查项目。对实施不合理检查的科室、医生执行奖惩制度。

7. 规范耗材管理

耗材的使用需要严格验收、严格使用。所有耗材应具有国家药监局颁布的《医疗器械产品注册证》,严禁各科室、部门将未经报批的医用耗材进入医院临床使用,同时也不得以任何理由、名义向患者介绍并推荐其购买非本医院供应的医用耗材,在不影响患者医疗安全的前提下,本着耗材价格就低不就高的原则。制定耗占比指标,实时监控,约谈比例过高的科室、医生。

8. 合理治疗管理

合理治疗应由医务部、护理部等部门介入,借助临床路径,对日常诊疗行为进行指导。同时强化对医务人员的培训,建立合理的考评办法。

9. 规范流程管理

在医保运行的各个环节设定好规范化的流程,提高工作效率;设立医保满意度调查机制,接受来自患者、医护人员的反馈和建议,优化现有的服务流程;医保办工作人员不断加强自身的素养,提高政策解读能力和沟通协调能力。

10. 医保基金管理

在医保基金实行总额预付的前提下,在出台年度预算的同时,医保办联合审计、财务部门结合历史数据、医院的年度发展重点、各临床科室的业务计划,提前制定具体的年度运行指标,指标包括本年度次均住院费用、人次人头比、药占比、耗占比、自付比、拒付比、综合增幅等数据,具体到时间、科室、医生。利用信息化的手段实时监控运行数据,设定指标运行进度查询界面、指标预警线,医生工作站可实时查询、接收及推送。

医保基金管理部门在审核医院发生的医疗费用的过程中,为控制医疗费用的不合理增长、防范不符合医保支付条件的医疗行为,会拒付一部分医保基金。降低拒付金额是医院保障医保基金收入的必需手段。医保办应加强临床科室管理,明确医保支付条件,杜绝不合理入院、挂床住院、分解住院等违规行为;规范收费,杜绝超标准收费、重复收费、分解收费、串换项目收费、虚增医疗服务收费;严格执行药品、耗材的医保支付限定;可在医生工作站中加设信息模块,在医生下医嘱时及时提醒限定范围。

对于出现指标达到预警线或出现大范围异常增长的情况,医保办予以统计,并定期(月、季度、半年度、年度)制作运行分析图表,在院交班会、科主任会、护士长会上通报,共同分析其中的原因,制定应对方案。同时将运行指标、拒付基金纳入考核内容,建立奖惩或激励机制,对于高效率的科室予以经济上的奖励,对于执行不理想、拒付金额较高的科室下达整改通知并进行经济上的处罚。

(三)医保管理标准化

1. 医保管理制度标准化

(1)人员保障。设立由院领导负责的医保质量管理委员会;建立由院领导、医保管理部门及相关科室人员组成的医保管理网络;医保管理部门应独立设置,且明确为与医务部同等级别的职能管理部门;医保管理人员的配备适应管理工作需要,按照床位100:1比例配备专职人员;积极参加全国医院医保从业人员培训;医保管理人员的知识结构应合理,一般应为医学、卫生管理、财务、信息等相关专业和具有相关工作经历的人员;主管院领导应了解医保政策;医保管理人员应熟悉医保政策及相关操作流程;临床工作人员应熟悉医保制度和支付规定;咨询服务人员能够准确、完整地解答参保人咨询事项,沟通、协调顺畅,未因沟通、协调不畅而引发纠纷或投诉;有计划进行医保政策培训,员工培训时间≥4学时/年,新入职员工、研究生、进修生、实习生培训≥4学时,有考核、有记录;由专人负责医保信息系统的管理工作,由专人负责数据收集和处理工作,有信息系统应急预案。

(2) 运行管理。医保管理制度健全,参保人员就医服务流程合理;有医疗保险管理工作计划,有监督、检查和考核办法;定期对医保管理质量和数据进行分析,发现问题及时通报、讲评并提出改进建议;新增项目批准后方可收费;按规定使用医用材料;每半年召开一次由院领导主持的医保工作会议,布置工作、分析问题、查找原因、制定措施并形成会议纪要;利用院周会、中层干部会、局域网络公告、公示栏、《简报》等多种形式,通报医保运行情况;定期对医疗费用异常增长科室或个人进行原因分析,同时提出改进意见;对拒付费用及时查找原因,酌情与医保经办机构有效沟通;制定危机管理预案,掌握危机处理的流程和措施;门诊大厅设置医保就医指南及结算流程,明确咨询投诉电话,设立咨询投诉接待窗口,设立医疗保险投诉箱。

(3) 指标要求。无拒收、拒治医保患者现象发生;不同类型疾病转诊率、异地就医转诊率符合当地管理标准;处理违规事件公平公正、惩处适度、有效沟通,无不良影响。

2. 医保服务流程标准化

在医保患者门诊、住院过程中,本着以患者为中心、便捷高效的原则,提高效率,整体联动,依托系统信息,方便患者,医保服务流程实现标准化管理。

(1) 职工、城乡居民医保的管理:

① 严格落实实名制就医。医保基金是老百姓的"救命钱",维护医保基金的安全是医院的一项义务。医保患者在门诊及住院治疗前,医务人员首先需要核对患者的个人信息,确保"人证相符",患者应配合医务人员主动出示身份证、医保卡或医保电子凭证,并服从医院的医保管理制度。

② 医保登记、结算管理。医保患者在办理入院登记时提供身份证、医保卡或医保电子凭证,即可直接录入个人医保信息;如入院时未携带相关证件的,后期可携带证件及住院科室开具的补登记证明,前往医保办窗口补录医保信息,补录原则上最迟应在入院三天内完成,其他特殊人群,如新生儿、三无人员可适当延迟。医保患者在出院结算时,实时享受医保报销待遇,可以在医保窗口打印医保患者医疗费用结算单、结算明细,医保窗口人员负责向患者或家属解释说明。

③ 预交金管理。医保患者住院期间,可根据个人相应的医保待遇,只需缴纳医疗总费用一定比例的住院预交金,结算时多退少补。

④ 在院管理。成立医保督查组,不定期随机抽查临床科室,重点督查医保患者人证相符、在院在床、自费项目告知、合理收治等情况;对短时间内重复入院的患者重点监控,调查走访,排除分解入院的可能。

(2) 生育保险管理:

① 生育保险备案。享受生育保险的孕妇可携带结婚证、准生证、孕产妇保健手册、医保卡前往医保办或在微信公众号上办理生育备案手续。备案审核通过的可享受门诊产检、住院生育报销待遇。

② 门诊产检、住院生育管理。门诊产检、住院生育的孕妇可凭医保卡在结算同时实时享受报销待遇。

(3) 工伤医保管理。对于工伤患者,医护人员应首先要明确是否符合工伤条件、工伤部位、是否需要后期康复治疗。确定符合条件的工伤患者,按实际情况填写工伤患者治疗(康复)申请表,报工伤中心审批通过后,工伤患者门诊或入院时,医生严格按照有关规定,只针对工伤部位的项目予以治疗。

(4) 门诊特殊病管理。为保障更多患者的权益,可报销特殊病的范围在不断扩大;医院同时负责审核部分险种特殊病申请;对各类特殊病的报销金额、享受报销的时间、药品目录动态调整、不断完善。

以集团医院门诊特病管理规范为例:

① 建立特殊病专家库,动态调整,实时更新。

② 鉴定专家根据《门诊慢性病鉴定标准》,审核参保患者提交的病历资料,符合标准的填写鉴定表并签字盖章。依据鉴定标准严格审核出院小结、门诊病历、化验单、检查单、病理单、申请表等纸质资料,严格把握特殊病准入门槛。

③ 首次就诊需要到医保窗口重新维护院内特殊病卡。

④ 对于通过鉴定的参保人员,医保办需建立工作台账,鉴定结论通过医保信息系统以电子数据形式登记。要认真核对参保患者的门诊特殊病信息,做到人证相符,实现门诊特殊病诊疗信息电子化。

⑤ 各科室严格执行基本医保政策,遵循用药规范和诊疗标准,合理用药,因病施治,认真履行服务协议,为参保人员提供优质医疗服务。

（5）谈判药品外购管理。谈判药品外购应严格执行医院谈判药品外购管理规定，建立院内谈判药品责任医师专家库。

凡是在住院期间或者定点在本医院门诊的特病患者，确实符合使用谈判药的条件的，由专科责任医师联系药学部主任，确认本医院没有或者短期内无采购计划后，考虑外购。

患者到医保办窗口领取"基本医疗保险谈判药品外购申请备案表"，完善患者信息，并自行选择一家定点药店。专科责任医师认真填写申请表中的每一项，并签字盖章确认，开具外购处方。责任医师将申请表递交药学部主任签字确认。参保人员将申请表和外购处方报送医保办窗口盖章确认，并上传信息和备案。

（6）异地转诊管理。异地转诊原则上必须是近期在本医院住院治疗，且患者所患疾病在本地区内无有效治疗手段的，建议转往更高级别的医院进一步治疗。医保办在核实患者情况后，发放"异地转诊申请表"，由科室管床医生、科主任按照实际情况填写，科主任签字、科室盖章后再交由医保办上传信息和备案。

三、医疗保险支付方式改革与探索

（一）医保支付方式改革历程

2004年，原卫生部办公厅发布《关于开展按病种收费管理试点工作的通知》，开始在部分省市开展按病种收费管理试点工作。

2011年，人社部、发改委、原卫生部联合发布《关于进一步推进医疗保险付费方式改革的意见》，进一步推进医疗保险付费方式改革，深入推进按病种收费改革工作，进一步开展医疗服务按病种收费方式改革试点。

2012年，原卫生部、发改委、财政部联合发布《关于推进新型农村合作医疗支付方式改革工作的指导意见》，通过推行按病种付费、按床日付费、按人头付费、总额预付等支付方式，推进新农合的支付方式由单纯的按项目付费向混合支付方式转变。

2013年，人社部、财政部、原卫计委联合发布《关于开展基本医疗保险付总额控制的意见》,要求深化医疗保险付费方式改革,加强基本医疗保险基金预算管理、基本医疗保险付费总额控制。

2017 年,国务院办公厅发布《关于进一步深化基本医疗保险支付方式改革的指导意见》,进一步深化基本医疗保险支付方式改革,同年发改委、原卫计委、人社部联合发布《关于推进按病种收费工作的通知》,要求深入推进按病种收费改革工作。

2018 年,国家医保局、财政部、卫健委、中医药局联合发布《关于印发按疾病诊断相关分组付费国家试点城市名单的通知》,人社部发布《关于发布医疗保险按病种付费病种推荐目录的通知》确定试点城市,由专家论证制定《医疗保险按病种付费病种推荐目录》。

2019 年,国家医保局发布《关于印发疾病诊断相关分组(DRG)付费国家试点技术规范和分组方案的通知》,要求试点城市按照统一的技术规范和分组方案开展有关工作。

2020 年,国家医保局发布《关于印发医疗保障疾病诊断相关分组(CHS-DRG)细分组方案(1.0 版)的通知》,要求试点城市按照通知要求进一步推进国家试点工作。

(二)医保支付方式的主要类型

1. 参保患者支付方式

参保患者在医保定点机构就医时,通过出示个人的金融社保卡、医保电子凭证或身份证,可以实时录入个人医保信息。住院患者需按照相应的医保类型缴纳一定比例的预交金,结算时多退少补。符合医保支付范围的医疗费用,在结算时可以根据不同医保的报销比例实时报销,参保患者只需承担个人自付部分。贫困人口、低保、五保、优抚等享受相关待遇的人员,同时享受一站式结算待遇。

随着三保合一、统一管理、全国范围异地就医联网结算的实现,大部分参保患者跨地区就医也可以享受实时报销结算的待遇。少数地区的参保患者或诊疗期间未携带证件的,还需全额垫付医疗费用,之后持结算收据和就诊材料至参保地医保经办机构再进行人工结算。

2. 医保经办机构支付方式

（1）总额控制。我国的医保基金总体上遵循"以收定支、收支平衡、略有结余"的原则。为保障医保基金的可持续发展和抑制医疗费用的过快增长，医保经办机构通常在一个年度内根据基金收入总额、财政补贴总额，对地区内医保基金实行总额控制。

（2）预付制。预付制是医保经办机构根据历史数据、基金总额，结合医疗机构规模、通货膨胀、地区人口密度等因素，提前核算出各个医疗机构年度基金预算总额，并按月拨付。预付制促进了医疗机构对自身成本的管控，在一定程度上起到规范诊疗行为的作用，但也在一定程度上制约了医疗机构的发展与扩张。

（3）按病种支付。按病种支付指患者从入院到出院整个诊疗过程中，如第一诊断符合病种目录，按照事先制定好的疾病治疗方案、费用定额，对产生的全部费用实行包干支付。按病种付费可以临床路径为指导，促进医疗质量的提高，但对于符合诊断但病情较严重、包含并发症、合并症的病例，支付标准往往较实际发生的偏低。

（4）按床日付费。根据医疗机构疾病谱的特点、病情的严重程度和治疗方式的进展，对住院患者进行分类，规定各床日支付的标准。医保经办机构根据参保患者的床日支付标准和实际住院天数向医疗机构支付费用。这种支付方式适合于疾病谱较简单的情况，如康复治疗、慢性精神疾病长期住院。

（5）按人头付费。以"每人"为计价单位，医疗机构与医保经办机构事前达成协议，确定目标人群和每人的支付标准，在一定时间内，医疗机构向一定范围的人群提供特定的医疗服务。这种支付方式适合于预防保健、公共卫生、门诊特殊慢性病的支付。

（6）DRG 付费模式。按疾病诊断相关分组（Diagnosis Related Groups，DRG）付费已于近几年在全国范围内开始推行。DRG 付费是按照临床治疗相近、医疗资源消耗相近的原则对住院病例进行分组，根据不同组病例对医疗资源消耗的不同来确定其权重，结合点数法或费率法来确定不同组的支付标准。医保基金和患者个人按照同病组同费用原则，向医院支付医疗费用。DRG 分组付费是我国医保支付方式改革的推广重点。

（7）DIP 分值付费。大数据病种分值付费（Big Data Diagnosic-Interventon Packet,DIP)基于全样本数据的诊断和操作自动分组,直接以主要诊断和关联手术操作的自然组合形成病种,通过对大量病例的分析对比来发现疾病与治疗之间的内在规律和关联关系,提取数据特征进行组合,以各病种次均费用的比价关系形成病种分值,再考虑年龄、并发症等因素对付费标准进行校正,集成为 DIP 目录库,从而实现更精细化、个性化的基金支付。DIP 分值付费主要适用于住院医疗费用的结算,同时其本身具有的可扩展性,可探索应用于门诊付费标准的建立和医疗机构收费标准改革。

(8) 医疗资源相对价值比例(RBRVS)模式。该模式根据医疗服务所消耗医疗资源的相对价值来决定支付额度。在此模式中,医疗机构提供的医疗资源主要包括医护人员的工作量(劳动时间、工作强度、职业技术)、医疗项目的成本(设备成本、折旧、水电、科研成本、人员工资)、责任成本(可能存在的医疗纠纷、承担的风险),这几项共同构成了医疗资源的相对价值。这种支付模式综合考虑了医疗机构、医护人员的生产价值,比较客观地体现了医护人员、医疗机构在诊疗过程中的投入。难点在于难以精准测定医护人员的相对资源消耗。

(9) 多元复合型支付模式。纵观国际上的医保基金支付方式改革,总体来说复合型支付模式是发展趋势。任何一种基金支付模式都有其优缺点及特定的适用条件和对象,应采取按床日＋按人头＋按病种＋DRG 付费＋DIP 分值付费多种支付方式并存的形式,综合考虑不同规模、不同类型的医疗机构所面对的患者群体的特点、疾病谱、诊疗过程,来分别确定具体的支付模式。多元复合型支付模式能够结合实际,因地制宜,更为科学与合理,能更好地维护医、保、患三方利益。

(三) DRG 付费模式探索实践

1. DRG 付费模式实施背景

根据国务院《关于进一步深化基本医疗保险支付方式改革的指导意见》(国办发〔2017〕55 号),国家医保局《关于印发疾病诊断相关分组(DRG)付费国家试点技术规范和分组方案的通知》(医保办发〔2019〕36 号),开展 DRG 付费模式是进一步深化医保支付方式改革的一项重要工作,将推动医保精细化管理,提高基金使用效率,充分发挥医保在医改中的基础性作用,从而促进规范医疗行为、医疗服务公开透明、提升百姓就医满意度。合肥市是全国 30 个试点城市之一,已于 2020 年 6 月 1 日起在 11 家医院试点运行,于 2021 年 1 月 1 日全面施行。

国家医疗保障局《关于印发医疗保障疾病诊断相关分组(CHS‒DRG)细分组方案(1.0 版)的通知》(医保办发〔2020〕29 号)公布,CHS‒DRG 细分组是对《国家医疗保障 DRG(CHS‒DRG)分组方案》376 组核心 DRG(ADRG)的进一步细化,是 DRG 付费的基本单元,共 618 组。要求各试点城市要按照统一的技术规范和分组方案开展有关工作,实现试点"一盘棋"、精准"本地化",使 CHS‒DRG 成为国家医保领域的"通用语言"。由此看来 DRG 在国家顶层设计上是获得国家认可的,目前 DRG 应用推广的道路不会变。

2. 重点关注高、低倍率病例

根据 DRG 分组规则入组的病例按照费用分为高倍率病例、低倍率病例、正常倍率病例。

高倍率病例是指基准点数≤100 点的病组且费用高于本病组次均住院费用 3 倍的病例;基准点数>100 点且≤200 点的病组且费用高于本病组次均住院费用 2.5 倍的病例;基准点数>200 点的病组且费用高于本病组次均住院费用 2 倍的病例。

低倍率病例是指费用低于该病组次均住院费用下限裁剪倍率的病例。

高、低倍率病例是 DRG 付费模式下医保管理中需要重点关注的方面。

3. DRG 付费模式的优缺点

(1) 优点:

① 实现医疗资源利用标准化。

② 缩短住院天数。

③ 激励医院加强医疗质量管理。

④ 合理降低费用、规范用药与低值耗材使用。

⑤ 加强医保费用控制。

相对于以往的支付模式,如同病同价、按病种支付,DRG 分组付费可以将合并症、并发症、疾病的严重程度、手术操作的难易程度考虑在内,基本覆盖了所有的内、外科住院疾病。

(2) 缺点:

① 病组的分组、费用的标准确定操作复杂。

② 应用范围局限,部分专科性医院可能难以确定合适分组。

③ 成本控制过于严格,当诊断不够明确时,可能会诱使医生执行"高编"。在一定程度上阻碍新技术的应用与发展。

4. DRG 付费模式下医院的应对措施

DRG 付费模式的推进,对医院未来的发展既是考验亦是机遇。医保付费点数法令医院所有入组病例与整个地区所有医疗机构同组病例一起横向比较,费用过高或过低都将对医院的医保基金造成损失,这对医院的管理提出了更高要求。管理部门、临床业务科室必须协同配合、各司其职,规范诊疗行为,强化成本控制,提升运营水平。

规范和科学分组是 DRG 实施的重要前提,精确付费是 DRG 实施的重要保障。医保办必须协调相关部门,共同做好如下工作:

(1) DRG 付费模式的基础是病案首页信息的准确性。病案室首先要确保诊断编码、手术编码的准确性;同时加强对科室的病案质控,尽可能减少诊断错误、手术操作错误、漏编、低编、高编、歧义诊断等相关错误;在分组审核阶段高效审核,重点审核高、低倍率病例。

(2) 医务、护理部门需要加强对诊疗行为的规范,借助临床路径,指导科室合理收治、合理诊疗、合理检查、合理收费。

(3) 药学、耗材科需要统计科室异常增长的药品组成、耗材占比,及时反馈。

(4) 财务部门负责监测医保基金收支情况,进行成本核算、绩效考核,建立合适的奖惩机制。

(5) 信息部门需要保障全院信息系统的正常运行,确保接口标准统一,病案首页、电子病历等信息采集、上传准确。

(6) 医保办牵头协调各部门工作:监测、统计 DRG 付费模式下月度、年度医保资金的拨付情况,分析各临床科室 DRG 运营入组率、高低倍率病历主要影响因素,在医保资金总额预付的前提下合理分配并制定相应指标;协调临床科室与医保部门沟通,如组织专家就"特病单议"与医保部门沟通谈判;组织各部门就 DRG 实时运行情况召开协调会,分析问题、解决问题;加强对临床医护人员的培训,了解学习 DRG 付费模式的要点、核心,在日常诊疗过程中自我管控。院内各部门协同配合,自我约束,避免因自身管理不当而造成不必要的损失。

(7) 上线 DRG 智慧运营系统。集团医院作为合肥市首批试点单位,通过上线 DRG 智慧运营系统来完善 DRG 的运行和管理,提高院内 DRG 运行效率。在事前、事中、事后三个阶段分别进行预警干预、监测管理、辅助分析。

① 事前:通过医生端实时分组预测,提升临床科室参与度,减轻病案、医保部门压力。通过嵌入医生工作站,可根据诊断预测分组、诊断的修改和补充自动重新预测分组;展示预测分组的全部特征信息;当诊疗信息不全时,可根据临床经验来选择分组,并加以预警标注。

② 事中:通过管理端在线监测,为院领导、职能科室提供事中管理的手段。可自定义预警条件,多维度展示在院病例预测入组情况、费用预警状态、预计盈亏。

③ 事后:辅助开展入组病例审核;分析 DRG 盈亏状况、总体及单个病例具体亏损原因。

(四)点数法总额预算 + 按病种分值付费

国家医保局于 2020 年 10 月 14 日制定了《区域点数法总额预算和按病种分值付费试点工作方案》,要求把点数法与区域总额预算相结合,促进医疗资源有效利用,保障参保人员基本医疗需求。

应在遵循"以收定支、收支平衡、略有结余"的原则下,综合考虑物价水平、参保人医疗消费行为、总额增长率等因素,合理确定总额预算指标。不再细化明确各医疗机构的总额控制指标,而是把项目、病种、床日等付费单元转换为一定点数,根据总点数和基金支出预算指标来确定点值,按各医疗机构实际点数来付费。这一方案与 DRG 分组付费的推进相结合,促进医院进一步加强对医疗质量的管理,通过提升自身的核心竞争力,来促进区域内医疗机构的良性竞争。

(五)医疗保险支付方式亮点与创新

1. 推进以按病种付费为主的多元复合式医保支付方式改革

(1) 按病种预付,实现对不同资源消耗、不同难易程度的医疗服务的精准支付。

（2）总额预付给医院设定"天花板"，有效控制医疗费用，简单易行。

（3）多种支付方式相结合，扬长避短。

2．从传统的被动支付向管理型支付方向发展

随着按病种付费、总额预付制等支付方式在各地的推行，传统的被动支付正在逐步向管理型支付发展，按项目付费总体趋势是逐渐减少。

3．由后付制逐步向预付制转变

（1）以医保对医疗机构成本进行提前补偿为代表的各类预付方式是国际上公认的最有效的控费机制。

（2）预付制是实现精细化管理的重要手段，能够提高医疗服务效率、促进医院成本优化以及降低住院费用。

4．逐步实现分类支付

（1）针对不同疾病和人群，探索多元化的医保支付方式。

（2）逐步建立涵盖从预防到住院、门诊、康复等各环节医疗服务的多层次支付体系，为人群健康提供保障。

医保支付方式的改革将继续在摸索中不断前进。在建设中国特色社会主义医保制度的过程中，基于中国庞大的人口基数、人口老龄化加剧、各地区不同的财政水平等背景，某一种支付方式难以绝对适合所有人，只有不断摸索、不断实践、不断完善、不断改进才能早日实现医、保、患三方共赢的美好愿景。

四、医疗保险谈判实践探索

医保谈判是指在医保实行过程中，医疗服务的购买方与医疗服务的提供方就服务的范围、价格、质量通过谈判的形式来达成一致的过程。其目的在于协调医保各个参与者的利益关系，实现共赢。医保的购买方包括参保人和医保经办机构，参保人委托经办机构办理，经办机构既是受委托方，也是医保本身的管理者。医疗服务的提供者包括公立的、私立的、营利性的、非营利性的各类医疗机构以及药品供应商。谈判内容涉及医疗领域各学科专业知识及双方的根本利益，应遵循法治原则、平等原则、合作原则。

医保谈判通过发挥"团购"的优势,响应了我国医药卫生体制改革的要求,顺应了医保制度发展的趋势,实现了控制医药费用增长过快的目的,促进了政府管理模式的转变,促进了医疗卫生市场的健康发展。2009年3月,中共中央、国务院发布《关于深化医药卫生体制改革的意见》首次提出积极探索建立医疗保险经办机构与医疗机构、药品供应商的谈判机制;2018年8月,国家医保局开展抗肿瘤药专项谈判,成功谈判17个品种,价格平均降幅达56.7%;2019年11月,正式开启第三轮国家医保准入谈判,97种药品谈判成功,价格平均降幅达60.7%,包括22种抗癌药、7种罕见病用药、14种慢性病用药、4种儿童用药。

医保谈判下一步的工作重点是完善、发展医保经办机构与医院的谈判机制。医院通过协调谈判的形式,基于客观数据,充分反映医疗服务产出,调动医务人员的积极性,与医保经办机构共同合理确定医疗服务范围、总额预算指标。医院应当提前做好准备,建立针对医保谈判的大数据库、专业医保人才队伍,合理地运用医保谈判机制,促进医院的发展。

五、医疗保险宣传与培训

(一)宣传培训意义

医保宣传是在医院内医保管理的过程中,通过传播教育、咨询沟通、多点协调,从而达到遵守国家医保法规、落实国家医保政策、保障医保患者合法合规权益、提高医院医保管理水平的目的。

(二)宣传培训内容

医保的宣传与培训既要针对院内医务人员、职能部门、医保从业人员,也要面向患者与社会公众。其内容包括医保相关的法律法规,医保新政策、新知识,医保基金的支付方式,医保药品、诊疗项目、服务目录,收费标准,医保管理办法,就医流程与结算方式等。

（三）宣传培训过程

1. 制订宣传培训计划

在全院范围内，针对医保人员、医护人员制订合理有效的培训计划（年度、季度、月度及特定时间节点）。医保工作人员应先积极参加全国性的医保从业人员培训。当有新的政策出台时，总结提炼政策精神、方案的核心内容，先对医保人员加以培训，再进一步培训全体医护人员，形成从点到面、全方位全覆盖的宣传效果。

2. 印发宣传手册、培训资料

宣传手册与培训资料应涵盖核心要点内容，如医保药品目录、诊疗项目收费标准、按病种付费诊断目录，特别是涉及医保基金的要点内容，如限定支付范围的项目，并按照学科加以分类，便于科室查阅。

3. 借助多元化传播媒介

借助新媒体、新平台，如手机 APP、微信公众号，推送最新政策及要点新闻。利用医院 OA 系统及网络媒体等多种形式，全方位、多途径宣传和介绍医保新政策、医保支付规定、各类医保服务流程等内容。向患者公示常见药品及常规诊疗项目收费标准，利用知识手册及电子屏等大力宣传新政策和新知识，在医院醒目位置悬挂主题宣传横幅、展板，使全院医护人员及来院就诊的患者家属知医保、懂医保和守医保。

（四）宣传培训评价

对于宣传与培训的效果，需要从满意度、掌握度、应用度三个方面加以评估。通过发放匿名的满意度调查表、医保知识问答卷，收集并分析信息，以便对宣传与培训的方式方法进一步完善。

在医保运行的过程中，宣传与培训应齐头并进，在医保改革不断深化的当下，应使每一个医保参与者明确自身的职责与权益，使医务人员和医保患者都能规范和约束自身的医疗行为，保障医保基金安全。

第三节　现代医院医疗保险管理未来展望

近年来党和国家的一系列方针政策,指明了未来医保的改革与发展方向。《"健康中国2030"规划纲要》提出了"完善全民医疗体系、健全医保管理服务体系、积极发展商业健康保险";《关于深化医疗保障制度改革的意见》提出了"完善公平适度的待遇保障机制、健全稳健可持续的筹资运行机制、建立管用高效的医保支付机制、健全严密有力的基金监管机制、协同推进医药服务供给侧改革、优化医疗保障公共管理服务"等要求。

现代医院在未来的医保管理中,应当准确解读方针政策,把握未来改革与发展的大方向。从总体来看,对医保基金的监管依然是未来几年医保管理的工作重点;医保支付方式的改革未来将进一步深化;药品、耗材带量集中采购未来将继续逐步推进;医保支付范围可能进一步扩大;商业健康保险可能会加入。这些都要求医院必须未雨绸缪,进一步加强医保基金监管力度,提升医疗质量、提升基金运行效率以应对医保支付方式的改革;进一步优化医疗费用结构,建设专业的医保管理队伍,合理利用医保谈判以应对商业健康保险的加入。

一、加强医院内基金监管力度

习近平总书记强调,医保基金是人民群众的"保命钱"。从"打击欺诈骗保"到"强化基金监管",一方面说明医保基金监管工作所面临的形势较严峻,另一方面也表明了党中央、国务院、国家医保局对于加强医保基金监管工作的决心。医保基金监管工作将会持续开展并不断强化,并且将形成常态化、制度化的监管工作模式。基金监管工作也将是未来医院医保管理工作的重中之重。

医院作为基金监管工作落地的重要环节,在配合国家与地方监管工作的同时,应当明确自身的责任,把维护基金安全作为首要任务。在现有的基金监管制度上,总结近两年打击欺诈骗保的工作经验,结合运行中发现的问题,进一步优化监管措施。

建立健全监督检查制度,加强现场督察力度,每周查、每月查、每科查;建立院内举报奖励制度,杜绝骗保行为;建立医保医师、患者信用管理制度;建立智能监控制度,利用智慧化管理手段实现对数据的动态监控。

二、响应医保支付方式深化改革

"持续推进医保支付方式改革"仍将是未来医保管理的工作重点。看病难、看病贵,是因为目前医保和医院无法完全满足人民群众日益增长的就医需要和健康投入愿望。医保支付方式改革的目的是引导医疗资源的合理分配,将区域内所有医疗机构放在同一起点,对医院既起激励作用,也起到约束作用。医院需要提高自身的核心竞争力,才能在区域内医疗行业的良性竞争中处于不败之地。

随着DRG分组付费、DIP分值付费、区域点数法总额预算的推进和实行,医院在完善现有管理制度、管理方法的基础上,仍需要在未来的实践工作中,进一步持续改进、不断完善。对于DRG分组付费、DIP分值付费、区域点数法总额预算未来在实际运行中可能出现的问题,应坚持"以患者为根本",以提高医疗质量为核心,提升医保基金运用效率。要结合高效的智能化管理手段,实行基金绩效考核,提高医保基金运行管理质量;加强药品、材料的准入制度,由医务部、护理部、临床专家全面考评,决定"是否用""是否必须用""有无替代",杜绝基金的浪费;推进处方点评制度,监控院内费用结构;完善医保目录动态调整机制,及时、迅速地响应国家与地方的目录调整;积极探索"互联网＋医疗"、大数据应用等新兴医疗服务模式。

三、应对未来医保支付范围的扩大

《关于深化医疗保障制度改革的意见》中明确提出"逐步将门诊医疗费用纳入基本医疗保险统筹基金支付范围"。当前门诊统筹基金支付大多局限在特殊病门诊、工伤门诊、生育产前门诊等范围内,未来支付范围的扩大,可能逐步将普通门诊纳入统筹基金支付的范围内。门诊的诊疗、结算过程相对住院来说,存在着人流量大、疾病谱繁多、监管手段缺乏等问题。大型三甲医院一天的门诊量可能达到近万人次,存在着患者信息登记不准确、部分患者使用他人医保卡、结算周期长等不利于监管的客观情况;同时涉及病种广泛,包括一般常见疾病、慢性疾病、急诊抢救、外伤、整形美容、矫形、保健等。在门诊医疗费用纳入统筹基金支付及医院落实具体方案之前,医院应制定与完善门诊医保管理制度,对现有的门诊管理办法进一步补充、优化,加强管控。

（一）落实门诊实名制就诊

随着医保电子凭证的推广,结合已有的金融社保卡、身份证件,对门诊患者人证相符的要求应落实到每一个人;对挂号、就诊、结算的每一个步骤加强查验,杜绝使用他人医保卡的情况。

（二）加强门诊质量管控

利用智能化、信息化手段,建立门诊患者大数据库,实时、动态监管门诊医保运行情况,如针对超限额处方、超范围处方进行监控、干预、整改;可以采用门诊医保医师分数制管理办法,实行分数考核管理;亦可采用分级管理,对不同医师设定不同的医保权限。

（三）宣传、培训门诊支付范围

加强门诊部收费人员、医护人员对于门诊支付范围的了解和学习,明确门诊不符合支付范围的疾病项目,如车祸、涉及第三方的事故、美容整形等类型;向门诊患者印发宣传手册,张贴宣传海报,公示医保范围内药品、诊疗项目、报销比例等。

四、合理利用医保谈判

医院在未来的医保工作中可以积极利用医保谈判机制,与医保经办机构、保险公司进行谈判协商,提升自身的医疗质量,发挥自身的医疗优势,在谈判中获得较大的话语权;科学、合理制定预算总额;结合自身实际情况,探索多元复合型支付模式,如康复科、老年科、精神科按床日付费,门诊特殊病按人头付费;探索医疗服务与药品分开付费;探索与紧密型医联体实行总额付费;建立专业的医保谈判专家队伍。

五、优化院内医保服务流程

优化院内医保服务流程,提供更精细化、更精准化的服务,有助于提升患者就医体验,也关系到患者的切身利益。

在未来的工作中,医院应要坚定地沿着党中央、国家医保改革的大方向,并结合实际工作,提升医保服务效率,逐步实现"一站式服务、一窗口办理、一单制结算";设立并公示医保服务热线,设立医保服务满意度调查、意见反馈渠道;进一步推进标准化、信息化建设,实现院内全部门信息互联,加快推进医保服务网上办理;规范数据管理和应用权限,保障患者信息安全。

第十章　现代医院内部审计

内部审计是强化单位内部监督、促进单位持续健康发展不可或缺的制衡机制，内部审计是保障组织正常运营、防范风险、提高组织价值的重要手段。党的十九大报告指出，应加强审计管理体制的改革。为了使内部审计能够在新时代更好地发挥其作用，2018 年，审计署对《审计署关于内部审计工作的规定》进行修订，对内部审计各方面的发展作了进一步指导。内部审计发展进入一个新的时代。

2010 年，国务院办公厅发布的《关于公立医院改革试点的指导意见》明确要求公立医院应建立健全并实施相应的内部审计制度，从而加强对公立医院运营的监管。为促进卫生计生系统所属各单位内部审计的发展，原国家卫计委于 2017 年 10 月颁布了新制定的《卫生计生系统内部审计工作规定》。

现代医院内部审计是建立和健全内部控制的有效手段，为经济决策、内部管理、风险预警、提高效益、建立有效的监督机制提供支持，是保证医院的各项业务正常开展、防范医疗风险、促进和谐医患关系建立、提高医院的服务质量、提升医院发展潜力的必然选择。

第一节　国内外医院内部审计的发展

一、国外医院内部审计的发展

在国外，医疗行业的内部审计发展较早，其内部审计机构发展也早于我国。Urbancic 和 Hauser 对美国境内的 400 家医院进行了问卷调查，发现很多医院的董事会之下都设立了审计委员会，而在审计委员会之下则设立了独立的内部审计机构。在这种模式下，内部审计具有较高的独立性，可充分发挥内部审计的职责。在 Mayer 和 Sennetti 的研究中发现同样的结论。他们发现具有较高独立性的内部审计机构的联邦公立医院出现内部控制问题的频率相对较低。

Edwards Don，Kusel Jim 和 Oxner Tom（2004）通过调查发现现阶段内部审计业务开始由审计财务合规性向更具操作性的审计类型转变。在法国，医院的内部审计范围几乎涵盖医院的所有领域且风险评估已成为重要内容。

Carter Elaineetal 分析了贡德尔大学医院引入临床审计的进程和成果，得出了临床审计可以运用客观的分析和评价方法，以帮助临床科室找出存在的问题和内部控制缺陷并提出相关审计建议，从而起到提高各科室医疗护理质量的作用。

Al-Qudah 以医院相关人员为研究对象，运用 SPSS 统计软件进行数据分析并得出结果，认为医院应当引入先进的信息技术体系，提高医院的工作效率和有效性，提高医院审计工作成效。Nick 和 Raso 提出，可以参考企业较为先进的信息管理和计算机技术，并将信息管理和计算机技术融入非营利性组织的内部审计和运行当中，会取得较好效果。

内部审计质量是指内部审计工作的合规程度以及内部审计作用的发挥水平，是组织内部审计水平的综合体现。在对内部审计质量评估方面的文献分析中，国外学者在如何衡量内部审计质量方面做出了许多有益的探索。Clark 分别从企业管理当局对内部审计的关注度、内部审计队伍综合素养和内部审计报告渠道三方面评价内部审计质量的高低。国际内部审计师协会（IIA）提出内部审计质量等式：$Q = R^3$，其中 R 包括相关性、可信度和投资回报率（ROI）。此后，美国注册会计师协会（AICPA）和美国公众公司会计监督委员会（PCAOB）也相继提出，对内部审计工作质量的严格评估是外部审计师考虑采用内部审计人员成果的必经门槛。Prawitt 将 6 项指标合成为内部审计质量综合指标并用于案例研究，包括内部审计部门规模、获得国际注册内部审计师（CIA）或注册会计师（CPA）证书的内部审计师人数、审计师执业年限、审计工作时长、年均培训课时以及内部审计是否由审计委员会全权负责。Roussy 和 Brivot 对公共部门的研究发现，当内部审计能够协助高管层开展工作时，内部审计和审计委员会被认为有较高的审计质量。

二、国内公立医院内部审计的发展

在国内,2016 年原卫计委出台《卫生系统内部审计工作规定》,明确提到"年收入 3 000 万元以上;拥有 300 张病床以上等符合条件的医疗机构,应当设置独立的内部审计机构,配备专职审计人员。各地区卫生行政主管部门也应根据规定要求重视内部审计工作"。但在刘颖的研究中可以发现,多数基层医院的内部审计机构缺少独立性,甚至有的医院的内部审计机构负责人同时兼任该医院财务主管一职。在内部审计机构中配备专职的内部审计人员至关重要。现阶段内部审计工作已不仅仅是单纯的财务审计工作,它涉及单位工作的方方面面。因此,现今的内部审计工作者应是对各类知识都有一定了解的综合性人才。刘颖在对河南省 546 家县级公立医院的调查中发现受访医院中专职内部审计人员配备不足且专业背景单一,高学历人才匮乏。因此有学者呼吁医院应加强对内部审计人员的培训,提高其专业能力。除此之外,史安平也建议内部审计人员应加强自身的廉政建设。

2012 年,原卫生部发布的《卫生系统内部审计操作指南》将财务收支审计、内部控制审计、工程项目审计、经济责任审计、合同审计等 5 项业务类型列入应审计范围。王新颜提出,医院应根据自身的特色开展风险管理审计等业务,以增加组织价值。顾蕙针对医院采购活动的风险和防范,认为应组织相关人员学习采购政策和文件,建立健全医院各项采购制度,参与招标询价等,监督采购合同履约情况。关于现阶段公立医院内部审计技术方法的研究发现,公立医院内部审计手段落后,当今信息技术高速发展,内部审计手段亟须改进。柳羽珊通过调查同样发现对于医院医疗系统中存在的大量信息,内部审计仍停留在手工核对的阶段,甚少使用审计抽样技术,这无疑降低了工作效率而增加了审计风险。新世纪以来,信息化技术开始渗透到生活的方方面面,其高效性、准确性、便利性的特点极大地改善了我们的生活。作为内部审计工作人员,我们应当顺应时代的发展,积极地利用现代化的信息技术。史安平也提出医院内部审计应充分运用"互联网＋"技术提高内部审计的审计效率。已有的文献中关于公立医院内部审计结果运用或成果利用方面的研究极少。仅有刘粤丽提出卫生计生系统内部审计成果质量不高、医院领导对审计成果重视程度不足、工作成果运用机制不健全制约着审计成果利用的效率和效果。同样的,许亚运在对湖南省古丈县公立医院的调查中发现,在对医院领导进行的经济责任审计中,未能做到将审计报告公开且审计结果运用程度极低,整改效果亦不佳。结合公立医院内部审计工作,只有营造良好的内部审计环境、完善内部审计流程以及建立健全审计成果报告制度,才能合理、合法、高效地运用内部审计成果,从而真正发挥内部审计应有的职能。

内部审计质量是指内部审计工作的合规程度以及内部审计作用的发挥水平,是组织内部审计水平的综合体现。我国对内部审计质量的关注主要是从2012年中国内部审计协会(CIIA)发布《内部审计质量评估办法(试行)》和《中国内部审计质量评估手册(试行)》后开始的。刘颖经过调查发现,公立医院内部审计流于形式,无法保证审计质量。为提高公立医院内部审计质量,她认为除了采取传统的改善措施外,还应加强内部审计工作对信息化手段的运用。内部审计工作人员只有通过计算机辅助技术开展事前审计、事中审计以及效益审计,实现全过程管理、控制,拓展内部审计范围,才能保证内部审计质量。

综上所述,我国学者研究医院审计时借鉴了国外的医院审计的经验,但国外医院与国内医院存在制度差异,所以我国学者认为应当归纳满足国内医院内部审计要求的相关内容。同时制定相关的法律法规,建立内部审计部门,增强内部管理的约束力,封堵管理漏洞,提高医院服务质量与能力,构建科学、完善的医院内部风险测评机制,如此才能够更加有效地防范与控制风险,确保医院有序运转,为患者提供健康保障。

第二节　现代医院内部审计概述

一、现代医院内部审计的建立及发展

《卫生系统内部审计操作指南》对公立医院内部审计给出以下定义:主要围绕医疗卫生机构而展开,把经济运行活动作为主线,实施监督、评价以及咨询等相关活动,是卫生系统实施内部控制的主要组成部分。正如国际内部审计师协会(IIA)对内部审计定义的多次修改,相应地,我国的医院内部审计发展也经历了三个阶段的变革,即起步、提高和转型阶段。随着医院内部审计部门的重要性逐渐突出,党中央、国务院和卫生部相继就医院内部审计工作建设出台政策文件,着力推进医院内部审计工作向现代化发展。

1997 年,原卫生部颁布实施《卫生系统内部审计工作规定》,其中明确指出,对二级乙等以上的医院来说,它必须设置与财务部门级别一致的内部审计机构。2009 年,国务院出台《关于深化医药卫生体制改革的意见》《医药卫生体制改革近期重点实施方案(2009—2011 年)》等一系列新医改政策。随着新医改的逐步推进,各公立医院领导班子逐渐意识到内部审计的重要性,内部审计的地位得到明显提升,各医院审计科室逐渐明确了工作范围、审计流程、审计重点及职能权限,开始在医院的各种经济管理活动中发挥监督作用。2012 年,原卫生部颁布了《卫生系统内部审计操作指南》,它标志着公立医院内部审计工作的正式开启。2016 年,在全国卫生与健康大会上,习近平总书记对医院内部审计提出了新要求。2017 年,国务院发布的《建立现代医院管理制度的指导意见》(国办发〔2017〕67 号)提出加强公立医院内部审计监督,推动注册会计师审计工作。公立医院的内审工作对医院管理的重要性日益提升。

二、现代医院内部审计的相关制度

医院内部审计制度科学、完整是内部审计有效的基础条件之一。为保障医院内部审计机构在医院内部能获取更多相关信息,同时获得相关部门和人员的支持和配合,有利于审计问题整改,我国根据国内实际情况并结合国外先进理念,国务院、审计署、卫计委、财政部、中国内部审计协会相关部门都制定了相关的法律法规。

1994 年,我国首次颁布《中华人民共和国审计法》(以下简称《审计法》),明确指出各级党政机关、事业单位、企业等要逐步完善内部审计的规章制度,自觉接受政府审计机关的监督审核,《审计法》的颁布标志着我国内部审计工作由开始走向成熟,也为我国内部审计工作的开展提供了法律保障。21 世纪以来,我国内部审计工作不断趋于完善。国务院发布的《关于加强审计工作的意见》(国发〔2014〕48 号);审计署发布的《中华人民共和国审计法》《中华人民共和国审计法实施条例》《审计署关于内部审计工作的规定》《党政主要领导干部和国有企业领导人员经济责任审计规定》《中华人民共和国审计署第 11 号令》《党政主要领导干部和国有企业领导人员经济责任审计规定实施细则》；卫健委发布的《卫生计生系统内部审计工作规定》《卫生部办公厅关于建立内部审计工作信息报告与通报制度的通知》《医疗机构主要负责人任期经济责任内部审计要点》《国家卫生计生委直属和联系单位主要领导干部经济责任审计规定》《卫生部关于加强和规范建设工程项目全过程审计的通知》；中国内部审计协会发布的《内部审计基本准则》《内部审计人员职业道德规范》《内部审计具体准则》等。

三、现代医院内部审计的特点及工作流程

随着现代医院内部审计的发展，医院内部审计工作出现了一些新特点：审计工作从传统的财务收支审计到经济管理业务全面审计；从原先的事后审计到事前、事中与事后审计并存；从以监督为主的审计到监督、咨询服务并存的审计。

（1）从监督型、管理型转变为均衡型、服务型。医院内部审计工作从最初的管理监督，查缺找漏，到如今以患者为中心，为临床各业务科室服务，为领导层决策层服务。内部审计的各项工作体现服务性，通过审计发现医院管理工作中存在的漏洞和不足，提出改进意见，帮助各临床业务科室完善管理，为领导提供有参考性的意见。

（2）从"事后"审计转变为"事前、事中和事后全过程"跟踪审计。医院以往的审计工作通常是医院运营管理工作出现问题后，相关部门或领导要求审计部门介入查明原因。但是问题已经造成的损失无法挽回，只能事后补救或者引以为戒。按照新时代内部审计的要求，医院内部审计应该逐步向事前、事中和事后全过程跟踪审计转变。在项目的立项阶段就对其可行性进行研究和评估，对于效益差或风险性大的项目，在立项的阶段就向相关部门和上级领导提出审计意见。在项目实施过程中全程参与，保证项目效益和进度。在项目完成时，进行后续审计评价，对项目的经济效益、社会效益等进行评价。

（3）从传统的手工审计向大数据环境下的审计转变。原审计署审计长刘家义指出："审计的根本出路在于信息化，而推进以大数据为核心的审计信息

化建设是应对未来挑战的重要法宝。"随着云时代的到来,大数据一词越来越被频繁提及,审计环境发生了翻天覆地的变化,手工现场查账式审计已成为非常落后的审计方法。内部审计若还使用人工手工查阅凭证账簿的方式来进行审计,很明显已经不适应信息化的发展,因此,积极拓展"大数据"时代下的内部审计工作。将"大数据"与内部审计工作有机结合在一起,是现代内部审计体系的一个重要特征。

(4) 从应付上级的规定到内部审计成果运用。由于内部审计受到医院和上级审计机关的双重管理,因此,部分内部审计工作的开展只是为了应付上级的规定,审计结束后,审计结果以及审计中发现的问题并未被医院的管理层采纳,对医院的管理工作也未产生影响。

内部审计成效主要集中体现在内部审计成果的运用上。如果要使内部审计真正发挥其作用,那么就必须将内部审计成果运用到日常的组织管理工作中。审计署在 2018 年新制定的关于内部审计工作的规定中也强调内部审计结果应当作为考核、任免、奖惩干部和相关决策的重要依据。

根据《审计法》第五章对审计程序的规定,审计的规范流程如下:拟定审计计划→制定审计方案→发出审计通知书→开展审计调查→提出审计整改建议→后续审计→立卷归档的步骤开展审计工作。

第三节　现代医院内部审计体系建设实践

一、内部审计的建立及发展

1997 年,根据原卫生部《卫生系统内部审计工作规定》,合肥市第一集团医院(以下简称"集团医院")正式设立审计处。设专职审计人员 3 人,内部审计工作主要是配合财务处对体检中心、医院食堂、医院宾馆等医院第三产业的财务收支情况进行专项审计,以及配合基建办对玻璃门窗更换、墙面修补粉刷等基建修缮项目的决算进行专项审计,审计工作范围相对狭窄。2004 年,医院精简行政后勤机构,许多职能处室调整合并,原审计处调整为审计中心,作为集团医院四个运营部门之一。

2012年，根据三级甲等医院复审的要求，集团医院审计中心重新确定内部审计的工作职责以及岗位制度，经院长办公会审议并通过。新制度职责明确了各项审计工作的程序及专项审计的内容。审计中心开始参与、监督医院重大物资采购招投标活动和商务谈判，协同物资采购部门调研并评估中标物品供应商，做好部分重要经济合同的事前审核，执行医院的年度财务收支审计等。

2016年，在全国卫生与健康大会上，习近平总书记对医院内部审计提出了新要求：医院内部审计理念和实践应当制度化、规范化。按照习近平总书记对新时代内部审计的要求，以及医改的纵深化推进要求，集团医院内部审计中心人员编制扩大到6人，审计的工作方式、内容和范围也逐步转型：从传统的财务收支审计到经济管理业务全面审计；从原先的事后审计到事前、事中与事后审计并存；从以监督为主的审计到监督、咨询服务并存的审计。集团医院制定并实施了一系列的制度规定，将医院审计工作进一步制度化、规范化：2015年制定了《对外投资监督管理制度》；2017年制定了《严禁设立"账外账"、"小金库"的管理规定》；2018年制定了《物资采购审计程序及管理办法》；2019年修订《医疗收费督查管理暂行办法》；2020年，为应对新冠疫情制定了《关于社会捐赠物资审计实施办法》。具体如表10-1所示。

表10-1 集团医院内部审计体系的发展历程

时间	集团医院内部审计发展历程
1997年	卫生部颁布实施《卫生系统内部审计工作规定》，其中明确指出，对于二级乙等以上的医院，必须设置与财务部门级别一致的内部审计机构。同年，医院成立内部审计处，与医院财务处平级，并设有专职审计人员3名。同时制定《合肥市第一人民医院内部审计管理暂行规定》
2003年	国家审计署颁布了《关于内部审计工作规定》，其中明确了公立医院内部审计的定义："医院内部审计机构以及审计人员，对于医院的财务收支、经济活动的真实、合法和效益实施的监督审核行为。"2004年，审计处调整为审计中心

续表

时　间	集团医院内部审计发展历程
2012 年	卫生部颁布了《卫生系统内部审计操作指南》,它标志着医院内部审计工作的正式开启。 审计中心制定实施《修缮工程项目审计暂行规定》《经济合同审计暂行规定》《招投标审计暂行规定》《医疗收费督查暂行规定》等一系列制度文件,内部审计专职人员有 5 人,审计工作范围进一步扩大
2016 年至今	2016 年,习近平总书记在全国卫生与健康大会上对医院内部审计提出了新要求:医院内部审计理念和实践应当制度化、规范化。 按照习近平总书记对新时代内部审计的要求,合肥市第一人民医院集团医院内部审计中心颁布实施一系列的制度规定,将医院审计工作进一步制度化、规范化。2015 年制定《对外投资监督管理制度》;2017 年制定《严禁设立"账外账"、"小金库"的管理规定》;2018 年制定《物资采购审计程序及管理办法》;2019 年重新修订实施《医疗收费督查管理暂行办法》;2020 年,面对新冠疫情,审计中心颁布实施《关于社会捐赠物资审计实施办法》。内部审计专职人员达到 6 人,基本达到审计全覆盖,内部审计工作进一步制度化、规范化

二、内部审计的相关制度

集团医院根据发展需要于 1997 年成立审计部门,设立专职审计人员,审计中心参考审计署、卫计委等部委制定的法律法规,内部审计协会制定的职业准则,以及医院制定的规章制度,结合实际情况制定了《审计中心工作制度》《审计中心岗位职责》《医疗收费督查管理办法》《经济合同审计暂行规定》《修缮工程项目审计暂行规定》《对外投资监督管理制度》等相关制度,如表10-2 所示。这一系列制度明确了医院管理层、审计部门、职能部门的责任,明确了内部审计人员参与医院的各项重大经济决策、参加有关会议的权利和义务,促进对内部审计制度不断健全,使内部审计的工作效率与工作质量得到大幅提升。

表 10-2 集团医院内部审计工作参考制度、法规

部门	参考制度、法规
国务院	《关于加强审计工作的意见》
审计署	《中华人民共和国审计法》 《中华人民共和国审计法实施条例》 《审计署关于内部审计工作的规定》 《党政主要领导干部和国有企业领导人员经济责任审计规定》 《中华人民共和国审计署第 11 号令》 《党政主要领导干部和国有企业领导人员经济责任审计规定实施细则》
卫健委	《卫生计生系统内部审计工作规定》 《卫生部办公厅关于建立内部审计工作信息报告与通报制度的通知》 《医疗机构主要负责人任期经济责任内部审计要点》 《国家卫生计生委直属和联系单位主要领导干部经济责任审计规定》 《卫生部关于加强和规范建设工程项目全过程审计的通知》
中国内部审计协会	《内部审计基本准则》 《内部审计人员职业道德规范》 《内部审计具体准则》
合肥市第一人民集团医院审计中心	《合肥市第一人民集团医院内部审计管理暂行规定》 《合肥市第一人民集团医院审计中心岗位职责》 《合肥市第一人民集团医院审计中心工作制度》 《修缮工程项目审计暂行规定》 《经济合同审计暂行规定》 《招投标审计暂行规定》 《对外投资监督管理制度》 《严禁设立"账外账"、"小金库"的管理规定》 《关于建设项目委托社会中介机构审计管理办法》 《物资采购审计程序及管理办法》 《经济合同管理制度规定》 《医疗收费督查管理暂行办法》 《审计中心关于社会捐赠物资审计实施办法》

三、现代医院内部审计工作

《卫生计生系统内部审计工作规定》要求卫生计生系统所属各级行政部门与单位须开展以下几项内审业务：预算执行审计、财务收支审计、工程建设审计、采购审计、国有资产管理审计、领导干部经济责任审计、内部控制评价及风险管理审计等。

现代医院内部审计工作从传统的财务收支审计到经济管理业务全面审计；从原先的事后审计到事前、事中与事后审计并存；从以监督为主的审计到监督、咨询服务并存的审计，呈现出新特征和新变化。集团医院内部审计工作主要有：财务收支审计、信息系统审计、物资采购审计、基本建设审计、医疗收费督查、经济合同审计、专项审计、经济责任审计等。

（一）以智慧医院建设为契机，拓展"大数据"时代下的内部审计工作

"大数据环境"下医院的管理工作由"依赖经验"发展为"依赖数据"。医院管理工作面临新挑战，包括重塑安全预警、重建流程、应用高新技术、提升人员素质等。充分利用计算机工具与网络技术是大幅度提高集团医院内部审计工作效率、质量的基础，应使"数据即资源"理念深入人心，使集团医院的内部审计能够为医院管理者提供更加有效的信息资源，促进组织战略目标的实现。

集团医院以"大数据"应用平台建设为契机，将"大数据"与内部审计工作有机结合在一起，探索并开展以下四个方面的工作：

（1）以 IT 为审计对象的专项审计。

（2）借助计算机及网络工具优化审计工作，审计工作过程中充分利用计算机与审计工作应用软件，提高审计工作效率与质量。

（3）内部审计有机融入计算机环境，利用计算机网络的即时沟通等优势共同构建内部审计资料库、信息库及数据库，努力解决"信息孤岛"的现象。集团医院与安徽省立医院、合肥市第二人民医院等相关兄弟医院共同构建内部审计资料库、信息库及数据库，开展医疗物资采购价格、设备采购及维修价格、基建工程审计等数据共享，努力解决医疗机构"信息孤岛"的现象。

（4）构建"大数据"内部审计新模式。"大数据"内部审计新模式是在原有内部审计模式的基础上向多维度进行延伸与拓展,结合大数据特点与技术优势,构建新型内部审计数据处理流程,主要工作包括数据采集、筛选、分类、处理、汇总等。

（二）财务审计

现代医院内部审计工作的特点是把围绕医院中心工作、服务大局作为审计工作的出发点和落脚点,自觉地将审计工作作为医院管理链条中的一环,不断强化审计工作对医院宏观管理的服务功能,有针对性地确定了一些相对具有代表性的项目开展专项审计工作。按现代医院内部审计工作的要求,集团医院开展的财务审计工作有:

（1）为进一步规范集团医院的财务管理,及时发现资金运行及管理中存在的问题和风险,内部审计部门与财务部门共同对集团医院的财务管理、重大财务决策合规合法情况、财务核算、各类资金运行等情况进行研讨,共同参与涉及财务及财务管理的各项重大会议。

（2）委托会计师事务所对医院财务状况进行审计,并由注册会计师出具审计报告。

（3）对固定资产采购、验收、报废、处置进行跟踪审计。

（4）每月对经济核算中心所做的关于奖金分配的核算进行审核。

（5）每月参与和监督财务部门对全院库房的盘存和清点。

（三）加强基建项目审计

以规范投资管理、提高投资效益为目的,突出基建、修缮工程审计。严格执行基建、修缮工程预决算的审计流程,明确审计管辖权。通过对基建工程项目的审计,有效防止了建设工程项目高估冒算行为,保证了工程项目质量,节约了建设资金,发挥了内部审计监督与服务的功能。

（四）物资采购审计

物资采购审计是对医院物资采购供应过程的各个环节进行分析和审查,以便最大限度地降低采购成本和存储管理成本,减少资金占用,促使物资采购做到必需、合理、合法、价廉,是审计中心的基本职责之一,对于降低医疗费用具有重要现实意义。

审计中心对于物资采购审计监督既做到了全程跟踪，又突出了重点，具体的审计工作有：

（1）对医疗设备招标采购的全过程进行审计。

（2）对医疗耗材采购的全过程进行审计。

（3）对办公用品购置进行审核。

（4）对所有厂商的资质进行审计。

（五）医疗维修审计

为提高经济效益、降低医疗成本、提高医院管理水平以及高效服务于临床，审计中心着力于加强对集团医疗设备维修审计工作的管理。医疗维修审计包括报损设备的现场调研和维修费用审计、大型设备维保费用审计，具体审计工作有：

（1）大型医疗设备维保、续保的审计。

（2）零星设备维修及配件采购的审计。

（3）医学工程部报送的发票审核。

（六）经济合同管理

为加强医院内部控制，维护医院各环节的合法权益，提高医院经济效益，审计中心全面开展经济合同管理审计，具体审计工作有：

（1）健全合同管理制度，实施规范化、制度化、标准化的合同管理。

（2）逐步完善合同审计管理流程，从合同的起草、审查、签订到合同的档案管理，摸索出一条合理、高效的合同管理程序和办法。

（3）推动合同管理信息化的开展及完善。

（七）医疗收费督查

集团医院内部审计以《关于规范医疗收费行为的有关规定》《关于纠正医疗服务中不正之风有关加强财务物价管理的通知》《卫生行业医德医风责任书》《医疗行业作风建设管理规定》等规章制度为依据，改善医疗服务，规范医疗行为，加强医患沟通，努力构建和谐的医患关系。

审计中心对全院进行医疗收费督察，涉及全院所有科室，抽查病历及清单,并发布督查通报,对个别科室违规收费等现象及时进行指正及通报批评;对每日清单和自费告知书的发放进行督查,加强集团医院医疗服务及收费的规范管理。

四、现代医院内部审计建设成效

(一)经济效益和社会效益显著提升

按照现代医院内部审计体系的发展,通过开展财务收支审计、信息系统审计、物资采购审计、基本建设审计、医疗收费督查、经济合同审计、专项审计、经济责任审计,直接为医院节省资金。现代医院内部审计工作已成为医院内部严肃财经纪律、加强内控管理、维护经济秩序、促进党风廉政建设的一个重要手段,为服务医院发展、构建和谐的医患关系发挥了积极的作用。

(二)拓展"大数据"时代下的内部审计工作

集团医院审计中心以智慧医院建设为契机,按照现代医院内部审计体系的要求。将"大数据"与内部审计工作有机结合在一起,以信息化技术为手段,处理海量、复杂的审计数据,提升审计效率,节约审计成本。

(1)鼓励内部审计人员在审计工作中使用信息审计技术方法,从审计实践中培育内部审计人员的信息化审计理念。组织内部审计人员参加审计信息化培训,学习先进的审计信息化理论和操作技术,提高内部审计人员对信息化审计方法的应用技能。将审计信息化应用技能纳入内部审计人员绩效考核中,提升内部审计人员学习审计信息化应用技能的主动性。

(2)将内部审计工作有机融入计算机环境,利用计算机网络的即时沟通等优势共同构建内部审计资料库、信息库及数据库,努力解决"信息孤岛"的现象。统筹审计信息化与集团信息化发展,将审计信息系统植入集团信息管理系统,搭建信息化审计作业平台,推动审计信息化建设,努力解决"信息孤岛"的现象。

(3)借助计算机及网络工具优化审计工作,在审计工作过程中充分利用计算机与审计工作应用软件,提高审计工作效率与质量。推广审计软件应用,要求内部审计人员在日常工作中使用审计软件,熟练使用数据库软件、审计数据采集分析软件等,努力促使审计软件为审计业务服务,提高审计能力和效率。

（4）构建"大数据"内部审计新模式。通过审计信息化建设,集团医院审计中心的工作效率大幅提升,发现问题、分析问题及解决问题的能力显著提高,基本实现审计全覆盖。

（三）规范医院医疗服务及收费行为

为改善医疗服务、规范医疗行为、加强医患沟通、努力构建和谐的医患关系,审计中心持续开展医疗收费督查工作,对各临床科室的医疗收费进行专项督查。针对出院病历及每日清单、自费告知书等具体内容进行抽查,并进行随机回访,对个别科室违规收费等现象及时进行指正及通报批评,有效加强集团医院医疗服务及收费的规范管理。

（四）加强内审人才队伍的培养

审计中心以提高人员素质、完善审计法规、创新审计技术、改进审计管理为目标,全面加强"人、法、技、管"的基础建设工作。探索建立适应审计工作需要的人才管理机制,优化审计队伍结构,培养复合创新型人才,全面提高审计人员的素质,逐渐形成一支高素质的审计人才队伍。在优化内审人员结构方面,以党员为主,并要求年轻化、高学历和专业化。目前集团医院审计中心共有6名审计人员,以中青年人员为主,富有学习动力、创新能力和工作热情;拥有硕士研究生学历的审计人员占比超过50%,高学历人才的知识储备丰富,看待问题的视野更加广阔,每名审计人员都有相应的专业职称,拥有高级会计师1名、中级会计师1名、中级审计师2名、初级审计师1名。67%的审计人员具有中级及中级以上职称,专业水平较高,能够拓展审计工作的深度。

（五）实现审计全覆盖

审计中心在管理监督和咨询服务上加强能力建设,对被审计部门提出切实有效的改进建议,并对主要风险及时预警,指导、督促被审计部门尽快整改相关问题、改善经营行为、规避风险。加强有效沟通,密切配合与支持医院的整体运营工作。2017—2019年,审计中心提出的审计整改建议逐年上升,从2017年的17条到2019年的83条,审计整改建议均被采纳。现在审计中心已实现对集团医院各院区、重点部门和重点环节的全覆盖。

审计中心的审计人员具备较高的素质和较丰富的经验水平，信息化审计技术在审计工作中的应用越发成熟，基本做到审计全覆盖。其中，已实现对本部医院、滨湖医院、蜀山分院、庐阳分院、美容分院以及各门诊部的审计全覆盖，同时对财务、信息、物资采购、基本建设、医疗收费、经济合同等重点管理环节全覆盖。

五、现代医院内部审计的质量评估

较高的内部审计质量是现代医院内部审计的核心竞争力，在现代医院运营管理中发挥着至关重要的作用。由于医院内部审计的特殊性，其质量可定义为在既定的法律、法规和制度之内开展内部审计工作的过程及其结果的优劣程度。

现代医院内部审计的质量评估在我国起步较晚。2014年8月，中国内部审计协会发布《内部审计质量评估办法》，对内部审计体系的质量评估进行定义，指出内部审计体系的质量评估是指由具备职业能力的人员，以内部审计准则、内部审计人员职业道德规范为标准，同时参考风险管理、内部控制等方面的法律法规，对组织的内部审计工作进行独立检查和客观评价的活动。这标志着中国内部审计质量评估的全面推广与实施，并逐渐形成了一套规范内部审计质量的标准体系，有助于在各个组织中提高内部审计的质量，提升组织运营的效率，促进组织战略目标的实现。目前我国公立医院内部审计的质量评估工作还没有开展，需要不断吸收国内外的先进经验，结合医院实际，建立符合《内部审计准则》要求的，有中国特色的现代医院内部审计的质量评估体系。

（一）探索开展现代医院内部审计体系的质量评估

随着医改的不断深入以及医院业务量的持续增长，医院需要不断提高服务质量，加强医院经营管理，重视内部控制的建立与完善，这对医院内部审计工作提出了更高的要求。审计质量是审计工作的生命线，内部审计质量的自我评估通过对内部控制系统的建立和运行状况进行有效的评估，及时发现和揭示风险管理漏洞和内部控制弱点，建设性地提出审计建议并跟踪落实。提高医院内部审计质量自我评估水平，可以提升医院内控环境，健全内部评估体系,预测并控制风险,使医院的内部审计工作更具效率与效果。集团医院审计中心为贯彻落实安徽省内部审计"防风险、强管理、促发展五年提升行动",推进全省内部审计"质量评估年"主题活动,全面提升内部审计工作水平,在市级公立医院范围内率先开展现代医院内部审计的质量评估工作。

(二)建立健全现代医院内部审计的质量评估体系

现代医院内部审计的质量评估,是指内部审计机构依据相关法律法规和《内部审计准则》,制定评估表、实施手册,从健全性、合理性、有效性三方面对开展内部审计工作全过程的工作质量进行阶段性的自我检查和评价,内部审计质量评估包括内部评估与外部评估。内部评估就是通过自我评估对内部审计活动开展情况的持续检查。外部评估应当由组织外部合格的、独立的检查人员定期开展。内部审计质量评估需要建立起三层次内部审计评价标准体系:一是共性标准,二是行业分类标准,三是项目补充标准。三层标准互为作用,互相补充,最终形成统一的评价标准体系。

集团医院对自身所处的宏观外部环境和微观内部环境进行分析,以数理统计为科学依据,将内部审计活动事项具体化、数据化,以《内部审计准则》为基础,参考安徽省内部审计协会颁布的《内部审计质量评估手册》,科学、合理地设计现代医院内部审计的质量评估标准,对内部审计质量进行自我评估,以便找出问题、分析原因、进行改进。同时定期聘请外部专家对内部审计质量进行独立的外部评估。不断发现问题,认真总结经验,实现内部审计质量的不断提高。具体工作内容如下:

(1)组建内部审计质量评估组。为有效组织开展集团医院内部审计质量自我评估工作,成立以分管院长为组长,以审计、院办、人事、纪检、财务等内部综合管理部门为成员的内审质量评估领导小组,并明确其职能和定位。审计部门负责牵头组建评估组和实施评估工作,定期或不定期将内部审计质量自我评估工作的开展情况及评估结论向领导小组汇报,按照领导小组意见向医院公布评估报告,并根据改进意见督促做好整改工作。

(2)明确评估对象和评估范围。明确内部审计质量评估工作为自我评估,评估对象以集团医院内部审计工作为主,包括内部审计环境和内部审计业务两大类。

(3)加强宣传和指导。审计部门向全体审计人员和相关人员进行宣传和动员,组织相关人员认真学习《内部审计准则》和质量评估手册,对医院审计工作质量进行摸底。

（4）加强培训,组织审计人员积极参加省内部审计协会举办的内部审计质量评估培训班,为做好内部审计质量评估工作,促进内审部门高效履职、规范操作,提高内审工作的质量和水平打好基础。

（5）以《内部审计准则》为基础,参考《内部审计质量评估手册》,科学、合理地设计集团医院内部审计质量自我评估标准。集团医院对照新的《中国内部审计质量评估手册》指定的 17 个评估要素、39 个评估要点,设计了《合肥市第一人民集团医院内部审计质量评估标准体系》,如表 10-3 所示。

表 10-3　合肥市第一人民集团医院内部审计质量评估标准体系

评估类别	评估要素	评估要点及标准分值	自评	自评	自评	自评	自评	自评	平均得分
内部审计环境（58分）	1. 内部审计的独立性（6分）	独立性（6分）							
	2. 与最高管理层的关系（6分）	接受最高管理层的领导（3分）							
		向最高管理层报告（3分）							
	3. 内部审计人员的职业道德规范（8分）	诚信正直（2分）							
		客观性（2分）							
		专业胜任能力（2分）							
		保密（2分）							
	4. 内部审计机构的管理（12分）	部门管理（5分）							
		年度审计计划编制及执行情况（4分）							
		项目管理（3分）							
	5. 内部审计质量控制（10分）	机构质量控制（3分）							
		项目质量控制（3分）							
		外部评估（2分）							
		内部评估（2分）							

续表

评估类别	评估要素	评估要点及标准分值	自评	自评	自评	自评	自评	自评	平均得分
内部审计环境（58分）	6. 人际关系（4分）	人际关系管理（2分）							
		处理人际关系的方式方法（2分）							
	7. 与外部审计的协调（4分）	内外部审计协调机制及效果（2分）							
		评价外部审计工作质量（2分）							
	8. 利用外部专家服务（2分）	外部专家的聘请（1分）							
		对外部专家服务结果的评价和利用（1分）							
	9. 继续教育（6分）	继续教育的管理（3分）							
		继续教育的学时要求（3分）							
内部审计业务（42分）	1. 项目审计方案（6分）	项目审计方案的编制（3分）							
		项目审计方案的批准及执行（3分）							
	2. 审计通知书（2分）	审计通知书的编制（1分）							
		审计通知书的送达（1分）							
	3. 主要审计工具与技术（6分）	审计抽样的应用（2分）							
		分析程序的应用（2分）							
		计算机辅助审计技术的应用（2分）							

续表

评估类别	评估要素	评估要点及标准分值	自评	自评	自评	自评	自评	自评	平均得分
内部审计业务（42分）	4. 审计证据（6分）	审计证据的标准和种类（1分）							
		审计证据的管理（5分）							
	5. 审计工作底稿（6分）	审计工作底稿的编制（3分）							
		审计工作底稿的复核与管理（3分）							
	6. 结果沟通（4分）	结果沟通的要求（2分）							
		结果沟通的内容及异议处理（2分）							
	7. 审计报告（6分）	审计报告的编制要求（3分）							
		审计报告的管理（3分）							
	8. 后续审计（6分）	后续审计的实施（3分）							
		后续审计的管理（3分）							
小　计									

（三）现代医院内部审计质量评估取得的成效

集团医院审计中心通过落实安徽省内部审计"质量评估年"等主题活动，率先在市级公立医院范围内开展现代医院内部审计的质量评估工作，内部审计工作的质量得到进一步提升，取得成效如下：

1. 认识到审计质量的重要性

通过开展现代医院内部审计的质量评估工作，把质量持续改进的观念贯彻到审计中心的工作与审计人员的思想中，贯穿于每一个审计项目。

2．审计质量得到提高

通过分析现代医院内部审计的质量评估结果，认真总结出现问题与不足之处的原因，查找问题产生的根源并进行改进，从而提升工作水平，保证和改进审计工作质量。

3．审计理念得到转变

通过对现代医院内部审计进行质量评估，利用相关质量保证和改进程序推进和评估内部审计工作，对未来在医院内部高效开展内部审计工作、维护内部审计部门在医院中的地位和声誉起到了积极的作用。同时也促使医院的审计理念由之前的注重财务审计和违规审计逐渐演变成注重管理审计和风险导向型审计。

4．审计人员综合素质得到提升

通过现代医院内部审计质量评估中各指标体系的评价，让内部审计人员对自身综合素质有了更清晰的认识，从而促进审计人员提升专业能力、人际沟通能力和表达能力等。

5．审计队伍得到锻炼

通过开展现代医院内部审计质量评估工作，审计队伍得到系统的培训与学习，在实践过程中深入了解了相关审计办法与实施细则以及审计实务，在开展评估工作的同时，自身的水平与素养也得到了大幅提升，对于医院人才培养有着积极的意义。

（四）进一步完善质量评估工作的具体措施

现代医院内部审计质量评估工作是摆在内审人员面前的一项新内容，对评估人员的管理能力、工作协调能力和技术创新能力要求较高，既要求评估人员对新出台的相关政策法律及时学习，注重知识的更新，又要对新会计准则、审计业务、医院管理、经济法律等专业知识有所把握和了解，存在一定的难度。目前，医院内部审计对现代审计技术和方法以及信息技术在内部审计质量自我评估中的应用不足且评估形式较为单一。医院不同于一般企业，其内审质量自我评估形式也应该根据实际有所创新。

质量评估是内部审计的延续，是对内部审计的有益补充，要充分融合两者功能，使它们共同发挥更大的功效。

1. 提高评估人员素质和能力

一是要加强对评估人员的培训和继续教育,对新出台的相关政策法律进行及时学习,注重知识的更新,既要加强职业道德学习,又要加强新会计准则、审计业务、医院管理、经济法律等专业知识方面的培训和教育,不断提高评估人员的管理能力、工作协调能力和技术创新能力。

二是要为评估人员提供实践机会,提高评估人员在自我评估方面的相关专业技能。

三是要提高评估人员的业务水平,不断提升专业水平和能力。

四是要拓宽评估人员专业背景,增加计算机技术、医疗器械等方面的专业内审评估人员。

五是要加强评估人员的责任心教育,在评估人员心中强化审计质量是内部审计工作生命线的理念,以提高执行力,使自我评估发挥最大作用。

2. 实现评估信息化管理

要引入现代审计技术和方法,高度重视信息技术在内部审计质量自我评估中的应用,把会计信息化与内部审计质量自我评估工作紧密结合起来,以提高内审质量自我评估水平,优化内部审计手段和方法。借助医院HIS系统、财务软件系统、成本核算系统等,打通数据接口,实现系统间的数据共享。同时,应引入辅助审计软件,以满足审计工作中对数据采集、计算、查询、排序、筛选、判断、分析等要求,从而建立一个完整的会计信息化系统模式,充分发挥财务软件的管理功效和预测功能,大力提高审计的信息化水平。

3. 建立健全评估形式

探索建立院内评估与院外评估相结合的方式,院内由内审评估领导组自我评估,院外由兄弟医院相互评估。这种方式有利于增强本院对内审工作的认识和重视,也可为卫生主管部门对所辖医院内审部门的评估提供参考依据。

第四节　现代医院内部审计总结与展望

我国公立医院按照规定设立内部审计机构的时间较短,国内专家学者对于公立医院现代内部审计的研究也相对较少,只能依靠公立医院内部审计机构本身不断积累和总结、不断尝试和摸索。应按照构建现代公立医院内部审计模式要求,促进内部审计工作向高质量发展转型。

随着我国进入经济高质量发展阶段,内部审计理念也应随之更新,以满足服务经济发展的需求。内部审计高质量发展与经济高质量发展的核心理念的趋同,均为"提质增效"。内部审计不应片面追求价值增值,还应注重提升工作质量,服务医院高质量发展目标。实现内部审计高质量发展,需要解决内部审计发展过程中的不平衡和不充分问题,着眼于"质量变革"和"效率变革",从更新内部审计理念、加强人才队伍建设、革新审计技术方法、完善审计质量控制制度、提高审计结果利用水平等方面入手。

第十一章　现代医院运营管理工作展望

习近平总书记在党的十九大报告中提出各行业应坚持"高质量发展"，当前医疗行业改革也进入到更加深入的阶段。受此次新冠肺炎疫情的影响，医院应考虑的是在深化医改的背景下，如何提高医院管理的精细化水平，对现有资源进行有效整合和创新，看清优势与不足，进而扬长补短，实现医院高质量发展。医院必须坚持公益性的主体地位，强化制度建设和创新创造，以科学量化、和谐合作、高效务实为目标，在不断完善各项规范标准的基础上，积极推进以信息化为主要手段的精细化管理，在制度、流程、运营、人才等管理上不断探索和创新，以适应公立医院高质量发展的新形势和新体系。

一、与医疗事业发展高度融合的运营管理制度建设

为适应新形势、新任务的发展要求，应按照现代医院的建设内容，梳理业务流程，明确运营环节，系统分析风险，针对容易出现问题的业务流程，规范建立健全融控制制度、控制程序、控制环境为一体的运营管理制度体系（表11-1），为促进部门间的协作、规范管理、预防风险提供基准，并指导和监督医院各项制度的贯彻执行。

在内部控制建设过程中，合肥市第一人民集团医院（以下简称"集团医院"）应编制内部控制手册，涵盖医院主要业务活动，明确业务流程及控制目标，明确控制要求，明确各流程对应岗位的主要职责，严格执行不相容职责相分离要求，建立一套规范的、与业务流程相匹配的业务流程表单等（表11-2），使全体员工掌握业务流程，明确权责，正确行使职权。

表 11-1　集团医院运营管理制度体系建设规划

分类	部分主要制度
单位层面制度	《医院落实"三重一大"制度的实施办法》 《医院国有资产管理办法》 《医院内部控制管理办法》
业务层面制度	《医院预算管理办法》 《医院基本建设管理办法》 《医院固定资产管理办法》 《医院票据管理办法》 《医院专项基金管理办法》 《医院物资和服务采购办法》 《医院合同管理办法》

表 11-2　医院运营业务内控流程体系

分类	主要业务循环及流程	部分表单
业务层流程	医院预算业务控制流程	预算审批表、决算审批单
	医院资产管理业务控制流程	资产入库单、维修审批单、资产处置审批单
	医院采购业务控制流程	采购申请单
	医院收支业务控制流程	票据申领单、报销单
	医院基本支出(人员支出)管理业务控制流程	
	医院基本支出(公用支出)管理业务控制流程	
	医院项目经费管理业务控制流程	
	医院公务接待业务控制流程	
	医院基本建设业务控制流程	基建项目审批单
	医院合同业务控制流程	合同签订流转单
	医院信息公开控制流程	信息公开审批单
	内部审计业务控制流程	审计项目审批单
	监督检查业务控制流程	监督检查审批单

二、与业务流程紧密相连的医院风险控制

未来医院将持续开展内控体系建设,以信息化为抓手,建立一套能够对日常运营风险进行识别、预警、应对的风险管理体系。梳理业务流程中可能存在的风险点,建立风险预警模型以及风险管理信息系统,第一时间处理风险事件,不能处理的风险事件,通过系统向上级报告。图11-1为集团医院风险管控系统。

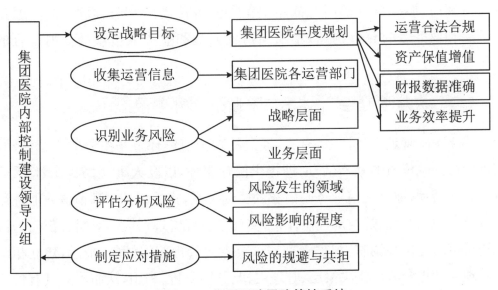

图 11-1　集团医院风险管控系统

集团医院通过建立风险预警模型发现并识别可能的风险,通过建立风险信息系统有效分析并评估风险,通过医院内控建设领导小组决策层对这些风险进行有针对性的应对,从而达到提升医院整体的运营效率、合理规避潜在风险的目的。同时通过有效的监督评价机制,确保内控制度有效运行,不断提高集团医院抗风险能力,提升集团医院的综合竞争力,更好地适应市场的需求,促进集团医院良好有序地发展。

三、业财融合、以财助医的现代医院运营体系

（一）医院认知的转变和医院文化的渗透

医院应当将"重业务、轻财务"的传统理念转变为财务业务一体化的意识。业财融合是医院层面的工程，医院管理层的重视和业务部门的配合是实现业财融合的先决条件。医院应当重新定位财务部门角色，将其归入决策支持部门，加深财务部门对战略决策和业务活动的参与程度。同时通过管理层和业务层的充分沟通，不断向财务人员和业务人员渗透业财融合的思想。

（二）构建管理会计体系，将业务与财务融合

建立医院管理会计体系：首先，通过梳理价值链环节与主要的经营活动，明确增加医院价值的基本活动，即提供医疗服务，以及人事、财务、计划、采购等支持性活动，通过厘清业务与财务的驱动关系，将关键控制环节嵌入业务流程管理，建立健全医院内部控制体系，实现全过程管理；其次，对财务部门的岗位进行重新定位和调整，根据管理需求重点向管理职能倾斜；最后，建立相应的管理会计报告体系供决策层、管理层、业务层分析、利用，从而建立具有价值创造、决策分析、流程优化等功能的管理会计体系。

（三）以全面预算管理为契机

全面预算管理是一项全员参与、全面覆盖、全程管控的系统工程，与医院的战略目标紧密相连，在医院的经营管理中发挥指导、监督和控制作用，也是践行业财融合的重要工具。因为预算涉及部门间的反复沟通、协调，需要各个部门相互配合，通过预算，业务与财务可以有效融合在一起。预算编制时，业务部门按照实际需求及财务要求上报预算，财务部门在充分了解业务的基础上，开展咨询、指导，参与预算事项审核；预算执行时，业务部门应该合理、合规推进预算执行，财务部门应适时掌握预算执行进度，监督预算执行情况，防止违法违规业务操作，严禁超预算开支、无预算开支，保证资金的使用效益；在预算分析中，财务部门应结合财务报表，分析业务部门的经

营活动,对预算执行异常的询问原因,与业务部门一起想办法,提出科学、合理的建议和要求,业务部门在财务部门指导建议下规范使用资金,提升预算执行力。

(四)以成本精细化管理为抓手

成本管理是连接财务部门和业务部门的又一座桥梁。目前,医院大多采用全成本核算方法核算科室成本,科室成本包括直接成本和分摊的间接成本,而科室对分摊成本意见大,对成本控制积极性不高。同时,部分医院缺乏对成本控制效果的考核和评价,其并未与绩效考核挂钩,导致科室不重视成本控制。财务部门可以考虑结合成本绩效考核方案,通过成本核算、控制、考核分析,加大对直接成本的精细化管理,只要所有部门都能控制好各自的直接成本,那么全院的总成本就能控制好。成本绩效考核的过程归根结底就是业财融合的体现,业务部门在绩效考核的压力下,主动分解细化作业流程,落实到具体个人,财务部门深入到各个部门的业务流程,通过消除不增值的作业,优化流程,指导业务,达到控制成本的目的。

(五)以加强信息化建设为手段

传统的财务管理是一种事后核算型管理模式,未涉及业务的前端,不能及时反映业务的全过程,仅记录业务发生的结果,有滞后性的缺陷。鉴于此,"信息孤岛"的现象在医院经营管理中日益突出,财务部门提供的报表信息已不能满足医院经营管理的决策需求,信息的高质量要求促使财务工作必须转型,从事后核算型转变为事前预测、事中控制、事后核算分析的管理型财务。要想缓解"信息孤岛"问题,提高信息质量,满足决策需要,必须加强信息化建设。通过建立信息一体化平台,实现流程再造,进一步完善内部控制体系建设,提升管理质量;实现业务与财务数据共享,业财有效融合,及时、准确地提供决策支持;实现财务核算工作自动化,降低核算成本,提高财务效率,有助于财务人员顺利转型,从低附加值工作中解脱出来,从事高附加值的预算、成本管控、数据分析等管理型会计工作,更好地为业务部门及管理者服务。

（六）以良好的沟通为实现业财融合保驾护航

财务的专业性使得非财务人员很难理解财务报表，这就要求会计不能只是被动报账、埋头做账，要懂沟通，与业务部门沟通、与管理层沟通，要跳出会计思维，将报表中的数据转化成他们容易理解的内容，要学会将会计信息转化为他们各自需要的信息，实现财务数据的效用最大化。业务部门也要及时与财务部门沟通，尤其在业务工作中遇到财务问题时，要寻求财务部门帮助，以免增加不必要的风险。管理层也要跟财务部门沟通，明确表达信息诉求，有利于财务部门提供更好的决策服务。

（七）加强人才队伍建设是实现业财融合的重要保障

财务人员应当转变观念，深入了解业务，同时加强对管理会计等知识的学习，进而提升自身能力，顺利实现由核算型财务向管理型财务转型。业务人员要想在业务流程中有效防范财务风险，离不开财务人员的支持。所以医院需要注重复合型人才的培养，安排业务人员参加专业的财务培训活动，安排财务人员参与业务部门工作，以掌握更多的业务信息，并发挥财务的监督、指导职能，做好财务部门与业务部门工作的有机融合。

四、共享共通一体化的医院信息化平台

构建一体化的运营管理信息平台是指在包括网络、数据库、管理软件平台等要素的 IT 环境下，将经营运行中的三大主要流程，即业务流程、财务会计流程、管理办公流程进行有机融合，将计算机的"事件驱动"概念引入流程设计，建立基于业务事件驱动的财务一体化信息处理流程，使财务数据和业务流程融为一体。简单来说，就是业务部门输入业务信息，该信息进入相应系统后，通过动态会计平台自动生成实时记账凭证，经财务人员确认后生成财务报表，进而形成财务分析报告。围绕医院运行的三大流程，构建一体化的信息平台可分两步走：

（一）财务会计流程结合管理办公流程，实现财务办公一体化

在医院运营一体化建设的三大流程中，管理办公流程是贯穿医院日常管理运作的基础工作，所以要想开展财务业务一体化，必须先架构财务办公一体化系统。随着医院业务的发展，行政成本的增长也越来越快，怎样才能在高效办公的同时，又能兼顾规范？积极推进财务办公一体化，开通网上请款、网上报销流程，这样即使相关负责人在异地也能实现实时审批、定期核查。整个流程清晰直观，申请人可自行查询流程进展实时动态，减少不必要的财务咨询，同时其他部门也可充分运用文件传递、网上审批、质量管理、文档管理、信息发布等功能。这样，在管理成本降低的同时又能提高管理效率，同时满足财务实时查询及各部门的协同办公需要。财务办公一体化从上至下执行统一的内部控制标准和各项财经制度，可更有效地控制成本费用，防止财务舞弊行为。

财务办公一体化流程如下：

1. 事前审批流程

财务资金使用必须有计划性和有序性，体现在资金使用须事先审批。根据医院业务性质资金使用分成四类：外出公差、进修，设备、耗材、药品、总务采购，维修申请，其他费用报销。员工以个人工号登录全院共享的信息平台，填写相应的申请表：其中关键项有申请人、申请时间、事由，同时上传相关附件，如邀请函、合同、报价单等。涉及财务预算的费用，还需标注预算费用及支出方向，填写完整后网上提交本部门领导审批，经审批后提交主管业务院领导→财务负责人→主管财务院领导→院长，根据业务性质及金额权限分别逐级进行网络审批，相关人员可自行查询流程进展实时动态。网上审批流程完成后直接通过网络通知申请人最终是否通过审批，应在兼顾效率原则上提高行政办公的规范性及公平性。

2. 预约报账流程

随着业务量的增大，可实施网上预约报账流程，应根据相关业务财务人员的配置情况，开启多个预约窗口。统一由一人办理的就设置单一序列预约号；

如分开办理有些业务量少的可以合并办理,如总务采购、维修及其他零星费用报销可以合并安排一个财务人员处理单一序列的预约号。先由申请人在网上提交预约报账申请表(差旅费报销单、付款申请单等),按相应的类别自动按顺序分配预约号,经财务部门业务经办人确定具体办理业务时段并在网上回复,申请人收到网上反馈信息即可按期来办理业务。

3. 网上报账流程

申请人网上预约报账时,应已事先提交差旅费报销单、付款申请单等相关表格。按预约报账时段,携带通过审批的事前申请表及原始单据及发票,到相关会计处办理报销付款手续。经办会计审核原始单据及发票是否合法合规,将报账申请单的相应项目填写完毕,并填具实际报销付款金额及用途,将整理粘贴好的原始单据交复核会计及财务科长审核。复核会计及财务科科长经与纸质单据复核无误后,分别对该笔网上付款申请单进行审批通过,并提交申请人部门领导→主管业务院领导→主管财务院领导→院长,根据业务性质及金额权限分别逐级进行网络审批。

4. 会计核算流程

网上报账审批流程完成后,将最终是否通过审批的反馈信息通知经办会计。如退回则联系申请人补齐材料,如通过经办会计则打印该笔审批通过的付款申请单,并按此单据在财务软件里制作凭证单据,凭证经复核会计复核认可,财务主管审核通过后,经办会计打印凭证并付粘贴完整的原始单据交由出纳会计付款。再由出纳会计经信息平台通知申请人,申请人在系统中可自行查询整个报账流程进展实时动态。在系统运行稳定的情况下,下一目标是将管理办公软件与财务软件数据对接,所有相关凭证自动生成,省掉繁杂的会计核算处理步骤,让会计人员更好地关注会计流程与经济业务流程的关系,从而有效实现会计监督、管理的职能。

(二)业务流程再造与财务会计流程相融合,纳入财务办公一体化,实现财务业务一体化

首先,应实现财务会计流程、管理办公流程相结合的财务办公一体化。其次,将医院的业务流程中的收费管理、固定资产管理、设备耗材物资采购管理、药品采购管理等具体业务根据流程特性按管理办公流程规范进行流程再造,

改变传统财务核算模式,付款核销与业务活动有机结合,先制付款凭证并复核后付款,通过受控科目限制,有效避免出现财务数据错误现象。最后,通过统一的数据接口纳入财务办公一体化系统,将各模块数据上传至财务系统的凭证发生器,自动采集相关数据,生成记账凭证,相关会计审核记账后生成会计报表,进而生成财务分析报告。把财务管理始终贯穿于业务流程和管理办公流程中,建立起财务业务一体化体系。决策层通过办公网络随时都能查询经营成果和财务状况,有助于及时做出正确决策。

(三)如何实现运营管理信息的共享、共通

1. 提高领导重视程度,全面协调部门关系

领导重视是推动医院财务平台建设与顺利实施的关键驱动因素,医院相关领导应积极承担起医院财务一体化建设过程中的总协调和总指挥职责。同时,医院财务一体化管理不仅是财务部门的工作,还涉及临床科室、信息中心、药剂科、计划财务处、科研处、教学处、人力资源处等众多部门。因此,医院财务管理一体化建设应全面统筹相关部门权益,尽快形成一个各职能部门积极参与、高度配合的组织环境和支撑体系。

2. 着眼长远与全局,服务医院总体战略

医院财务一体化管理应争取做到既全面又细致,既要考虑到当前的需求,又要考虑未来发展的需要。此外,一体化财务平台不仅应满足医疗管理要求,对科研、教学也要做到全覆盖,从而最终通过一体化财务管理平台的搭建为医院的整体发展提供支持。

3. 再造医院财务流程,建立动态维护机制

根据一体化管理的信息需求,重新梳理运营管理的各流程,做到:① 根据财务核算和管理要求对业务元素进行分类;② 根据新的政府会计制度会计科目进行分类和定义,并确定科目间相关影响因素的关系;③ 根据凭证的生成条件、方式和凭证要素编制凭证模板;④ 根据业务信息和凭证模板自动生成记账凭证;⑤ 利用计算机信息系统实现网上报销审批;⑥ 支持各种关联查询,包括明细账、总账、凭证、原始单据联查等;⑦ 支持多级辅助核算,产出各类账表;⑧ 建立动态维护机制,以完善动态运营平台,对医院各项经济事项及时做出反应等。

4. 全面整合医院资源,实施精细化管理,构建完整信息平台

在统一的信息平台建设中,最为关键的是财务管理与业务管理基础数据的统一。应改变业务部门与财务部门相互分离的状态,将两者进行适当整合。通过构建统一的基础信息字典,自动汇集末端明细业务数据,把一个个"信息孤岛"尽量通过一个界面集成起来,实现物流与资金流、信息流、业务流、人员流的统一。为全成本核算和后期的报表分析提供详尽数据。

5. 建立决策分析平台,构建全程监督机制

一方面,一体化运营平台为医院领导、临床科室、职能科室、员工提供分析决策数据和管理决策数据,特别是为中高层管理人员提供多角度分析数据和管理决策数据,使医院决策支持能力和持续发展能力得到增强。另一方面,依托现有网络信息资源,实现全程监督,即在医院现有的管理框架内,引入全面预算管理模式,实现预算的事前控制;通过预算与会计核算的系统联动,在费用发生时进行控制,有效实现事中控制;通过对科室经营状况的分析,帮助医院准确找到成本控制点,进行成本控制,并发挥绩效的激励作用,实现事后控制,强化财务管理职能。

五、现代医院复合型运营团队建设

新形势下,现代医院运营管理面临着复杂性、综合性的问题,而解决这些问题往往需要运营人员具备多方面的知识背景,必须打破学科之间界限,因此现代医院运营对人才的需求呈现出专业化和综合化的复合型特征:一方面对所需人才专业化程度的要求逐步提高,另一方面又需要人才能够结合医院实际,运用综合性的思维方法、知识结构、能力体系解决跨学科的重大问题。这对医院培养适应新时代要求的人才提出了新要求,对医院运营管理者的职业水平和综合素质的要求也越来越高,建立复合型人才队伍的需求也越来越迫切。

同时,随着医改新政的不断深入和落地,不同等级的公立医院之间、公立医院与非公医院之间竞争日益激烈,其中人才的竞争成为现代医院竞争的核心。建立一个科学、规范与符合时代要求的复合型人才支撑体系,是党和国家在新时期对医疗事业提出的战略要求,是医院发展的首要任务。对于运营管理人才队伍建设,首先要建立严格的医院管理层准入制度,在录用、晋升、考核、监督等方面制定严格的规章制度,完善公平的录用机制;引进(包括从其他行业引进)各种专业的管理方面的人才,如工商管理人才、卫生事业管理人才、公共管理人才以及法律人才、生物工程人才、计算机人才等,对医院的运营管理者实行正规化的职业培训,提高运营管理者的综合管理素质,逐步改善原有单一性的专业结构,调整和改善医院运营管理队伍结构,逐步实现管理队伍的复合型转变。

(一)制定系统的复合型运营管理人才培养规划

现代医院运营管理人才的基本素质和专业素质都要高于群体水平,要有合格的思想品德、较强的身体素质和心理素质,不仅要精通财务、会计、物流管理、药事管理、医保管理、审计管理以及其他相邻学科的理论知识和专业技能,还应具备丰富的实践经验、善于组织管理并能利用多种相关专业知识处理专业实务及解决综合性问题的能力。尤其是在信息化背景下,社会对医院的运营管理人才的素质有了更高的要求。现代医院运营管理人才培养的目标应该重新进行定位,培养具有创新能力以及社会主义思想道德,具有服务意识,具备计算机方面的知识,掌握现代医学知识的技术人才以及经营管理人才。同时,在确定培养目标的时候,要将管理人才的培养工作与医院的发展战略目标,如长期目标、中期目标以及短期的目标相互结合起来,按照医院的战略规划与经营目标来确定人才培养的目标,如此,才能保证培养出来的运营管理人才能够适应长期发展的需要。

(二)建立复合运营管理人才的培训培养制度

在现代医院的运营管理过程中要善于发现和重视复合型人才,应该发挥他们所具有的较高专业水平和科技管理才能。注重复合型运营管理人才的培养,制定合理的制度,进行人性化管理,尊重人才,树立"惟才是举,用人所长"的理念,保证复合型人才在工作考核中通过层层筛选不断脱颖而出。

1. 学历教育制度

学历教育是鼓励员工通过自主学习,不断提升自身文化和专业素质以适应现代医院发展的重要途径。医院要鼓励从事运营管理工作的人员积极进修,对学习效果好取得学历(学位)的人员报销学费或给予一定奖励。

学历教育制度内容主要包括：学历教育的目的，学历教育的范围，批准学历教育的管理机构，学历教育的原则和相关条件说明，参加学历教育费用报销的基本条件、申请和审批程序，学习的时间和费用，学历的鉴定和存档管理要求，学历教育奖励的措施等。

2．职称教育与评聘相结合制度

现代医院应建立以医疗单位内部人事管理为基础的专业技术职务评聘制度。根据运营管理相关专业技术人才特点和成长规律，结合事业单位劳动用工制度和聘用制度相衔接的专业技术人才的评价制度；合理进行职业分类，统筹专业技术职务聘任制和专业技术人才职业资格认证制，建立健全符合医院运营管理特色的职称框架，完善运营管理人员的专业技术职业准入资格评价、职业水平评价和职务评价制度，实现职称的分类管理；进一步拓展评价层级、拓宽评价范围、完善评价标准、创新评价手段，以能力、业绩为导向，建立健全社会和业内认可的评价机制，实现对专业技术人员的科学评价；实现科学管理，打破专业内外界线，尝试创新跨专业评聘制度。

3．继续教育制度

为了适应我国卫生经济的不断发展和医疗卫生改革的逐步深入，医院运营管理人员要与时俱进地不断适应形势、更新知识，定期进行继续教育培训学习。积极组织与落实医院运营管理人员的继续教育制度，医院可以根据医院运营管理工作的特殊性，对于继续教育制度的建立和实施要体现针对性，针对不同运营管理岗位的人员确定不同的教育内容，采取不同的教育方式，以解决实际问题；要有适应性，针对运营管理人员的继续教育课程要联系实际工作需要，学以致用；要有灵活性，运营管理人员的继续教育培训内容、方法、形式等方面要具有灵活性。针对现代医院运营管理不同的岗位可以采取岗位培训、轮岗培训、外出培训等多种形式和途径开展不同层次、不同形式的培训。

（三）选择有针对性的培养手段

现代医院运营管理人才的培养模式、培养手段的选择也是一个重要的问题。不同层级不同岗位的人才培养手段都有不同的侧重点，应根据人才培养对象的不同，选择适宜的人才培养手段。人才培养手段的选择既要考虑人员的特点，又要考虑组织客观条件的可能性。不同的培训内容和不同的培训对象需要不同的培训手段，每种培训手段都有最适合的培训内容。

1. 初级运营管理人员的培训培养手段

在对初级运营管理人员进行培训时，侧重点在于管理的知识和技能，可以采用观看幻灯片、外出参观、情景模拟、角色扮演等方式来进行培训，这些方式可以将一种实际的情景或者模拟实际的情景展现出来，让接受培训的人员较好地接受，信息表达直接，容易被理解和接受，培训效果较好。

2. 高级运营管理人才的培训培养手段

在对高级运营管理人才进行培训时，管理知识和技能不是培养和培训的重点内容，而抽象的思维与理念方面的内容才是培训的重点内容，这种培训内容往往借助多媒体来呈现，在小范围内进行探讨和辩论等，重点是进行思想的交流和碰撞，进一步开拓思路。

3. 复合型运营管理人才培训培养手段的新探索

在运营管理人才培训培养的过程中，一种通用的方法是工作轮换法。按照赫茨伯格的双因素理论，能够真正对员工起到激励作用，调动员工的工作积极性和主动性的是包含工作带来的成就感、工作内容的丰富化、工作带来的个人成长等的激励因素。根据这一理论，对现代医院运营管理人才进行培训和培养时，可以从工作本身着手，通过工作轮换和工作丰富化等，带给运营管理人才更多的挑战和激励，调动运营管理人才自我学习和提高的主动性。如果想通过很短的一段时间集中开展培训和培养以迅速提高某层次管理人才的素质和能力，这时候可以选择演示法，通过实物教学，使被培训的管理人才通过看、听、问、想等途径来全方位地接受信息，迅速地理解相关培训内容。如果是对管理人才的意志力的培养和锻炼，则可以采用拓展训练的方式来进行，在艰苦的环境中磨炼管理人才的意志，锻炼其团队合作的意识和能力，提升其抗挫折力。

总之，现代信息技术为管理人才的培训和培养提供了丰富多彩的方式和手段，要结合具体的培训培养内容和对象，选择最合适的培训培养手段和方式，以达到最理想的培训培养效果。

（四）不同运营管理岗位人员的培训培养措施

1.财务人员的培训培养

财务管理岗位专业性强、知识结构复杂，其专业知识的培训培养有其特殊性。现代医院每年要组织财务人员参加国家规定的继续教育培训，引导会计专业技术人员更新知识、拓展技能、完善知识结构、全面提高素质；为鼓励财务人员自我增值，取得更高级别的职称，医院可以统一组织有意者报名参加职称考前培训课程，对财务人员的自我进步给予最大的帮助和支持。积极组织有关人员参加各级医院财务管理协会或卫生部门举办的学术研讨会或专题交流会，为员工提供走出去学习的机会，不断提高业务水平。订阅有关医院财务知识和管理的杂志报纸，为员工提供多途径学习会计最新知识的环境。根据医院业务的发展需要，及时调整岗位分工，对新岗位、新职责员工及时进行培训，保证工作的顺利开展。积极申请与组织外出参观学习，借鉴其他医院的先进管理服务模式，开阔视野；借鉴其他先进医院财务科室的组织机制、业务分工、业务处理等优点，交流经验，取长补短。

2.窗口人员的培训培养

现代医院的窗口直接面对患者，窗口人员服务质量的好坏直接影响患者的就医体验。注重对窗口从业人员进行培训和培养，不断提高窗口人员的服务能力和水平在现代医院运营管理中十分重要。医院应定期组织窗口人员参加岗位技能培训和规定的继续教育，引导与督促窗口人员更新知识、拓展技能，完善知识结构、不断提升素质；有针对性地开展各种讲座，采取引进来、走出去的方式拓展窗口人员的视野；通过编印手册或者口袋书，及时传达与贯彻落实各项新的政策。比如，针对医保政策的变化、医疗物价收费政策的变化，定期对窗口和相关从业人员进行宣教与培训，使其准确掌握医保和物价变化的最新动态，全面、准确落实政策。建立多部门联合例会制度，定期组织药房、医保、收费等窗口人员召开业务协调与交流会议，药房人员可以传授药品的基本常识、使用状态和最新变化，医保人员可以传达最新的医保政策磋商结算流程，收费人员也可以反馈患者的实际需求。通过多部门的协调与沟通，准确把握政策方向，推进业务流程优化，促进医院服务质量改善。紧密与信息中心合作，定期组织窗口人员开展电脑操作技能测试和软件系统功能应用的培训，不断提高窗口人员的操作效率,充分发挥现代信息工具使用效率。邀请有经验的学者或管理人员来院讲座,就如何构建医患和谐关系进行交流,促进窗口人员服务意识的提高,增强窗口人员处理日常复杂事务的能力。

3. 药事管理人员的培训培养

医院可以通过完备的制度体系对药师和药事管理人员进行岗位职责定位,让他们按章办事,明确自己的定位与职责,知道自己应该做什么、能做什么、按什么流程去做,如采购、库管、调剂、审方、实验室工作人员职责,临床药师、教研秘书、科秘书等具体职责。通过制度化管理可以使全部人员各司其职。在实际工作中还可以通过组织各种活动和比赛,让药师们在提高药师管理技能的同时展现不为人知的才华和潜力,同时在责任心、积极性、工作能力、团队意识、职业可塑性等方面多维度发掘和培养优秀员工,对有潜力的优秀员工进行重点培养,并实现部门间人员的适当流动,既能增强员工的工作热情,也能增进全体员工的凝聚力,高效实现人才的优化配置。科室领导也应全力配合,积极将药师们的能力提高到最大程度。例如,某药学部在参加全国治疗药物监测年会时,参与了全国药师微电影大赛,在比赛中发现了表演天赋相对较高的几名药师,并随后推出了系列微视频科普栏目,不仅充分发挥了药师的最大潜力,同时也通过线上科普扩大了医院的影响力,并在国内多项科普比赛中屡有斩获。

人才培养是科室发展的根本动力,只有通过持续的药师培训及能力培养,才能保证药师队伍专业水平的持续、稳定提升,从而适应当前高速发展的现代医院药学的需求。应坚持人员多层次、多元化的培养和学习,并通过规范化的、制度化的管理来实现有效的行为约束,督促人员认真学习,坚持学习,让学习成为一种习惯。

定期开展专业性较强的科内讲座和培训,并不定期邀请国际著名专家讲学,提升相关人员的专业技能。同时也高度重视人文建设的重要作用,邀请知名专家授课,拓宽员工的视野,增进同事间的凝聚力。此外,还可以通过提供外出进修学习的机会,为药事人员的学习和进步提供有益的平台,营造良好的学习氛围,专业技能的提高对于提高工作效率的作用不言而喻。

临床药师培训带教师资的水准直接影响临床药师培训的成效,更关系到医院在业内的声誉,应重视师资能力的培养,一方面通过制度化的管理对带教老师提出更高的专业要求,让带教老师深耕临床,通过实践积累,具备扎实的知识基础和较高的教学能力，引导学员掌握药学知识和专业技能，并正确应用于临床，发挥引导与规范性作用；另一方面提供合适的平台，让带教老师通过不断学习持续提升自己的专业素养，同时通过学习、交流对外院优秀的带教实践经验进行归纳总结，结合本院的实际情况，持续改进师资的教学方式，提升教学能力，高效完成教学任务。

4. 医保管理人员的培训培养

现代医院医保管理部门既要与医院各部门、各临床科室沟通协作，又兼具窗口职能——为医保患者提供咨询服务，在医院运营管理中起着很重要的作用。现代医院医保管理人员是医保政策的实践者、医保质量的监督者、医保运行的管理者，又是医疗服务的参与者。其工作具有较强的复杂性、专业性，从业人员需要具备较高的政治素养、职业素养和法律素养。对于现代医院医保管理人才梯队的培养，要本着科学、合理的原则。其从业人员的选择主要选择医学类、卫生管理类、财务类、信息类背景的人才。在培训与培养中正确处理好"选、育、留、用"的关系，持续优化人才队伍结构。应本着"专且精"的原则，各专业人才既要各司其职，做好各本职工作，不断提升工作水平、业务能力，又要密切协调与配合，做到专业精、知识面广。注重加强医保管理人才的持续培训与深造。鼓励和推动人才积极参与职称、职业资格评定，自主参加国家各类职称、职业资格考试。注重医保管理人员的专业知识学习，积极参加全国医保从业人员胜任力培训。积极组织医保人员参加国家、省、市及各类协会组织的医保学术交流活动，学习医保管理新知识、新经验，相互交流、共同提高。

5. 内审人员的培训培养

高素质的审计人才队伍是实现现代医院内部审计高质量发展的关键。内部审计部门开展审计工作的能力受限于内审人员的整体素质，内部审计人员需要通过不断学习来加强和维持专业胜任能力。要以提高人员素质、完善审计法规、创新审计技术、改进审计管理为目标，全面加强"人、法、技、管"的现代医院内审的基础建设工作。不断探索建立适应审计工作需要的人才管理机制，优化审计队伍结构，以培养复合创新型人才为目标，全面提高审计人员的素质，逐渐形成一支高素质的审计人才队伍。在优化内审人员结构方面，要求年轻化、高学历和专业化。要注重宣传、指导和培训，组织内审人员认真学习《内部审计准则》和质量评估手册,定期组织审计人员积极参加内审协会举办的内部审计质量评估培训班,为做好内部审计质量评估工作,进一步促进内审部门高效履职、规范操作,为提高内审工作的质量和水平打好基础。

6. 建立新进人员的岗前培训制度

所有新入职人员都要规范进行入职培训,为进入新岗位打下坚实基础。

(五)落实运营管理人才培训培养的考核

在创新医院运营管理人才培养模式时,要对运营管理人才的培养效果进行考核,建立健全管理人才培养考核机制。在评估现代医院运营管理人才培养效果的时候,要制订系统的评估计划,明确评估的对象、时间与内容。

1. 落实考评制度

根据现代医院运营管理人才的培训培养计划和实际执行效果,定期开展考核。要真正地将评估规划落实到实际环境中,这就需要医院内部的人事管理部门能够从不同的角度与层面来观察与鉴定运营管理人才培养成效,并且将其与事先的规划相互比较,如果没有达到预期的效果,则需要寻找原因,并予以改进。在取得考评结果之后,需要重视考评的结果,并将这一结果积极地应用到后续的运营管理人才培养中,提高对考评结果的利用程度。

2. 实施激励机制

运营管理人才的培养不仅需要合理地利用现有的资源,提高对现有资源的利用效益,还需要采用合理的激励措施,激发运营管理人员参与培训培养工作的热情与积极性,进而促使其自觉、主动地参与到有关的培训活动中。

看成绩、重贡献,应鼓励运营管理人员不断提升学历和参加本专业及其他专业技能考试,对他们实施政策倾斜,给予精神、物质或经济上的奖励。建立合理的人才考核评估机制。构建公平、竞争、激励的工作环境,依照管理目标建立起符合实际的考核评估机制,根据任务完成情况和实际工作能力进行考核评估,将考核结果与选拔任用、职称晋升和个人薪酬挂钩,使现代医院运营管理人才的价值得以科学体现。

（六）现代医院复合型运营管理团队建设

现代医院运营团队建设,实际上就是团队精神在现代医院运营中的体现,是一种文化建设,要求医院运营管理部门统一思想、增强队伍凝聚力。通过提炼、践行适合医院运营管理特点的团队文化建设理念,可以使运营管理人员认识到自身行为与团队的命运息息相关,激发内心深处的合作本能,掌握有效的团队工作方法,形成普遍认可的工作标准,提高工作效率,充分发挥队伍的整体合力,从而推进复合型人才团队建设。

1. 培育培养运营团队先进的文化理念

为了培育培养复合型运营管理人才、打造现代医院复合型的运营管理团队,首先要注重对医院运营管理团队文化理念的提炼。先进的团队文化能够创造价值,提升运营队伍的战斗力,提炼出普遍认可、符合实际的团队文化理念是建设团队文化的前提。这要求运营管理团队成员团结向上、互相支持、共同进步,进一步塑造良好的团队形象。

2. 协调协同运营团队的行动方向

先进的理念需要广泛的宣传与全面的贯彻落实,再好的理念如果不付诸实践也是一纸空文。因此,在确定了医院运营管理团队的文化理念后,重要的就是如何实践。要加强学习和宣传,通过文件、标志等各种形式做到人人皆知,充分理解团队理念的内涵。同时,发挥典型的示范作用。对实践理念表现突出的员工进行宣传和表扬,引导其他成员积极践行,形成共同进步的氛围,把实践团队文化建设理念变成自觉行为。

要树立运营团队负责人的领头羊作用。运营管理团队负责人要注意自身素养的提升,做好团队建设与管理的榜样,带领团队前行。一个合格的团队负责人必须做到坚持不懈、持之以恒地践行先进的团队文化。因为医院运营管理各个部门、各项业务既相互联系又相对独立,每个部门就是一个团队,各个团队都在不断改进和提高,今天这个团队是领先者,第二天就可能被其他团队或对手超越。一个称职的团队负责人不仅要能够在处于优势时保持住,在面对困难和挑战时,也要以积极的心态为团队树立信心,坚守难关,带领团队走出困境。

3. 焕发运营团队的创新活力

运营管理团队要在实践中不断丰富和完善团队文化。发展的文化才是先进的文化。随着医院的发展与壮大,医院的战略定位必然会发生改变,运营队伍必须要顺应医院发展的节奏,及时调整队伍建设的重点,丰富团队文化的内涵,拓展团队文化的外延,赋予团队文化新的时代特征,焕发团队不断开拓与创新的活力,服务于医院的发展大局。

4. 赋予运营团队长久的复合型生命力

运营队伍建设是永恒的主题,要用发展的眼光看待运营队伍建设中出现的问题,需要多种机制并举,相互支持,相互促进,共同营造团结向上、追求价值的成长环境,锻炼运营管理人员灵敏的反应能力、强烈的革新意识、全面的思考能力、勇于担当的勇气,铸就一支懂运营、强管理、善决策、重执行的复合型运营人才队伍。

科学的管理体系

高效的运营机制

明确的目标管理

全面的绩效考核

先进的医疗技术

智慧的信息平台

优质的医院服务

有力的保障系统

严控的危机管理

厚植的医院文化

第三篇

明确的目标管理

第十二章 目标管理的概念及内涵

组织的运行和发展需要设定管理目标,促成全体成员行动并达成共识,以驱动组织高效运转和实现其愿景。目标管理法是以目标为导向,以人为中心,以成果为标准,使组织和个人取得最佳业绩的现代管理方法。

第一节 目标管理的概念

二战后的世界各国蒙受战争带来的经济衰败的影响,且由于企业经营管理的环境发生变化,人们参加工作的行为动机也发生了相应改变。此时的企业迫切需要一种新的管理方法来提高员工的工作积极性,强化组织的市场竞争力。美国管理学大师彼得·德鲁克于1954年最早提出了"目标管理"的概念,接着又提出了"目标管理和自我控制"的理念,目标管理法由此诞生。随后,众多管理学家对目标管理作了相应的定义。目标管理是指每一个人根据组织的总目标,建立特定的工作目标,并自行负责计划、执行、控制和考核的管理方法,以达到激发各级人员的目的潜力。

彼得·德鲁克提出的目标管理的思想,得到了理论界和企业界的强烈反响。目标管理源于企业,广泛运用于企业管理领域。目标管理方法提出后,美国通用电气公司最先采用,并取得了明显效果。其后,在西欧、日本等许多国家和地区得到迅速推广,被公认为是一种加强计划管理的先进科学管理方法。20世纪80年代,目标成本管理传入我国并在企业中开始推广,先是机械工业企业扩展了目标成本管理的内涵与外延,实行全过程的目标成本管理;到了90年代,形成了以邯钢经验为代表的具有中国特色的目标成本管理,干部任期目标制、企业层层承包等都是目标管理方法的具体运用。

目标管理是组织最高管理者根据组织所面临的内外部形势,用系统化的方式把关键的管理活动集中起来,制定出一定时期内组织发展的总目标,再由各部门和员工根据总目标确定各自分目标及保证措施,正确引导员工高效地实现组织和个人的目标,形成完整的目标体系,并把目标完成情况作为考核依据的管理模式。

第二节　目标管理的内涵

目标管理是一种综合性的以工作和人为中心的管理方法,它首先由一个组织中的各级管理人员和员工一起制定组织目标,并由此形成组织每个成员的责任和分目标,明确规定每一个成员的职责范围,最后又用这些目标来对每一个部门及成员进行管理、评价并决定奖惩。

一、体现以人为本

目标管理是一种总体的、系统的目标体系,目标管理的具体形式各种各样,但其基本内容是一样的。目标管理法要求实施民主式管理,让每一位员工都参与到目标的制定工作中去,上下级处于一种平等的关系,在工作中能够互相尊重和支持,充分体现以人为本的理念,从被动式服从命令的工作模式转变为以自我管理为核心的主动工作模式,从而把个人需求与组织目标有机结合起来,激发员工的主人翁精神,在目标实现的过程中体现自我价值。

二、建立紧密联系

目标管理需要建立有效的管理制度,把组织的总体目标逐层分解,转化为各部门及员工的目标,并加以落实和监督。这些目标紧密相扣,形成了一个有机的整体。在目标分解的过程中,各层级的员工实现了权、责、利的统一。只有按时、按质、按量地完成各自的目标,提高各环节的协作能力时,总目标才能够逐步实现。

三、重视成果管理

目标管理的起点是制定目标,终点是目标绩效考核。上级既要对员工实现目标提供支持并给予其一定的自主权,还需要注重业绩与工作实效的考核评估。目标完成程度是人事考核和奖惩的依据,也是管理者做出决策的重要参考因素之一。

第三节　目标管理的过程

目标管理的过程没有统一性,一般来说可分为以下四步:

一、目标设定

建立一套完整的目标体系,从医院高层开始,自上而下地逐级确定目标。首先由高层管理预定目标,这是一个暂时的、可改变的目标方案;其次,重新讨论组织架构和职责分工;再次,确立下层的目标;最后,上下层就实现各项目标所需的条件以及实现目标后的奖惩事宜达成协议。

二、组织实施

目标确定后应授权于下级人员,上级一般倾向于综合性管理,给予下级必要的指导和协助,优化资源的配置,创造工作条件。在目标实施过程中,可以让员工们把自己的思考纳入到对目标的执行中去,从而激发员工主动承担岗位的责任。

三、总结和评价

将实施结果对照确定的目标进行检查和评估。检查的方法可采用自查和互查的形式。下级首先进行自我评估,提交书面报告;然后上下级一起检查目标完成情况,同时总结经验、吸取教训,调整并确定下一阶段目标。

四、进行奖惩

奖惩措施应坚持直接、客观、公平的标准,员工对医院的总目标和目标体系的实现所作贡献大小是奖惩标准的核心。管理人员应对目标的完成情况进行全面的总结和评估,找出目标体系制定和实施过程中的不足,重新确定下一个周期的目标和目标体系。因此,目标管理过程是螺旋式循环前进的。

第十三章 现代公立医院目标管理
体系建设

医院目标管理通过目标体系的设计与执行,凝聚医院所有员工的智慧和力量,通过引导医院员工的行为,更高效地达成医院总体目标。医院领导层面应统一思想、健全组织,成立以党委书记或院长任组长,分管院领导任副组长,院办、人事、纪检监察、质控等多个重要职能部门负责人为成员的目标管理工作领导小组,对目标管理整个过程进行掌控,全面负责医院总体目标的设计,对目标管理基本制度的制定、完善和目标任务分解及考评方案提出指导意见。目标管理工作领导小组下设目标管理办公室,统一组织、设计目标管理工作,分解、编制目标任务以及执行具体的实施与考核工作。

第一节 现代公立医院目标管理体系构建模式

现代公立医院目标管理体系构建模式是以目标管理层次划分为基础的。医院将目标管理作为一个层级的概念,首先建立院级的总目标,进一步分解制定各科室目标和个人目标,形成医院目标管理体系,体现出医院的愿景及核心价值观。

一、院级目标的建立

医院高层管理者应根据中长期战略发展规划,以国家政策方针为指导方向,以提高医疗服务质量、促进医院发展和推动医院公益性为目的,分析医院发展趋势、内部管理状况,在对医院内部和外部环境进行充分研究的基础上,分析现行情况,根据医院现行经营状况、当前亟待解决的问题和当前医疗趋势等,综合考虑医院战略与目标分解而形成方案,对医院核心制度流程进行整合,制定有效的院级管理目标。目标必须是明确具体的,用精准的而非模糊的语言进行描述,并将长期和短期目标相结合、定性指标和定量指标灵活结合,以便于考核和评价。目标的制定既要考虑到医院的利益,又要具有激励员工为实现目标而奋斗的功能,使目标趋向和价值趋向融为一体。

二、部门目标的建立

院级目标建立后可围绕总目标进行分级和分类管理,现代医院管理要求部门管理人员具备扎实的业务理论知识和丰富的管理经验,将医院总目标本部门工作内容相结合,做到部门制度分明、职责明确,并且在部门目标的建立过程中起到上传下达和与相关部门沟通协调的作用,让员工广泛参与到部门目标建立的过程中来,把员工对决策的意见反馈给高层管理者,通过上下共同努力和有效沟通,提升全体员工对目标管理的认同感。

三、个人目标的建立

个人目标由每位员工在医院人力资源部门的指导下,根据本人所在部门的目标,结合个人岗位职责、职业生涯和愿景,与部门负责人共同确定。个人目标与医院的整体目标必须具有关联性并与组织使命一致。

层级目标管理体系确立后,除了有明确的制度职责分工外,还需要对执行目标的过程和结果进行适时的反馈和评价。医院可通过两种途径对目标管理的过程实时管控:部门定期利用目标追踪的方式来实现部门自我调控,通过患者满意度反馈了解其需求。目标管理考核评价对于检验各个环节是否达到既定目标、提高管理目标的达成度同样有着重要的意义。在运用评价考核体系并结合反馈结果的基础上,医院应对目标达成的结果进行客观分析,调整管理目标,制定改进工作的具体措施,使目标管理始终保持可行性、科学性和递进性。考核评价的作用不仅是认定部门和个人的等次,更重要的是应发挥考核评价的导向、调控和激励功能,促进医院可持续发展。

第二节　现代公立医院目标管理体系构建要求

目标管理是一种全员参与的、民主的、自我控制的管理,也是一种把组织目标与个人需求相结合的管理,推行医院目标管理要坚持以人为本,始终将人的因素放在第一位。但目标管理的关键依然在于管理,由于已经形成目标体系,一旦某一环节出现差错,就会牵动全局,目标实施过程中的任何懈怠都有可能造成巨大损失,所以明确目标管理的构建要求是必需的。

一、目标管理规范化

医院目标管理必须以目标规范化为起点,并让医院参与者看到目标的意义和价值。任何目标的设置都需要规范化,需要清楚地知道想要达到什么样的效果,目的和意义是什么,包括制定目标的依据,实施目标的方针、政策以及方法,对目标进行分类,坚持授权原则等,使各项工作有序推进;总目标的确定是目标管理的起点,首先需要基于医院经营和发展战略设定总体性目标,根据明确的总目标结合组织职能和资源情况再分解制订医院内部责任明确、周详严密的实现目标的计划,包括部门目标计划和个人目标计划,分目标是实现总目标的充分而必要的条件。

1. 确定目标的目的、意义和具体内容

战略规划是医院所制定的长期目标并将其予以实施的规划。医院需要通过剖析自身外部环境及内部优势和劣势,明确医院未来的目标及方向,使每位成员都清楚组织的发展目标,才能形成完善的战略规划体系,迎接未来的挑战。在定位目标的过程中,首先应明确确定该项目标的理由,执行该目标的必要性和意义,明确执行该项目标是否符合医院现行状况,是否能够提升医院的整体管理水平、医疗服务水平和经营水平。其次是明确医院发展阶段和任务,定义自身的运营模式,确定价值创建模式,设计管控流程。

2. 确定执行方案

在目标实施的过程中,需要限定完成规定目标的时间期限,以及每一阶段

任务完成的期限,同时明确阶段权限和授权级别。管理者应对医院的总体目标及目标体系有更全面的把握,应当对下属的工作加强纵向的指导与协调,上下级应进行有效沟通以确认实现目标的步骤和资源配给的原则及要点,保证目标的执行沿着正确的轨道前行。部门之间、员工之间应当加强横向沟通与互助,建立有效沟通协作机制,加强彼此间的交流与合作,互通经验、互享资源、互予支援。实施过程中的管理重点是检查和监督,根据各阶段执行情况进行及时反馈。

3. 选择合适的执行地点、时间和人选

选择合适的执行地点及执行目标所关联到的对象,如责任者、参与者都与目标实现息息相关。管理者需要思考并确定谁是工作较为出色和有经验的人,选择合适的地点和人选能够更快地促成目标的实现。

在综合衡量医院整体实力后,需要合理安排和控制工作进度,确定工作具体的起始日期和结束日期,确定各阶段时间内需要完成哪些工作内容及执行过程中面对突发状况时的应变措施,从而在规定时间内高质量完成任务。

二、目标管理科学化

1. 保障到位

在目标管理执行过程中,需要医院管理者充分考虑各种因素,应对可能会出现的工作不到位、缺乏人才和资金、内部管理混乱、文化建设落后、团队不团结等阻碍因素。提前做好应急预案,尽量使工作不超出可控范围,以确保目标能够顺利完成。医院须加强人才引进、人才培养,结合实际进行人才激励,减少人才流失;健全财务体系、完善精细化成本管理;严密组织体系,规范行政管理;重视医院文化建设,增强员工归属感,将文化建设与医院经营相结合,实现经济效益和社会效益的同步提升。

2. 优化过程

目标管理法的一个显著作用是主动整合资源、优化管理,通过部门内部的合作、多部门之间的合作在医院形成资源共享,部门或医院也可以与外部形成合作关系来完成自身单独无法完成的目标,集聚所有的人力、物力及智慧,形成资源整合的力量。

目标管理需要授权并落实到位。对于已经形成的规定及流程,应充分授权,删繁就简,不仅减少了各环节的工作量,工作效率也会大大提高。在决策执行上,抓大放小,调动各层级管理者及员工的主动性与创造性,以激发组织的活力,保证决策的正确执行。

完善的目标管理规划需要高效的执行和有力的监督。要做到这一点,就得及时跟踪执行过程,根据各个岗位的目标、任务量、所需资源和人员配备等情况来考察工作进度,通过加强跟踪监督来优化日常管理细节。

医院要不断优化沟通机制,汇报是必不可少的一项沟通方式,员工就目标进展和完成情况对上级进行汇报同时也是一种反馈,利于上级指导工作和各部门之间的信息传递。

3. 规范考评

目标管理的结果必须由有效的考核办法来检验,考核和评估目标执行情况,是目标管理的关键环节,缺乏考评目标管理就缺乏反馈过程。医院按照分层次的考核办法形成符合医院特色的考核制度,成立"绩效管理考核委员会",下设专业考核小组,定期进行全院范围内的例行考核并由考核委员会组织相关科室召开考核会议,针对目标实施情况,运用考评工具,仔细分析数据,提出问题并制定整改措施,通过确保流程的严格执行来获得正确的结果。不断地给予员工关于目标实现程度或接近目标程度的反馈,使员工能及时地了解工作的进展,掌握工作的进度,从而及时地进行自我督促和行为矫正,最终如期完成目标。这要求落实拟定的评估方法,并提供良好的资源支持开展评估,对于整体目标、部门目标和个人目标完成度的绩效情况进行合理分析。基于改进要求,再确认下一阶段改进的要点,形成个人、部门及组织目标的考评报告。

三、目标管理制度化

现代公立医院目标管理制度化贯穿目标管理始终,对目标实施质量、进度、效果等都有影响。

2011年国务院办公厅印发《医药卫生体制五项重点改革2011年度主要工作安排》,首次提出了"积极推进现代医院管理制度"的改革任务。2016年,习近平总书记在全国卫生与健康大会上指出:当前,医药卫生体制改革已进入深水区,应着力推进基本医疗卫生制度建设,努力在分级诊疗制度、现代医院管理制度、全民医保制度、药品供应保障制度、综合监管制度 5 项基本医疗卫生制度建设上取得新突破。这说明了现代医院管理制度建设在医改中的重要地位。正因如此,对于新医改背景下的现代医院管理制度建设进行研究和探索便显得极为重要。2017 年 7 月,国务院办公厅出台了《关于建立现代医院管理制度的指导意见》(国办发〔2017〕67 号),为建立现代医院管理制度指明了方向。该指导意见指出,现代医院管理制度是中国特色基本医疗卫生制度的重要组成部分。

医改的重要目标是建立现代医院管理制度。可以说,建立现代医院管理制度是公立医院改革的直接目标和核心要义,医院管理的改革是新医改中最为关键的环节,也是衡量改革成效的重要评判标准,对于公共卫生、医疗服务、医疗保障、药品供应等事业的建设也起到直接推动作用。

1. 现代医院管理制度的基本特点

现代医院管理制度是指适应社会发展需求和公立医院改革要求,能够有效改进医院管理,提高医院运行效率,保障医院公益性质的符合行业发展规律的一系列医院内部管理制度的总和。它的基本特点是产权清晰、权责明确、政事分开、管理科学。因此,建立现代医院管理制度,从医院层面上来说,就是建立法人治理制度,促使所有权与经营权相分离,明确院长负责制;完善医院内部管理制度,包括人事制度、收入分配制度、财务管理制度、信息管理制度等,建立以公益性质和运行效率为核心的公立医院绩效考核体系,以确保公立医院运营的高效率和效益。

建立现代医院管理制度,对于处理好医院和政府关系,实现政事分开、管办分开,充分释放医院活力,更好地满足人民群众看病就医需求,实现医院治理体系和治理能力现代化,推进医院建设都具有十分重要的意义。

2. 现代医院管理制度对公立医院目标管理的导向作用

医院目标管理是一种以工作和人为中心的综合管理方法,即全员共同判定组织目标、共同实施目标的管理活动。其计划制订必须坚持做到各级人员均能参与目标的制定和执行,注意坚持自我控制和信息反馈。而医院管理制度是推行医院目标管理工作的重要保证,在医院成长历程中的各项规章制度和岗位职责是医院的智慧、经验乃至教训的沉淀,是指导医院运行、行为的法典。为实现组织的目标管理、明确组织的纲领和发展方向,目标实现的全过程要自上而下地制定措施、确立制度、组织实施和严格履行职责,进而提高组织的现代管理水平,增强员工素质。构建良好的制度管理模式是医院获得可持续发展的基础和不断壮大的不竭动力,有利于动员组织所有部门及全体员工同心协力共同前进。

(1) 有助于院级管理目标的实现。要保障组织内部各个环节高效运转、紧密协作,就必须实施制度化的管理。一个能够持续发展的医院,一定靠流程、制度、系统来保证其持续运转,只有立足长远合理制定管理制度,充分相信制度的力量,才能逐步实现总目标,打造医院长青业基。

(2) 有助于目标管理过程调控。医院制度管理是指医院结合自身发展实际,通过构建决策科学化、流程标准化、监督制度化、考核系统化的规范化管理模式,把各种规则、章程、程序和办法融入到管理的全过程,实施过程控制,有效地规范组织和个人的行为,进而实现医院管理的总目标。在制度的规范下,员工能够各司其职,团结协作,也能使员工更快地找对自己的位置,明确需要完成的任务和待改进的不足之处。避免出现相互扯皮现象,有利于提高工作效率,保证医院各项工作顺利完成。

(3) 提供管理的依据和准则。医院制度管理为医院提供了制定考核指标的依据,体现了管理的公平、公正,为员工的工作开展提供了依据,为员工的待遇确定和职级晋升提供了依据。

(4) 增强组织凝聚力。一个组织的战斗力与其凝聚力成正比。由于每个组织成员的思想、性格、工作习惯存在差异,在沟通协作过程中易产生分歧。医院目标管理制度化可以充分营造公平感,调动团队的战斗力,使大家各司其职、相互协作,让医院良性地发展,提高员工的工作积极性,增强组织的凝聚力,这与医院目标管理的最终意图是一致的。

第三节　现代公立医院目标管理体系构建特点和作用

一、目标管理体系构建特点

现代公立医院目标管理是以医院管理目标为核心的管理方法,其在具体

方法上是泰勒科学管理的进一步发展,它与传统的医院管理方式相比,具有以下特点:

1. 注重医院系统要素

医院总体目标是整个医院管理活动的中心内容,对医院管理活动具有统筹和调节作用,使医院管理过程保持统一性和连续性。医院通过制定目标,让每一个员工明确共同的奋斗目标;通过目标分解,明确各自的责任和任务;通过成果绩效考评,增强医院员工整体观念,保证整体目标的实现。

2. 注重医院员工因素

现代公立医院目标管理是一种可参与的、民主的、自我控制的管理制度,也是一种把医院员工与医院组织目标结合起来的管理制度。它强调认识管理的核心和原动力。医院目标的实施者同时也是制定者,即由医院各层级人员一起共同确定目标。在这一制度下,各层级人员关系是平等、尊重、依赖、相互支持的,有利于调动员工的积极性。

3. 注重医院发展成果

现代公立医院目标管理以制定目标为起点,以目标完成情况为终点。医院的各项工作成果是评定目标完成程度的标准,也是人事考核和奖评的依据,成为评价医疗管理工作绩效的标志。目标管理的实行,能够形成一套完整的目标考核体系,从而改变传统的评价方式,加快医院的发展。

二、目标管理体系构建的作用

目标管理法在20世纪70年代末开始应用于我国医院,并在一段时间内得到了推广,它能够系统地体现医院工作的整体性和计划性,调动员工的积极性和主动性,从而提高医院整体管理水平,推进医院建设。

1. 促进医院战略发展

医院管理目标的合理制定、分解,能形成组织所有资源及行动为医院目标服务的理念,进而立足长远制定发展规划,保证医院各项工作顺利完成。

2. 提高医院工作效率

目标管理法要求上下级共同讨论目标的设定,从而促进上下级之间的沟通,使上级及时了解下属的工作状况,也能使员工更快地找准自己的位置,明确需要完成的任务和待改进的不足之处,整个组织的目标会越来越清晰,进一步把整个团队的思想和行动统一到共同的目标和理念上,这是提高工作效率、实现医院快速发展的有效手段之一。

3. 提供医院考核依据

目标管理法有助于改进组织结构的职责分工,通过设置多个层次的目标为我们提供制定考核指标的依据,明确科室的发展方向。科室及个人考核体系相对明确,体现出管理的公平、公正,为员工的工作开展提供依据,为员工的待遇确定和职级晋升提供依据。医院目标的成果和责任落实到某个职位或部门,更易于发现职责不清和授权不足等缺陷。

4. 加强医院组织凝聚

一个组织的战斗力与其凝聚力成正比。每个组织成员的思想、性格、工作习惯存在差异,在沟通协作过程中易产生分歧。目标管理法把所有人凝聚在同一个总目标下,每一个人都在为统一的目标服务,这样就大大增强了组织的凝聚力,提高了员工的工作积极性。

第四节 现代公立医院目标管理存在的问题及对策

目标管理法作为一项先进管理理念目前已经运用于我国部分公立医院的管理模式中,它在管理思路上给了医院较大的启发,但是在实际管理过程中,很多医院仅仅是照本宣科,并未理解其思想精髓。

一、目标管理在公立医院管理应用中存在的问题

1. 目标制定方面

目前大多数公立医院虽然制定了医院战略目标和规划,但对其认识只停留在宏观层面,并未真正认识和理解目标管理的内涵。如何整合资源、挖掘潜

力,将战略目标细化和创新到部门层面,到医疗技术、信息技术层面以及到每位员工个人价值实现层面,形成统一完整的目标管理体系,还有待于进一步地思考和探索。

目标管理并非简单地完成管理者直接制定的目标,或上级将指令性任务下达给下属执行落实乃至干预其工作程序,而是一种建立在员工自我控制基础上的主动参与管理的制度。很多医院的员工在执行目标时,上下层级之间信息不对称,员工不了解目标制定的具体过程,不知晓目标实现的途径,不领悟目标角色的意义,等等。在落实过程中容易发生偏差,难以发挥员工的创造性和积极性,不能很好地将个人与医院目标很好地融合起来。此外,许多目标在不同的工作岗位上是难以定量化和具体化的,为了方便对目标管理的结果进行考评,管理者存在对目标考评过度使用量化指标的现象。

2. 目标实施方面

目标分解后由于各部门和员工之间的任务可能存在某些冲突,在执行过程中难免产生不协调现象,部分管理者仅仅给予员工相应的自主权,没有给予相关指导并进行协调,执行者或各部门之间缺乏有效的沟通,从而导致各部门及个人只顾及自己的目标而忽视与整体目标及各个分目标之间的联系。

3. 目标考评方面

很多医院会定期对目标完成情况进行考评,但是很难形成一套科学、严谨、有效的评估机制,也没有严格的监督机制,执行过程中执行力度很弱,导致目标管理的最终意图不能实现。比如考评涉及部门之间配合完成的工作时,无法明确责任分工,导致部门之间相互推诿;考评时对不同情况采用同一种考评标准,结果有失公平,导致员工受挫;考评更注重结果而不是出现问题的原因及如何改进,导致医院难以实现可持续发展。

二、目标管理在公立医院管理应用中的改进对策

1. 目标明确及具体化

目标管理法要求医院管理者深入理解目标管理的内涵和方法,具备相应的管理技巧和管理能力,知人善用,放权担责,进行管理理念的转变,适应目标管理的要求,促使全体人员达成对目标管理的共识。目标设定的内容包括制

定目标的依据,实施目标的方针、政策以及方法,对目标进行分类等,使各项工作有序推进。对于目标的制定要考虑医院和员工之间相互联系,并且具有可执行性,对于无法完成的工作,则无需强制性设定目标;对于受客观因素限制的部分工作,可以侧重于过程管理。设定目标、实施目标和评估成果时,在采取客观性和量化指标的同时,应重视发挥人性因素的作用。要把短期目标与长期目标相结合,根据外界环境条件和内在情况的变化灵活调整目标。

目标设置要符合目标决策和分解应体现参与性的策略,即医院的上下级在平等的基础上设置目标,目标决策所涉范围过大时,可以通过分层次决策的办法让更多的员工参与到目标决策中来。总目标确定以后,应在医院内部对目标进行分解,总目标与分项目标之间彼此制约,相互融合成完整的目标体系,实现制度明确、权责清晰、分工合理。目标管理的核心就在于将各项目标予以整合,培养人们参与管理的意识,使职工自觉为实现目标积极行动,以总目标来统合部门和自己的不同工作活动及其贡献,从而实现组织的总目标。

2. 目标执行到位

在目标实施过程中,需要规定目标完成的时间期限,以及每一阶段任务完成的期限,同时明确阶段权限和授权级别。建立良好的信息沟通反馈机制,通过多种渠道保持上下级紧密联系和有效沟通,高层管理者应对医院的总体目标及目标体系有更全面的把握,管理者对下属行使权限是否妥当,以及目标的实施情况加强纵向指导和监督,合理配置资源,下属将困难和想法及时与上级沟通,以便更好地采取相关措施促进目标的达成。部门之间、员工之间应当加强横向沟通与互助,建立一种沟通协作机制,加强彼此间的交流与合作,互通经验、互享资源、互予支持。

3. 合理管控过程

目标管理推行的过程包含了确定并掌握实行控制的标准,根据标准将实际的业绩与标准进行对比,衡量执行情况,对员工所完成的工作作出客观评价;不断地给予员工关于目标实现程度或接近目标程度的反馈,使员工能及时地了解工作的进展,掌握工作的进度,从而及时地进行自我督促和行为矫正,从而形成了一个完整的反馈系统,合理控制管理活动向目标方向健康发展。

4. 绩效反馈有效

目标管理的结果必须通过有效的考核办法来检验,将目标管理的成果与既定目标相比较,对目标实现情况和员工的工作状况进行考量,并以此作为奖惩的依据,这就需要建立有效可行的考核评价体系,主要是确保考评指标标准化和制度化,将定性和定量考评相结合,建立适宜的成果考评组织,完善相应的激励机制,并提供良好的资源支持开展评估,对于整体目标、部门目标和个人目标完成度的绩效情况进行合理分析,形成个人、部门及组织目标的评估报告,并基于改进要求,再确认下一阶段目标改进的要点。

第十四章 目标管理的实践探索

根据目标管理分类维度不同,可以按照合肥市第一人民集团医院(以下简称"集团医院")发展的长期规划、中期规划和短期规划等不同时间段来确定发展目标,将发展目标按院级、部门级和个人的层级进行分解。

第一节 集团医院目标管理原则及流程

一、主要目标

坚持医院的公益性,把社会效益放在首位。实行党委领导下的院长负责制,集体领导和个人分工负责相结合的制度,凡属重大问题都要按照集体领导、民主集中、个别酝酿、会议决定的原则,由党委集体讨论,做出决定,并按照分工抓好组织实施。不断提高医疗服务质量,努力实现社会效益与运行效率的有机统一,充分调动医务人员积极性,实行民主管理和科学决策。形成维护公益性、调动积极性、保障可持续的集团医院运行新机制和决策、执行、监督相互协调、相互制衡、相互促进的治理机制,推进医院管理规范化、精细化、科学化,基本建立权责清晰、管理科学、治理完善、运行高效、监督有力的现代医院目标管理体系。

二、基本原则

医院的目标管理是一个系统工程,是群策群力、集思广益的一个过程,目标制定必须坚持做到各级人员均能参与制定和执行,注意坚持自我控制和信息反馈。制度管理的内容应符合国家、政府相关的法律法规,从集团医院的全局和可持续发展的角度去制定,从集团医院运行的实际出发,既要科学、完整、规范,又要体现宽严适度,具有可操作性,避免相互冲突。

集团医院发展的不同阶段对目标管理的要求是不一样的,目标不是一成不变的,必须随着医院发展而变化。可以说,目标管理是伴随医院发展始终的。构建良好的目标管理模式是医院获得可持续发展的基础和不断壮大的不竭动力,有利于动员和组织所有部门及全体员工同心协力共同前进。

三、目标管理流程

集团医院以"患者至尊、诚信为先、技术第一、服务至上、卓越创新"为核心价值观,医院所有的发展目标和战略规划,都围绕着该价值理念展开,并融入了集团医院文化精神,充分体现服务的宗旨,从而明确医院目标管理的方向。

1. 任务分解

医院目标管理体现了医院的管理思想、管理技术和管理方式,集团医院管理目标主要分为医院发展战略目标、部门发展目标和员工个人发展目标三个层级。集团医院高层领导根据医院的经营和发展战略来设置医院发展的总体目标,包括制定目标的依据,实施目标的方针、政策以及方法,形成所有层级的目标及行动为医院总目标服务的理念,保证医院各项工作顺利完成。根据各个部门的工作内容来分配总目标中的分解任务,即各部门管理者与上级共同讨论和制定本部门的目标责任,部门负责人与全体成员根据部门目标共同讨论和制定具体的个人工作目标。对照以往工作目标,规划调整的方向及制定具体措施,对每个工作目标给出清晰的标准定义并落实实现目标的计划。

2. 实施过程

在充分调研论证的基础上,明确集团医院目标管理的重点任务,推动医院管理规范化、科学化、制度化,基本建立权责清晰、管理科学、治理完善、运行高效、监督有力的现代医院目标管理体系。

(1) 明确各层级目标,确定相关部门的职权和责任。根据集团医院发展总规划和各部门工作规划,紧密结合当前医院管理的重点和难点以及部门工作范围,确认部门的工作目标要求、不同岗位人员的要求及职责范畴。

（2）现有管理目标的问题反馈。新的医院管理目标产生了新的需求,需要对原有目标进行修正与完善。在此之前,我们应明确在现有目标的实施过程中我们还有哪些盲点,对现有工作产生的影响,从中分析问题并制定改善措施。

（3）按照层级调整管理目标。相关的部门负责人以及关键岗位人员,着眼于未来工作的开展,对目标的修正原则进行充分研讨。责任部门根据研讨确定的目标范畴以及相关内容,要按照要求起草与完善相关计划,并对计划完成的时间提出具体要求。

（4）分管领导审阅确定。将目标任务递交给分管领导审阅,同时反映在调整目标的过程中遇到的问题及解决方法,让管理者更加清晰目标体系建立的过程,以及未来实施过程中需要关注的方面。

（5）形成正式文件。结合集团医院既有经验和外部形势,形成院级-部门-个人一体化目标体系。

（6）组织培训。组织广大员工认真学习目标内容,各部门进行详细解读,并进行适当的工作调整,以保证新目标的有效实施。通过对工作目标实施过程的分解,让员工了解在日常管理中可遵循的实施步骤。进一步加强对医院的科学管理,提高服务质量,增进社会效益,最终建成一个责任明晰、运行有序的服务体系。

（7）严格执行与监督。目标管理的价值主要体现在执行上,医院应健全监督和约束机制,建立和制定较为完整的激励机制和考核办法,严格执行考核奖惩措施,从而最大限度地调动和激发员工的积极性和创造性。

在管理目标的实践过程中,要做到因地制宜、因势制宜,全院上下要拓展思路,在工作程序、工作措施等方面体现现代管理的规范化、科学化和制度化,形成各自的亮点和特色。

第二节　院级目标管理实践

集团医院的长期、中期和短期目标主要以医院的五年规划、年度计划和月计划的形式体现出来。

一、集团医院五年规划

医院在制定五年规划时,应在前一个五年规划时期发展取得的主要成绩的基础上,根据各部门的总结,经过充分地组织调研,分析未来五年医院发展面临的经济社会形势,科学规划新时期医院发展战略目标,经过院长办公会讨论通过并以文件形式下发。以集团医院十三五规划为例:从学科发展,尖端技术,高新科研,人才培养和梯队建设,医疗质量与安全,医疗和优质护理管理,专科建设,医保管控绩效,收支、成本及预算管理,规范采购行为与合同管理,信息化建设和文化建设等方面综合推进,提高核心竞争力,推动服务模式和管理模式的转变。

二、集团医院年度计划

年度计划旨在建立健全内部管理机构、管理制度、议事规则、办事程序等,以五年规划为统领分解当年的目标,制定"任务书"、确定"时间表"、签订"责任状",夯实医疗、护理、数据和运营建设等重点工作并配套相关保障和监督机制对阶段性的成果进行反馈。以集团医院 2019 年工作计划为例:

(1) 医疗建设方面。强化医院专科建设,接受省重点专科阶段评估和市周期重点专科验收,开展新一周期省、市重点专科申报。开展院级重点专科建设,培育品牌专科,形成专科特色、专科优势、人才梯队。提高医疗技术,优化医疗服务质量,落实医改任务,坚持科教研协同发展。发挥高层次人才队伍优势,制定各层次人才队伍建设体系,以人才推动技术创新,鼓励和支持新技术新项目的开展,扩大与名院名科的合作。

(2) 护理建设方面。建立明确的护士长目标管理指标体系,完善护理人才库,确立患者安全重点改进项目,不断促进护理安全精准管理,提高患者满意度,构建优质护理服务体系,全面提升护理质量和服务水平,形成专科护理优势。

(3) 信息化建设方面。推进智慧医院建设和互联网医院建设,逐步实现全市远程医疗全覆盖。建设患者智能服务系统。开展远程医疗、健康咨询、健康管理服务。推进医院集成平台以及基于平台的应用建设。依托滨湖医院互联网医院,借助云平台,链接医联体,建立云诊室。

(4)运营建设方面。完善运营管理体系,推进全面预算管理,全面实施RBRVS绩效考核,构建人力资源规划与评价体系,打造SPD智慧物流管理模式,将审计工作的重点向事前审计转移,强化医院发展建设规划编制和项目前期论证,落实基本建设项目法人责任制、招标投标制、合同管理制、工程监理制、质量责任终身制等。

三、集团医院月计划与周安排

集团医院每月25日前由院长办公会讨论形成下个月的月计划(如表14-1所示),周安排由院长办公室根据各科室工作上报计划汇总形成(如表14-2所示)。

表 14-1　集团医院月工作安排表(2020 年 3 月 1 日至 31 日)

	本月工作目标	本月工作重点内容	责任部门
大学习	增强"行风整顿"的政治自觉性	深入学习贯彻党的十九大精神,学习贯彻习近平总书记关于脱贫攻坚的重要论述和关于力戒形式主义、官僚主义的重要论述,学习《关于开展"严规矩、强监督、转作风"集中整治形式主义官僚主义专项行动实施方案》文件精神	党办
	督查阶段性成果	迎接落实市委第二轮巡视反馈整改工作督查	党办
大医疗	抓住重点项目"冲刺线"	医疗中心建设:国家胸痛中心、GCP、产前诊断中心等十六大中心建设有序推进	医务部
	落实医改任务	医改工作:认真落实三级公立医院绩效考核各项任务指标,严格执行省卫生健康委推出的"66条改善医疗服务基本要求"	院办

续表

	本月工作目标	本月工作重点内容	责任部门
大护理	加强专科优势	护理中心建设:深入推进十大护理中心建设	护理部
	加强质管管理	组织进行 2019 年品管圈开题汇报会	护理部
大数据	改善患者就医体检	全面启动电子健康卡项目建设	讯息中心
	推进集团信息互联互通	全面启动"集团中央信息系统闭环管理模式"计划(主要囊括 13 个信息系统:HIS 系统、CIS 系统、NIS 系统、RBRVS 系统、DRGS 系统、OES 系统、SPD 系统、RBMS 系统、人力资源信息系统、OA 系统、医保管理系统、合理用药点评信息系统、血库管理系统)	讯息中心
	智慧医院建设	全面启动智慧医院建设,重点推进建设互联网医院,实现八大目标	讯息中心
大运营		进一步推进中国质量奖申报工作	院办、计划财务处

表 14-2 集团医院周工作安排表(2020 年 3 月 30 日至 4 月 5 日)

本周重点工作		责任部门
一、强化防疫防控工作	1. 抓好发热预检、发热门诊、留观病房相关工作不放松; 2. 加强住院部管理,病区确保设置隔离病房,确保不发生院内交叉感染; 3. 继续实行疫情防控例会制度,做好与社区、疾控的联防联控措施	各院区

续表

本周重点工作		责任部门
二、强化正常医疗服务工作	1. 按照国务院《关于进一步推进分区分级恢复正常医疗服务工作的通知》(联防联控机制发〔2020〕35 号)等文件要求,做好门急诊、住院等医疗服务情况监测及统计上报工作	计划财务处
	2. 除口腔科部分医疗服务外,全面恢复门急诊医疗服务,设置三级候诊区域,避免院内交叉感染	门诊部、急诊部
	3. 加强病房管理和手术管理,加大科室感控力度,确保医务人员防护到位	医务部、护理部、院感科、招投标中心
	4. 利用互联网＋医疗健康,推行预约挂号、预约检查、分时段就诊。积极申报互联网医院,开展远程会诊	信息中心、医联体办公室
	5. 强化医疗总值班职责	医务部
	6. 抓好科研教学工作,尤其是督促开展新冠相关课题研究	科研处、教育处
	7. 绩效考核工作听取阶段工作汇报	绩效办
三、综合体大楼项目推进工作	1. 制订开诊倒排施工计划	基建办
	2. 以部门为单位细化实施计划(限本周四完成)	启动办、信息中心、招投标中心、各相关部门
	3. 污水站建设	基建办

第三节　部门目标管理实践

以院级目标管理体系为核心,通过目标分解,从科室业务范围和内部流程等方面建立部门目标管理体系,并与集团医院规划紧密结合,定期开展重点督导,建立科室目标责任制,制定考评体系,明确奖惩措施。各部门均应围绕医院总体目标,根据科室业务范围制定相关的部门目标。以下以集团医院人力资源和护理部目标管理为例阐述实践过程。

一、人力资源建设目标管理

根据集团医院自身的发展战略,评估医院的人力资源现状及发展趋势,收集和分析供给和需求方面的信息和资料,全面制定集团医院招聘、调配、培训、开发等人力资源管理制度及计划,制定了《人才引进管理办法》《人才培养方案》《人才梯队建设计划》《高层次人才奖励办法》《岗位管理办法》《职称聘任办法》等主体文件和相应配套文件。

1. 人力资源总量稳步增长

根据医院总体发展规划以及科室设置和岗位需求,逐步扩大人才队伍。各学科医生以取得博士、硕士研究生学位为录用标准,护理人员中本科生占比达60%以上。针对不同岗位的要求,适时对人员配置进行调整,使岗位分布协调、有序。

2. 人力资源队伍整体素质显著提升,结构进一步优化

各类人员在各专业、病区间分布趋于合理,专业、年龄结构和高、中、初级专业技术人员的比例趋于合理,形成素质优化、结构合理的包含不同层次的人力资源梯队结构,从而促进多个学科共同发展。

3. 构建培养体系、明确培养目标

培养或引进在全省乃至全国医学领域具有较深造诣和较高知名度的学科带头人。选拔培养临床学科带头人和科室业务骨干,造就一批拥有高素质学科业务骨干,以形成不同层次的高素质的学科人才队伍。加强重点学科建设和学科带头人队伍建设,重点建设高层次学科梯队,重点引进、培养一批有一定影响力、有明显学术优势和发展潜力的以中青年为主体的学科带头人,以适应卫生改革的新形势、医院科学发展的新需求。

4. 人才发展环境进一步优化

继续完善实施招聘制度、专业技术人员聘任制度,有计划地完善薪酬分配制度,形成比较完善的人才引进、培养、考核、薪酬体制,使重视人才、爱护人才的氛围更加浓厚。

5. 提高人才队伍整体素质

在提高思想政治素质、加强职业道德建设的同时,使人才的知识水平和能力素质有较大提高,使高层次人才与学科带头人的竞争力达到较高水平。

二、护理部目标管理

根据护理质量控制和开展情况,对存在的问题进行总结,改进目标和措施,制定"护理目标管理责任制",共同促进全员护理工作目标的实现。

(1) 提升护理部执行主任(副主任)自身综合素质与能力,使职责与岗位相匹配,持续提升护理管理效能,在强服务、重专护的基础上,构造明确的价值观和团队共同愿景,打造一支学习型护理团队,锻造一支务实高效的管理队伍,创造一个"以人为本"良好的护士成长环境,营造一种以"无损于患者为先"的安全管理文化,塑造一支高学历、高职称、富有创新能力的人才队伍。引领集团医院护理学科可持续发展,提升精细化管理水平,保持我院护理水平处于国内先进、省内领先行列。

(2) 落实院区岗位责任制和各项中心工作,及时响应各种突发紧急事件,每周进行1—2次行政或业务查房,按进度完成护理工作计划,合理调配人力资源,保证节假日各科室护士长、助理、组长在岗在位在职在责,护理人员技术档案建档并保证完整,护理人员依法执业。

(3) 各院区开展特色服务品牌和互联网+护理服务,满足"三甲"护理和优质护理服务建设CBA达标率,各院区规范运行护理信息化技术,医疗安全

（护理不良事件）每百张床位年报告不大于 10 件，无院内压力性损伤漏报，合理收费，优质护理临床运行模式规范运行，护理工作指标及院区各项护理质量达标，品管圈等品质管理方法在各科室普及和正确应用，每季度针对疑难病例讨论会诊一次，每半年开展全院护士长目标考核，在院患者对护理工作的满意度、出院患者对护理工作的满意度、全院护理人员工作满意度及医生对护理工作的满意度达标。

（4）市级及以上专科护士培训基地建设合格，落实专业组活动和十大护理中心项目建设方案，护理科研项目实现院级及以上立项，开发护理新业务、新技术，护理论文发表、专利及发明，外出进修学习或专科护士学习 3 个月及以上、一年内晋升高级职称和引进及培养研究生等指标达标。

（5）落实新入职护士规范化轮科培训、管理人员外出培训、骨干护士院内急诊、ICU 晋级轮转培训和特殊科室（ICU、急诊、老年等）护理人员岗位资质准入认证培训与考核，专科护士在岗使用率和各岗位护士规范化分层培训合格率达标。

第四节　个人目标管理实践

围绕院科两级目标管理体系，通过分解科室（部门）目标管理体系，结合岗位职责和职业生涯规划，在本部门相关领导指导下，在科务会中，科室各成员就各自的目标与他人进行讨论沟通，最终形成个人的目标管理。

一、学科带头人（后备人才）目标管理

根据集团医院专业技术人员实际情况，制订切实可行的培养计划和个人提升计划，并定期检查计划落实情况。坚持从实际出发，坚持以业绩、能力、贡献为主要原则来评价和使用人才。对于学科带头人及后备人才，优先考虑到省内外知名大医院学习，支持其参加学术会议和国内的学术交流、科研协作，提高他们的业务水平和知名度。出国考察、参加国际学术会议及开展国际合作研究有助于学科带头人跟踪国际科技进展、把握研究前沿领域、掌握最新的

科技信息和先进的技术手段,有利于学科的建设和发展。应充分发挥学科带头人在梯队建设中的传、帮、带作用。要注重学科梯队人员的流动与补充,关心薄弱学科的人才建设。

在科研课题申请、科研经费审批方面给予学科带头人政策倾斜,在开展新技术、新业务等方面优先给予经济及设备支持,对成绩突出者在职称聘任和干部任用上给予优先考虑,并提供必要的工作保障措施,使他们更好地为医院建设服务。同时,为学科带头人制定具体工作目标,并采取奖惩结合的办法。让每个学科带头人在任期内都承担1—2项科研课题或开发1—2项新业务、新技术。

二、中青年人才目标管理

对中青年学术骨干,鼓励其向高学历层次方向发展,鼓励员工在职读取硕士、博士研究生学位,报考在职研究生专业必须与员工所从事的专业工作对口,不可跨专业报考。

工作3年以上或拥有中级职称的医务人员,在外出学习前一年有论文发表或连续2年完成相关综述的,每年可参加一次省内学习活动。根据学科发展的需要,选派至建立技术合作及各专业培养基地的国内知名医院进修,促进特色专业学科水平不断提高。

严格推行临床住院医师规范化培训和继续教育,对培训目标、培训内容、培训过程与考核、教学管理组织、教学大纲、教学计划、教学执行和学分管理等方面进行具体的指标量化。

三、博士研究生目标管理

集团医院成立"博士联盟",通过了《博士联盟章程》。"博士联盟"是由集团医院具有博士学位者在平等、自愿的基础上组成的群众性、学术性、非营利性的组织。"博士联盟"办公室设在医院人力资源处。

"博士联盟"开展不同主题的座谈会,发挥联盟成员的群体优势,集思广益,对医院发展提出合理性建议;搭建全新的交流平台,开展学术沙龙,拓展学术研究思想,通过各种方式促进联盟成员之间交往与联系;医院层面每年组织1—2次形式多样的活动。联盟成员须签署"博士联盟"盟约,履行联盟成员职责,享受盟约中的各项权利,同时可以对联盟工作提出批评、建议并进行监督。"博士联盟"旨在培养更多杰出的中青年专家,通过高端人才的联合,协同努力,让更多的高端人才与医院共发展,发挥群体优势和专业特长。

第十五章　集团医院目标管理成效分析

目标管理法作为一种先进的管理方法,合肥市第一人民集团医院(以下简称"集团医院")还在不断地探索中,目标管理责任制是目标管理在集团医院应用的形式之一,就是利用目标的内、外激励的双重作用,调动职工积极性,对于提升医院的管理水平、医疗质量和综合实力具有重要意义。以下以科主任目标管理及护理目标管理为例作具体分析。

第一节　科主任目标管理

科主任综合水平的高低直接关系到医院整体战略竞争力的高低,集团医院于 2005 年开始积极推行科主任目标管理,并在实践中积极探索,根据绩效考核标准、学科建设需求,结合学科的实际情况与发展目标,每年年初由院长与科主任签订目标责任书,规定任期及各年度的医教研目标和责任。科主任任期目标管理体系考核指标选取遵循 SMART 原则,即具体性、可度量性、可实现性、相关性和时限性。在现有院、科两级的目标管理责任制上更加明确细化了科室发展的目标,实行以三年任期为周期的目标管理考核,主要从科室行政管理、医疗、教学、科研、人才培养等方面进行考核。一般通过自查、群众测评以及由人事部门结合相关业务职能部门的考核意见进行综合测评,以考核科主任是否称职。

一、考评内容和方法

1. 科室行政管理

保证主管部门及医院的有关规定、医疗规章和技术操作常规在本科室贯彻、执行,参加或组织院内外各类突发事件的应急救治工作,完成医院各职能部门的行政指令性工作;规范科室医院感染管理工作,严格执行医保相关管理规定,合理检查、合理治疗、合理用药,年床位使用率和年设备使用率达标;科内人员遵守职业道德和执业纪律,定期开展医德医风教育,提升科室病员综合满意度。

2. 科室医疗技术与质量

科室定期学习国内外医学先进经验并加以运用,及时总结经验,共同研究解决重危疑难病例诊断治疗问题;应用"临床诊疗规范(常规)"指导诊疗活动,有条件的可用"临床路径"来规范诊疗行为;完成学科任务计划书填列的特色技术例数;科室每年开发新技术、新项目;病案质量/报告单质量达到医院分级管理的相应指标。

3. 科室学科建设

科室有明确的学科后备带头人及技术骨干培养计划(包括引进或自主培养),制定详细的实施细则并按期执行。建设合理的人才梯队,营造良好的人才成长环境,鼓励本学科人员深造和进行国内外学术会议交流,积极申报省市重点专科。

4. 科室教研能力

科室须申报市级及以上科研项目,其中重点学科须申报省级及以上科研项目,并将科研项目立项、科技奖励、专利和成果推广及合作科研项目等内容作为能力加分项。在任期内科室有一定数量和质量的论文发表,能承担一定的教学任务。

科主任考核除了具体量化的考评细则外,还可以结合分管领导、业务管理部门和本科室职工的综合测评结果,分析研判考核情况,对科主任的德、能、勤、绩、廉等方面作出客观、公正的评价,由医院领导和专家组成的技术委员会审核、院长办公会讨论最终形成考核评价意见。

考核评价结果作为科主任续聘、奖惩、重点培养等方面的重要依据。对考核和任期考核评价为优秀的给予奖励;对考核评价等次较差的,根据有关规定进行诫勉谈话,指出问题和不足,分析原因,制定整改措施;对连续3年考核不合格的科主任做免职处理。

二、主要成果

集团医院通过多年规范化、科学化和制度化的科主任任期目标管理,考核体系不断改进与完善,不断优化考核方案,坚持落实奖惩措施,在医教研、学科建设及人才建设等方面取得了显著的成绩,医院综合实力得到显著的提升。

1. 学科建设

医院开展院级重点专科建设,培育品牌专科,形成专科特色、专科优势、人才梯队。自 2004 年起连续 6 个周期医院多个学科被评定为合肥市"医学重点专科",目前第六周期省级重点专科有 6 个,包括临床药学、消化内科、呼吸内科、老年病科、医学影像科、检验科;市级重点专科有 6 个,包括呼吸与危重症医学科、专科护理、肿瘤科、普外科重症医学科、心血管内科、磁共振成像诊断;市级中医重点专科有 2 个,包括中医科和中医肛肠科;市级重点培育专科有 3 个,包括肾内科、新生儿专科、全科医学科;市级特色专科有 4 个,包括老年护理特色专科、脑科学与认知心理学、胸心外科、血液科;市级计划外特色专科有 1 个,神经外科。以院士工作站、"周末医疗"为平台,继续围绕"以患者为中心""以疾病为中心"的理念,全力打造十个医疗中心,包括胸痛中心、卒中中心、出血中心、呼吸与危重症医学中心、危重症孕产妇救治中心、心衰中心、危重新生儿救治中心、院前急救中心、创伤中心和老年危重症救治中心,所有中心均通过省市认证,其中前四大中心通过国家现场核查及授牌。十大医疗中心从医疗救治、科教研、多学科合作等多方面入手,致力于扩大学科影响力,推动学科长足发展。

2. 科教研建设

医院所发表的论文的数量和质量尤其是 SCI 文章的数量和影响因子有了明显的提高,近三年发表论文 817 篇,其中含 50 篇 SCI 文章。科研成果的数量不断地增加,近三年累计立项 85 项科研项目,获奖 21 项,38 项科研成果通过鉴定,共获得发明和实用新型专利 64 项。近三年获得国家级项目 4 项、省级项目 21 项、市级项目 90 余项、横向课题 17 项。医院现有教授和副教授 88 人,博士生导师 1 人、硕士生导师 43 人,举办国家级医学继续教育项目 13 项、省级医学继续教育项目 3 项,获批国家级住院医师规范培训基地,拥有 14 个专业基地。

集团医院近年开展新技术新项目279项,开展特色技术先进技术项目43项,其中呼吸与危重症医学科的慢阻肺优化综合诊疗技术填补了国内空白,磁共振成像诊断4项技术处于国内领先地位,呼吸与危重症医学科、肿瘤科、普外科和脑科学与认知心理学6项相关技术填补了省内空白。

2004年我省首例、全国第七例心肺联合移植手术在合肥市第一人民医院成功实施。心肺联合移植手术一直被公认为是治疗终末性心肺疾病的唯一有效方法,同时也是一种高难度、特大型的尖端手术。集团医院还率先在省内开展肝移植业务。肝移植术是一项高难度手术项目,对麻醉、心脏、呼吸、围手术期的各项技术综合管理要求极高,至今累计完成50例。医院在脏器移植、断指再植、关节置换、腔镜手术等方面具有鲜明特色与显著优势,技术水平处于国内领先水平,除了上述心肺联合移植和肝移植,已开展的体外循环心内直视手术、心脏介入搭桥术、同种异体肝移植术、同种异体肾移植术、双髋关节及双膝关节置换术、正颌外科技术矫正颌面骨性畸形、全舌再造手术、心脏不停跳冠脉搭桥手术、主动脉弓置换术等均达到了省内领先水平。

3. 人才培养

集团医院现拥有省"115"产业创新团队1支、省政府津贴获得者1人、省江淮名医3人、市政府津贴获得者2人、市专业技术拔尖人才7人、市学术和技术带头人后备人才3人、市名医工作室领衔人12人、鸿雁计划获得者1人。

集团医院鼓励并创造条件支持专业技术人员在职攻读硕士、博士研究生学位,医院现有博士60余名、硕士600余名。集团医院每年根据学科发展的需要,选派医疗骨干到国内知名医院进修。

第二节　护理目标管理

要实现医院科学的护理管理,就需要引入有效的竞争机制,围绕医院中心目标,实行护理目标分层管理,推行优上劣下的新型管理模式,以增强护理管理人员的竞争意识和责任感,促进医院整体护理质量的提高,这是加强护理学科建设、科教研和护理人才建设的有效途径。

一、考评内容和方法

护理目标管理涵盖集团护理部目标管理、学科建设目标管理、集团科护士长目标管理和各院区护士长目标管理四级目标，由分管院领导与集团护理部主任、集团科教研分管主任、院区护理部执行主任、科护士长及病区护士长签订目标管理责任书。具体又细化为组织管理目标、护理服务目标、护理质量目标、护理安全目标、科教研工作目标和护理信息化建设目标。要求组织管理体系健全，符合"三甲"医院管理要求，以患者为中心，落实优质护理服务，满足患者多元化健康需求，临床护理安全有保障，无重大护理差错发生，科教研工作目标落实和科室护理信息化规范运行率及临床护理工作质量均达标。

目标责任书根据每年工作要求制定相应的考核指标。责任人按照目标责任书的内容，有序开展护理工作，每半年进行一次考核，并与绩效考核奖惩挂钩。考核结果作为年底评先评优、外出学习深造、干部提拔的依据。

二、主要成果

1. 护理学科能力

集团医院护理学科自 2003 年开始已连续 5 个周期被评为合肥市"医学重点专科"。2010 年，集团医院护理学科进入了首批国家临床重点专科的"临床护理"项目建设行列，填补了安徽省空白。2019 年 8 月，集团医院护理学科在合肥市第五周期重点学科"专科护理"验收考核中获"优秀"等次。近 3 年来，集团医院建立了老年护理中心、社区服务中心、伤口造口失禁护理中心、中医护理中心、孕婴护理中心、安宁疗护中心、静疗中心、心理咨询护理中心、儿童健康发展中心、后勤护理中心等 10 个中心。通过十大中心的建设，集团医院人才队伍建设、专科技术水平、专科护理服务等方面取得突出性的进展，"10＋1"重点专科的护理技术与护理服务的综合护理能力位于安徽领先行列，尤其是医养结合老年护理在全国起到了示范作用。集团医院护理部开设的国际 ET 学校填补了安徽省专科护理教育项目与国际接轨的空白。集团医院护理部目前有 7 个专科护理门诊、4 个社区专科护士门诊，同时建立了学科建设合作网络。

2. 科教研建设

近 5 年来,集团医院护理部承担市级以上科研 15 项,取得专利 80 项,在专业期刊发表论文 430 篇,其中 66 篇于核心期刊发表,1 篇发表于外文期刊;出版护理专业指导书籍 11 部;获得市级以上的奖励 360 项,其中新项目、新技术获奖 48 项;参加市级以上比赛获奖 66 项,参加临床护理质量管理及案例大赛等获奖 55 项。

集团医院护理部目前拥有 10 个专业省级专科护士临床实践基地、1 个安徽省 PICC 置管技术和维护技术基地、1 个安徽省护理管理干部培训基地、1 个合肥市老年护理研究中心、1 个合肥市老年专科护士教学基地、1 个老年护理员培训基地、4 个全国卫生产业护理适宜技术培训基地,为合肥市教育局校企合作单位、全国老年护理联盟理事单位、国家卫计委护理人才培训帮带医院。一批教学与培训基地建设带动了临床专科技术的提升及人才培养。

3. 人才培养

集团医院护理部拥有国家重点学科带头人 1 人、省学术和技术带头人后备人选 1 人、市学术和技术带头人 1 人、市专业技术拔尖人才 7 人、市重点学科带头人 2 人、国际 ET 学校校长 1 人、全国护理专业委员会专家库成员和委员 20 余人、安徽省专科护士培训基地带头人 10 人、安徽省护理专业委员会主任委员 1 人、合肥市护理研究中心负责人 1 人、合肥市专科护士教学基地负责人 1 人、合肥市护理专业委员会主任委员 14 人等。近几年选派 42 名护理业务骨干赴境外学习;近 10 年选派护理人员到国内先进医院进修学习近 600 人次;近 10 年 30 余人次受国内外先进医院及团体邀请进行学术交流和主题演讲;培养省级及以上专科护士 137 人;建立了 3 个人才库,即护理管理人才库(198 人)、专科护士人才库(137 人)、研究生人才库(36 人)。

附录:集团医院各院区护理部建设目标管理责任书

为适应新形势下公立医院改革的发展需求,根据 2019 年公立医院绩效考核指标,精准对接新时代人民群众日益增长的多样化健康需求,全面达成 2020 年度集团医院护理工作计划,进一步强化护理部执行主任(包括执行副主任)职责,持续推进护理工作纵深发展,结合医院护理工作实际,特制定 2020 年度护理部执行主任(包括执行副主任)目标管理责任书。本责任书一式两份,一份由院区执行主任保存,另一份由集团护理部存档。具体目标考核指标如表15-1所示。

表 15-1　护理部执行主任/执行副主任工作目标考核指标

序号	指标名称	目标值	指标收集说明
	组织管理		
1	院区岗位责任制落实率		
2	院区核心制度落实率		
3	各项中心工作配合落实率		
4	各种突发紧急事件及时响应率		
5	每周1—2次行政或业务查房落实率		
6	护理工作计划按进度执行落实率		
7	人力资源合理调配率		
8	节假日各科室护士长、助理、组长在岗在位在职在责率		
9	护理人员技术档案建档和完整率		
10	护理人员依法执业率		
	护理服务		
11	院区特色服务品牌		
12	开展互联网＋护理服务工作落实率		
	品质管理		
13	"三甲"护理和优质护理服务建设 CBA 达标率		
14	护理信息化技术各院区规范运行率		
15	医疗安全(护理不良事件)每百张床位年报告		
16	院内压力性损伤漏报率		
17	合理收费执行率		
18	优质护理临床运行模式规范运行率		

续表

序号	指标名称	目标值	指标收集说明
19	护理工作指标达成率（评价指标和敏感指标）		
20	院区各项护理质量达标率		
21	品管圈等品质管理方法在各科室应用普及率和正确率		
22	疑难病例讨论会诊每季度一次落实率		
23	每半年全院护士长目标考核完成率		
24	在院患者对护理工作满意度		
25	出院患者对护理工作满意度		
26	全院护理人员工作满意度		
27	医生对护理工作满意度		
学科建设			
28	市级及以上专科护士培训基地建设合格率		
29	专业组活动落实率		
30	十大护理中心项目建设方案落实率		
31	护理科研项目实现院级及以上立项		
32	开展护理新业务、新技术（含管理、技术、用具等创新项目）		
33	护理专业期刊论文发表		
34	专利及发明		
35	一年外出进修学习或专科护士学习3个月及以上人数		
36	一年内晋升高级职称人数		
37	引进及培养研究生		
护理培训			
38	新入职护士规范化轮科培训落实率（2年内完成）		

续表

序号	指标名称	目标值	指标收集说明
39	管理人员外出培训率		
40	骨干护士院内急诊、ICU 晋级轮转培训率		
41	特殊科室(ICU、急诊、老年等)护理人员岗位资质准入认证培训与考核		
42	专科护士在岗使用率		
43	各岗位护士规范化分层培训合格率		
	总达标率		

备注:每项指标目标值单项不达标,计1项不达标,全年用达标条款数除以总条款数为总达标率。

　　总体目标:充分发挥护理部执行主任(包括执行副主任)工作职能,确保自身综合素质能力、职责与岗位相匹配,持续提升护理管理效能,在强服务、重专护的基础上,构建一个体系、营造两个氛围、打造三个品牌的发展理念,引领医院护理学科可持续发展和提升精细化管理水平,保持集团医院护理处于国内先进、省内领先行列。

科学的管理体系

高效的运营机制

明确的目标管理

全面的绩效考核

先进的医疗技术

智慧的信息平台

优质的医院服务

有力的保障系统

严控的危机管理

厚植的医院文化

第四篇

全面的绩效考核

第十六章　公立医院绩效考核管理发展历程

第一节　绩效考核的概念及研究背景

一、绩效考核的概念

（一）绩效的概念

绩效（Performance）的概念源于美国，单纯从语言学的角度来看，包含成绩和效益的含义。用在经济管理活动方面，是指社会经济管理活动的结果和成效；用在人力资源管理方面，是指主体行为或者结果中的投入产出比；用在公共部门中来衡量政府活动的效果，则是一个包含多元目标在内的概念。

一般来讲，绩效是组织中个人（群体）在特定时间内的可描述的工作行为和可衡量的工作结果，以及组织结合个人（群体）在过去工作中的素质和能力，指导其改进完善，从而预计个人（群体）在未来特定时间内所能取得的工作成效的总和。

（二）绩效考核的概念

绩效考核（Performance Examine）是企业绩效管理中的一个环节，是指考核主体对照工作目标和绩效标准，采用科学的考核方式，对员工的工作行为及取得的工作业绩进行评估，并运用评估的结果对员工将来的工作行为和工作业绩产生正面引导的过程和方法。

绩效考核起源于西方国家文官（公务员）制度。最早的考核起源于英国1854—1870年文官制度改革,考核制度的实行,充分地调动了英国文官的积极性,大大提高了政府行政管理的科学性,提高了政府的廉洁性与效能。美国于1887年也建立了考核制度,强调文官的任用、加薪和晋级,均以工作考核为依据,论功行赏,称为功绩制。此后,其他国家纷纷借鉴与效仿,形成各种各样的文官考核制度。这种制度有一个共同的特征,即把工作实绩作为考核的最重要的内容,同时对德、能、勤、绩进行全面考察,并根据工作实绩的优劣决定公务员的奖惩和晋升。

绩效考核本质上是一种过程管理,而不仅仅是对结果的考核。它是将中长期的目标分解成年度、季度、月度指标,不断督促员工实现、完成的过程,有效的绩效考核能帮助企业达成目标。

因此,绩效考核工作是为企事业的总体战略目标服务的,绩效考核的过程和结果都需要配合企事业单位的人力资源管理以及其他职能,形成推动企事业总体战略目标发展的有机动力。同时,绩效考核既要体现实现企事业目标的结果,又要考虑考核过程中员工体现出的能力和潜力,应该包含工作结果和工作行为两个方面。

（三）全面绩效考核

全面绩效考核（Comprehensive Performance Assessment,CPA）即全面绩效管理量化考核,对绩效管理的全过程进行量化考核,是以战略为起点、以目标为导向、以量化为手段、以提高经济效益和管理水平为目的的绩效管理。全面绩效管理最初应用于企事业管理,指的是公司目标与指标、部门目标与指标、岗位目标与指标的设定、分解、执行的全过程管理。与常规的绩效管理不一样,全面的绩效管理更强调"目标管理到部门,绩效管理到个人,过程控制保证结果",更重视过程控制环节,即PDCA［制订计划（Plan）、实施与管理（Do）、绩效评价（Check）与反馈改进（Action）四个阶段］管理循环的整个过程。既要考察因循"岗位—部门—组织"的绩效垂直路径,也要兼顾流程绩效的水平路径。

全面绩效管理量化考核,除了直接数量化的指标考核外,还将员工的管理行为、工作态度、思想意识等非量化指标,转化为可量化的指标进行绩效管理,即通过其完成职能或岗位目标结果是否符合工作要求、是否按时保质、是否有效、是否协调畅通、是否有工作失误等来进行量化,强调企事业应坚持制度管人、指标管人、分层考核、分级管理,一级向一级负责,最终达到自我管理的目的。

二、绩效考核的内容

为了使绩效考核的结果尽可能公平、公正、客观,绩效考核的内容尽可能包含员工工作结果和工作行为以及其他有关绩效的方面,可以将绩效考核作如下划分:

(一)将绩效考核的内容划分为品质、行为和结果三个部分

品质着重衡量员工的个人内在性格特征和个人基本素质,行为衡量的是员工在现实工作中以怎样的方式完成工作,结果主要衡量个人工作的最终产出情况。

(二)将绩效考核的内容划分为任务和周边两种类型

任务型绩效紧紧围绕工作的具体内容和职能要求来考虑,包括员工完成任务的质量、效率、熟练程度等方面。周边型绩效与任务型绩效不同,其不再关注与具体职能相关的内容,而是扩展到员工的综合素质和态度等因素,例如,较好适应工作环境、与同事保持和谐关系、坦然面对工作中的困难等。

(三)将绩效考核的内容划分为"德""能""勤""绩"四个方面

"德"指的是员工的思想素质和道德品质;"能"指的是员工的技能,通常包含认知能力、操作能力、创新能力、领导能力、协调能力等方面;"勤"指的是员工的勤奋敬业精神;"绩"侧重的是员工完成工作的结果和效率。

三、绩效考核的原则

绩效考核的结果应该对员工将来的工作行为和业绩产生正面的引导,应该有助于企事业单位战略目标的实现,有助于企事业单位的发展。绩效考核应该遵循以下几个基本原则:

（一）标准化与公开化原则

标准化是指在进行绩效考核工作之前应该形成一套合理的考核标准,达到何种程度给予何种等级的考核结果应该是标准和固定的,不能在考核过程中随意更改;公开化是指各种标准都应该以正式文件发放到各个考核单位,让所有被考核对象了解。

（二）公平与公正原则

绩效考核最基本的要求是公平公正,虽然国内外一些专家学者对绩效考核的公平性存在质疑,认为绝对化的公平很难做到,但是可以尽最大努力、尽可能全面考虑,以实现绩效考核的相对公平是必须遵循的原则。

（三）差别化原则

绩效考核的目的在于在员工之间形成区分以达到激励的目的,因此应保证绩效考核结果的差别化。

（四）简便易行原则

绩效考核指标的设定、考核的程序以及考核结果的呈现都应该简洁明了,使绩效考核工作执行顺畅,被考核人员也能够方便地了解到考核的结果。

（五）系统化与完整化原则

绩效考核指标的设置应该是一整套科学、系统的指标体系,包括完整的维度设置和次级指标及各指标权重设置。

（六）信度与效度原则

反映考核结果是否有效的两个最重要的指标是考核信度与考核效度。考核信度是指考核结果的前后是否一致,反映考核结果的可信赖程度;考核效度是指考核结果是否准确。绩效考核应该尽力提高考核的信度与效度,达到绩效考核具有有效性的目的。

（七）及时反馈原则

考核结果应该及时反馈给被考核对象,使被考核对象及时了解自己的优点与不足,从而找到提升自己的方向。

四、绩效考核的目的

为了准确理解绩效考核的内涵,从而设置有效的绩效考核指标,为实现企事业单位目标和战略作出贡献,必须首先理解绩效考核目的这一核心要素。

早在 1960 年,国外学者提出绩效考核目的可划分为三个维度:① 管理目的:指绩效考核的结果是为薪酬、晋升、转岗、解聘等决策服务的;② 信息目的:指绩效考核可以为员工提供相关信息以使员工了解自身和他人的具体情况和优缺点;③ 激励目的:指的是组织期望通过绩效考核来激发员工的潜能,提高员工的工作积极性。

1983 年,有学者对比研究了公共部门和私营企业两类组织的绩效考核体系,总结出绩效考核目的的另外三个维度:① 评估:绩效考核的结果是员工绩效的客观评估,通过分析这些结果为组织做出人事决策提供信息;② 发展:绩效考核的结果不应该只是反映当前现状,还应该使员工提升生产能力;③ 员工保护:绩效考核作为一种相对客观公平的机制,应该对每一位员工的当前绩效和组织对员工的期望进行客观记录,这种明确的边界有助于减少不公平和误解。

2000 年,又有学者系统总结了前人的研究,提出应该将绩效考核的目的锁定在最普遍的两个维度上:① 评估:是指将绩效考核的结果用于薪酬、晋升、转岗、解聘等一系列人事决策上;② 发展:是指将绩效考核的结果用于识别员工需求,针对员工需求进行培训、反馈,提升员工潜力,提供发展机会等。还有学者通过数据分析,将绩效考核的目的划分为四个维度:识别被评估者的弱点、识别被评估者的优点、提供公平的考核结果、激励员工。

上述研究表明,绩效考核目的往往并不单一,而是多种目的并存的。不同的学者由于对绩效考核的界定不同,对绩效考核目的的划分也不尽相同,但是他们的划分大都涉及评估与发展这两个方面。评估目的侧重于当下的客观情况,发展目的则侧重于未来发展需要改进和提升之处,这两个方面在绩效考核中都应该着重体现,不是非此即彼的简单替代关系。

五、绩效评价分类

建立大型医疗机构绩效外部评价体系是我国医改的重要内容,同时也是国际上比较普遍的做法。一些国家为提高大型医疗机构的绩效,采取了不同方式进行外部评价。外部评价应与医疗机构的内部绩效管理相结合,形成外部和内部相结合的绩效管理体系。

(一) 外部评价

外部评价即外部主体对特定组织及任务在质量和效率等方面完成情况的评价。医疗机构的外部评价主要来自政府管理部门、保险行业等。

改革开放以来,我国大型医疗机构内部绩效管理在探索中不断前行,但由于缺乏系统的绩效外部评价的支撑,绩效管理过于注重机构管理目标的实现,而对于社会目标和社会效益缺乏相应的激励和约束机制。20世纪90年代以来,各地都在探索各种形式的内部绩效管理。20世纪90年代末,我国开始经济体制改革,加强国有资产管理,后延伸扩展到医疗领域,尝试管办分开。代表政府行使评价权力的绩效外部评价则从21世纪初开始探索。

现阶段,我国建立大型医疗机构绩效外部评价机制的主要方向是:① 借鉴国际经验,建立政府为主导、社会多元参与的绩效管理机制,改变单一依靠行政手段进行管理的传统,提高整体效益;② 以绩效外部评价机制的建立来促进大型医疗机构内部绩效管理水平的提高,重新平衡大型医疗机构的社会效益和经济效益;③ 努力探索适合各地实际情况的绩效外部评价机构和体系,为推动公立医院改革和加强内部绩效管理提供激励机制。

(二) 内部评价

内部绩效评价是运用科学的方法对医疗机构内部发展状态进行评价,即组织内部不同级别人员之间的工作评价,包括各项内部评价指标,涉及党建、财务、学科建设、医疗纠纷处理等诸多内容。其主体就是通过对员工的业绩进行客观公正的评价与考核,从而调动员工的工作积极性和主动性;加强对成本费用的管控力度,可以对人员总量和工资总额进行定量管理,提高医院的整体运行效率,使资源得到合理配置和利用;不断通过绩效考核的计划、实施、检查、反馈、改进等循环,对存在的问题不断进行整改,从而提高个人、科室和医院的管理水平,促进医院和谐、快速发展。

内部绩效考核评价的内容一直在动态发展,总体上包括部门指标、个人指标等方面,并被赋予一定的权重:

(1)临床科室、医技科室层面的量化指标:设置工作量与工作效率指标、业务质量指标、服务质量指标、费用控制指标(药品占收入比重指标、门诊人次均费用指标、住院人次均费用指标)、人均创效指标、学习与成长指标等;同时,对科室基础管理、医德医风管理、费用与成本控制管理、医疗医技管理、护理质量管理等进行考核。

(2)行政后勤等职能科室层面的量化指标:设置工作量与工作质量指标、指令性工作数量指标、计划工作实际完成量指标等;同时,对科室基层管理、医德医风管理、费用与成本控制管理、客户评价(内部职工和外部患者等)等进行考核。

(3)中层管理干部层面的量化指标:根据各科室考核得分情况进行考核,同时,对中层管理干部行为规范、日常主要工作、遵章守纪与出勤、客户评价、创新管理、学习与成长等进行考核。

(4)各科室员工层面的考核指标:主要由各科室成立考核组进行考核,职能部门对科室考核打分,考虑的因素有科室员工互相打分情况、科室员工的工作数量与质量、客户服务与评价、医德医风与行为规范、遵章守纪与出勤、学习与成长等。

总之,大型医疗机构绩效外部评价与内部绩效管理是绩效管理体系的两个方面,内部绩效管理涉及党建、财务、学科建设、医疗纠纷处理等,是信息化、医疗大数据背景下医疗机构精细化绩效管理的必然要求;绩效外部评价有助于突出大型医疗机构的公益性,提高社会满意度,引导其科学发展;如何做到内部绩效管理与绩效外部评价相结合是下一步需解决的重点,也是难点所在。

第二节　境外医院绩效考核的发展

境外医疗机构发展经验表明,绩效管理有利于克服医疗行业固有的缺陷,提高其精细化管理水平,提升公益性。英国执行的是典型的国家医疗服务体系模式,以公立医院为主体,将内部市场理论引入医疗服务体系改革。美国虽然是典型的市场机制发挥主导作用的国家,但仍然有一套完整的医疗机构绩效管理体系。日本私立医院占多数,强制性的质量评审有助于加强医疗机构内部管理。中国香港特别行政区相对于内地其他地区其医疗机构绩效管理方面走在前面。中国台湾地区的医院绩效管理体系也具有代表性。

一、英国 NHS 体系绩效评价

英国实行的是全民免费的国家卫生服务制度(National Health Service,NHS),国家财政预算在卫生保健方面的投入占卫生总费用的 80% 以上,居民享受免费程度很高的医疗卫生服务,但效率低下以及由此引起的排队现象一直困扰着国家卫生服务体系。2001 年 9 月,英国国家卫生部为了提高医疗卫生机构的医疗质量和服务效率,制定了包含 21 项指标的星级医院评审体系。该评价体系中有 9 个关键指标,包括门诊等待时间、满意的财政情况、环境的清洁状况、在推车上候诊超过 12 h 的患者、未预约并等待住院 18 个月以上的患者、被急诊科医生怀疑为乳腺癌在等待门诊治疗大于 2 周的患者、当天取消手术的比例、预约等待住院患者数量和改善员工生活条件的承诺。由此看出,星级医院评审并不注重医院的规模和大小,重视的是医院的服务水平。按照指标达成情况,分为达到了、没有达到、明显达不到 3 种医疗卫生机构。按照达到指标数量给医院评定星级:指标达到 6 个的医院被评为一星级医院,指标达到 7—8 个的为二星级医院,指标全部达到的医院为三星级医院。

2004 年,英国国家卫生医疗质量标准署引入卫生服务质量与结果框架

（Quality and Outcomes Framework，QOF）以考核 NHS 机构绩效。该指标体系由 NHS 制定并自愿实施，由于 QOF 的考核与 NHS 对医疗机构的补助相关，大多数 NHS 机构实施了 QOF，评价内容侧重于医疗质量和服务效率两大方面。QOF 遵循 3 项基本原则：① 为初级卫生保健服务产生较好的健康收益循证；② 对医生和患者有侧重地进行奖励；③ 关注重要的健康问题。星级医院评价不考虑医院规模的大小与技术高低，主要看服务水平。该体系框架涉及临床服务、组织机构、患者体验、其他服务等领域。

英国有完善的绩效信息公开平台、流畅的沟通机制，从而能有效缓解医疗服务领域医院与患者之间信息不对称的问题。在整个绩效管理中，行业机构、学术团体和专家贯穿其中，参与公立医院绩效目标的设立、绩效标准的设置、绩效评价、绩效追踪和绩效反馈分析，又为政府和相关政府部门提供医疗政策和医院管理方面的意见和建议；同时，英国通过设立接待部门、网络专栏等方式确保公众参与绩效评价。

英国的公立医院绩效评价体系注重医院自身质量的建设，旨在让患者感受到更加贴心的服务，设身处地为患者考虑，如门诊等待时间、患者病情的跟踪检查等指标的设计。同时英国公立医院绩效评价系统对于评价结果的运用也比较完善，评价结果分为不合格、运行不畅、一般、优秀 4 个层次，并将评价结果每季度公布在卫生部的出版物上，便于公众查询。英国在对评价结果的运用上有其自身独特的见解，星级评审制度、结果的公开透明值得我们借鉴。

二、美国医院的第三方机构评估

美国的医疗模式是市场机制发挥主导作用的典型医疗模式，主要的医疗卫生服务由地区性医疗保健集团垄断，医疗卫生服务被视为服务产品，最终产品为消费者健康水平。私立医院占到美国医院总数的四分之三，按利润分配方式分为营利性医院和非营利性医院，非营利性的占多数。美国大型医疗机构评价主要采用的是第三方机构评价模式，由利益不相干的独立的第三方机构对医院进行绩效评价，避免在医院绩效评价中出现行政干预和形式主义做法。

就评价主体而言，美国主要是社会非营利组织以及少数政府组织，如在美国占支配地位的医疗服务标准制定和绩效评估机构——全美保健机构评审联合委员会(JCAHO)、美国质量保证委员会等。由于上述组织具有很高的权威性,绝大多数医院都自愿接受其绩效评价,以改进医院的经营管理模式,提高医院自身竞争力。

就评估内容方面,美国更侧重于对医疗机构的管理要素、患者满意度要素等进行绩效评估,而非技术和设备要素,旨在通过管理环节的评估保证通过评估的医疗机构提供的医疗服务具备基本质量。

成立于1951年的美国保健机构评审委员会(JCAHO)是独立、非政府、非营利性组织,主要职责是提供评价医疗质量标准,资金来源主要是评审收费和其他,管理方面主要由理事会负责,理事会成员是美国医院协会、医疗协会医科学院选派的代表。1997年JCAHO开始使用指标衡量系统——ORYX方案,包括综合终末指标和其他绩效指标,由质量保证向绩效改进方向转变,进行持续性重复评价,周期是每3年一次。医疗保健提供者与消费者评估由国家医疗服务质量项目发起,用于衡量患者对医疗服务的满意度,评价内容包括与医生、护士的沟通情况,药品使用理由等6个方面。

美国质量保证委员会(NCQA)也是提供评价服务的非营利性组织,主要利用医疗卫生效果数据和信息收集系统来衡量和比较医疗组织和机构间的绩效水平,侧重于医疗考核,包括服务效果、患者安全、服务及时性、服务效率、基础设施维度情况等70多项指标。国家医疗服务质量报告于2003年首次发布,概述美国全国性医疗保健服务质量进展,之后每年发布一次。

汤森路透百强医院评选活动每年开展一次,核心是以平衡计分卡等定量方法评出绩效水平最高的医院,指标体系包括医疗服务质量、患者评价、运行效率、财务状况等多个维度的10项内容。其基本步骤是构建数据库,建立纳入和排除标准,按规模和教学情况对医院进行分类,以平衡计分卡对医院评分,选取得分最高的前100家医院。

美国公立医院绩效评价指标的设置注重患者及其家属对医院服务质量的评价,值得我们学习和借鉴。

三、日本的强制性医院质量评审

日本大多数医院是私立医院,公立医院占比较低。20 世纪 80 年代,日本医师会和厚生省先后成立医院质量评审研究会,开始重视医院质量评审问题。1993 年至 1994 年,研究会被确定为第三方评审组织,采用一套合理的标准对医院进行公正的评审。随着社会经济的发展、社会各界对医疗服务质量关注程度的提高,对医院开展公平、合理的评价成为时代要求。

(一)组织制度

1951 年 JCAHO 成立后,日本多次组织参加该评审委员会举办的调查员培训,并据此研制适合日本国情的调查表,增加医院分级分类标准、成本评价等内容。1997 年日本正式开展医院评审工作,具体事宜由日本医疗机构质量委员会负责。该机构是日本厚生省和医师会主持成立的独立的第三方机构,其宗旨是"对医疗机构功能进行中立的学术评审"。

(二)具体实施

评审采用书面审查和访问审查相结合的方式,重点在于评价医院的基本功能,注重原始数据的分析和自评结果。评价过程分三步:① 医院自评,使用医院调查表、各部门科室调查表、诊治能力调查表等对自身情况进行评价;② 在充分尊重医院自主权的基础上,依据评审结果,找出存在的问题和解决对策;③ 由质量委员会依据评分标准,分析原始数据和医院自评结果,进行客观评价。通过该评审,达到以下效果:医疗机构充分了解自身情况;积累原始数据;充分获取当地居民及周围医疗机构信息;为医务人员和患者提供发声渠道。

2001 年日本修正《医学事业法》,强制要求所有医疗机构提供审查合格证或拥有国际标准审定组织(ISO)颁布的证书,故日本医院评审具有强制性。

四、澳大利亚的卫生系统绩效评价

澳大利亚所有公立医院都必须接受社会公众的监督和评价,政府的可信度建立在健全而透明的绩效评价基础之上。2000年,澳大利亚政府成立了"国家卫生系统绩效委员会(NHPC)",负责发展和完善卫生系统绩效评价框架,以及制定相应的绩效指标。澳大利亚卫生系统绩效评价工作自2001年开始,每两年开展一次,并将公立医院的绩效评价结果公开,免费供社会查询。其绩效考核具有以下特点:

(一)引入外部公众监管制度

结果可信度高:一方面由患者及家属提出建议并对公立医院进行评价,监督公立医院绩效评价结果,力促公立医院质量和效率的提高;另一方面由中介组织对公立医院绩效评价进行监督与评价。中介组织介于医院与患者之间,不是医院的附属物也不是政府的派出机构,而是联系医院与患者的桥梁和纽带。澳大利亚新型中介组织(QUANGO)是受政府资助但又独立于政府之外的第三方组织,与其他中介组织一起负责公立医院绩效评估人员的培养和教育等工作。

(二)突出强调卫生公平

在评价框架中,在每一层次中均运用"是否对每个人都是同样的"这一问题来构建绩效指标,要求从年龄、性别、社会地位、法律地位等角度考虑健康状况的差异,体现了对卫生公平的高度重视。在评价结果的应用中,公平性差异被认为是卫生系统或者卫生服务需要改进的地方。

(三)灵活实用易于操作

澳大利亚卫生绩效评价指标经过了多层论证,在数据的可得性、指标的信度和效度等方面作了全面考虑。为了保证适用性,该指标体系并不直接具体到一系列的定量或定性指标,而是保留了很大的弹性空间,目的是各州均能参照指标体系选择符合自己特点的指标体系。为了使该框架更为科学合理,NHPC一直在开展相关研究并调整该指标框架。

(四)注重利用评价结果

澳大利亚运用基准化方法管理卫生系统,并用卫生系统绩效评价结果制定卫生系统基准。澳大利亚卫生系统在各个水平和层面上均利用基准化方法来进行对比、学习并改进绩效评价。现阶段 NHPC 主要致力于使绩效评价数据能够在卫生服务机构层面的基准化管理中得到普及应用,并促使基准化法能够在全科医疗、社区卫生服务、公共卫生服务等所有卫生服务层面上得到应用。

综上可见,澳大利亚医疗绩效评价管理系统中的外部公众监督制度使医院绩效评价体系更为严格,医院会因此更加注重自己的服务质量,更加注重患者及其家属的感受和评价。

五、中国香港公立医院绩效管理体系

中国香港医院管理局(简称"香港医管局")推行区域医院联网制,利用"主要表现指标"定期审查整个联网的服务情况。"主要表现指标"涵盖了临床服务表现、人力资源管理和财政管理表现,是追踪工作表现、问责、驱动改革的管理工具,且均为量化指标,如患者候诊时间或平均住院日等。医管局根据考核结果修订联网发展方向,同时对联网总监予以象征性的绩效奖惩。医管局未在医院和专科层面实行绩效管理,仅对整个联网的表现做出评价。

香港医管局实行固定薪金制和高薪养廉制,对所有公立医院职员实施统一标准的薪酬制度,医生按职级和工作年限取得固定工资收入,与创收多少无任何关系。医务人员收入中的 70% 为固定薪酬,30% 为员工发展检讨绩效和约满酬金等相对固定的激励,医务人员的薪酬标准普遍很高。公立医院医生属于合约制员工,有可预期的丰厚离职金(总基本薪金的 15%),受到廉政机构的监控,违反医疗法律法规的将受到停牌、取消退休金甚至追究刑事责任的处罚。香港医管局通过"高水平、不挂钩、透明化"的薪酬制度,消除了医务人员的逐利动机,促进了医疗公益性和高尚医德回归本位。

香港医管局使用的绩效管理工具是员工发展检讨(SDR),用于分解机构目标、沟通与改善员工绩效,同时用于考察员工的工作成绩及制定个人发展规划,通常一年实施一次。检讨是单维度的,由直属领导(科主任或护士长等)负责评价,并提出增薪、续约、晋升、培训或处分等意见,经更上一级主管领导、部门领导和员工本人认可后生效,员工发展检讨由人力资源部门协助开展。

香港模式具有以下特点：

（1）高薪养廉修正医疗行为：通过足够高的薪酬、医疗岗位的高竞争性和适度的监管，修正医务人员工作动机，避免诱导需求。

（2）"一人一计划"定制化培养：根据员工发展检讨制订"一人一计划"，由科室主管、人力资源部与员工共同商议个人发展计划并适时修正，协助员工实现个人价值。

（3）人员可进可出：员工发展检讨结果决定了员工的晋升机会和续约年限，并设计了表现改善计划这一留任与淘汰机制，实现"优劳优待、少劳淘汰"。

（4）充分尊重劳动关系：员工发展检讨结果、提高计划、辅导记录、警告文件等材料均须主管与员工面谈且经员工签字认可后方能生效，并有申诉机制。表现改善计划具有弹性，可酌情给予多次机会。

（5）考核结果严格落实跟进：与检讨相衔接的晋升、增薪、培训发展、续约、纪律处分等项目缺一不可，均落实到位后本年度的员工发展检讨才算完成，下一年度检讨还将追溯上一年度制订的发展计划的执行情况。

六、中国台湾医院绩效管理体系

20 世纪 70 年代，中国台湾地区医疗界也存在资源紧缺、费用高昂、以药养医、医疗机构效率低下、医患关系紧张等问题。为摆脱困境，王永庆创办的长庚医院引入细化与量化的绩效管理模式，达到"开源节流"的目的，通过多年的发展取得了明显的成绩。目前台湾地区医院人力资源成本为 45%—50%，药品耗材约占 25%，医院仍然能维持 10% 的利润。

台湾地区医院医师薪酬制度主要有"基本保障薪＋变动式的医师抽成""基本保障薪＋分配比率固定的医师奖励金""完全变动抽成"3 种形式。其中以长庚医院开创的以激励性薪资为主的薪酬体系（医师费制度）最为典型。医师费制度是针对不同的医疗项目，根据投入、风险、技术难度设定不同的绩效标准，在此基础上根据收入积分、科内积分、年资积分 3 个方面对医生进行二次分配。每一个医疗服务项目费用比率是基于以资源为基础的相对价值比率（RVRBS）理论，经过复杂的数据测算而定，体现了医师的知识与劳动价值。以长庚医院为例，基本费用的医师费比率为 70%，手术费用的医师费比率为 40%，麻醉费用的医师费比率为 33%，检查费用的医师费比率视医师的参与情况而异。医师费制度的实施改变了原来不同工但同酬的"大锅饭"体制,激发了医师的工作热情,同时,把医师诊疗费与药费分清楚以免诱导医师滥用药物。医师费制度和长庚医院倡导的"不收红包""不收住院保证金""不收回扣"和"先诊疗后付费"的"三不一先"医疗服务行为准则,有效杜绝了"红包文化"。

(一)常用绩效管理工具

1. 医院及科室层面

台湾地区许多医院导入平衡计分卡(BSC)这一策略衡量与绩效管理工具,设计以工作量和工作品质为导向的绩效考核制度,开展全院及科室绩效管理。台湾地区医院通过 BSC 对医院战略层层分解,将医院、科室的目标整合起来,形成发展合力。

2. 科室及个人层面

台湾地区医院常以关键绩效指标(KPI)来管理科室与员工绩效,KPI 主要包含 4 大指标,即业务量指标、指标性业务指标、年度指标(或称中长期指标)、全院性绩效指标。KPI 可以使部门主管明确部门的主要责任,并以此为基础明确部门人员的业绩衡量标准。科室、个人根据自身的实际情况提出切实可行的目标值,予以量化或质化,医院定期评估达标率。

(二)台湾模式的主要特点

1. 善用管理工具

台湾地区医疗系统绩效管理起源于企业财团创立的长庚医院,运用的是企业化的管理思路,BSC、KPI、RVRBS、DRGs 等管理工具提高了医疗实效。

2. 层层分解责任与目标

医院依据规模将单一中心分解成数十到数百个不等的责任中心,层层分解医院目标,并和绩效奖励制度配套,将绩效管理与成本控制责任落实到具体的科室、治疗组与员工个人。

3. 信息系统支持

医师费制度等工具的高效运行对信息化程度要求非常高。通过信息化操作系统,管理者可以随时掌握各项指标的动态,从中设定绩效所需的参数。相关数据处理可以完全实现自动化,包括指标计算的进度追踪或自动催促等功能都可以通过信息化方式实现。

4. 合理引导与管控医生行为

通过加强医务人员公益性文化教育、细化绩效考核,采取医保统揽、诊疗总额控制、信息化系统监管等手段,管制医务人员的行为,实现制度养廉。

总结以上经验,大型医疗机构绩效外部评价是绩效管理在医疗领域应用的重要方面,是医疗机构内部绩效管理的有效补充。从上述分析发现医疗机构绩效管理呈现如下基本趋势:① 无论是政府组织,还是完全独立的第三方机构,绩效管理的实施离不开完备的制度体系,组织制度、指标体系、评价流程都不断走向制度化和标准化;② 绩效管理是一个多方参与、互相协作的过程,政府部门、医疗机构、第三方机构、社会公众都是其中重要一环;③ 通过组建第三方评价机构来实施的大型医疗机构绩效管理,是医疗机构内部绩效管理的重要补充部分,越来越受到重视。

第三节 境内公立医院绩效考核的 发展和现状

一、我国境内公立医院实施绩效考核的背景

(一)国家医疗改革发展的需要

公立医院是我国医疗服务体系的主体,是政府为保障基本医疗卫生服务设置的公益性单位。公立医院属于使国有资产保值增值的非营利性机构,这是由公立医院的公益性及医疗单位的特殊性决定的,即公立医院在承担社会责任的同时必须自负盈亏,从而减少国家财政负担,兼顾保障社会弱势群体就医问题。

长久以来,公立医院的改革都是政府改善民生的重点举措之一。在突出公立医院公益性、解决群众"看病难、看病贵"问题的同时,保障广大医务人员

的切身利益,就成了公立医院实现可持续发展的重要内容。而其中,绩效管理模式的探索与改革就成了公立医院改革的核心所在。

2009年3月17日,国务院发布的《中共中央国务院关于深化医药卫生体制改革的意见》指出,要改革公立医院管理体制、运行机制和监管机制,强化公立医院公益性和加强政府监管;公立医院要改革人事制度,完善分配激励机制,推行聘用制度和岗位管理制度,严格执行工资总额管理,实行以服务质量及岗位工作量为主的综合绩效考核和岗位绩效工资制度,有效调动医务人员的积极性。2010年2月23日,卫生部、中央机构编制委员会办公室、国家发展和改革委员会、财政部及人力资源和社会保障部联合印发的《关于公立医院改革试点的指导意见》中明确提出,要深化公立医院人事制度和收入分配制度改革,改进公立医院经济运行和财务管理制度;建立以公益性为核心的公立医院绩效考核管理制度,完善人员绩效考核制度。

公立医院绩效体现在始终把社会效益放在首位,不断提高医疗工作效率,不断改善经济运行状态。公立医院改革试点以来,建立以公益性为核心的公立医院绩效考核体系成为公立医院改革的重要内容。公立医院绩效管理是医院人力资源管理所有流程中的最受重视的部分,建立和健全科学、系统、高效的绩效管理体系,是医院组建高绩效团队、吸收并留住高素质人才的重要手段之一,同时也是公立医院核心竞争力的体现和实现医院长远发展目标的重要途径之一。在激烈的病患市场竞争中,公立医院如果想取得优势,实现发展目标,加强绩效管理是必要手段。

(二)公立医院发展的内在需求

公立医院由于其出资人的特殊性,表现出特有的二元属性:

1. 公益性

公立医院是以政府为出资人的一类公益事业单位,其资产归国家所有,因此公立医院表现出了国有资产的为民属性。公立医院应彰显其公益性的特点,确保"人人享有基本医疗保健",提供适宜的卫生服务且实现兼顾量与效率。公立医院公益性的目标与行为和政府的发展规划与要求保持一致,能顺应社会的需求从而使社会的福利最大化。通过配合宏观调控引导公立医院实现政府的要求,满足社会的基本医疗服务需求,合理调配医疗卫生资源以及控制医疗费用,也是公立医院公益性的具体要求和表现。

2. 生产经营性

公立医院作为医疗卫生服务的提供者,同样也具备经营生产性的特征。在医疗服务市场中,医疗服务是商品,患者为该商品的购买和使用者。医疗服务作为商品同样具有成本、价格、竞争等市场要素。公立医院作为非营利机构,其医疗服务的生产行为也受到了市场机制的影响。我国财政对于公立医院的人员经费投入并不能保证其正常运转,需要公立医院通过市场化行为"自负盈亏",市场化行为的存在从根本上站在了公益性的对立面,若对医院管控不足,公立医院的公益性将被忽视。另外,随着医疗服务市场的不断完善,医疗活动必然会受到市场竞争机制的制约,公共服务的市场化同样要注意竞争,提高资源的配置效率和利用效率。

(三) 提升公立医院医务工作者工作积极性

在公立医院中,医务工作者既有公立医院公益性的特点,也有自身职业的特点。医务工作者的职业特点可归纳如下:

1. 知识型员工特性

医务工作者作为知识型员工,拥有较长的成长期,具有较高的专业技术素质以及较高的个人素质。

2. 工作强度高、压力大

服务连续性强,作业强度大,精神压力大,医务工作者自身的健康问题也应得到一定的关注。

3. 知识时效性

医学专业领域内的技术和知识更新快,医务工作者需要保持较高的关注度,不断更新知识储备,提升自身能力。

4. 职业风险大

直接接触患者,医护人员感染疾病的概率极大,如果没有良好的防护措施及防范意识,医护人员自身的生命安全容易受到威胁。

通过分析医务工作者职业的特点,结合公立医院自身行业特点,对医院绩效考核制度和医务工作者薪酬激励机制展开设计,有利于医院及医务工作者的共同发展。医院在通过显性的资金运作方式来维持其运营及发展的同时,也通过隐形的内部管控方式来调节医务人员的工作积极性。其中,为体现医务人员的个人价值,最直接的方式便是以绩效为主的激励机制。其作用主要体现为:① 形成医务工作者群体的正向激励。合理、公开、公正、透明的薪酬激励机制能够直观、有效地刺激医务工作者发挥其工作潜力,提高工作能动性;通过目标管理,设立标杆值,培育员工良性竞争意识;良好的薪酬激励可以有效体现医院对知识的尊重,对人才的重视,保证公立医院人才建设的可持续性。② 凸显公立医院医疗服务的公益属性。"优劳优酬"的薪酬激励制度改变了传统"多劳多得"薪酬激励的逐利性,在有效提高医务工作者的劳动收入、凸显其个人价值的同时,亦可以有效形成约束机制,规范医务工作者的执业行为;同时,对逐利性行为的约束可以减少居民不必要的医疗支出,降低患者的就诊负担。

因此,优化公立医院绩效考核机制和医务工作者激励机制,设计符合当前发展要求的薪酬体系,有利于公立医院实现对经济效益及公益性的平衡。完善的薪酬激励机制,满足了公立医院对经济效益的追求,同时在保证公益性的同时,也受到了来自社会的监督与管控,其社会效益也会在医院不断优化的内部管理过程中得到充分体现。

二、我国境内公立医院绩效考核的发展历程

(一)计划经济时代的简单医院评价阶段

在计划经济时代,我国医疗事业由政府主导,还没形成较为规范的医院管理体系。医院尚无绩效管理意识,大多数只是执行上级指派的任务,搞平均主义或"大锅饭",缺乏激励机制。20 世纪七八十年代,各类期刊开始出现关于医院管理的论文,医院管理者和社会人士开始探讨计划经济时代医院管理的弊端,强调医院要生存和发展就必须调动广大医务人员的积极性。简单意义上的医院绩效管理理念开始萌芽。改革开放后,医疗体制改革跟进实施,国家开始向医院下放自主权。1989 年我国开始实施医院分级管理,正式拉开了医院评审的序幕。各级医疗机构以评促建,在一定程度上提升了管理水平。但是,

医院的评价盲目套用评价指标,整个评价过分关注医院规模、设备数量扩大、基础设施建设和经济效益,从而造成了资源浪费,出现了以结果导向、流于形式的评审,同时还存在弄虚作假和评价后的数据滑坡问题,这些问题严重背离了医院评价的初衷。

计划经济时代,医院的评价只是基于分级管理和评审的需要,医疗服务脱离市场机制,医院的绩效管理意识还未被唤醒。

(二)市场经济初期的效益评价阶段

1992 年,卫生部提出要实行结构工资、职别等级工资或绩效工资制度,打破"大锅饭"和平均主义。1994 年,国务院《医疗机构管理办法》对医院评审工作作出法定性规定,从而将医院机构执业的条件及其审批、医院工作的评审纳入法制轨道,按照级别不同主要分为三级十等。但是我国的医院绩效评估工作尚存许多问题,没有形成一套统一的绩效评估指标体系和评估方法。1997年国家改革医疗机构运行机制,改革中强调要继续深化人事制度和分配制度改革,调动广大医务人员积极性。随着改革的不断深入,我国各大医疗机构管理者开始探索新型的医院管理理论和制度,逐步引进企事业化先进管理思路,开始重视管理和运行的绩效,从医疗质量、服务态度、社会效益等方面进行综合绩效考评。医院绩效管理思路由此不断发展和创新。

在市场经济大环境下,医疗界的专家、学者们开始致力于研究医院综合效益评价体系。虽然公立医院属于事业单位,但是政府在经费上给予的支持却是有限的,在市场竞争机制中,医疗服务机构必然要面向市场进行创收。这时期医院综合效益评价指标分为两大类,一类是人员、设备等投入指标,另一类是经济、社会等效益性的产出指标。绩效评价集中为医院产出和投入之比、经济效益和社会效益情况、医疗服务效率评价等方面。这时期,绩效评价在医院管理中崭露头角,不过此阶段社会效益已纳入医院经营目标,但是整个指标体系偏重于投入与产出的比例,经济指标仍然是重点。

(三)医改时期绩效评价阶段

《医院管理评价指南(2005 版)》(试行)首次将医院绩效作为评价指标编入其中,《医院管理评价指南(2008 版)》明确了绩效管理的内涵。2009 年卫生部为响应医改的号召,正式启动《医院评审标准(2011 版)》起草工作,强调了要构建突出公益性、医疗质量、服务质量等多维度的医院内部管理机制。此过程又可细分为四个阶段：

1. 第一阶段（2009—2011 年）

为政策引导阶段，逐步完善绩效考核制度。政策以宏观导向为主，突出公益性与积极性。这一阶段各方面绩效考核政策都以激发医生积极性、保证公益性为政策目标。2009 年，国务院政府工作报告指出"要坚持公共医疗卫生的公益性质，充分调动广大医务人员的积极性"，2009 年的《中共中央国务院关于深化医药卫生体制改革的意见》（中发〔2009〕6 号）提出了"完善分配激励机制，实行以服务质量及岗位工作量为主的综合绩效考核和岗位绩效工资制度，有效调动医务人员的积极性"。原卫生部、人力资源和社会保障部等《关于加强卫生人才队伍建设的意见》（卫人发〔2009〕131 号）规定"卫生事业单位人员基本工资执行国家统一工资政策和标准绩效工资；以综合绩效考核为依据，突出服务质量、数量，注重向优秀人才和关键岗位倾斜，合理拉开收入差距"。《国务院办公厅关于印发 2011 年公立医院改革试点工作安排的通知》（国办发〔2011〕10 号）指出"合理确定公立医院绩效考核制度，研究建立以公益性为核心的公立医院绩效考核体系，完善人员绩效考核制度，将医务人员的工资收入与医疗服务的数量、质量、技术难度、成本控制、群众满意度等挂钩"。突出"合理"和"公益"，首次将公立医院改革目标"公立医院回归公益性"和"提高医务人员积极性"统筹兼顾，同时在试点公立医院进行尝试。

2. 第二阶段（2012—2014 年）

为继续改革摸索阶段，坚定改革方向，探索建立机构绩效考核体系和人员绩效考核制度。《国务院关于印发"十二五"期间深化医药卫生体制改革规划暨实施方案的通知》（国发〔2012〕11 号）指出，"建立以公益性质和运行效率为核心的公立医院绩效考核体系，健全以服务质量、数量和患者满意度为核心的内部分配机制"。国家卫生计生委《关于印发推进县级公立医院综合改革意见的通知》（国卫体改发〔2014〕12 号）提出，"制订县级公立医院绩效考核办法，将医院的公益性质、运行效率、群众满意度等作为考核的重要指标，把医务人员提供服务的数量、质量、技术难度和患者满意度等作为重要指标，建立以社会效益、工作效率为核心的人员绩效考核制度"。

在城市公立医院改革的进程中，政府鼓励各试点地区积极探索绩效考核，涌现出较为典型的改革模式,如上海申康模式、深圳市医院管理中心与直属医院签订综合目标管理责任书模式、中日友好医院建立的以绩效管理为龙头的成本核算系统模式、福建三明尤溪医院的院长年薪制、广东德庆"推行绩效考核制度、建立科学激励分配机制"、安徽天长打破医务人员薪酬"天花板"的做法,等等,均取得了一定的成绩。

3. 第三阶段(2015—2017 年)

为逐步进入全面推开阶段,绩效考核政策由"引导""探索"到"指导",政策体系开始逐步完善。《国务院办公厅关于印发全国医疗卫生服务体系规划纲要(2015—2020 年)的通知》(国办发〔2015〕14 号)指出"建立科学的绩效评价机制和适应行业特点的人事薪酬制度"。2015 年,《关于加强公立医疗卫生机构绩效评价的指导意见》(国卫人发〔2015〕94 号)对如何改革给出明确的意见,为各地加强公立医疗卫生机构绩效考评工作明确了方向,政策提到"各级政府相关部门要高度重视,把加强公立医疗卫生机构绩效评价纳入深化医改总体部署,精心组织实施"。2016 年,全国卫生与健康大会还提到"着力调动医生积极性","精心"和"着力"两个词显现出政府对公立医院绩效考核的重视程度和改革决心。2017 年 7 月,国务院办公厅《关于建立现代医院管理制度的指导意见》(国办发〔2017〕67 号)明确指出"要健全绩效考核制度",为实现 2020 年基本建立具有"权责清晰、管理科学、治理完善、运行高效、监督有力"现代医院管理制度服务。

4. 第四阶段(2018—2020 年)

公立医院绩效考核全面实施阶段。2018 年 9 月,《中共中央国务院关于全面实施预算绩效管理的意见》指出,全面实施预算绩效管理是推进国家治理体系和治理能力现代化的内在要求,是优化财政资源配置、提升公共服务质量的关键举措,要求全面开启预算绩效管理。2019 年 1 月,《国务院办公厅关于加强三级公立医院绩效考核工作的意见》进一步明确,通过绩效考核,推动三级公立医院在发展方式上由规模扩张型转向质量效益型,在管理模式上由粗放的行政化管理转向全方位的绩效管理,促进收入分配更科学、更公平,实现效率提高和质量提升,促进公立医院综合改革政策落地见效。以此文件为基础,2019 年在全国启动三级公立医院绩效考核工作,绩效考核指标体系、标准化支撑体系、国家级和省级绩效考核信息系统初步建立,探索建立绩效考核结果运用机制。2019 年 11 月,国家卫健委又发布了《关于加强二级公立医院绩效考核工作的通知》,要求到 2020 年,基本建立较为完善的二、三级公立医院绩效考核体系,二、三级公立医院功能定位进一步落实,内部管理更加规范,医疗服务整体效率得到有效提升。

三、我国境内公立医院绩效考核体系存在的问题

近年来,公立医院逐步意识到绩效管理的重要性,且有不少公立医院已经开始尝试新型绩效管理,但许多公立医院(尤其是二三线城市公立医院)依然沿用"岗位工资奖金"与"要素工资"结合的绩效管理模式。随着我国医药卫生体制改革的不断深化,现行的绩效管理体系存在的诸多不足已严重阻碍公立医院进一步提高管理水平、降低运营成本,尤其在解决群众就医问题时更显"捉襟见肘"。

(一)公立医院公益性定义模糊,绩效考核目标不够明确

公立医院的公益性体现为自然公益性和衍生公益性两个层面。其中,自然公益性属于所有医院的自然特点,如实行救死扶伤的人道主义精神、参与处置应对突发公共事件、培养医学人才以及发展医学科技等。衍生公益性是指通过政府公共政策使公立医院担负缓解居民看病就医经济风险程度的公共功能,如提供廉价甚至是免费服务等。

目前对"看病贵"现象争议较大的地方就在于公立医院坚持公益性的同时收费过高的问题。事实上,这正是衍生公益性所应覆盖的范围。衍生公益性主要体现在经济功能方面,必须通过政府公共财政支持方可实现。如果国家继续对公立医院实行差额拨款政策,财政扶持力度较弱,公立医院将难以履行衍生公益性功能。而将公立医院盈利(指收支相抵后有盈余)等同于营利(指牟利,以赚钱为目的),使公立医院"谈钱色变",更让绩效改革方案的制定陷入困境。

我国公立医院绩效考核体系的战略目标不够明确,考核重点与战略目标结合得不够。对公立医院而言,医院的整体服务水平、患者的就医满意度、医务人员的服务态度以及医疗就诊效果都是绩效考核的重要标准。但是,现在多数公立医院在绩效考核中,还是以医院服务为主体,绩效考核体系改革难以

落到实处。从整体上来看,我国公立医院绩效考核体系在一定程度上无法满足当前绩效考核需求;同时在信息一体化和绩效考核标准上还未能完全执行到位,从而导致其整体绩效考核不到位。

(二)公立医院行政化作风浓厚,不利于推行绩效改革方案的实施

公立医院因其公立性质,由政府纳入财政预算管理之中,通过行政命令部署相关发展计划,对医院领导的任免及其行政级别、医务人员的编制、科室岗位设置及薪酬制度都有统一严格规定。随着医疗卫生改革的不断深入,行政化管理弊端日益凸显,就公立医院绩效改革而言,行政化管理会导致考评体系僵化。

在行政化管理氛围浓厚的公立医院,绩效管理体系多以"资历"及"工作量"为考核重点,缺乏良好的激励与竞争机制,限制了医务人员工作的积极性与创新性的发挥,其救死扶伤的"目标"就很容易"替代"为对风险与责任的规避。尤其是在临床一线科室中,面对急、危、重症患者时,行政化管理默许并鼓励了医务人员"不求有功、但求无过"的心理。

(三)绩效管理考核体系不够健全

由于我国公立医院绩效考核的整体考核体系还不够健全,在实施过程中面临着各种各样的问题,如很多公立医院虽然规模庞大,但在任务实施和工作推进中存在工作不到位、协调不到位的现象;各地医院绩效考核标准制定尚未结合本地区行政管理条例,并根据医院的实际运行情况进行绩效考核的综合性管理;绩效管理实施需要投入更多的人力、物力以及财力,从短时间来看,似乎并不能起到立竿见影的效果,导致部分医院动力不足。

因此,在进行绩效科学化管理的过程中,更应该不断完善其整体的结构体系,使得医院在绩效考核、奖金分配以及监管力度上都能受到合理的管理,从而让医院的绩效管理考核体系顺利运行。

(四)绩效管理考核方式不够科学

从现在公立医院的整体管理方式来看,多数的管理方式都与奖金挂钩。因此,在进行绩效考核的过程中,公立医院首先需要制定好相应的激励机制、

惩罚机制以及监督机制。在保障这些机制体系都能够全面运转的情况下,还要发挥各部门的协调与监督作用。很多公立医院绩效考核流于形式,考核体系并未落实到位,各科室的工作人员责任心并不强,对于工作只求形式而不注重结果。很多医务人员和医务辅助人员不对工作结果负责,而医院绩效考核体系并不能对其进行有效的约束和考核,这种形式主义的绩效考核体系反而成为公立医院的累赘和负担。所以,对卫生行政部门和公立医院而言,建立一套适合医院发展的绩效考核体系,并持之以恒推进下去,对整个医疗体系和医院来说都具有深远意义。

总之,我国公立医院绩效考核方面的不足已严重影响了公立医院各项职能的有效发挥,对其进行改进也成为医疗体制改革中的重要一环。

四、改进公立医院绩效考核工作的建议

(一)建立科学、合理的绩效考核指标体系

建立和完善科学、合理的公立医院绩效考核指标体系是开展医院绩效管理的基础工作。以考核为目的,选择具有代表性、制约性、灵敏度高的指标作为考核指标,真实反映医院员工的绩效,是合理有效开展量化考核的关键。由于目前国家卫生行政部门制定的医院绩效考核指标体系不一定适用于所有医院,各级医院人力资源管理部门可以通过综合运用文献检索法、数据分析法、主客观法等多种方法,结合医院的战略目标筛选出适合自己医院的绩效考核指标,构建指标体系。

绩效考核的目的应以医院综合发展为主要出发点,处理管理过程中存在的问题并提升执行力,从完成医疗、培训、科研工作和提升医德医风服务水平及加强成本管理等多个方面进行考核。

在开展绩效评价时应当结合不同科室工作内容有所侧重,对有经济收益的科室的评价应着重从制度方面开展,要淡化经济标准,主要突出业务量、业务质量、医疗成本、管理服务、主体满意度这几个指标;对于其他工作岗位要从岗位责任、业务要求、业务实绩等方面开展绩效考核,且针对不同岗位突出业务难度、科技含量、风险程度与奉献大小,设置不同权重,制定个性化评价指标,形成科学的评估体系。

要制定明确的岗位说明书,各个岗位均需要有个性化的关键绩效目标,而所有岗位的绩效指标均要兼顾满足医院战略目标、年度目标和各科室的目标,须满足行业质量要求及规程,应与本岗位责任相符合,更要符合医院文化要求,突出社会公益性与运营管理的思想,并全面调动医护人员的积极性和增强团队的凝聚力。

（二）加强医院内部精细化管理体系建设

医院应建设科学化的成本核算管理制度,有效进行科室成本核算。不论是 DRGs 还是 RBRVS 的运用,都对医院财务精细化管理提出了更高的要求,应合理地运用 DRGs 对公立医院科室成本核算进行管理,结合临床病种成本核算制定针对 DRGs 的付费标准,借助现代化信息技术手段,确保其结果的精确性与可靠性。同时,正确引导医务人员的价值观,调整绩效考核中的经济性指标,将收入性指标向成本控制等指标倾斜,弱化医务人员医疗服务提供的逐利性,增强成本意识及提升医疗服务质量,凸显医务人员及公立医院自身的公益性,有利于公立医院改革进程的推进。医院应开展科学的科室成本核算,改变传统粗放式的核算模式,将成本核算精确到个人,否则无法做到有效地导向管控。

绩效考核本质在于对被考核人员业务成果、服务态度等层面信息公正、真实的采集。不同考核人员对被考核对象的了解不一,例如,科主任较为了解下属员工的业务完成状况,同级同事就比较清楚被考核人员的业务表现;病患与家属对考核对象的医德医风等就有更深入的了解。

因此,在对医院各级别的员工进行绩效考核时,须由其直接领导负责对下属员工进行考评反馈与奖罚。医院开展绩效管理要明确责任科室,工作效果由医务部、护理部、院感科进行考评,业务效率由信息部门等结合医院业务报表信息进行考评。科室主任是科室员工绩效考评的组织与实施者,需要根据标准开展,并做好年度考评结果的使用。

（三）依靠信息系统提升绩效考核和激励管理效率

随着医院规模的扩大和业务项目的增加,医院各项考核指标体系越来越复杂,使管理难度增大,需要有更为强大的信息系统作为信息分析和决策处理的技术支撑。良好的信息系统建设,将使医院内部管理的实施更加便捷,使及时、准确、全面的数据收集与分析成为可能,促进了基于大数据的医院管理的应用。随着医院信息化的发展,更多的门诊、住院、财务、物流、药品与耗材等所涉及的医院日常运行的各种业务都实现了信息化和自动化管理,极大地节约了医务人员的时间,减少了工作量,提高了医院管理的效率。医院逐渐从原来的粗放式管理向精细化、专业化、规范化管理转变。

医院信息系统与绩效管理系统的连接成为实施有效绩效管理的关键。医院绩效管理信息系统能够加强各科室和部门之间的业务联系,也使各医疗环节的信息传递更加畅通,信息数据的同步也使得绩效管理与考核更加科学化、透明化,并且基于网络信息技术所建立的数据库在存储、调用和共享信息等方面都更为方便。

借助高效的医院信息系统与绩效管理系统,医院可以实现实时动态的绩效指标运行监控,可以大大缩短医院的决策周期,为医院精细化管理提供灵活、全面的数据支撑。

(四) 强化病案质量管理,保障数据信息的真实有效

病案首页数据是绩效考核指标的重要支撑。完整和规范的病案首页信息可以清晰地反映医生个人、医生组及科室的工作量、工作质量等重要考核指标,方便对各组成部分进行考核。通过对病案首页数据的合理运用与统计,可以反映公立医院运作的基本情况及效能。

目前,公立医院病案首页的书写主要由医生和护士完成,再由专职编码员运用 ICD-10 进行辅助编码。由于医生和护士对病案和编码的内容不熟悉,缺乏对病案内容的严格把控意识,导致编码不准确,增加了不确定性事件发生的风险,如歧义病案。

同时,由于我国公立医院配套信息技术不成熟,无法通过现代化信息化手段简化及优化医生、护士、编码员、信息部门之间关于患者病情描述与处理的繁琐流程,医务人员在开展医疗卫生服务的同时还要负责填写与完善病案,这样导致了工作量不合理增加、工作效率低下、错误编码率高等情况,都对病案首页的质量管控工作提出了挑战。

信息化时代的到来对各类数据和信息的传递、共享和使用提出了更高的要求,在医疗卫生服务领域,病案资料记录了重要的医疗服务数据,成为医院精细化管理的重要抓手,病案数据为医院决策提供了直观、准确的数据支撑,

因此,应在多方配合下,通力协作,确保病案内容填写真实、客观。

医院应加强对医务人员及专职人员 DRGs 专项培训及相应岗位的技术考核,提供深造机会,增强医务人员对 DRGs 相关知识的了解与运用水平,从而降低风险,提高效率;加强对病案书写规范的考核,提升病案完整程度在科室及个人绩效考核中所占比重,提高医院内部相关人员对病案书写的重视。

总之,公立医院绩效管理的高效实施需要从各项医疗制度的规范、各项考核指标的明确、各项岗位责任制的落实等多方面进行。良好的绩效管理可以为提高医疗服务质量和工作效率打下坚实的基础,更好地实现医院战略目标和可持续发展。

第十七章 现代公立医院内部全面绩效考核体系的构建

公立医院绩效考核是现代医院管理制度的重要组成部分,是推动我国公立医院改革深入开展和医院高质量发展的重要推手。我国政府先后出台了多项指导性文件,逐步明确了公立医院绩效考核的四个重要维度,即医疗质量、运营效率、持续发展和满意度评价,同时由国家主管部门进行顶层设计,截至2020年共遴选了56个绩效考核评价指标作为三级公立医院绩效考核指标,遴选了28个指标作为二级公立医院绩效考核指标,为新医改以来我国政府对二级、三级公立医院的综合绩效评价提供了科学依据。在这一大的发展背景下,公立医院如何将政府对组织层面的绩效考核要求与医院内部管理和运营无缝对接,并结合医院发展战略,建立起医院内部全面绩效考核指标体系,是确保公立医院改革各项重点工作落地的关键一环。

第一节 公立医院全面绩效考核评价指标导向内涵

政府层面对公立医院绩效考核评价指标导向,决定着医院内部绩效考核评价指标体系的总体思路和设计方向,正确认识其内涵是科学建立医院内部全面绩效考核评价体系的首要前提。

根据 2019 年国务院办公厅发布的《关于加强三级公立医院绩效考核工作的意见》,我国三级公立医院绩效评价指标体系由医疗质量、运营效率、持续发展、满意度评价四个方面的指标构成,共包含 55 个评价指标。2020 年国务院办公厅发布的《关于印发治理高值医用耗材改革方案的通知》新增了一个三级指标——重点监控高值医用耗材收入占比（指标导向情况汇总见表 17-1），其中要求逐步提高的指标有 24 个、逐步降低的指标有 11 个、逐步完善的指标有 3 个、监测比较的指标有 18 个。

表 17-1　三级公立医院绩效考核指标导向情况汇总表

一级指标	二级指标	三级指标（个）	指标导向			
			逐步提高	监测比较	逐步降低	逐步完善
医疗质量	功能定位	7	4	3	0	0
	质量安全	8	2	2	4	0
	合理用药	6	5	0	1	0
	服务流程	3	2	0	1	0
运营效率	资源效率	2	0	2	0	0
	收支结构	10	2	7	1	0
	费用控制	5	0	1	4	0
	经济管理	2	0	0	0	2
持续发展	人员结构	3	1	2	0	0
	人才培养	3	3	0	0	0
	学科建设	2	2	0	0	0
	信用建设	1	0	1	0	0
满意度评价	患者满意度	2	2	0	0	0
	医务人员满意度	1	1	0	0	0
重点监控高值医用耗材收入占比（2020 年增设）		1	0	0	0	1

通过对 56 个考核评价指标的汇总分析，可以看出三级公立医院绩效考核评价本质上是对三级公立医院实施一系列政策后取得的总体成效的评价。下面将从三级公立医院绩效考核评价的四个维度进行分述。

一、医疗质量类考核指标导向内涵

医疗质量决定医疗服务水平,提供高质量的医疗服务是三级公立医院的核心任务,也是评价医改是否成功的关键所在。在三级公立医院绩效考核指标体系中,涉及医疗质量的三级评价指标共计 24 个,占总评价指标的 43.6%,如体现医疗技术水平的手术占比,包括出院患者微创手术占比、四级手术比例等;体现医疗质量的手术患者并发症发生率、Ⅰ类切口手术部位感染率、低风险组病例死亡率等;体现合理用药和加强对基本药物使用的抗菌药物使用强度、住院患者基本药物使用率等。这些指标的设置直接体现了国家对三级公立医院医疗质量的重点监管要求。

在 24 个监测指标中,除了与医疗质量密切相关的指标外,还包括 7 个评价医院功能定位的指标,如下转患者人次数、特许医疗服务占比、门诊人次数与出院人次数比等。随着新医改的深入推进,国家对医疗资源的布局也提出了改革要求,既要关注区域内大型综合医院和专科医院之间的比例配置,同时又注重区域内医疗资源的共享,将重心转移到医疗资源的纵向整合上,从而建立公立医院与基层医疗卫生服务机构的分工协作机制,以达到优化我国公立医院结构布局的目标。结合这一具体要求,三级公立医院要以分级诊疗、医联体为载体,大力推行预约诊疗,发挥大医院在疑难重症诊疗中的主体作用,推动医疗卫生、医疗保障和药品生产流通三个方面的"三医联动"改革。

二、运营效率类考核指标导向内涵

运营效率是医院精细化管理水平的直接体现,也是实现医院科学管理的关键。

传统的运营绩效考核强调收入增幅与规模扩张,不利于实现公立医院破除"趋利性",回归"公益性"的根本目标。2019 年国家出台的三级公立医院绩效考核指标体系中运营效率部分通过指标导向的作用,促使医院进行运营模式的相关改革。

运营效率指标包含资源效率、收支结构、费用控制和经济管理 4 个二级指标及 19 个三级指标。

资源效率和收支结构共计有 12 个三级指标,包括比较指标 3 个、监测指标 9 个。3 个比较指标中,要求逐步提高医疗服务收入占医院收入比重和人员支出占业务支出比重这 2 个指标,主要是引导医院关注医生技术、服务定价,更好体现医生专业价值,同时引导医院大力调动相关人员积极性。9 个监测指标虽没有明确的指向,但从其评价内容上可以看出是在引导医院关注医生的工作负担并涉及配备药师、辅助用药收入占药品总收入的比重等内容。综上所述,资源效率指标考核的是医疗资源利用效率,收支结构指标则间接反映政府落实办医责任情况和医院医疗收入结构的合理性。

费用控制指标有 5 个,其中门诊和住院次均费用增幅、门诊和住院次均药品费用增幅 4 个指标被要求逐步下降,医疗收入增幅是监测指标。设置这些指标的主要目的是控制医疗费用的不合理增长,从而逐步解决人民群众"看病贵"这一医改难点问题。医疗收入增幅作为监测指标,主要是基于我国各个地区公立医院发展不均衡这一现状,这一指标的设定也起到了引导医院优化内部收支结构的积极作用。总体来说,费用控制的 5 个指标主要用于评价医院主动控制费用不合理增长。

经济管理指标有 2 个,分别是全面预算管理和规范设立总会计师,这两个指标的设置主要是引导医院逐步建立完善的总会计师和预算管理制度,这与建立现代医院管理制度的具体要求也是高度契合的。通过对这 2 个指标的考核,可以科学评价医院经济运行及管理的情况。

三、持续发展类考核指标的导向内涵

2015 年,国务院办公厅发布的《关于推进分级诊疗制度建设的指导意见》中明确了各级各类医疗机构诊疗服务功能定位,将城市三级医院功能定位为主要提供急危重症和疑难复杂疾病的诊疗服务。三级综合医院的具体功能是向区域内若干地区提供高水平的临床专科医疗服务;向区域内提供急危重症及疑难复杂疾病的门诊和住院服务;提供区域协同急救、重大灾难紧急医疗救援;提供双向转诊服务,接受下级医院的转诊需求,对康复期患者进行下转;承担对下级医院的业务技术指导、人才培养、专业对口人员进修、继续医学教育;承担医学毕业生的规范化培养任务;完成高端医疗专业人才的教学和培养;承担省级及以上临床科研项目等。

基于以上政府对三级公立医院的功能定位，医院持续发展类考核指标共包括人员结构、人才培养、学科建设和信用建设四大类二级指标，共计 9 个三级指标。其中人员结构考核指标引导医院重点补充麻醉、儿科、重症、病理、中医等现阶段专业领域较为缺乏的专业人员，从而更好地满足人民群众多元化的医疗服务需求。人才培养指标重点考核三级公立医院接收对口支援医院或医联体内医院人员的进修培养情况，是公立医院承担对口支援、服务基层的公益性任务落实成效的直观反映。在学科建设指标中尤为值得注意的一点是，没有纳入论文和课题的相关指标，弱化了以往"唯论文、唯课题"的要求，通过对医院科研投入和成果转化情况的考核，重点引导公立医院加强科研成果转化能力，推动医院科技创新。最后一个信用建设考核指标的导向是引导医院要重视保持和维护自身的良好形象，提高医院的信誉度。

四、满意度评价类考核指标的导向内涵

满意度评价类指标是三级公立医院绩效考核评价指标体系中的最后一个考核指标，由患者和医务人员两部分满意度评价指标共同构成，主要包括门诊患者、住院患者和医务人员三方面的满意度测评，以衡量患者就医获得感及医务人员工作积极性。其中患者满意度是三级公立医院社会效益的重要体现，而提高医务人员满意度是人民群众获得高质量医疗服务的重要保障。设置这一指标的目的是改善医疗服务行动等医改措施的落实，最终实现政府、医院和人民群众"三满意"的改革目标。

第二节　公立医院内部全面绩效考核体系的
　　　　构建思路

2019 年国家出台《关于加强三级公立医院绩效考核工作的意见》（以下简称《意见》），强调三级公立医院应通过绩效考核推动其在发展方式上由规模扩张型转向质量效益型，在管理模式上由粗放的行政化管理转向全方位的绩效管理，促进收入分配更科学、更公平，实现效率提高和质量提升，促进公立医

综合改革政策落地见效。《意见》的出台，为公立医院健康持续发展提供了外部牵引力量，也为公立医院绩效考核明晰了方向。

为切实发挥这一"指挥棒"的指引作用，公立医院应从实际运营层面，将政府对公立医院的外部绩效考核要求与医院整体发展战略进行衔接和融合，建立起科学的内部全面绩效考核体系，将外部"牵引力"转化为医院发展的内在"驱动力"，促进公立医院实现新一轮的自我转型。

一、内部全面绩效考核的支撑体系

公立医院内部绩效考核支撑体系是指医院绩效考核得以有效实施的基础、条件和环境，是维持公立医院绩效管理运作和取得效益的一系列管理方法、管理机构、管理理念、管理人员的总称，应包括组织构架、人力资源配置、绩效管理配套制度、医院文化、绩效评价指标等，是开展医院绩效管理所具备的条件，缺一不可。

（一）组织架构

在企业中，绩效管理一般由人力资源管理部门作为责任主体实施相关工作。

我国公立医院功能定位的特殊性，决定了医院绩效管理的内涵比企业绩效管理更复杂。因此，最好设置院长或副院长直接领导下的独立绩效管理部门负责医院绩效管理活动的组织、开展和协调工作，同时考虑到医院绩效管理内容的不同，人力资源管理部门、医疗管理部门、护理管理部门、财务管理部门、医保管理部门、后勤管理部门等多部门应共同参与，形成医院内部绩效管理的多部门联动和协作机制。

（二）人力资源配置

医院绩效管理主要涉及医院管理和绩效管理两方面的内容，其中医院管理是绩效管理的基本前提。这就要求从事医院绩效管理的人员，不仅需具备管理学、绩效管理方面的专业知识，更要对医院管理和医疗基本业务情况了然于胸，这样才能满足医院内部绩效管理工作的实际需求。因此在进行人力资源配置时，应充分考虑这一管理需求，配置具有复合型专业背景的专业人才，或者将具有相关专业背景的从业人员进行优化组合配置,打造医院内部绩效考核管理的专业团队。

(三)配套制度体系

制度是各项管理行为能够得到落实的关键保障,因此建立完整的配套制度体系,是构建医院内部全面绩效考核体系的重要内容之一。在医院配套制度体系建立之前,各级管理者应首先明确医院绩效管理的各项主要构成要素,并围绕其进行总体设计。绩效管理构成如图 17-1 所示。

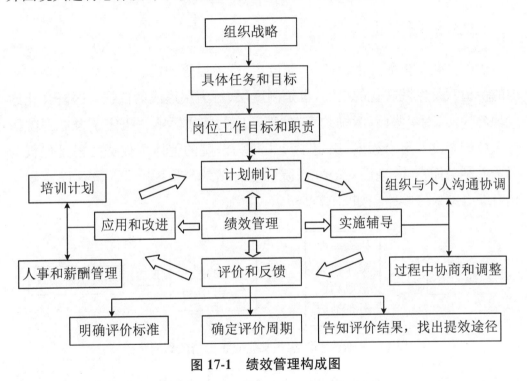

图 17-1　绩效管理构成图

以上绩效管理构成图清晰地展示出绩效管理的各个环节,各级管理者可以围绕绩效管理各个环节的工作内容和重点制定相应的配套制度,并通过制度的形式对医院内部各项绩效管理行为进行规范和固化,从而为医院内部绩效考核体系的有效运转提供基础保障。

(四)绩效考核评价的指标体系

绩效指标是把组织宏观的、抽象的战略目标分解为具体、可测量的工作目标的重要管理工具,是绩效考核的基础。不同于企业,我国公立医院产出的不是具体可视的产品,而是无形的医疗服务,同时公立医院最重要的一个特征就是公益性,因此在甄选绩效考核评价指标体系构建要素时,应该精准对接绩效政策导向,将重心向坚持公益性、优化供给结构、提升供给质量、加快供给效率、完善供给配置、增强服务供给等方面转移。

在绩效评价指标的选取阶段,可以遵循 SMART 原则,同时结合医院发展战略和外部政策导向,形成初级绩效评价指标库,并在此基础上运用德尔菲专家咨询法,通过多次向相关领域的专家进行独立咨询,使专家意见趋于统一,最终确定相应的绩效考核评价指标,形成医院内部全面绩效考核评价体系。

（五）医院文化

医院文化从内而外由精神层、制度层、行为层等构成。学者们指出精神层中的价值观是医院文化的灵魂,也是制度层、行为层形成的依据。医院文化通过理念导向、凝聚协调、激励约束、外部适应的特质影响并决定了公立医院医务人员的态度及努力程度,决定了员工是为医院的整体绩效努力还是仅仅为了个人利益而奋斗,进而对公立医院的综合绩效产生影响。公立医院组织文化对综合绩效影响路径如图 17-2 所示。

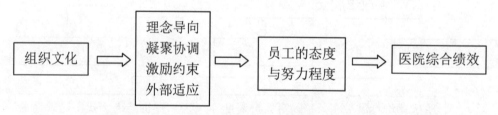

图 17-2　公立医院组织文化对综合绩效影响路径

由此可见,医院文化在内部绩效管理过程中发挥着潜移默化的作用。通过在医院文化中植入、渗透绩效管理的理念,赢得员工的认同,可以缓冲员工的抵触与不满,最大限度地赢得配合,这不仅可以减少实施过程中的管理成本,同时也有利于激发员工的热情,提高工作积极性和工作效能。

二、内部全面绩效考核体系构建的基本原则

公立医院内部全面绩效考核体系建立的基本原则体现了公立医院绩效内部绩效管理工作的价值导向,其应符合公立医院的诊疗服务功能定位和外部

绩效考核政策的具体要求,总体来说,应遵循以下四个基本原则:

(一)坚持政策导向的原则

坚持政策导向的原则是指要贯彻和落实党中央、国务院关于公立医院改革的有关文件精神和政策要求,医院内部全面绩效考核目标要与国家医改目标相匹配,内部绩效考核机制必须与时俱进,始终符合国家医改的政策导向。

(二)坚持"以人民健康需求为中心"的原则

《意见》明确指出,三级公立医院绩效考核工作的基本原则要以满足人民群众健康需求为出发点和立足点,服务深化医药卫生体制改革全局。与此同时,习近平总书记在党的十九大报告中提出"实施健康中国战略",对公立医院提出了更高的要求,公立医院只有回归公益性,始终把人民群众的健康需求放在首要位置,才能更加精准对接和满足人民群众多层次、多样化、个性化的健康需求,继而为实现人民对美好生活新期盼提供重要支撑。

基于这一原则,在设计医院内部全面绩效考核体系时要重点关注以下三个问题:第一,考核的目标要与医院战略目标和长远规划相匹配。第二,要将"以人民健康需求为中心"的理念植入医院文化之中,使其成为医院员工的工作指引,提升各级员工积极投入医疗服务事业的主观能动性和积极性。第三,选取的绩效考核指标应重点体现医疗质量、医疗安全、服务效率等方面的要求。

(三)坚持"增强公益性,激发积极性"的原则

公益性是我国公立医院的基本属性,建设公益性运行机制是医改的要求,也是医院内部改革提升的过程。在实际运营中,公立医院一方面要确保各项医改政策得到落实,保障患者的各项权益,满足患者的健康服务需求;另一方面也要兼顾医院员工的各项合法权益不受侵害。所以在进行医院内部全面绩效考核体系构建时,既要有具备公益属性的考核指标,也需要体现员工的工作价值,并以此为依据科学运用绩效考核结果,在医院内部建立良性的医务人员激励机制,实现员工、科室、医院协调发展的"三统一"。

（四）坚持可持续发展的原则

"三医联动"是我国医改向纵深推进的重要举措,作为其中的构成部分之一,公立医院的可持续发展无疑是各项医改政策最终落地的关键支撑。医院可持续发展是医院在发展过程中充分利用外部环境和内部资源,保持自身竞争优势,寻求最优发展途径,实现长远战略目标的过程,人才和学科优势在这一过程中发挥着至关重要的作用。为此,医院在构建内部全面绩效考核体系时要遵循以临床为中心,医疗、教学、科研等全面发展的设计思路,通过设置相关考核要素和评价指标,强化对学科建设、人才培养、科研创新、教学培训等方面的导向作用,引领医院不断创新发展和持续健康运行。

三、内部全面绩效考核评价的重点

在制定了完善的支撑体系和构建基本原则之后,接下来的关键一步,需要明确医院内部全面绩效考核评价的重点内容,医院管理者可以从《意见》中所包含的绩效考核指标体系的四个评价维度出发,紧紧围绕患者满意度、岗位工作量、服务质量、病种难易度、临床科研产出和教学质量、成本控制和医药费用控制等八要素核心内容,结合医院发展战略和临床科室等工作实际来确定。

由于我国医院内部全面绩效考核还处于实践探索阶段,尚无统一的要求,经查阅相关文献,借鉴国内部分医院的实践经验,笔者认为医院内部针对临床、医技等业务科室的全面绩效考核主要应体现工作质量、工作效率、费用控制、患者满意度评价和医院专项发展任务五项重点内容,其中前四部分可以归纳为医院的基本绩效考核,第五部分则归纳为医院的专项绩效考核(由于公立医院职能部门之间工作缺少同质性,所以职能部门的考核重点不予展开)。

（一）基本绩效考核重点

基本绩效考核主要是和《意见》中绩效考核的重点评价内容对接,这部分的考核重点主要包括工作质量、工作效率、费用控制、患者满意度评价四个部分,除了《意见》中相关指标对应的重点内容外,在医院内部绩效考核过程中,首先要重点强调医疗质量安全管理环节,如加强对药品医疗器械使用差错、手术错误、医院感染控制、输血安全等医疗安全优先领域的管控,确保过程质量和终末质量,保障患者安全。

规范服务行为是绩效考核的另一项重点关注内容,除了《意见》中已经明确提出的门诊/住院次均费用、门诊/住院次均药品费用、门诊基本药物处方占比、住院患者基本药物使用率等相关考核内容外,还应增加对重点科室、重点病种和重点项目的医药费用监测等,通过对相应重点内容的管控,进一步规范人员服务行为,合理控制医疗费用的增长。

最后一项重点关注的是提升服务效率和丰富专业内涵,促进医院可持续发展的相关内容,主要可以围绕医院内部各科室和员工提供各项医疗服务的人力效率、物力效率、成本控制以及科研创新能力进行设置,科学评价科室和员工的工作效率和持续发展能力。

(二)医院专项绩效考核重点

医院专项绩效考核内容重点体现的是基于医院战略发展目标的个性化任务的确立和达成情况。重点考核内容的确定与医院发展实际情况密切相关,管理者可以结合医院所处的不同发展阶段和战略重点,制定相应的绩效考核项目。

专项绩效考核是公立医院在国家对绩效考核工作要求总体框架下的个性化补充,是在满足医改要求的同时,同步实现医院发展战略的关键举措,但值得注意的一点是,在进行专项绩效考核项目设置时,不能与外部政策发生冲突,必须符合外部政策的导向和要求。

四、内部全面绩效考核体系的分层

现代管理学之父彼得·德鲁克曾说过,"医院也许是世界上最复杂的现代知识型组织",这句话也从一个侧面反映出医院内部组织结构的复杂性。除了临床住院部、门急诊、医技等业务科室外,按照医疗活动开展的不同功能,还包括医务部、护理部、财务科、人力资源管理、医院办公室、物资管理、后勤保障等多个行政职能和辅助科室,这些部门和科室之间工作内容和工作性质存在巨大差异,因此内部全面绩效考核体系应结合不同部门和科室之间的岗位职责和工作性质进行分层设置,针对考核对象的不同制定个性化的考核内容、评价指标和考核标准,进而确保医院内部绩效考核的适用性和针对性,真正发挥绩效考核在医院管理中的导向作用。结合目前我国公立医院内部组织结构的普遍设置情况,笔者认为可以将内部绩效考核体系大致划分为临床住院部(包括手术和非手术两个序列)、门急诊、医技、行政后勤等职能科室四大序列。

五、内部全面绩效考核数据分析和持续改善

通过内部全面绩效考核管理活动的实施,绩效管理部门收集了大量的考核数据,这些数据集中反映了医院内部运营的整体情况,如果对考核数据不予以分析,绩效考核就失去了其存在的意义。医院管理者应运用多种科学管理方法对这些数据进行评价分析,确定期望绩效状态与真实绩效状态之间的差距,找出差距,并在充分沟通的基础上提出改进措施,通过不断挖掘数据潜在的价值,迫使医院提升精细化运营管理能力,促进医院健康可持续发展。

六、内部全面绩效考核结果的应用

绩效考核结果只有得到合理的运用,才能发挥其对员工的激励和提升作用。由亚当斯的"公平理论"可知,公平的报酬使员工感到满意并起到激励的作用。对公立医院而言,公平的报酬不仅是自身所得收益的绝对量,也是与其他人相比的相对量,因此医院的员工会将自己所得,包括物质和精神收益、自身努力程度,与同科室同部门的同事甚至同行进行不同方面的比较,如果认为报酬公平,员工就会受到激励,激发自身工作积极性,这样可以更好地实现医院总体战略目标。在医院绩效考核结果的应用上,医院应当使用物质和精神激励双管齐下的激励模式,并制定相应的激励制度。总体来说,绩效考核结果的应用一般可以体现在以下四个方面:

(一) 与医院员工薪酬调整和奖励挂钩

绩效管理是薪酬管理的基础,薪酬是激励员工最直接、最有效的手段,以

绩效考核结果为依据的薪酬体系才可以使员工心悦诚服。公立医院可以以员工最终绩效考核的等级为依据制定奖惩政策。

（二）与员工岗位调动和职务变动挂钩

员工与岗位是否匹配可以通过员工的绩效考核结果加以了解。通过绩效考核，可以了解员工与岗位所要求的素质能力是否匹配。公立医院管理者可以在一个考核周期结束时，根据考核结果对部分员工的岗位适当进行变动，把合适的人放在适合的岗位上，发挥员工的最大潜力，促进医院更好地发展。

（三）与员工职称评聘挂钩

公立医院是知识员工密集型组织，国家对医务人员的专业技术职称评定有名额限制，也有着严格的规定和要求。管理层在制定绩效管理体系时须充分考虑将医务人员职称评定与绩效考核结果相结合的问题。具体可以根据国家的规定和要求，将职称晋升加入绩效考核指标体系中，将绩效考核的结果与医务人员职称评定挂钩。同时医院还需要在管理制中里作出明确规定，制定相应的准则。

（四）与员工的培训、进修学习等挂钩

医务人员是知识型群体中的一部分，对获取知识、提高专业技能和科技素养有着强烈的渴望，因此可以将绩效考核结果与员工个人的培训、进修学习等相关联，优先推荐其参加培训和进修。例如对于考核优秀的员工，根据岗位需要，医院可以出资让其进行中、短期国内外专业进修学习深造等。一方面可以不断提升医务人员的业务能力，不断提高医院竞争力；另一方面也能极大地满足医务人员实现自我价值的心理需求，是一种有效的非物质性激励方式。

第三节　公立医院内部全面绩效考核的常用方法

绩效考核须运用不同的考核方法来实现,在现阶段的医改中,选择科学的考核方法至关重要。目前我国公立医院常用的绩效考核方法主要借鉴企业绩效考核的相关理论,具体有以下6种:

一、目标管理法

目标管理法(Management by Objectives,MBO),是由美国管理学家、现代管理学之父彼得·德鲁克率先提出的。"企业的目的和任务必须转化为目标。企业如果无总目标及与总目标相一致的分目标来指导职工和生产管理活动。企业规模越大、人员越多,发生内耗和浪费的可能性越大。"由此可见,目标管理是一种以结果为导向的考核方法,反映出组织对各部门及个人绩效考核的过程,在实施的过程中,动员组织所有成员一起合作协商某一阶段的目标,并将其分配至每一层级去完成。

目标管理是领导者和下属之间双向互动的过程,采取自上而下的方式,将组织战略目标逐层细化分解为相应部门和员工的岗位目标,同时在目标的分配和制定过程中,对相应的权力和职责进行划分,并通过建立相应的考核机制,定期检查和评估目标完成情况,从而保障组织战略目标的最终实现。

目标管理的优势在于能使各级部门主管及成员清晰地看到组织的整体目标、组织的结构体系、组织的分工与合作及各自应承担的工作,在此基础上明确各自目标和组织目标之间的关系,继而引导成员进行自我管理和控制,降低组织管理成本,同时明确的管理目标本身也是最好的监控系统,有助于管理者发现和改善组织结构中职责不清、授权不足等缺陷,从而不断提升组织内部的管理效能。

虽然目标管理法有许多优点,但也存在着一定不足,主要表现为以下三个方面:一是强调短期目标。由于短期目标易于分解和达成,而长期目标比较抽象且难于分解,所以目标管理中通常强调的是月度、季度、年度等短期目标的设置,从而导致对组织长期战略目标的忽视,不利于组织的可持续发展。二是目标设置困难。组织实际上是一个产出联合体,这就意味着组织目标的实现是部门和全体员工共同合作的成果,在合作过程中很难界定各自付出多少,所以组织目标往往只能进行定性描述,虽然可以通过补充制定一些量化指标来度量,但指标完成并不意味着组织目标的真正实现。三是无法权变。目标管理过程中,组织目标一旦确立就不能轻易发生改变,主要是因为目标管理要求保持目标明确性和工作持续性,如果目标反复修改,不仅会增加管理成本,也会令员工产生困惑,同时也会导致组织内部出现混乱。这一特点也易导致组织内部运作缺少一定弹性,使目标管理法在实际运用中存在一定局限性。

二、平衡计分卡

平衡计分卡(Career Smart Balanced Score Card)是由哈佛大学教授罗伯特·卡普兰与诺朗顿研究院的执行院长戴维·诺顿研究出的一种绩效评价体系,其最大的优势在于将管理分为顾客、财务、内部经营和学习成长四个维度,并在此基础上构建战略地图,实现长短期目标、内外部目标间的平衡,与其他经典的绩效考核方式相比,可以更加客观、全面地进行评价,使组织的短期目标与长期战略可以得到共同考量。

在现阶段,平衡计分卡是一种非常普遍的绩效考核方法,尤其是此种考核方式取代了只关注利润最大化的考核方法,加入了非财务指标,可以较为全面地反映组织的实力,同时也和我国公立医院公益性的基本属性相互吻合,所以目前我国大部分公立医院都运用了此种考核方式。

不过值得注意的是,平衡计分卡四个维度的考核需要考虑战略目标的实施,并且要进行逐层铺开、分解,所以不仅需要对组织战略目标进行清晰、深刻的理解和把控,还需要消耗大量的精力和时间,总的实施时间跨度往往较长,同时四个维度所涉及的指标数量较多,其间的因果关系和逻辑关系难以界定。因此要想成功实施平衡计分卡这种考核方法,管理者需要从组织战略的制定开始进行科学的设计,才能真正发挥此种考核方式的优势。

三、关键绩效指标法(KPI)

关键绩效指标法(Key Performance Indicator,KPI)是指通过对组织内部流程的输入端、输出端的关键参数进行设置、取样、计算、分析,衡量流程绩效的一种目标式量化管理指标,是把企业的战略目标分解为可操作性的工作目标的工具。关键绩效指标法的理论基础是意大利经济学家帕累托提出的"二八原理",即在组织价值创造过程中,存在着"80/20"的规律,也就是说20%的骨干人员创造了企业80%的价值。这一原理可以让管理者们清晰地看到绩效考核的方向就是要抓住20%的关键行为,对之进行分析和衡量,而所谓的绩效考核,就是放在关键绩效指标上,考核工作则要围绕关键绩效指标展开。

关键绩效指标的确定要遵循 SMART 原则,SMART 是五个英语单词的首字母缩写,分别代表着具体(Specific),指绩效考核要切中特定的工作指标,不能笼统;可度量(Measurable),指绩效指标是数量化或者行为化的,验证这些绩效指标的数据或者信息是可以获得的;实现(Attainable),指绩效指标在付出努力的情况下可以实现,避免设立过高或过低的目标;关联性(Relevant),指绩效指标与上级目标有明确的关联性,最终与组织目标相结合;有时限(Time Bound),注重完成绩效指标的特定期限。在提取关键绩效指标时,可以遵循"十字对焦、职责修正"的原则,按照图 17-3 所示的流程提取。

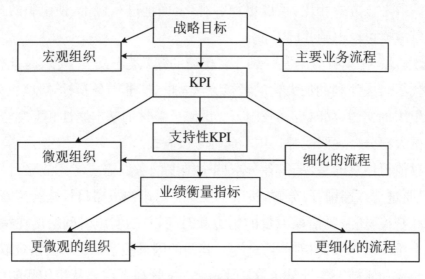

图 17-3 KPI 指标提取流程

KPI 指标考核法通过对组织战略目标的层层分解，使部门和个人的目标与组织目标保持一致，为组织战略目标的达成提供了强有力的保障，同时为组织绩效管理和考核提供了客观、可衡量的数据基础，通过分析和改进 KPI 执行结果，可以清晰地了解组织关键绩效参数，及时诊断存在的问题，帮助组织识别改进和创新的方向，极大地促进组织的可持续发展。

虽然 KPI 指标考核法具有诸多优点，但仍有三点值得各级管理者在实施过程中加以关注：一是 KPI 指标倾向于定量化指标，但这些定量化的指标是否可以对组织绩效产生关键性的影响，往往比较难以界定，针对这一点，在选取 KPI 指标时可以采用"德菲尔专家咨询法"吸取相关领域专家的意见，尽量减少这一方面的问题。二是在管理过程中要避免选择过于机械化的考核方式，要适度考虑人为因素和弹性因素。三是要辩证使用。KPI 指标考核法并不适用于所有岗位，管理者要结合组织内部相应岗位的具体职责进行选择。

四、360°绩效反馈考核法

360°绩效反馈考核法（360 Degree Feedback Assessment）是源于英特尔公司的一种定性考核方法，又称为多评价者评估，其特点是评价维度多元化（通常是 4 个或 4 个以上），是由被考核人所处社会关系中的人群对其进行评价，考核角度具有多样性。此种考核方式主要对员工进行由上至下、自下而上的全面考核，通过上级评价、同事间平行沟通、外部客户反馈以及自我鉴定等多种方式，多维度对员工进行绩效评价。

与传统绩效考核相比，360°绩效反馈考核法通过多维度的信息获取渠道，对受评者进行不同角度的考核评价，帮助被考核者较为全面、客观地了解自我能力和不足，有助于其自身的全面和可持续发展，同时在组织中也能够建立起互帮互助的团队氛围，提升组织的凝聚力。

虽然这种源于西方的考核方式具有其独到的优势，但是其推行过程中却存在着考核方法成本高、培训难度大等问题，同时受到一些个人素质的制约，如果运用不当，甚至会成为某些个人泄私愤的途径，这些都是应该引起管理者注意的问题。

五、RBRVS 考核工具

RBRVS(Resource Based Relative Value Scale)是一种评价工具,意为"以资源为基础的相对价值体系",主要通过比较医师服务中投入的各类资源要素、成本的高低来计算每次服务的相对值,并结合服务量和服务费用总预算,计算出每项诊疗服务项目的医师劳务费。RBRVS 是以美国哈佛大学萧庆伦教授为首的课题组经过 10 年的研究,提出的一种医师酬金支付系统,如今已成为美国抑制医疗费用上涨的举措之一。

以每一项服务项目对应的相对价值单位(Relative Value Unit,RVU),即每一个当前操作术语代码(Current Procedure Terminology,CPT)建立一个对应的点数,这个点数是一个无量纲的相对数。每个相对价值单位(RVU)的成本资源主要包括 3 个部分:第一部分,医生工作量(Work RVU),反映医师提供某项医疗服务时所消耗的时间与工作的强度(包括专业技能、体力劳动、脑力劳动、判断力、心理压力),通常占总 RVU 的 52%。第二部分,执业成本(PE RVU),主要包括办公室租金、员工薪资、设备用品等成本,通常占总RVU 的 44%。第三部分,职业责任保险(PLI RVU),是指不同专业医疗事故责任保险费的均值,通常占总 RVU 的 4%。

RBRVS 评价工具以医院作为研究对象进行设计和开发,具有较强的针对性和专业性,同时打破了传统"一刀切"的评价模式,从劳动强度、技术难度和执业风险等维度对临床医生的劳务付出进行全面评价,通过对工作量的点数赋值,对医疗服务行为进行量化,更精准地衡量医生的工作量。如果在此基础上建立相应的绩效薪酬分配体系,将对建立公立医院内部绩效管理正向的激励导向和增强公立医院公益性等方面产生积极的推动作用。也正因为如此,目前 RBRVS 评价方法在我国应用的范围呈现出逐渐扩大的趋势,越来越多的医院开始着手进行基于 RBRVS 理念的绩效管理和薪酬分配体系建设的实践探索。

虽然 RBRVS 在医院绩效管理和评价中具有诸多优势,但在对其进行本土化过程中仍存在许多的难点和问题,主要体现在以下 5 个方面:① 我国收费诊疗项目与 RBRVS 建立对应关系时,存在一对多甚至无对应项的问题。② 非手术科室适用性问题。由于病种不一样,内科系统以药物治疗为主,外科系统则以手术为主要治疗手段，而 RBRVS 评估系统以医生执行操作项目为主要测量依据，这就导致用 RBRVS 评价科室工作量时，非手术和一些工作量难以统计的科室出现工作量过少的情况。③ RBRVS 作为绩效评价工具的全面性问题。由于 RBRVS 以衡量工作量为核心，重点关注的是劳动强度和技术难度，对服务质量和最终治疗结果未进行考虑，同时在实际完成诊疗项目中消耗的成本问题也被忽视。④ 医生个人能力存在差异性问题。为不同医疗服务项目赋予相对点值是 RBRVS 的重点，未能考虑在实际操作过程中，医务人员专业技术能力和服务质量不具备同质性，因此不能体现不同医生在同一诊疗项目执行过程中的水平和能力差异。⑤ 对科研和教学工作的忽视问题。RBRVS 评价体系重点关注医务人员的临床工作量，但对于需要较长时间才能体现其价值的科研和教学工作却未能体现，因此会使医务人员不愿花费精力完成教学工作和从事科研工作，不利于医疗卫生事业的发展。

综上所述，RBRVS 工具在评价医务人员劳动强度、技术难度和执业风险等方面具有独到优势，但同时也存在着局限性，医院管理者可以借鉴其原理和结构，围绕风险大小、劳动付出、执业成本等核心要素，结合医疗质量与安全、运营效率、可持续发展以及满意度等重要维度，在此基础上建立全方位、多维度的绩效评价体系以充分发挥绩效考核的正向激励作用。

六、DRGs 绩效管理工具

"诊断相关组"（Diagnosis-Related Groups，DRGs）诞生于 20 世纪 60 年代末的美国，其实质是病例组合的一种。所谓病例组合是指将临床过程相近和资源消耗相当的病例分类组合成为若干个组别，组与组之间制定不同的"权重"来反映各组的特征。

DRGs 分组的基本依据是疾病类型、治疗方式和病例个体特征，分组依据详见图 17-4。DRGs 系统以国际疾病分类（ICD）编码为基础，借助计算机完成分类过程。通过对病例的分类组合，同组之间的病例可直接比较，不同组的病例经过权重的调整后（即风险调整）亦可进行比较。

医疗服务管理困难，核心原因在于医疗服务产出（治疗的病例及治疗结局）类型众多，医疗服务产出划分不清楚，难以针对不同的"产品"进行绩效控制和定价。DRGs 的核心就是对医疗服务的产出进行划分，这一点恰恰契合医疗服务管理的需求，因此被广泛应用于医疗管理领域。在我国，黄慧英、张修梅等老一辈专家率先牵头组织在北京 10 个大型医院开展中国首个大规模的 DRGs 研究，历经 4 年时间，使我国有了首批 DRGs 研究成果，为我国开发本土化的 DRGs 系统奠定了基础。2011 年北京市启动了 DRGs 付费试点工作，成为全国首个成功开发完整 DRGs 分组系统、大规模应用 DRGs 进行医疗绩效分析、系统应用 DRGs 进行付费制度改革的城市。

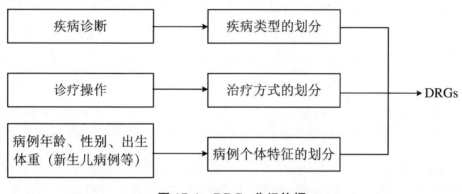

图 17-4　DRGs 分组依据

DRGs 作为一种医疗绩效管理工具，在国际上许多著名的医疗服务评价体系中都可以看到相关指标，例如国际质量指标计划（IQIP）中，对"住院死亡""非计划再入院"等指标进行计算时，都是将 DRGs 作为风险调整工具。美国卫生保健研究和质量中心（AHRQ）对医疗安全设置了一套与 DRGs 相关的重要指标，且开发了一套与覆盖全部住院患者的病例组合方案（APR-DRGs）关联的用于医疗服务质量评价的软件。

总体来说，将 DRGs 作为医院绩效测量工具常用的指标主要涉及能力、效率和安全 3 个维度。如表 17-2 所示，可以将 DRGs 数量、CMI 值（病例组合指数）、总权重数作为医疗服务的产能指标，其中 DRGs 数量越大，表明能够提供的诊疗服务范围越大；总权重数越大反映医疗服务产出越大；病例组合指数越高通常被认为收治病例的评价难度越大。

在效率评价指标中，费用消耗指数（CEI）和时间消耗指数（TEI）与治疗模式直接相关，如 CEI 或 TEI 较大，则表明治疗疾病的费用较高或住院时间较长，可以直接反映出医疗服务效率与平均水平之间存在的差异。

表 17-2　基于 DRGs 进行医疗服务绩效评估的 3 个维度的指标举例

维度	指标	评价内容
能力	DRGs 数量	治疗病例所覆盖疾病类型的范围
	总权重数	住院服务总产出（风险调整后）
	CMI 值	治疗病例的技术难度水平
效率	费用消耗指数	治疗同类疾病所花费的费用
	时间消耗指数	治疗同类疾病所花费的时间
安全	低风险组死亡率	疾病本身导致死亡概率极低的病例死亡率

　　低风险组死亡率是评价医疗安全的一个重要指标，这主要是因为导致住院患者死亡的主要原因除了疾病本身严重程度较高难以救治以外，最为常见的就是诊疗过程中发生了失误和偏差。DRGs 分组划分出的低风险组为疾病本身导致死亡的可能性极低的病例类型，例如年轻患者的单纯性阑尾炎、人工流产等，所以低风险组死亡率可以反映出诊疗过程中发生失误和差错的概率大小。

　　虽然 DRGs 为医院内部绩效评价提供了科学的方法，但其本身仍存在一定的局限性，主要表现为以下两点：① DRGs 依赖于病案数据质量。病案首页信息是 DRGs 各项数据的来源，所以病案首页质量的优劣直接影响到 DRGs 各项指标数据的质量。② 病例组合指数（CMI 值）是在各项诊疗服务费用的基础上测算出来的，而目前影响我国医疗费用的因素有很多，例如现行医疗价格体系中定价的合理性是否能客观反映实际医疗技术水平等，所以在实际管理过程中应结合所应用的专科领域和医院内外部环境进行综合考虑，灵活运用。

第四节 公立医院内部全面绩效改善
常用管理工具

公立医院内部绩效持续性改善需要运用科学的管理工具,如何通过对全面绩效考核过程中采集到的各种数据进行科学分析,发现医院内部运营过程中存在的问题和原因并制定有效的改进措施,是绩效改善过程中的重要环节。本节对质量管理过程中常用的七大管理工具进行简述,以期能为医院的各级管理者提供参考。

一、检查表

检查表是将需要检查的项目或内容一一列出,然后定期或不定期地逐项检查,并将问题点记录下来的方法(表17-3),其主要作用是收集、整理数据,并在此基础上验证分析方法和具体结论的有效性和准确性,总结事物的发展规律和实践经验,同时发现新问题。

二、直方图

直方图是针对某产品或过程的特性值,利用正态分布的原理,把50个以上的数据进行分组,并算出每组出现的次数,再用类似的直方图形描绘在横轴上(图17-5),其主要作用是分析和掌握数据的分布状况,从而推断总体分布状态,适用于对大量计量数据进行整理统计。

三、柏拉图

柏拉图又称为帕累托图、排列图、主次图等,是按照问题发生频率大小顺序绘制的直方图,其主要遵循帕累托法则,即二八原理,80%的问题是由20%的原因所造成的,这是一种寻找主要因素、抓主要矛盾的方法。该工具

表17-3　检查表示例

项目	一病区			二病区			三病区			四病区			五病区			六病区			七病区			八病区		
	10月	11月	12月	10月	11月	12月	10月	11月	12月	10月	11月	12月	10月	11月	12月	10月	11月	12月	10月	11月	12月	10月	11月	12月
床单元不洁	3	2	1	3	2	1	3	2	1	3	2	1	2	2	1	3	2	3	3	2	3	3	3	2
翻身卡签字不及时	4	4	2	3	2	3	3	3	2	4	3	3	5	3	4	3	2	2	4	3	3	4	3	2
指甲未剪	3	1	0	2	3	1	2	3	1	3	2	1	2	1	1	1	2	1	2	1	1	2	2	1
未湿扫床	2	2	1	2	1	0	2	0	0	1	0	0	1	1	1	0	1	1	0	1	0	2	0	0
未挂输液卡	1	0	1	1	1	0	2	0	0	1	1	0	0	0	0	0	0	0	0	0	0	1	1	1
患者胡须长	1	1	1	2	2	2	1	1	1	1	1	1	1	0	1	1	1	1	0	0	0	1	1	0
晚间护理未做	3	2	1	3	2	0	3	2	1	2	0	1	2	2	0	1	1	0	2	1	0	2	0	0
合计	17	12	7	16	13	6	16	11	6	15	9	7	14	9	8	9	9	8	11	8	7	15	10	6

的主要作用是充分反映"少数关键、多数次要"的规律,找出主要问题并优先解决(图 17-6)。

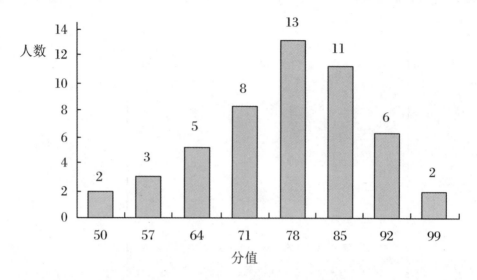

图 17-5　"护理技能"教育成绩频数分布直方图

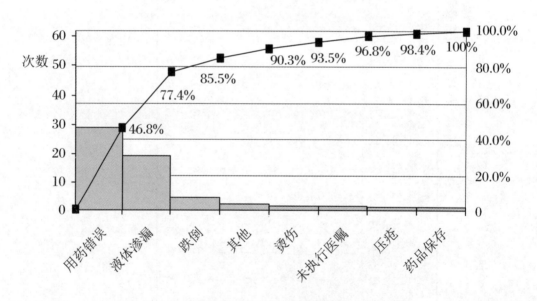

图 17-6　护理不良事件发生柏拉图分析法

四、因果图

因果图又称鱼骨图、石川图,主要用于寻找问题产生的原因,通过把握现状、分析原因、拟定对策等措施来促进问题的解决,是一种分析原因与结果之间关系的方法。其基本原理是运用头脑风暴法，针对发生问题的现场，将产生问题的所有可能原因都收集上来，并按照因果的逻辑关系用鱼骨图的形式展示出来。因果图的一般框架主要包括主骨、大骨、中骨、小骨、孙骨（图 17-7），箭头（鱼头）指向右方并标明需解决的问题，再将影响品质的主要因素（一般按照人、机器、材料、方法、环境、测量等进行整理）用斜箭头（大骨）分别列在主骨的两侧。对于绘制好的因果图要多次进行讨论，对于发现的问题仍没有展开到底的分支，要再次进行调查、讨论、分析和整理，直至找到影响问题发生的末端因素确认要因。

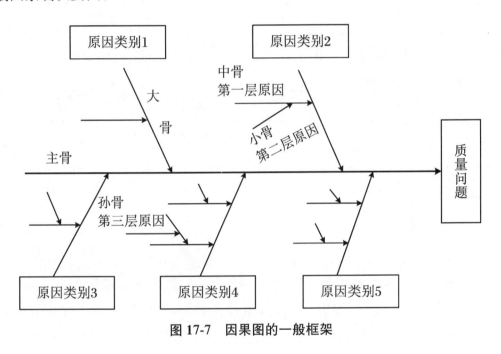

图 17-7　因果图的一般框架

五、散布图

散布图也称相关图，是指将因果关系所对应变化的数据分别描绘在 X-Y 轴坐标系上，以掌握两个变量之间是否相关及相关的程度，值得注意的是运用此种工具时需收集至少 30 对以上的样本数据，以免因为样本数据量不足导致结果发生偏差。其主要作用是能够大概分析得出原因与结果之间是否有关联及关联程度如何，从而确定预期关系，可用于原因分析与产品控制，也可用于制定因果图的后续分析工作，验证要因与问题的相关性。相关系数 r 与相关性的判断见表 17-4。

表 17-4　相关系数 r 与相关性判断

r 值	两变量之间的关系	示例图
$r=1$	完全正相关	
$1>r>0$	正相关（越近于 1 越强，越接近于 0 越弱）	
$r=0$	不相关	
$0>r>-1$	负相关（越近于 0 越强，越接近于 -1 越弱）	
$r=-1$	完全负相关	

六、层别法

层别法是将大量有关某一特定主题的观点、意见或想法按组分类，再按照相互关系进行分组并加以层别，简单描述就是将数据或资料按照某些共同的特征进行分类、统计的一种方法，其主要作用是通过归纳整理收集到的数据，在不同层面、不同角度发现问题和规律。常见的分层项目可以按照时间、生产者、设备、作业方法、作业条件、原材料和测定检查等类别进行划分。在运用此种工具时，收集数据前要考虑数据的产生条件和背景，先进行分层再开始收集数据，否则可能会造成数据重复分类和统计，甚至收集不全等问题。

七、控制图

控制图是一种带控制界限，反映过程质量的管理图，通过对关键质量特性值进行测定、记录、评估并监测过程是否处于控制状态，其纵轴代表质量特性值(或统计量),横轴代表时间(或按时间顺序抽取的样本号),控制线分别为中心线(代表平均值)、上控制线(与平均值相距数倍标准差,通常设定在＋3标准差位置)和下控制线(与平均值相距数倍标准差,通常设定在－3标准差位置)。控制图的主要作用是通过观察控制图上产品质量特性值的分布情况,分析和判断是否发生异常,并提前采取措施进行干预和消除,从而达到质量控制的目的,同时通过上控线和下控线的设置帮助管理者区分普通影响因素和特殊影响因素。

第十八章 公立医院内部全面绩效考核的探索与实施

从宏观上说,绩效考核是推动我国三级公立医院在发展方式上由规模扩张型向质量效益型,在管理模式上由粗放的行政化管理向全方位的绩效管理,实现公立医院效率和质量的双提升,促进医改政策落地见效的重要管理举措。从微观上说,绩效考核是保障我国公立医院内部各级管理者和全体工作人员共同参与完成年度发展计划或中长期发展规划,确保医院战略目标最终达成的现代医院管理体系的重要内容。因此,许多公立医院不断加大医院内部绩效考核体系的改革力度,努力尝试建立健全公立医院内部绩效考核体系和科学绩效考核评价机制,并将此作为促进我国各项新医改政策落地的核心工作之一,不断提升医院内部运营和管理水平。本章结合合肥市第一人民集团医院(以下简称"集团医院")内部全面绩效考核的探索和实践情况,围绕公立医院内部全面绩效考核体系构建过程中的重点和难点问题进行阐述,以期能为我国公立医院内部全面绩效考核的实施提供经验借鉴。

第一节 医院内部全面绩效考核的发展阶段

结合我国新医改以来公立医院绩效考核政策的演变历程,集团医院内部绩效考核历史沿革大概可以划分为改革探索、全面推进和优化提升三个阶段。

一、改革探索阶段(2012—2014 年)

2012—2014 年我国公立医院绩效考核政策进入到了改革摸索阶段,这一阶段开始向建立机构内部绩效考核体系和人员考核制度转变,尤其是微观层面的绩效考核政策逐渐明晰,逐步体现医务人员劳动价值,严禁将医务人员收入与医院的药品、检查、治疗等收入挂钩是这一阶段政策的重要导向。2012年,在这种外部政策环境下,集团医院以2011版三级综合医院评审为契机,开始对医院内部绩效考核进行探索,并于2013年正式成立了医院党委领导下的综合质量管理委员会,并下设质量管理中心和14个管理委员会。在此基础上,初步建立起医院内部全面绩效考核的支撑体系和基于平衡计分卡(BSC)、关键绩效指标法(KPI)、目标管理(MBO)的内部绩效考核评价指标体系。日常工作由医院质量管理中心负责,实施三级管理,各委员会按照医院每年战略部署、战略目标等具体要求,及时修订完善考评指标和考评标准,并对实施过程进行评价、跟踪、监控,同时针对存在的问题制定改进措施,持续推进绩效改善。

二、全面推进阶段(2015—2018年)

此阶段国家的外部考核政策由引导、探索到指导,政策体系逐步完善。在此阶段外部政策的指导下,集团医院内部全面绩效考核评价的重点进一步向体现公益性、提高积极性方面转变,在绩效评价体系中进一步增加体现服务数量、质量、技术难度、患者满意度等方面的指标和标准,以更好契合外部对公立医院绩效考核评价的要求。

在根据外部政策不断优化医院内部绩效考核评价指标和标准体系的同时,针对集团医院内部绩效考核推进过程中出现的问题,对医院内部绩效考核体系不断进行完善和优化是此阶段的另一项重点工作。例如,结合对集团医院内部内科、外科以及医技等业务科室考核中存在的问题,将内科、外科、医技评价系统细分为内科(有床、无床)、外科(有床、无床)、医技(一般)、医技(特殊)评价系统,并细化修订了相应的评价标准。在考核模式上,结合医护人员工作特点的不同,施行医护分开考核,以利于形成同类人员的有序竞争。

同时随着国家相关政策的出台,公立医院绩效考核与医务人员薪酬制度之间建立了必然联系。集团医院在进一步完善内部考核评价机制的基础上,将内部绩效考核结果与医务人员的既得利益挂钩,进一步提高了医务人员的积极性,在医院内部建立了良性的激励机制。

三、优化提升阶段(2019年至今)

2019年1月,国务院办公厅正式出台了《关于加强三级公立医院绩效考核工作的指导意见》,首次从政府层面明确三级公立医院外部绩效考核的重点维度和评价指标,通过对指标内涵导向的深刻分析,集团医院重新调整医院内部绩效考核评价指标体系架构,将基于平衡计分卡理论构建的财务、顾客、流程、学习与成长四个维度调整为医疗质量、运营效率、持续发展、满意度评价四个方面,并将国家和省市医改政策的具体要求与医院自身战略目标和年度工作目标相结合,从院级、科级、岗位等层面逐层分解,进一步优化医院内部绩效考核三级评价体系建设,确保医院内部全面绩效考核各项工作的可持续改善和提升。同时,医院成立了绩效考核办公室,全面负责政府对公立医院外部绩效考核评价所需各项指标的收集、分析和上报,以及与医院内部全面绩效考核工作的衔接工作,进一步完善了医院内部全面绩效考核的组织管理架构。

第二节　医院内部全面绩效考核实施的总体要求、基本原则和目的

集团医院以习近平新时代中国特色社会主义思想和新时期卫生与健康工作方针为指引,以满足人民群众健康需求为出发点和立足点,以强调医院的公益性和社会满意度为主线,兼顾医院良性运营和提高服务效率,全面加强和完善医院管理。按照建立现代医院管理制度的要求,围绕办院方向、社会效益、医疗服务、经济管理、人才培养、可持续发展等方面,以工作数量、技术难度、风险程度、劳动强度、医疗服务效率、质量、成本和资源消耗等要素为核心,重点从医院运行效率、医疗质量与安全、医院内部管理水平、满意度等方面建立了完善的医院内部全面绩效考核体系。

一、总体要求

根据国务院办公厅发布的《关于加强三级公立医院绩效考核工作的意见》的具体要求,完善以公益性为核心、以运行效率为重点的绩效考核评价体系建设,坚持绩效优先、兼顾公平、按劳分配、多劳多得等原则,严格考核程序,通过执行有效、客观的考核标准,对科室工作进行绩效考核评价。同时注重考核结果运用,强化绩效考核导向,建立以公益性为导向的绩效考核评价机制,提升服务质量,规范服务行为,维护医院的公益性、调动积极性、保障可持续性,为人民群众提供高质量的医疗服务。

二、基本原则

(一)量化考核原则

坚持信息化支撑,确保结果真实、客观,综合考虑服务数量、质量、效率和服务对象满意度等因素,结合医院的性质、规模等实际情况,规范考核程序、内容和标准,建立科学、合理的考核办法和指标体系,保证考核过程公开透明,确保考核结果的准确性。在考核过程中,保证关键数据信息自动抓取,确保绩效考核结果真实、客观。

(二)效率优先、兼顾公平原则

强化绩效考核导向,完善公立医院运行机制和医务人员激励机制,在保障正常运行和合理发展需要基础上,通过与服务数量、工作质量、服务效率等因素挂钩,推动医院落实公益性,提高医疗服务能力和运行效率,在实施过程中对不同类型的考核对象制定不同的考核标准和考核办法,做到考核过程的合理、公平。

(三)注重绩效考核结果应用原则

采取将综合绩效考核系数、医保督查、医疗督查等考核结果纳入奖金核算的综合核算方式,在核算各科室工作量的基础上,综合各科室工作效率、医院质量、管理效能、医疗安全、服务质量等多方面指标,实行考核结果与绩效奖励、岗位聘用、职称晋升等挂钩,充分发挥绩效考核的激励、导向作用。

三、实施目的

通过医院内部绩效考核的全面施行,主要达到以下 4 个目标:① 保障医院内部有效运行,加强医院内部制度建设和落实,促进医院管理流程和业务流程的优化,推动医院整体绩效提升,最终保证医院战略目标的实现。② 引导医院各科室、部门规范医疗服务行为,提高服务质量,保障医院可持续、全面协调发展。③ 合理降低药品、高值医用耗材和大型设备检查收入占医院总收入的比重,落实医务人员收入不得与药品、材料和医学检查收入直接挂钩的要求。④ 提升医院员工工作的积极性和创造性,把绩效管理与激励机制有机地结合起来。

第三节　集团医院内部全面绩效考核的实施

目前我国公立医院在内部绩效考核过程中存在诸多问题,主要表现为缺乏医院总体战略发展规划,或者战略规划与内部绩效考核脱节;绩效考核工作过于局限,为了绩效谈绩效;考核目标宽泛、不系统,未能形成基于医院发展规划的目标链;考核指标不具体、未量化等问题。针对上述问题,集团医院从发展规划和年度计划的制定与分解、内部全面绩效考核体系和程序的建立、绩效分析和评价以及考核结果的应用等方面进行了整体设计,保持医院内部绩效考核与医院发展战略的一致性、与医院各项业务工作的相关性、与科室和员工自身发展的关联性,切实发挥内部全面绩效考核在医院高质量发展进程中的导向作用。

一、集团医院发展战略与内部全面绩效考核的融合

保持集团医院内部全面绩效考核与集团医院发展战略的一致性是确保集团医院发展目标最终实现的重要要求。

　　首先,集团医院基于国家公立医院改革政策要求和集团化发展的实际情况,明确自身定位和发展目标,运用态势分析法(SWOT 分析)、宏观环境战略分析法(PEST 分析)、战略地图等战略制定工具,制定了集团医院中长期发展规划和年度工作计划。

　　其次,对集团医院发展规划和年度工作计划进行分解。具体细化为集团医院的各项管理制度、业务工作的管理和操作流程,同时细化分解至部门和岗位,明确数量、质量、效率等客观量化的考核评价标准,高精尖医疗技术、学科发展、人才建设、科研开展等相关指标要在内部全面绩效考核指标体系中体现,同时制定相关的评价标准,在内部全面绩效考核中予以贯彻执行,体现医院发展的战略意图。图 18-1 为集团医院发展战略与工作计划分解流程。

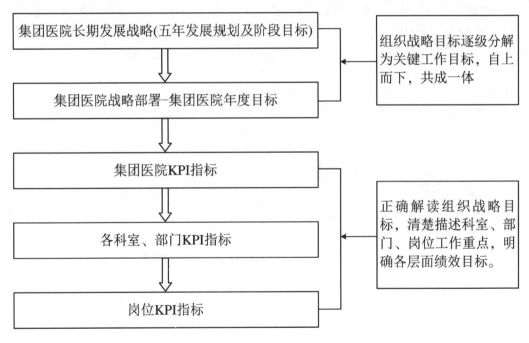

图 18-1　集团医院发展战略与年度工作计划分解流程

　　最后,建立科学的考核目标链。这一阶段的重点是在战略规划、年度任务、各部门各岗位任务细化分解的基础上,初步建立系统的考核目标链,并在此基础上根据各部门、各岗位的实际情况、不同发展阶段和工作任务的特点,进一步明确目标链中各项工作的具体目标和时限要求。在上述基础上,最终制定每一年集团医院内部全面绩效考核实施方案,为各项考核工作的全面推进奠定扎实基础。

二、集团医院内部全面绩效考核测量体系的建立

建立科学测量体系是医院内部全面绩效考核工作顺利开展的关键要素，主要包括绩效测量评价指标体系和绩效测量评价标准体系。一般来说，指标是指从哪些方面衡量或评价工作，解决"评价什么"的问题；而评价标准则是指各个指标上分别应该达到什么水平，解决"被评价者怎样做、做多少"的问题，两者相辅相成、缺一不可。

（一）集团医院内部绩效测量评价指标体系

依据公立医院绩效评价的主要内容和理论框架，集团医院采用"德尔菲法"，选取医院管理、临床科室等岗位的业务专家进行咨询，对关键绩效指标进行筛选，初步建立起集团医院内部绩效测量指标库，共分4个维度，其中二级指标21个、院级三级指标97个、科室或部门三级指标253个（指标库示例如表18-1所示）。

表 18-1　集团医院内部绩效测量指标库示例

维度	二级指标	三级指标
财务收益：运营效益（20%）	效益指标	预算执行率
		业务收支结余
	医疗收入指标	人员支出占业务支出比重
		医疗服务收入（不含药品、耗材、检查检验收入）占医疗收入比例
		药占比
		耗占比
		高值耗材占比
		……
	其他财务指标	万元收入能耗支出
		……

续表

维度	二级指标	三级指标	
内部流程：医疗质量（50%）……	科室管理	核心制度落实率	医疗核心制度落实率
			患者身份识别正确率、查对落实率
			上级和医院文件传达落实情况
			……
		劳动纪律及服务行为规范符合率	服务行为规范符合率
			……
	医保综合管理	职工医保	人均次医疗费用
			……
	合理用药	住院患者抗菌药物使用情况	住院患者抗菌药物使用率
			……
		用药处方或医嘱点评	住院患者医嘱点评率
			……
	医疗质量	基本药物使用情况	门诊患者基本药物处方占比
			住院患者基本药物使用率
			……
		抗菌药物送检率	限制级抗菌药物送检率
			特殊级抗菌药物送检率
			……
		大型医用设备检查阳性率	大型医用设备检查阳性率

维度	二级指标	三级指标	
内部流程：医疗质量（50%）……	医疗质量	临床路径管理指标	临床路径管理病种死亡率
			临床路径管理病种变异率
			……
		输血管理符合率	临床输血申请单合格率
			每月临床医师合理用血评价表上报率
			……
		手术科室管理	三、四级手术率
			Ⅰ类切口甲级愈合率
			Ⅰ类切口感染率
			……
		Ⅰ类切口手术部位感染率	Ⅰ类切口手术部位感染率
			Ⅰ类切口手术患者预防使用抗菌药物比例
			……
	医疗安全……	不良事件上报率	不良事件上报率
			……
		医院感染发生率	多重耐药菌防控措施执行率
			医院感染发生率
			……

维度	二级指标	三级指标	
学习与成长:持续发展（20%）	人员结构	卫生技术人员职称结构	高级职称人员比例
		重点领域医师占比	麻醉医师占比
			儿科医师占比
			……
	尖端技术	新技术	
		新项目	
	高新科研	科技成果	
		发表论文	
		……	
	学科建设……	国家级重点专科建设	
		省级重点专科建设	
		……	
客户满意:满意度评价（10%）	综合满意度	门诊患者满意度	
		住院患者满意度	
		员工满意度	
	医院自评指标……	出院病房随访率	
		投诉率	
		内部客户互评满意度	
		……	

　　在建立集团医院内部绩效考核指标库的基础上,2019 年集团医院结合对公立医院外部绩效考核评价的相关要求以及国务院办公厅发布的《关于加强三级公立医院绩效考核工作的意见》中所包含的三级公立医院绩效考核评价

指标体系55个考核指标的评价内涵,立足集团医院发展实际,经过几轮筛选,最终建立了包括4个一级维度、14个二级指标、74个三级指标的院级评价指标体系,如表18-2所示。

表 18-2　集团医院绩效评价指标体系

一级指标	二级指标	三级指标
医疗质量	功能定位	▲出院患者手术占比
		▲出院患者微创手术占比
		▲出院患者四级手术占比
		▲门诊下转患者人次数
		▲住院下转患者人次数
		▲日间手术占择期手术比例
		门诊人次
		出院人次
	科室管理	核心制度落实率
		劳动纪律及服务行为规范率
		会议及时传达率
		节能降耗管理
	质量安全	▲手术患者并发症发生率
		▲Ⅰ类切口手术部位感染率
		▲大型医用设备检查阳性率
		医疗仪器维护管理
		▲单病种质量控制
		临床路径管理
		输血管理符合率
		诊疗技术操作规范符合率
		患者十大安全目标落实率
		不良事件上报率
		急诊会诊到位时间
		报告发放及时率
		危急值报告
		新生儿纯母乳喂养率(产科)
		新生儿病房母乳喂养落实率(儿科)
		专科质量管理(包括临床、门诊、急诊、医技等)

续表

一级指标	二级指标	三级指标
医疗质量	合理用药	住院患者抗菌药物使用强度
		▲门诊患者基本药物处方占比
		▲住院患者基本药物使用率
		手术患者麻醉相关药物基本药物使用率
		用药处方(医嘱)点评
		限制级抗菌药物送检率
		特殊级抗菌药物送检率
		药事管理控制
	医院感染控制	多重耐药菌防控措施落实
		医院感染发生率
		院感质量控制
		传染病管理符合率
	病案管理	出院病历及时归档率
		病例首页填写完整、规范
		归档甲级病历率
运营效率	资源效率	预算执行率
		成本收益率
		床位使用率
	收支结构	▲门诊收入中来自医保基金的比例
		▲住院收入中来自医保基金的比例
		▲医疗服务收入(不含药品、耗材、检查检验收入)占医疗收入比例
		▲辅助用药收入占比
		百元医疗收入(不含药品)消耗卫生材料费用
	费用控制	▲门诊次均费用增幅
		▲门诊次均药品费用增幅
		▲住院次均费用增幅
		▲住院次均药品费用增幅
		手术患者麻醉相关次均费用增幅
		麻醉相关药物次均费用增幅

一级指标	二级指标	三级指标
持续发展	尖端技术	新技术(填补省内、国内空白)
		新项目(填补省内、国内空白)
	高新科研	科研项目申报(市级及以上)
		科技成果转化
		SCI 论文
		专利
	学科建设	科室年度工作计划落实
		人才引进和培养
		重点学科/专科建设
	教育教学	住院医生/护士规范化培训工作落实
		本科生理论教学
		本科生临床实践带教
满意度评价	患者满意度	▲住院患者满意度
		▲门急诊患者满意度
		出院患者满意度
	医务人员满意度	医务人员对医院发展环境满意度

说明:"▲"标注的为国家对三级公立医院外部绩效评价的指标。

集团医院内部绩效评价体系的医疗质量维度包括功能定位、科室管理、质量安全、合理用药、医院感染控制、病案管理 6 个二级指标、43 个三级指标;运营效率维度包括资源效率、收支结构、费用控制 3 个二级指标、14 个三级指标;持续发展维度包括尖端技术、高新科研、学科建设、教育教学 4 个二级指标、13 个三级指标;满意度评价维度包括患者满意度和医务人员满意度 2 个二级指标、4 个三级指标。其中把国家层面对公立医院外部绩效评价体系中的 22 个指标纳入医院内部绩效考核评价过程,更好地引导集团医院开展内部运营,坚持公益性,调动积极性,进一步落实公立医院的功能定位,提高医疗服务质量和效率,为人民群众提供高质量的医疗服务。目前集团医院已建立医院内部绩效考核模板 40 个、医疗质量与安全管理指标 100 余项,涵盖临床、医技、护理、职能部门 4 大类,包括内科(含无床)临床科室、外科(含无床)临床科室、一般科医技室、特殊医技科室等 11 个考核体系。

（二）集团医院内部绩效测量评价标准体系

在内部全面绩效考核实施之前，集团医院首先围绕关键绩效指标体系的重点评价要素，在集团医院层面制定了相应的评价标准，同时，各管理职能科室、业务主管部门等结合自身专业要求和岗位职责分别建立起部门和科级评价标准，共同构成了医院内部绩效测量三级评价标准体系，如表 18-3 所示。

表 18-3　集团医院院级评价细则汇总

类别	标准
医疗	外科临床科室绩效考核评价细则
	产科临床科室绩效考核评价细则
	外科无床临床科室绩效考核评价细则
	内科临床科室绩效考核评价细则
	儿科临床科室绩效考核评价细则
	内科无床临床科室绩效考核评价细则
	急诊科室绩效考核评价细则
	医技科室绩效考核评价细则
	医技科室（特殊）绩效考核评价细则
	外科临床科主任目标考核评价细则
	产科临床科主任目标考核评价细则
	外科无床临床科主任目标考核评价细则
	内科临床科主任目标考核评价细则
	儿科临床科主任目标考核评价细则
	内床无床科主任目标考核评价细则
	医技科主任目标考核评价细则

续表

类别	标准
护理	护理单元绩效考核评价细则
	护理单元质量目标管理考核评价细则
	门诊护理质量目标管理考核评价细则
	急诊科护理质量目标管理考核评价细则
	消毒供应室护理质量目标管理考核评价细则
	手术室护理质量目标管理考核评价细则
	介入科护理质量目标管理考核评价细则
	血液净化护理质量目标管理考核评价细则
	护士长工作质量评价细则
行政后勤辅助	院办公室效能建设考核评价细则
	医务部效能建设考核评价细则
	护理部效能建设考核评价细则
	医学工程部效能建设考核评价细则
	讯息中心效能建设考核评价细则
	病案管理办公室效能建设考核评价细则
	医患纠纷协调办公室效能建设考核评价细则
	计划财务处效能建设考核评价细则
	人力资源处效能建设考核评价细则
	质量管理中心处效能建设考核评价细则
	安全保卫处效能建设考核评价细则
	招投标中心效能建设考核评价细则
	后勤保障中心效能建设考核评价细则
	监察室效能建设考核评价细则
	审计中心效能建设考核评价细则
	工会效能建设考核评价细则
	院感科效能建设考核评价细则
	防保科效能建设考核评价细则
	医保办效能建设考核评价细则
	行政职能部门负责人目标考核评价细则

三、集团医院内部全面绩效考核程序的建立

全面绩效考核的基本程序包括制订绩效考核计划(Plan)、计划的实施与管理(Do)、绩效评价(Check)与反馈改进(Action)四个阶段,即 PDCA 循环,这也是全面质量管理思想的基础和方法依据。在 PDCA 循环中,上述四个步骤不断循环,实现阶梯式螺旋上升。图 18-2 为集团医院内部绩效考核实施程序。

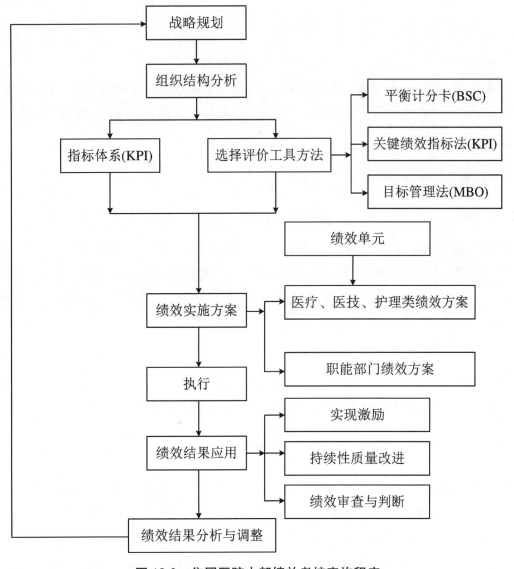

图 18-2　集团医院内部绩效考核实施程序

（一）制订绩效考核计划

绩效考核计划的制订是 PDCA 循环的开始,这一阶段的关键就是根据医院的阶段性要求,确定医院的战略规划和发展目标,并将其分解成若干具体的、可操作、易考核的子目标,并以此为依据制定相应的绩效考核指标和评价标准,形成医院内部全面绩效考核的实施方案。这一阶段是内部全面绩效考核实施的首要环节,不仅决定着医院内部绩效考核是否能够顺利进行,同时对医院整体战略规划和发展目标的实现起着关键的作用。

（二）计划实施与管理

这一阶段是绩效考核的组织实施阶段,重点是各委员会和职能科室按照考核方案的具体要求,以设定的各类绩效指标目标值和评价标准为考核依据,定期开展各项相关活动,对医院内部各项工作运行进行管理、跟进和监督。

（三）绩效评价

此阶段主要是医院各考核小组和职能科室根据年初制订的考核计划,按期开展各类督查活动,包括重点医疗质量监控、科室运营效率、学科建设以及满意度评价等各个方面的督导评估,将医院内部各科室日常工作中产生的相应绩效数据与年初既定的评价标准进行比对,得出各类绩效评价的结果。

这一阶段的重点是发现医院发展过程中的不利因素,对各类绩效指标的完成情况进行全面评估,并对评估结果进行分析评价。在此基础上找出制约医院高效运行的高危因素,包括薄弱环节、薄弱科室、薄弱人群等。

（四）反馈改进

反馈改进是 PDCA 循环管理的最后一个阶段,也是绩效管理中的重要一环。在这一阶段有两项重点工作:一是将各项绩效考核结果在医院绩效管理信息系统中及时公布,一方面让被考核科室和人员及时了解工作中存在的优势和不足,另一方面也及时收集考核对象的反馈意见。例如在完成既定绩效目标过程中存在的实际困难和问题或者被考核对象认为不合理、不准确的地方等,在此基础上将收集到的意见及时反馈至医院管理层,讨论确认后在下一轮循环中予以适时调整,从而确保达到预期效果。二是针对绩效评价过程中找出的问题,撰写督办改进书并下发到相应科室、部门和人员,要求其分析问题产生的原因并制定改进措施,为医院整体绩效的可持续提升夯实基础。

四、集团医院内部全面绩效考核的测量分析与评价

(一)关键绩效指标数据采集和监测

1. 现场数据采集和监测

在进行现场数据采集和监测时主要采用实地查看、个案追踪、项目追踪等方法,开展三级全面绩效考核评价:

(1)院级层面:主要依托14个委员会以既定的绩效评价目标值和标准为准绳,按照月季度、半年和全年的频次对集团医院内部各项运营活动定期进行现场考核评价,并在此基础上完成集团医院内部全面绩效考核评价所需各项指标数据的采集和监测。

(2)业务部门层面:集团医院各业务部门,例如医务部、护理部、药学部、医院感染管理办公室等作为评价主体,按照各业务部门个性化的评价指标和评价标准,围绕各业务部门工作开展的关键过程(如核心制度落实、围手术期管理等)和重点环节(如输血、院感、用药安全、危重患者管理等)等开展各项评价活动和指标数据的采集、监测。

(3)科室层面:集团医院各科室成立科级评价小组,重点围绕科室各项工作标准、岗位职责落实等方面开展科室内部评价活动及相应指标数据的采集和监测。

2. 信息系统数据采集和监测

集团医院建立了基于数据、信息和知识管理的信息化平台(HIS 系统、LIS 系统、NIS 系统、CIS 系统、PASS 系统、HRP 信息管理系统),以此为依托,可以按照时间、科室、项目类型等不同维度进行数据的采集和监测。同时研发线上的集团医院内部绩效管理信息系统并使之与各信息平台端口互

通,初步实现所需关键绩效指标数据的主动采集,针对系统中无法获取的指标数据,可以在集团医院内部绩效管理信息系统中以主管业务科室填报的形式获取。通过多种途径,最终实现医院内部运营关键指标数据的采集和监测。

(二)开展绩效分析和评价活动

1.分析、评价组织绩效

集团医院定期召开各类会议(表 18-4),对战略目标的达成情况、行业发展走势、市场拓展情况、竞争对手动态、顾客满意度和员工满意度等绩效指标进行综合研判和评价。

表 18-4　集团医院绩效分析评价活动汇总表

评价方式	评价内容	频次	参加人	评价负责人
战略规划研讨会议	领导作用、战略规划的制定及修订、战略目标执行情况、行动计划进展情况、战略矫正、战略调整	1次/年	院领导、各部门负责人、职工代表	院长
职工代表大会	战略目标的实现情况、发展方向、绩效结果、社会责任结果、财务结果、评估与交流、先进团队介绍	1次/年	院领导、职工代表	院长
年终绩效考评会	科室绩效、先进团队介绍、最佳实践案例分享	1次/年	中层管理干部	院长
院务办公会	计划、组织应变能力、资源配置情况	1次/周	院领导、相关人员	院长
工作总结会	计划、目标达成情况,评估与交流	1次/年	院领导、相关人员	院长

评价方式	评价内容	频次	参加人	评价负责人
业务分析会（科主任会）	医疗业务量、医疗工作效率、医疗质量、医疗服务投诉	2次/年	中层管理干部	分管副院长
市场拓展会	市场趋势、患者来源、医保运行情况	适时	各科室负责人、相关人员	分管副院长、医联体主任
质量反馈会	医疗服务质量、医疗流程、专项治理工作、质量管理小组活动	1次/月	医务部、护理部、门诊部等	分管副院长、医务部部长、护理部主任
院感通报会	医院感染、消毒防护、疫情上报情况	适时	各科室负责人、相关人员	分管副院长、院感科主任

2. 有效应用关键对比数据和信息

针对关键绩效指标及关键活动，相关部门应正确识别、收集相关数据和信息，并有效应用关键的绩效对比数据（包括内部对比、竞争对比和标杆对比数据）以及相关信息，为战略决策和日常决策以及工作改进和创新提供支持。

3. 确定改进的优先次序，识别创新机会

通过各层次的绩效分析形成绩效报告，使集团医院和各科室明确绩效中存在的问题，分析问题产生的原因，提出专项问题分析及改进方案。通过院办公会、专题研讨会综合考虑所存在问题的影响面、紧急程度以及绩效趋势与对比等因素，识别改进的优先次序和创新机会，将评价结果转化为具体的改进和创新举措，将有限的资源配置到最需要改进和创新的地方。

4. 持续优化绩效测量系统，保持对内外部环境变化的敏感性

对绩效指标、指标值、测量方法等适时进行评价，使测量系统的各要素能够随着内外部环境的快速变化和战略的调整，进行动态的、灵敏的调整，以保持协调一致。

五、集团医院内部全面绩效考核评价结果的应用

考核评价结果主要应用于以下两个方面：

（一）物质性激励

每月考核结束后，将科室和个人的考核结果转换为绩效系数，即以管理目标值作为基准值，将科室和个人的考核实际得分值与之相比，得出的结果即为当月的绩效考核系数，并将该系数与科室和个人当月的绩效奖励相挂钩，适当拉开档次和差距，更好体现出"优劳优酬、多劳多得"的科学分配原则。

（二）精神性激励

每年将科室和个人的绩效考核情况提供给人事管理部门，将考核结果与科室/部门发展建设、科室/部门工作人员的评选优秀和先进、个人职称晋升和进修培训等相结合，进一步发挥绩效考核激励先进、鞭策后进的积极作用。通过物质和精神两个层面激励的结合，在医院内部建立起良性的激励机制，为医院整体绩效水平的可持续性改善提供机制保障。

六、案例分享：分层管理模式下护理人员绩效考核评价实践

前述内容侧重于从医院内部绩效考核评价的组织绩效层面进行阐述，具体到个人层面的绩效评价论述较少，为更好地给医院各级管理者提供借鉴，现介绍集团医院分层管理模式下护理人员绩效评价实践。

（一）建立医院护理人员分层管理模式

按照护理人员的学历、工作年限、执业资格、职称、专业资质（包括工作能力、管理能力、教学能力、科研能力）等要素将护理人员分为 N_0—N_5 六个层级：N_0—N_1 级是 1—2 年在科室轮转阶段的辅助护士；N_2 级是初级责任护士；N_3 级是中级责任护士；N_4 级是高级责任护士；N_5 级是专科护士及高级管理者，对护理人员实施分层管理。在此基础上，结合护理不同岗位的职责要求，制定

详细的岗位和层级说明书。

（二）制定护理人员绩效评价细则和综合评分表

集团医院制定了护理人员绩效评价表，包括基础评价、违规项目评价与奖励评价三部分内容（表 18-5），在此基础上制定了护理人员综合绩效评价细化评分表。

表 18-5　护理人员月绩效考核表

病区　　　月得分　　　被考核者签名　　　考核组长签名　　　日期

基础评价	得分	违规项目评价	扣分	奖励评价	得分
患者对护士满意度≥95分	15分	患者满意度每降低1%	1分/1%	书面表扬（表扬信、满意度）	5分/次
无护理差错	10分	一般差错	5分/次	媒体表扬	20分/次
岗位工作职责按质量标准完成	25分	出现工作缺陷	2分/次	无一般差错	10分/次
规范执行疾病护理常规	5分	无法承担对应能级工作	2分/级	无严重差错	20分/次
规范执行各项操作规程	5分	发生护理并发症※	5分/次	市级以上科研立项	20分/次
规范书写护理文书	5分	违反操作规程	1分/次	在 CN 刊物上发表论文	10分/篇
完成基础护理工作量	5分	书写错误	0.5分/处	获市级以上竞赛奖	5分/次
遵守各项规章制度	5分	未完成指标	5分/次	特殊情况主动加班带班	5分/次

续表

基础评价		得分	违规项目评价		扣分	奖励评价		得分
服从科室工作安排	5分		迟到、早退、不请假外出	2.5分/次		护理重症患者数（白班）	0.3分/名	
仪容、仪表、言语规范	5分		擅自换班	2.5分/次		护理重症患者数（夜班）	0.1分/名	
理论和操作考试达标	5分		仪容、仪表不整	1分/次		主持护理查房或讲座	2分/次	
工作中有合作精神	5分		理论或操作考试不达标	2.5分/项		按质按量完成科室指定任务	2分/项	
满勤	5分		婚假、产假、探亲假、丧假	3.5分/天		承担市级以上指令性任务	10分/次	
			病假	7分/天		合理化建议被采纳推广	2分/项	
			事假	10分/天				
			严重差错	50分/次				
			有服务投诉且经核实	20分/次				
			脱岗	20分/次				
			未完成科室指定任务※	1分/项				
小计			小计			小计		

护理人员综合绩效评价从层级、岗位、护理质量、工作量、满意度评价五个维度进行,护理人员最终绩效评价得分(表18-6)由30%层级得分、15%岗位得分、25%工作量得分、10%满意度评价得分、20%护理质量得分以及个人奖励得分共同构成。

(三)开展护理人员绩效评价活动

主要包括月度绩效评价、季度绩效评价和年度绩效评价三个方面。月度绩效评价主要由科室内部考核评价小组进行,结合本科室护理管理人员每日查房对护士工作质量的监控情况、夜间质量监控反馈情况以及护理部组织开展的各项质量监控反馈情况等,建立护理人员绩效评价记录,并以此为依据每月对科室护理人员绩效落实情况进行综合评价。

季度和年度绩效评价主要由护理部组织进行,从德、能、勤、绩四个维度和护士长、科主任、科室同事、患者、护理部多个层面对护理人员绩效进行综合测评,其中护理部考核占10%、科室护士长考核占40%、科主任测评占10%、同事测评占10%、患者测评占30%。

评价活动结束后,绩效评价小组会把评价结果及时向个人反馈,听取个人反馈意见并明确个人须改进的问题,以确保个人绩效能够得到持续改善和提升。

(四)绩效评价结果的应用

除了上述绩效考核结果应用的范围之外,护理人员绩效评价还与个人层级密切相关,主要表现为以下两个方面:① 月度综合评价得分达到科室平均分者,当月绩效奖分配时层级系数不变;低于平均分10分者,按降一个层级系数进行分配;高于平均分10分者,按升一个层级系数进行分配。② 年度综合绩效评价得分≥90分者可以破格晋级,≥80分者可以正常晋级,70—80分者延迟一年晋级,<70分者予以降级。

表 18-6　护理人员综合绩效评分表

姓名	月份	层级系数(30%)						岗位系数(15%)						工作量(25%)				满意测评(10%)	护理质量(20%)	个人得分
		层级分值	N_1	N_2	N_3	N_4	N_5	白班			夜班			特护	I护	II护	III护			
								治疗	办公护	责任护	两头班	P班	N班							
		分值	11	17	23	26	29	9	9	15	15	15	19	19	15	11	7			
合计																				

第四节　基于 RBRVS 和 DRGs 理念绩效分配体系研究与方案设计

国务院办公厅发布的《关于建立现代医院管理制度的指导意见》(国办发〔2017〕67号)中要求各级公立医院应健全绩效考核制度,并将考核结果与医务人员薪酬挂钩。安徽省下发的《关于推进我省公立医院薪酬制度改革的实施意见》(皖人社发〔2017〕55号)中也明确指出,绩效工资应立足本地实际,结合公立医院的不同功能定位和医、护、技、药、管等不同岗位职责要求等确定,并注重对医务人员的长期激励。

在这一总体背景下,集团医院坚持从公益性出发,立足自身发展实际,以医院现有内部全面绩效考核为基础,不断优化考核体系建设,逐渐渗透以资源为基础的相对价值比率(RBRVS)和诊断相关分组(DRGs)理念,探索建立基于 RBRVS 和 DRGs 的理念绩效分配体系,以强化绩效考核导向,不断引导医务人员绩效分配向关键和紧缺岗位、高风险和高强度岗位及高层次人才、业务骨干和突出成绩的医务人员倾斜,促进收入分配更科学、更公平,建立更加完善的医务人员激励机制。下面结合集团医院实际探索和研究情况进行阐述,以期能在医改形势下为公立医院内部医务人员科学绩效体系的建立提供可借鉴的经验。

一、指导思想

以习近平新时代中国特色社会主义思想为指导,全面贯彻党的十九大和十九届二中、三中、四中、五中全会精神,根据国家下发的《关于开展公立医院薪酬制度改革试点工作的指导意见》《关于开展公立医院薪酬制度改革试点工作的指导意见》《关于建立现代医院管理制度的指导意见》以及安徽省《关于推进我省公立医院薪酬制度改革的实施意见》等相关文件要求,加强和完善医院绩效分配管理、坚持公益性、调动积极性,进一步落实三级公立医院功能定位,提高医疗服务质量和效率,为人民群众提供高质量的医疗服务。

二、基本原则

以满足人民群众健康需求为立足点,按照深化医药卫生体制改革和收入分配制度改革的总体部署,坚持"激励与约束相结合、按劳分配与按生产要素分配相结合、动态调整与合理预期相结合"的原则,建立以体现劳动价值为导向的绩效奖金分配制度,实现绩效收入分配科学化,增强医院公益性,改革完善医务人员激励机制,调动医务人员积极性,不断提高医疗服务质量和水平。

三、建设目标

按照国家"允许医疗服务收入扣除成本并按规定提取各项基金后主要用于人员奖励"的要求,坚持"以收定支",在保障正常运行和合理发展需要基础上,通过与服务质量、数量挂钩,与医疗服务收入(不含药品、耗材收入和大型设备检查收入)占医院总收入的比重等要素挂钩,借助 RBRVS 和 DRGs 等考核工具,利用现代信息技术,整合医院已有信息资源,融合人力资源流、财务流、业务流等信息,强化绩效考核导向,建立更加科学的绩效奖金管理分配体系,充分满足和适应现代公立医院改革发展需求。

四、设计思路

(一)工作量考核

引用 RBRVS 进行评价,以相对价值为尺度,测量医师在医疗服务中资源投入的多少。通过分析医疗服务项目中投入的各种资源要素成本大小计算每次服务的相对值(RVS 点值),再根据 RVS 点值、绩效单元的服务量、服务费用的总额(历史奖金数据),计算出 RVS 的货币转换系数(CF),即每一个 RVS 点值所对应的金额。RVS 点值数由判读点数和执行点数(直接执行和医护共同执行)构成。

除了 RBRVS 点值,还增加了工作量分配指标,主要包括门诊、住院、手术三类工作量分配指标,按照实际发生的工作量计算,如门急诊患者数、收住患者数、会诊患者数的工作量,此类工作量点值设固定基数,初步设计为:由于进行 RBRVS 点单价测算时,已经将相应工作量奖纳入测算,所以在新的方案中将对临床科室进行分类,以分类后同一系统内全年的平均值作为基准值,超出部分予以相应奖励,如针对手术超量增设Ⅲ-Ⅳ级手术超台奖,即对超出同一系统内全年平均台次予以相应奖励。

(二)医师核心能力考核

将 DRGs 相应指标运用到绩效奖分配过程中。在医院服务绩效评价中常使用三个指标:DRGs 数量(反映收治病例的覆盖病例类型范围)、总权重数(反映住院费服务总产出,一般病情越复杂,治疗成本越高)、病例组合指数 CMI(总权重数/总病例数,反映收治病例的技术难度)。鉴于目前集团医院 DRGs 仍在建设阶段,此方案中暂时使用科室服务产出相对权重系数概念代替。具体测算过程如下:将临床科室划分为内、外科两大类,分开测算年度周期内与医疗诊疗服务行为执行工作量相关的费用(即扣除各科室检验、材料、检查等非工作量产生的费用后进行统计测算),分别得出内外科系统的年度出院患者的人均次费用,并以此为依据测算出各科室服务产出的相对权重系数。

(三)医疗综合质量考核

此部分主要考核医院各类关键绩效指标。按照医院内部全面绩效考核的要求完成每月绩效考核以后,将考核的分值转换为质量考核系数,具体转换方法为:以既定的基准目标值为依据,将科室和个人实际的绩效考核分值与之相比,计算出的比值即为当月相应质量的考核系数。

五、实施内容

(一)设定诊疗服务项目点数

借鉴国内 RBRVS 的研究成果,对集团医院内与医务人员直接相关的近 4 000 项诊疗服务项目逐一进行梳理评价,按照 RBRVS 点数赋值的 5 大原则,即独立完成点数高,辅助完成则低;项目的技术、责任、风险要求高者点数高,反之则低;项目的操作所需时间长者点数高,反之则低;判读、指导为主的医疗服务项目点数相对较低;项目的执业成本高者点数较高。为每项服务项目赋相对价值点数,部分诊疗服务项目点数示例如表18-7所示。

表 18-7　部分诊疗服务项目点数示例

诊疗服务项目名称	项目点数
口腔上颌窦瘘修补术	45.9
唇颊沟加深术	57.29
牙周骨成形手术	18.36
牙冠延长术	22.95
腭部肿物局部扩大切除术	68.85
颌面部血管瘤瘤腔内注射	11.39
颌下腺切除术	87.21

(二) 测算诊疗服务项目绩效单价

对集团医院全年历史数据进行收集、梳理和初步分析,找出异常数据,剔除明显错误数据,结合医院内部不同岗位工作要求,划分为一般手术临床科室、一般非手术临床科室和医技科室三大类,依据新方案进行建模测算,在此基础上测算出相应诊疗服务项目的绩效点单价。

(三) 分类设计绩效测算方案

按照岗位划分为临床医生、临床护理、医技、行政及其他(包括后勤、辅助科室等)四大类,分别设计测算公式。

1. 临床医生

临床医生绩效测算按照医护分开和医护不分两种方式分别进行设计,测算公式如表18-8所示。

在测算过程中需要注意以下3个问题:

表 18-8　临床医生绩效测算公式

类别	测算公式
医护分开	公式 1 = [∑RVS×(医)点值×CF − 医疗成本]×考核系数1(KPI)×考核系数2(科室产出权重系数) + 各类超量工作量奖(包括门急诊超量奖、收住患者超量奖、手术超量奖、床日超量奖等) + 各类专项奖励 − 各类专项扣款(包括各类专项督查、欠费、赔款等)
医护不分	公式 2 = [(∑RVS×(医护)点值×CF − 科室成本)×考核系数1(KPI)×考核系数2(科室产出权重系数) + 各类超量工作量奖(包括门急诊超量奖、收住患者超量奖、手术超量奖、床日超量奖等) + 各类专项奖励 − 各类专项扣款(包括各类专项督查、欠费、赔款等)]×医疗分配比

(1) 如果采取医护分开核算的方式,前期需要对医护成本分摊比例进行划分,能明确划分医护权限的,如工资、培训等,按照实际发生归属进行测算;不能明确划分的,建议医护均摊。

(2) 扣款和奖励按照督查部门所对应的责任主体进行界定,即医务部组织的归属于医疗组;护理部组织的归属于护理组;如涉及科室整体,无法明确划分的,由相关业务部门协商界定后执行。

(3) 如果采用医护分开的方式,前期须进行充分的调研和沟通,分别明确医疗、护理绩效分配比例。

2. 临床护理

由于护理服务项目直接列入收费价表的数量较少,根据《全国医疗服务价格项目规范(2012 年版)工作手册》统计,护理相关收费项目仅 100 余项,不到总收费项目的 1%(总收费项目是 9 365 项),如果按照 RBRVS 的点单数×点单价进行测算,护理综合绩效奖金与护理人员实际工作价值存在较大差距,因此在进行护理绩效奖测算方案设计时,应重点考虑这一影响因素进行科学设计。临床护理绩效测算公式同样按照医护分开和医护不分两种方式分别进行设计,测算公式如表 18-9 所示。

表 18-9　临床护理绩效测算公式

类别	测算公式
医护分开	公式 1 = [∑RVS(护)点值×CF − 护理成本]×考核系数 1(KPI)×考核系数 2(护理单元风险系数) + 各类超量工作量奖(包括门急诊超量奖、收住患者超量奖、手术超量奖、床日超量奖等) + 各类专项奖励 — 各类专项扣款(包括各类专项督查、欠费、赔款等)
医护不分	公式 2 = [(∑RVS×(医护)点值×CF − 科室成本)×考核系数 1(KPI)×考核系数 2(科室产出权重系数) + 各类超量工作量奖(包括门急诊超量奖、收住患者超量奖、手术超量奖、床日超量奖等) + 各类专项奖励 — 各类专项扣款(包括各类专项督查、欠费、赔款等)]×护理分配比

　　针对医护分开测算方式,除了临床医生测算公式设计中的需要关注的问题之外,还应重点注意的是护理单元风险系数的设置。除了可以参照DRGs 中 CMI 值(病例组合指数)以外,还应结合医院护理工作的实际情况,如Ⅰ级护理级别和急危重患者在科室总体收治患者中的比例等进行综合评定。集团医院科室护理风险系数范例如表 18-10 所示。

表 18-10　护理风险系数设置范例

类别	科　室	分值	权重系数
特类	ICU	11.5	1.15
Ⅰ类	急诊、CCU、NICU/儿科、手术室、脑外科、神经内科、产科/产房	11	1.1
Ⅱ类	呼吸内科、血液内科、肿瘤内科、脊柱外科、创伤骨科、心胸外科、关节外科、心内科、妇科、胃肠外科、甲乳外科、消化内科、肝胆血管、急诊住院、微创外科、烧伤整形、感染科、内分泌科、肾内/皮肤、泌尿/介入科、老年科、干部病房、手足骨科	10.5	1.05
Ⅲ类	风湿中医科、康复医学、五官口腔、肛肠疼痛、眼科	10	1

3. 医技科室

（1）普通医技科室。适用于检验、B超、放射、病理、心电、心超、CT、核医学、磁共振等科室执行的项目基本为临床收费项目，在 RBRVS 体系中此类项目的相对点值相对固定，因此其测算公式为：（点单价×当月总点单数－成本）×KPI 考核系数 + 各类专项奖励－各类专项扣款（包括各类专项督查、欠费、赔款等）。

（2）特殊医技科室。主要包括胃镜、介入科等需要医护共同完成的科室，按照所做胃镜、肠镜、息肉切除、支架置入术、造影等服务项目数量统计工作量，结合历史奖金独立进行测算点单价计算，测算公式同普通医技科室。

4. 行政后勤及辅助科室

行政后勤及辅助科室的工作性质与临床和医技等业务科室存在较大的区别，因此在进行绩效测算方案设计时，引入国际上使用最广泛的一种岗位评估方法——海氏要素评估法，在对各行政后勤科室进行科学岗位分析、制定明确岗位说明书、定岗定员的基础上，成立院级岗位评价小组，分别从工作职权、责任轻重、指导监督、工作复杂性、工作压力、能力要求、工作经验、专业知识、专业难度、工作环境十个方面对各岗位进行评分，根据岗位评价分值进行岗位级别和岗位系数评定。在上述基础上，设置基准绩效奖（为每月临床和医技科室平均奖的 80%），测算公式为：当月基准绩效奖×岗位级别系数×岗位系数×KPI 考核系数。

（四）确定绩效分配方式

集团医院层面确定绩效奖二次分配宏观指导意见，各科室成立绩效奖分配小组，小组成员应由科主任、护士长、科秘书、医生和护士代表等共同构成。各科室分配小组按照医院绩效二次分配指导意见的具体要求，根据科室人员综合专业技术能力、岗位职责落实、工作业绩、医德医风等因素制定各科室绩效二次分配方案，并经由主管业务部门审核备案后实施。

科学的管理体系

高效的运营机制

明确的目标管理

全面的绩效考核

先进的医疗技术

智慧的信息平台

优质的医院服务

有力的保障系统

严控的危机管理

厚植的医院文化

第五篇

先进的医疗技术

第十九章 医疗技术概述

医院发展离不开先进的医疗技术,患者对医疗技术服务的期望和要求越来越高,健康中国建设需要依靠先进的医疗技术提高整体医疗卫生服务水平。医疗技术的先进性和创新发展对于维护和促进人民群众健康意义重大。本章主要阐述医疗技术的概念与分类、国际前沿技术发展现状以及我国医疗技术发展现状。

第一节 医疗技术的概念及分类

一、医疗技术的概念

医疗技术,是指医疗机构及其医务人员以诊断和治疗疾病为目的,对疾病做出判断和为消除疾病、缓解病情、减轻痛苦、改善功能、延长生命、帮助患者恢复健康而采取的医学专业手段和措施。

医疗技术的创新发展也是医院的核心竞争力,医院必须瞄准医疗技术发展的前沿,利用自主创新与引进、吸收、应用推广相结合等手段,不断开展临床医学科学研究与创新,通过新业务、新技术开辟诊治疑难杂症的新途径和新方法,从而促进临床诊治水平的持续提高。

二、医疗技术的分类

国家卫生健康委于 2018 年 8 月审核通过的《医疗技术临床应用管理办法》规定,医疗技术分为三类。

（一）允许类技术

允许类技术指经过临床研究论证且安全性、有效性确切，未纳入禁止类技术和限制类技术目录的医疗技术。医疗机构可以根据自身功能、任务、技术能力等自行决定是否开展临床应用，并应当对医疗技术的临床应用实施严格管理。

（二）限制类技术

限制类技术指技术难度大、风险高，对医疗机构的服务能力、人员水平有较高专业要求而需要设置限定条件的医疗技术，或需要消耗稀缺资源、涉及重大伦理问题，或存在不合理临床应用，需要重点管理的医疗技术，将其纳入"限制类技术"清单，实施备案管理。国家卫生健康委制定并发布国家限制类技术目录，省级卫生行政部门可以结合本地区实际，在国家限制类技术目录的基础上增补省级限制类技术。

（三）禁止类技术

禁止类技术指安全性、有效性不确切，或存在重大伦理问题，或已经被临床淘汰，或未经临床研究论证的医疗新技术，将其列入"禁止类技术"清单，禁止应用于临床。

三、医疗技术的管理

（一）行政主管部门的管理

一是建立医疗技术临床应用"负面清单管理"制度，主要针对"禁止类技术"和"限制类技术"，其中"禁止类技术"禁止应用于临床；对"限制类技术"实施备案管理。"限制类技术"国家目录由国家卫生健康委制定发布，省级卫生行政部门也可以结合本地区实际，在国家目录的基础上增补省级限制类技术。

二是建立"限制类技术"临床应用备案制度。医疗机构拟开展"限制类技术"临床应用的，首先进行自我评估，评估标准参照相关医疗技术临床应用管理规范，符合管理规范要求的可以开展，但在开展的同时需要向核发其

《医疗机构执业许可证》的卫生行政部门备案,以便于行政部门加强事中、事后监管。

三是建立医疗技术临床应用质量管理与控制制度。充分发挥各级、各专业医疗质量控制组织的作用,加强医疗技术临床应用质量控制,对医疗技术临床应用情况进行日常监测与定期评估,及时向医疗机构反馈质控和评估结果,持续改进医疗技术临床应用质量。

四是建立医疗技术临床应用规范化培训制度。拟开展限制类技术的医师应当按照相关技术临床应用管理规范要求接受规范化培训并考核合格,同时对"限制类技术"临床应用规范化培训基地实施省级备案管理。

五是建立信息公开制度。县级以上地方卫生行政部门应当及时向社会公开行政区域内经备案开展限制类技术临床应用的医疗机构名单及相关信息,便于查询和监督。

(二)医疗机构的管理

医疗机构对本机构医疗技术临床应用和管理承担主体责任,医疗机构主要负责人是本机构医疗技术临床应用管理的第一责任人。医疗机构根据其自身条件和技术能力开展相应的医疗技术临床应用,建立本机构医疗技术临床应用管理制度,包括但不限于医疗技术目录管理制度、手术分级管理制度、医师授权制度、质量控制制度、动态评估制度、档案管理制度等。医疗机构在医疗技术临床应用过程中,应当及时、准确、完整地报送相关技术开展情况数据信息,开展相关技术临床应用的条件发生变化,不能满足临床应用管理规范要求,或影响临床应用效果,或出现重大医疗质量、医疗安全或伦理问题,或发生与技术相关的严重不良后果等情形时,须按规定向有关部门报告。

第二节　国际前沿医疗技术发展

一、前沿技术的特点

（一）互为基础

所有的技术创新都是以现有的科学发现和技术进步为基础的。例如，蒸汽机的发明引发了交通工具和工厂设备的革新，促进了经济、社会和地缘政治的变化，为更多的技术发展提供了舞台，随着越来越多新技术的开发，未来新技术的研发速度将越来越快。

（二）摩尔定律

英特尔联合创始人戈登·摩尔在 1965 年预言微晶片的处理能力每过 18—24 个月就会提升一倍，同时推动大部分数字化领域成本降低。技术的发展和应用速度呈指数级增长，这一指数级增长定律在随后的 50 年中被证明是普遍正确的，随着运算法则（软件）、云计算、机器学习和深度学习、新型微处理机以及量子计算的逐渐强大，预计相关元件计算能力还将继续以指数级速度增长。

（三）技术融合

技术融合的例子包括：由记录疾病状态和患者信息的大型数据库支持实现的个性化医疗；可穿戴式个人医疗监控设备；使用计算机模拟设计和测试新药；快速平行的基因测序；依托于新型纳米技术的小型化、高灵敏度的化学和生物传感器等。技术正在通过数字平台的广泛使用而产生越来越多新的组合技术，这将继续加快技术革新的速度，改变人们的工作、生活以及健康管理方式，给多个领域带来颠覆性变革。

二、前沿医疗技术举例

（一）基因编辑技术

基因编辑技术指对目的基因进行精确操作，实现基因插入、删除或定点突变，启动或关闭某些基因，或者直接在分子水平对致病基因进行修改、编辑，从而对功能基因进行研究的技术。此过程既模拟了基因的自然突变，又修改并编辑了原有的基因组，实现了"基因编辑"。

（二）基因治疗

以标志性历史事件为分界线，基因治疗的发展大致可分为初期探索、狂热发展、曲折前行、再度繁荣四个阶段。

1. 初期探索

1963 年，美国分子生物学家、诺贝尔生理学或医学奖获得者 Joshua Lederberg 第一次提出了基因交换和基因优化的理念，为基因治疗的发展奠定了基础。

2. 狂热发展

1990 年，被后人称为"基因治疗之父"的 William French Anderson 医生领衔开展了针对重症联合免疫缺陷病的基因治疗，两年后又一例基因治疗临床试验取得成功。患者、医生和科学家的热情迅速被点燃，行业进入狂热发展阶段。这个时期的基因治疗取得了初步成功，但技术上仍存在很大的安全风险，处于短暂的非理性发展阶段。

3. 曲折前行

1999 年，美国男孩 Jesse Gelsinger 参与了宾夕法尼亚大学的基因治疗项目，接受治疗 4 天后因病毒引起的强烈免疫反应导致多器官衰竭而死亡。此事件成为基因治疗发展的转折点。

4. 再度繁荣

2012 年，荷兰 UniQure 公司的 Glybera 在欧盟审批上市，用于治疗脂蛋白脂肪酶缺乏引起的严重肌肉疾病。同年，Jennifer Doudna 以及美籍华人科学家张峰发明了 CRISPR/CAS9 基因编辑技术，这是基因治疗领域革命性的事件。自此，基因治疗技术上的一些瓶颈得到突破，有效性和安全性都有所提高，行业迎来新一轮的发展高潮。

（三）小核酸药物

从 1998 年 RNAi 技术的首次被阐明，到 2018 年首个 siRNA 药物的获批，RNAi 药物经历了萌芽期、起步期、探索期和发展期。1983 年，Mizuno 和 Kleckner 在大肠杆菌的产肠杆菌素 Col E1 质粒中发现反义 RNA。1998 年，安德鲁法尔和克雷格梅洛在线虫中首次揭示了 RNAi 现象。2002 年，用于 HIV 治疗的 RNAi 药物被《科学》杂志评为 2002 年十大科学进展之首。2006 年，安德鲁法尔和克雷格梅洛因发现 RNAi 干扰机制获得了诺贝尔生理学或医学奖。由于基因测序技术的发展，测序成本降低，为小核酸药物产业化提供了可能，同时利用 RNA 修饰技术使得 RNA 在血液中的稳定性增加以及给药系统的突破使得药物更高效、安全。从 2013 年到 2016 年，陆续有反义核酸药物获批上市。2016 年年底开始，百健/Ionis 治疗脊髓性肌萎缩症（SMA）的反义寡核苷酸 Nusinersen 被 FDA 批准上市；2017 年，Patisiran 临床三期结果超出预期，标志着核酸干扰药物的研制取得重大突破；2018 年，Ionis 和 Alnylam 研发的治疗由 hATTR 引起的多发性神经病的两款孤儿药陆续获批，其中 Patisiran 成为全球第一个获批的 siRNA 类的小核酸药物。

（四）疫苗

疫苗的发展史是一部技术创新史，可分为萌芽期、发展期和黄金期。

1. 萌芽期（18 世纪）

世界上诞生了第一支疫苗——天花疫苗。随着人们对微生物致病机制的了解逐渐深入，从 19 世纪到 20 世纪前半叶，以炭疽疫苗、霍乱疫苗及卡介苗为代表的灭活全微生物疫苗和减毒活疫苗开始问世。

2. 发展期（20 世纪后半叶至 20 世纪末）

20 世纪末期，随着免疫化学、免疫生物学、组织培养技术的成熟，提纯技术和生物信息等一些革命性技术开始被运用到疫苗研究领域，使得研制以前用传统方法无法开发的新型疫苗成为可能。1987 年，John B. Robbins 利用细菌多糖与蛋白质化学结合后可提高多糖疫苗免疫原性的理论成功开发出 Hib 结合疫苗。2000 年,John B. Robbins 突破共轭结合疫苗的技术核心,成功开发出 7 价肺炎疫苗 Prevnar 7,杜克大学医学中心的杰弗里贝克和塞缪尔卡茨评价 Prevnar 7 这种多价结合疫苗为"代表了 20 世纪后期疫苗领域的最大突破"。

3. 黄金期(21 世纪初至今)

进入 21 世纪,新型疫苗研发进入发展快车道。前 10 年是新型疫苗研发的黄金十年,重磅产品频频出现,预防宫颈癌的 HPV 疫苗、甲型 H5N1 流感疫苗、甲型 H1N1 流感疫苗以及治疗前列腺癌的 Provenge 治疗性疫苗先后问世;新冠病毒疫苗从病毒发现到疫苗上市仅用了 10 个月时间。

(五)肿瘤免疫治疗

肿瘤免疫治疗是通过重启并维持肿瘤免疫循环,恢复机体正常的抗肿瘤免疫反应,从而控制与清除肿瘤的一种治疗方法,包括单克隆抗体类免疫检查点抑制剂、治疗性抗体、癌症疫苗、细胞治疗和小分子抑制剂等。近几年,肿瘤免疫治疗的好消息不断,目前已在多种肿瘤如黑色素瘤、非小细胞肺癌、肾癌和前列腺癌等实体瘤的治疗中展示出了强大的抗肿瘤活性,多个肿瘤免疫治疗药物已经获得美国 FDA 批准并进行临床应用。肿瘤免疫治疗由于其卓越的疗效和创新性,在 2013 年被《科学》杂志评为年度最重要的科学突破。

(六)纳米药物

抗肿瘤纳米药物的研究经历了很长的历史,50 年前脂质体的结构首次被发现,随后在脂质体研究领域出现了许多里程碑式的成果,如 pH 梯度法的发明、长循环脂质体的制备、主动靶向脂质体的发明等。纳米脂质体具有毒副作用低、生物相容性好、对 pH 和温度敏感等优点。在已上市的纳米载体药物中,脂质体药物上市较早,所占比例最多。1995 年,FDA 批准了第一个纳米药物——盐酸多柔比星脂质体(Doxil),这种药物在脂质纳米粒子中包裹阿霉素(Doxorubicin)。

（七）重组蛋白药物

重组蛋白药物是一类由基因工程技术改造的"工程菌"或"工程细胞"，可以批量表达出人体功能蛋白或其突变体，用于弥补机体因先天基因缺陷或后天疾病等因素所导致的体内相应功能蛋白的缺失。重组蛋白药物的疗效显著高于传统的小分子化学药物，甚至是治疗某些特殊疾病的不可替代药品，经过30多年的发展，已成为现代生物制药领域最重要的产品之一。自1982年世界上第一个重组蛋白药物——重组人胰岛素Humulin上市以来，重组蛋白药物已经历了30多年的发展历程。总的来说，重组蛋白药物的发展分为两个阶段：一个阶段是1982—2000年的短效重组蛋白时代，另一个阶段是2000年以后的长效重组蛋白时代。

（八）液态活检

ctDNA中含有肿瘤基因组的部分变异特征，如突变、插入、删除、拷贝数量异常等，随着ctDNA捕获技术的日益成熟，ctDNA可在基因组水平分析肿瘤细胞。

CTC是活体肿瘤细胞，可通过计数实现早期筛查和复发监控，亦可通过分离培养和全基因组测序实现对治疗方案的指导和治疗效果的监测。

外泌体是指包含了复杂RNA和蛋白质的小膜泡，1981年外泌体的概念第一次被提出；2007年，外泌体被证明能传递信息，可作为细胞之间的基因交流的一种新机制；2008年，外泌体中miRNA与肿瘤的关系被发现；2014年，外泌体与早期胰腺癌的关系被证明。Kalluri及其同事发现细胞表面蛋白多糖磷脂酰肌醇聚糖-1（GPC1）在胰腺癌个体血液外泌体中含量特别丰富，目前在对250例患者的研究中，GPC1能够以接近100%的准确率和敏感性诊断出早期和晚期胰腺癌。

（九）干细胞技术

干细胞又叫作起源细胞，是一类具有自我更新和分化潜能的细胞，生物体通过干细胞的分裂来实现细胞的更新，从而保证生物体的持续生长发育。细胞、组织及器官移植已被世界卫生组织认可，成为一项重要的治疗手段，从2006年初到2014年年底，75个国家的1 516个移植中心共进行了953 651例造血干细胞移植（HSCT），其中自体移植 553 350 例，异基因移植 400 301 例。

（十）活体生物药

包括活体生物药、粪菌移植和小分子微生态调节剂三种，为利用正常微生物或调节微生物正常生长的物质制成的药物制剂，对宿主免疫和生物系统发挥调节作用，从而起到预防、治疗或治愈疾病的作用。

（十一）单克隆抗体

单克隆抗体是指由单一 β 细胞克隆产生的高度均一、识别特定抗原表位的抗体。单克隆抗体技术起源于 1975 年的杂交瘤技术，主要经历了四个阶段，即鼠源性单克隆抗体、人鼠嵌合单克隆抗体、人源化单克隆抗体和全人源单克隆抗体。21 世纪初，基因工程技术的发展使得抗体人源化逐渐实现，单抗药物得以迅速发展。

（十二）器官移植

采用手术或其他方法将个体细胞、组织或器官，导入自体或其他个体，以替代原已丧失功能的细胞、组织或器官。根据导入移植物不同，分为细胞、组织和器官移植。进入 21 世纪，临床移植术的研究和应用被再次推向高潮，实体器官移植已成为治疗终末期疾病的有效手段。

（十三）医疗机器人

1985 年，美国医务人员为精确实施神经外科活检，尝试使用了 Puma560 工业机器人，这是手术机器人的雏形。1988 年，Puma560 被用于前列腺手术中，促成专门为前列腺手术设计的系统 PROBOT 的出现，成为第一台专门用于手术的外科机器人。1996 年，美国 Computer Motion 公司的 Zeus 系统实现了医生远距离控制机器人进行精细的手术操作和稳定的机械抓持等动作。2000 年，美国直觉外科公司攻克了达芬奇外科手术机器人系统的三个关键核心技术：可自由运动的手臂腕部（EndoWrist）、3D 高清影像技术、主控台的人机交互设计，使得手臂的灵活性大幅度提高，覆盖手术区域更加广泛，为微创外科手术取得了革新性的进步。

（十四）3D 打印

以计算机三维设计模型为蓝本，通过软件分层离散和数控成型系统，利用激光束、热熔喷嘴等方式将金属粉末、陶瓷粉末、塑料、细胞组织等特殊材料进行逐层堆积黏结，最终叠加成型，制造出实体产品，即增材制造技术，是快速成型技术的一种。

（十五）医疗人工智能

人工智能在医疗领域的应用，最早出现于 1972 年利兹大学研发的 AAPhelp 系统。该设计基于贝叶斯理论，主要运用于腹部剧痛的辅助诊断和相关手术辅助；1976 年，美国斯坦福大学开发的专家咨询系统 MYCIN 用于细菌感染疾病的诊断；1980 年，哈佛大学医学院开发的DXplain，主要依据临床表现提供诊断方案，其知识库中收录了 2 200 种疾病和 5 000 多种症状。而随着机器深度学习等相关人工智能技术突飞猛进的快速发展，医疗＋AI 开始突破早期的技术瓶颈；2012 年，"沃森肿瘤医生"通过了美国执业医师资格考试，开始为美国多家医院提供辅助诊疗服务，截至 2017 年，沃森已经在 12 个国家为数万名病患者提供了诊疗服务。

第三节　中国医疗技术发展

一、中国医疗技术发展概述

新中国成立以来，我国始终坚持"以患者为中心"的理念，深化医疗卫生领域供给侧结构性改革，不断增加优质医疗资源供给，持续完善医疗质量管理与控制体系建设，实现了医疗服务能力的稳步提升，医疗技术快速发展，医疗质量与安全持续改进。

随着经济社会和科学技术的不断发展，传统诊疗技术与分子生物学、遗传工程、计算机、高能物理等现代科技交叉融合，为医疗技术服务能力与医疗质量的发展增加了新动力，一方面，以个体化、无痛、微创为典型特点的现代医疗技术在临床广泛应用，减轻了患者痛苦；另一方面，精准医疗理念的推广使疾病诊疗由传统的病原学、病理学层面逐步向基因、分子学层面迈进，促进了诊疗效果的提升。此外，随着以患者为中心的多学科诊疗模式不断推进，内外科诊疗技术不断交融，逐步显现出"外科手术微创化，内科治疗外科化"的趋势，为患者提供了更加合理、科学、全面的诊疗方案，也进一步提升了我国医疗服务能力和医疗质量水平。

70多年来，我国逐步建立了覆盖城乡的三级医疗卫生服务体系，探索建立了适合中国国情的医疗卫生体制，将医疗质量管理和学科能力建设贯穿卫生事业发展全过程。从人均预期寿命、孕产妇死亡率和婴幼儿死亡率等反映一个国家整体医疗卫生水平的三大指标上看，我国医疗质量和医疗技术水平显著提升。2018年，我国居民人均预期寿命达77.0岁，孕产妇死亡率下降到18.3/10万，婴儿死亡率下降到6.1‰，总体上优于中高收入国家平均水平，成为发展中国家的典范。

随着经济社会和科学技术的不断发展，我国医疗技术不断进步，以微创化、个体化为典型特点的现代医疗技术在临床广泛应用。在微创化方面，微创手术器械与设备的应用，改变了传统手术的实施方式。在个体化方面，疾病的诊断、治疗从病原学、病理学层面向患者及病原体基因层面迈进，从基因、分子水平了解疾病的发生、发展过程，为患者提供个体化诊疗方案。以患者为中心的多学科诊疗模式不断推进，为患者提供更加合理、科学、全面的诊疗方案。

二、中国医疗技术发展特点

我国科学技术快速发展，科技成果转化日新月异，临床诊疗服务呈现出个体化、微创化、复杂化、各专业交叉融合的趋势。受益于医学影像、麻醉、重症医学、病理科等支撑专业的"及时补位"，我国医疗机构临床专科医疗服务能力快速提升。

（一）平台学科有力支撑

1. 影像技术

近年来，我国医学影像学正在从以解剖结构为成像基础的传统医学影像学向以细胞、分子结构和功能为成像基础的分子和功能影像学方向发展。

MRI、CT 及超声检查等已经普及;PET、SPECT、磁共振波谱成像及光学成像等提供功能及分子信息的影像技术快速发展;不同的成像方式信息互补,成像方式不断融合,多模态成像技术(如 PET/CT 和 SPECT/CT 等技术)成为医学影像学的发展趋势。医学影像技术的进步正带动疾病诊疗能力取得革命性的进步,术前评估的准确性不断提高,手术安全性、有效性明显改善。

2. 麻醉学

1949 年,我国首个麻醉科在兰州创立。70 多年以来,随着麻醉业务领域不断丰富、服务量不断增加,从子宫内胎儿、新生儿到百岁老人均可实施麻醉,解决了"不敢"和"不能"手术的问题。麻醉门诊由 2015 年的 544 万人次增加到 2018 年的 836 万人次,增加了 53.68%。手术室内麻醉由 2015 年的 2 411 万例次以每年超过 8% 的速度增加,到 2017 年已经突破 2 800 万例次;手术室外麻醉则由 2015 年的 1 170 万例次增加到 2017 年的 1 500 万例次,麻醉科成为体现医疗机构综合能力的重要临床专科。与此同时,麻醉直接相关死亡率和严重并发症率明显下降,目前,我国麻醉相关死亡率为 12/百万,显著低于发展中国家的平均水平(141/百万),麻醉后 24 h 内全因死亡率约为 3‰—4‰。

3. 病理学

病理专业在我国起步虽晚但发展较快,能够为临床提供简便、常规、有效的服务,已成为医疗机构不可或缺的支撑性学科。2017 年,我国三级公立医院术中快速病理诊断及时率为 96.65%,细胞病理诊断及时率为 97.52%,处于较高水平。随着互联网技术的发展,各省(区、市)均建立了病理远程会诊中心,开展了远程病理图文会诊,为临床提供了更便捷、可靠、有效的诊断治疗建议。

(二)外科治疗微创化

我国的腹腔镜临床应用始于 1991 年,经过 30 多年的发展,已经从最初的胆囊摘除术,逐步扩展到腹部外科、泌尿外科、妇产科、胸外科等诸多临床领域,高难度手术例数逐渐增多,逐步取代了传统手术,与之相比,腔镜手术具有出血少、创伤小、恢复快等优点,成为改善患者就医体验、提高医疗质量的重要技术手段,在部分三级甲等医院中,腔镜手术的占比已经达到甚至超过了 80%。

外科机器人手术系统的出现进一步推动了微创外科的发展,使普通腔镜手术无法或很难做到的微创手术得以实现。机器人手术系统所采用的高清晰三维立体视频等创新性技术,具有稳定性好、操作灵活、运动精准、手眼协调、实时同步等特点,突破了人眼、人手、距离的限制,让手术操作更加方便、精细。截至 2017 年,我国已累计完成各类机器人手术 67 611 台,年增长幅度达 73%。随着机器人手术系统的推广及 5G 通信技术的发展,远程手术已成为可能,越来越多的患者可以享受到先进医疗技术带来的优质医疗服务。

(三)内科治疗外科化

通过与现代声、光、微电子技术相结合,内镜技术的检视、摄像性能得以提升,为手术操作提供了良好、清晰的视野;结合高频电刀、激光、微波、冷冻和注药等技术,内科治疗已经实现从诊断到治疗、从腔内到腔外的突破,成功替代了部分传统外科手术,广泛应用于呼吸、消化、耳鼻咽喉科、妇科等专业,在县区级医院也得到了普遍应用。经自然腔道的内窥镜技术,以其微无创、无瘢痕、方便快捷的特点受到医患双方的青睐,成为现代医学代表技术之一。胃镜、纤维支气管镜、肠镜等已经成为内科诊疗中不可缺少的手段。以支气管异物的诊疗为例,过去需要手术切开取出异物,不仅创伤大、恢复慢,还面临着感染、神经损伤等并发症的威胁,现在通过运用支气管镜技术基本实现了无创治疗。

(四)介入治疗常态化

介入治疗是处于内科、外科之间的新兴治疗方法,对于内科疾病,通过介入途径药物直达病灶,不仅提高了疗效,还降低了副作用;在心血管领域,介入诊疗已推广发展了近 40 年,接受心血管介入诊疗的人数以每年 5%—15% 的速度增长,2018 年我国经皮冠状动脉介入手术达 915 256 例,手术量位世界前列。

对于外科疾病,无需通过手术暴露病灶即可完成治疗,不但损伤小、恢复快,而且降低了麻醉并发症的风险;在神经系统疾病领域,介入治疗在支架置入、颅内外血管成形、卒中处理等血管内治疗以及脑动脉瘤、动静脉瘘和动静脉畸形的栓塞治疗等领域的应用取得了长足的进步。

在外周血管疾病领域,介入诊疗技术广泛应用于大动脉炎、闭塞性脉管炎及闭塞性动脉硬化症等外周血管病的治疗,血管开通率由早期的 50% 提高到 90% 以上,半年再狭窄率下降至 20%,并发症由 5% 下降至 1%。

在恶性肿瘤治疗领域,非血管介入治疗快速发展,已经占到我国介入治疗工作量的 50% 以上,并成为肝癌治疗的主要手段之一。目前,约有 30% 需外科手术治疗的肿瘤及其相关并发症可以采用介入方法治疗。

(五)器官移植技术服务能力持续提升

首先,我国建立了高效、公平的人体器官捐献与移植工作体系。我国器官移植始于 20 世纪 60 年代,80 年代形成一定规模,90 年代得到全面发展,进入 21 世纪后器官移植数量、种类、质量均有提高。2010 年起,我国着力推动公民逝世后器官捐献工作,于 2015 年完成器官来源转型,除亲属间活体捐献外,所有器官均来源于公民逝世后的自愿捐献。近年来,在各方努力下,我国构建了公平、高效的人体器官捐献与移植工作体系。截至 2018 年年底,全国已成立 106 个人体器官获取组织,169 家医疗机构具备器官移植资质,累计完成公民逝世后器官捐献 1.8 万余例,捐献大器官突破 5.2 万个。其中,2018 年共完成公民逝世后器官捐献 6 302 例,每百万人口年捐献率达到 4.53%;完成器官移植手术 20 201 例,87.97% 来源于公民逝世后捐献,12.03% 来源于亲属间活体捐献,捐献、移植数量均位居世界第 2 位、亚洲第 1 位。在捐献器官数量增长的同时,单位捐献者捐献器官产出量也得到持续提升,2018 年,单位捐献者肝脏产出均数达到 0.91,单位捐献者肾脏产出均数达到 1.91,均为历史新高。

其次,器官移植技术服务能力持续提升。目前国际上能开展的大器官移植手术在我国均能开展,我国肝脏、心脏、肺脏移植多个单中心移植数量位居世界前列,心肺、胰肾等器官联合移植技术达到国际水平,部分肝脏移植技术,如自体肝移植技术,无缺血肝移植技术,儿童肝脏移植、肾脏移植技术国际领先。患者生存率等质量指标已与国际水平持平,部分指标明显优于国际水平。2018 年我国完成肝脏移植手术 6 272 例,手术例数较 2015 年(2 620 例)增长 139.39%;实施肾脏移植 12 948 例,较 2015 年(7 040 例)增长 83.92%;实施心脏移植 487 例,较 2015 年(279 例)增长 74.55%,且术后 30 天存活率达 93.9%,高于国际平均术后 30 天存活率 90.4%;实施肺移植手术 403 例,较 2015 年(118 例)增长 241.53%。

（六）重点疾病诊疗能力显著提高

随着经济社会发展，危害人民群众健康的主要疾病已由新中国成立初期的传染性疾病转为心脑血管疾病、恶性肿瘤等慢性疾病。2018年，心脑血管疾病和恶性肿瘤导致的死亡人数占城市居民死亡人数的69.78%，占农村居民死亡人数的68.62%。为提高相关疾病诊疗能力，国家卫生健康委先后成立了国家心血管病中心、国家癌症中心和相关专业国家质量控制中心，在各方努力下，相关疾病诊疗已经取得明显成效。

对于心血管系统疾病的诊疗，在冠状动脉粥样硬化性心脏病治疗方面，新中国成立初期，由于缺乏相应的药物和诊疗技术，冠心病患者住院死亡率约30%，20世纪70年代末，一些大医院相继建立了冠心病监护病房，开展心电监测，采用直流电除颤装置电复律，住院病死率大幅度下降至15%左右。1984年，成功开展经冠状动脉溶栓和静脉溶栓，其后经皮冠状动脉介入治疗作为成熟技术在国内迅速发展，国家心血管疾病质量控制中心的资料显示：2018年，全国1788所地方医院及部队医院共完成PCI术915256例，数量居世界首位。急性ST段抬高性心肌梗死患者中直接进行PCI术的患者占比逐年增长，由2009年的29.76%增长为2017年的42.2%。冠心病治疗的主要手术方式——冠脉搭桥手术，从2004年至2013年，在年手术量保持5%—10%的增幅的同时，院内手术死亡率从2.8%下降至1.6%，主要并发症发生率从7.8%下降至3.8%，术后住院天数和总住院天数分别缩短2天。随着诊疗技术的发展，我国急性心肌梗死患者住院死亡率已降至5%左右。

在心律失常诊疗方面，我国20世纪50年代初进入心律失常心电学诊断和应用时代；60年代起开始应用临时起搏技术和植入型心脏永久起搏技术；1973年，成功记录希氏束电图标志着我国心腔内电生理诊断和应用时代的开始；90年代相继引进导管消融治疗室上性心动过速技术和导管消融治疗心房颤动技术并取得了经验。根据国家心血管质控中心数据，我国起搏器植入量从2010年的38768例增长至2018年的82779例，年增长8.8%。

脑卒中发病率急剧攀升，已成为当前我国居民健康的重大威胁，是造成我国减寿年数的第一位病因。2017年，脑血管病占我国居民疾病死亡比例农村人群为23.18%、城市人群为20.52%。在脑血管疾病控制方面，我国高度重视区域卒中防治网络的建设，卫生健康部门组织区域内医院、基层医疗卫生机构和疾病控制中心、急救机构等单位共同开展卒中防治工作,逐步建立卒中筛查预防、急诊急救、规范治疗、康复随访"四位一体"的全流程健康管理服务模式。全面开展卒中中心建设,医疗机构建设脑卒中急诊绿色通道,推广脑卒中防治适宜技术。脑卒中患者入院至溶栓时间(DNT)明显减少,2018 年 DNT中位数已缩短至 50 min 以内,较 2014 年平均缩短 18.23 min。急性缺血性脑卒中患者的动脉溶栓和取栓病例数量快速增长,由 2014 年卒中中心建设前的1 821 例增长至 2016 年的 3 907 例,增长幅度达 114.55%。

近年来,恶性肿瘤诊疗新技术不断发展,手术、放疗、化疗等传统手段不断优化,消融、靶向治疗、免疫治疗等新手段层出不穷。以 CT、MRI 和 PET－CT 定位和逆向调强计划为基础,放疗新技术从常规二维放疗发展到三维适形放疗、调强放疗、图像引导放疗、立体定向放疗、自适应放疗等,在提高诊疗效果的同时明显降低了副作用。鼻咽癌、前列腺癌和乳腺癌等疾病通过放疗新技术,生存率提高了 5%—10%。通过高通量基因测序、液体活检、肿瘤药物浓度监测等新技术,实施肿瘤个体化治疗及全程管理,促进了合理用药、精准用药;强化肿瘤用药全程质控,有效提高了晚期肿瘤患者的生存期和生活质量,使患者可以长期"带瘤生存",恶性肿瘤患者的五年生存率逐渐提高,已由 2000年的 30.9%提升到 2017 年的 40.5%。

三、存在的问题及解决思路

党的十九大明确指出我国当前主要矛盾已是人民日益增长的美好生活需要和不平衡不充分发展之间的矛盾,这在医疗卫生领域尤为明显。为此,党中央国务院提出"健康中国""质量强国"战略,将医疗卫生工作和医疗质量管理上升至国家战略层面,既明确了关键问题所在,又为我国医疗卫生事业今后一段时间的发展指明了方向,具有里程碑意义。医疗机构一方面要充分认识发展"不平衡、不充分"问题,另一方面要以问题为导向,持续做好医疗技术能力和医疗质量提升工作,更好地满足人民群众的需求。

一是持续扩大优质医疗资源供给。加大资金投入,聚焦跨省异地就医患者集中的病种和专科,精准开展专科能力建设,增加优质医疗资源总量,更好地维护人民群众健康权益。

二是促进专科间均衡发展。聚焦就医矛盾突出的儿科、产科、精神、麻醉、病理等薄弱专科,在资金投入、政策引导、临床专科能力建设等方面向薄弱专业倾斜,逐步缩小专科间发展差距,促进专科间均衡发展。

三是提高医疗质量同质化水平。加强医疗质量管理与控制体系建设,完善质控指标,扩大质控工作覆盖范围,加强质量管理专业化人才队伍建设,推进医疗质量安全信息化管理,实现医疗质量持续改进。

第二十章　先进医疗技术发展战略

医疗技术发展需要医院多部门联动,医院医疗技术发展战略的制定有利于更好地协调发展各个专科突出特色技术、培育常规技术、创新尖端技术。本章主要阐述医院战略目标的制定、战略目标的实施等方面内容,并穿插介绍合肥市第一人民集团医院(以下简称"集团医院")的相关做法。

第一节　战略目标的制定

一、战略目标概述

战略是一个军事用语,起源于军事领域,本意是指在军事战争中通过谋略赢得战争胜利目标。随着社会的发展,战略最先被应用于企业管理,再被推广到其他领域。一般来说,战略就是用来发展核心竞争力、获得竞争优势一系列综合的、协调性的约定和行动。随着我国医疗环境的变化,医疗行业的竞争日益加剧,如何在激烈的医疗市场上生存与发展成为一个严峻的问题。

医疗行业是一个知识密集型行业,现代医学技术的发展进步使得拥有尖端技术成为医院的核心竞争力,医学成果的转化应用使技术发展迎来了新的机遇。医学技术的不断创新发展,让医学技术迎来前所未有的进步,这为医院开展医疗服务提供了技术支持,医疗机构需要根据当前的新形势,找准定位,占领技术制高点,不断增加核心竞争力。

二、医疗机构面临新形势

（一）新医改形势

一是政府主导，这是为了强化政府在基本医疗卫生制度中的责任，维护公共医疗卫生的公益性；二是遵守市场规律，在市场经济体制下医院也是个独立经济运行的实体，医院也要按市场经济规律办事，面临着竞争；三是鼓励社会资本办医，公立医院一些政策优势逐步减少，竞争的压力越来越大。

（二）医疗市场形势

一是随着经济快速发展，医保水平的不断提高，人民群众对医疗卫生服务的要求不断提高，对医疗卫生多层次服务需求不断增多；二是疾病谱发生变化，慢性病、突发病、各类传染病快速增加，对疾病的防治重心和防治策略需要调整；三是随着生活水平的提高，群众的健康理念发生转变，医疗产业逐步转型而发展为健康产业，医院在医疗为主的基础上，扩大预防、保健康复和健康教育成为未来发展趋势。

三、新形势下医院发展方向

（一）转变服务理念

转变服务理念就是要主动适应群众需求和现代医疗模式的转变，注重服务质量，变被动单一服务为主动全面服务，提供"量体裁衣"个性化的服务，努力满足患者多层次需要，体现以患者为中心，优化医疗流程，提供方便、安全的医疗服务，使患者的利益和人格得到充分尊重。

（二）提高服务能力

提高服务能力就是要改变就医论医的服务形式，实现医疗与保健相结合、更多关心患者生理与心理健康、治疗后康复和保健服务，延伸预防保健服务内容；切实承担社会责任，完善应急事件处置方案，不断提高应急医疗救治水平和应急医疗服务能力。

四、先进技术发展战略的制定

（一）先进技术发展战略概述

医疗卫生是一个特殊的行业，有其特殊的发展规律，既是公共产品，也是商业产品，具有公益和产业的双重属性。这种双重属性增加了医院定位的复杂性，医院应以功能要求和市场需求为导向，找准优势，明确定位，确定先进技术发展战略。

（二）医院分类分级

按照《医院分级管理标准》，依据医院功能、设施、技术力量等将医院分为三级，每级再分为甲、乙、丙三等，其中三级医院增设特等，共有三级十等。

一级医院是直接为社区提供医疗、预防、康复、保健综合服务的基层医院，是初级卫生保健机构。二级医院是跨几个社区提供医疗卫生服务的地区性医院，是地区性医疗预防的技术中心。其主要功能是参与指导对高危人群的监测，接收一级医院转诊，对一级医院进行业务技术指导，并能进行一定程度的教学和科研。三级医院是跨地区、省、市以及向全国范围提供医疗卫生服务的医院，是具有全面医疗、教学、科研能力的医疗预防技术中心。其主要功能是提供专科（包括特殊专科）的医疗服务，解决危重疑难病症，接受二级医院转诊，对下级医院进行业务技术指导和人才培训；完成培养各种高级医疗专业人才的教学任务和承担省级以上科研项目。

（三）先进技术发展战略

根据医疗机构功能定位，三级医院承担着发展先进医疗技术的主体作用，医疗机构需要以问题为导向，精准开展专科能力建设，在确保医疗安全的基础上，加强人才培养，鼓励新技术项目的开展，倡导多学科协作，支持科技攻关，推进科联体建设，持续做好医疗技术能力和医疗质量双提升，增加优质医疗资源总量。

第二节　战略目标的实施

一、组织管理

首先,在管理上,一是抓谋划,按照既定的目标,认真谋划战略性思维、突破性发展、牵动性项目,不断把先进技术发展战略推向深入。二是抓分解,制定"任务书",确定"时间表",签订"责任状",把议定事项一件一件向前推进。三是抓重点,扭住牵动性事项,在研究规划学科建设、锻造学科带头人队伍方面,达到纲举目张的效果。四是抓督查,"勤"盘点、"真"督察、"硬"考核,确保每个阶段都有标志性成果。

其次,在执行层面,贯彻医疗发展四大方针,即:发扬工匠精神,打好"质量保卫战";发扬钉子精神,打好"技术冲刺战";发扬创新精神,打好"科研持久战";发扬科学精神,打好"学科攻坚战"。

二、运行机制

(一)打好"质量保卫战",奠基医疗技术发展

以现代医院管理制度为抓手,完善各项核心制度。进一步改善医疗服务,全面落实医改总体要求,为患者提供优质便捷、安全价廉、全方位、全生命周期的医疗服务,为先进医疗技术的开展奠定基础。

1. 夯实医疗质量

严格落实质量和安全管理核心制度,定期督导临床科室医疗重点工作落实情况。组织开展医疗质量大检查活动。加强重点科室、重点区域、重点环节、重点技术质量安全管理,推进合理检查、用药和治疗。加强医疗质量与安全管理督查,利用信息化质量监控体系,实现诊疗过程的标准管理。

2. 优化医疗服务

推动新一轮改善医疗服务三年行动计划落实,创建人文关怀示范医院,优

化医疗服务流程,成立患者服务中心。推进日间病房管理,逐步扩大并组织确定医院日间病房病种和术式清单,为患者提供公开、透明的日间病房信息。进一步推进"互联网＋医疗健康"大发展,借助手机移动终端完成网上预约挂号、诊间缴费、就诊、医保脱卡绑定、入院登记与入院预交金、床旁结算等功能。

3. 落实医改任务

重点加强药占比、耗材占比等医改重点监控指标管理,提高医疗服务收入占比。积极参与医联体建设,建立社区和医院的双向考核和激励机制,构建利益共享机制,重视门急诊管理和医疗市场开拓。

(二)打好"科教持久战",助力医疗技术进步

医学科学研究是保证并不断提高医疗质量、培养医学人才、促进医学发展的重要手段,有组织地开展医学研究,可以深入系统地总结以往实践经验,加深对人的生命和疾病现象及其发生、发展规律的认识,不断发展医学新理论,开辟研究新领域,攻克技术新难关,不断寻求维护人类健康和防治疾病的最佳途径和方法。

1. 强化专科建设,打造技术发展的摇篮

开展重点专科督导,建立科室目标责任制,制定考评体系,明确奖惩措施,认真实施,确保列入建设计划的重点专科高质量完成建设计划,实现建设目标;对照国家重点专科标准,巩固省市重点专科优势,开展院级重点专科建设,培育品牌专科,形成专科特色、专科优势、人才梯队。

2. 强化科研管理,打造技术发展原动力

对科技创新实行闭环管理,从项目培育、项目申请、项目执行、成果申报、成果转化等多个环节强化监督管理。开展院级科研项目申报和项目库建设,不断培育新项目,增强项目竞争力;以国家自然科学基金项目为工作重点,做好科研项目申报工作。强化科研项目督导,做好科研项目实施管理。做好国家、省市级继续教育项目的申报和举办工作,做好各级各类学术活动的服务工作,增加学科影响力。

3. 强化教学管理,打造技术发展原动力

医学教育的目的是使专业技术人员通过学习不断获得新知识、新技术、新方法,最终提高卫生医疗服务水平与服务质量。对于个人而言,接受医学教育

是个人医疗技术提高最为有效的途径;对于医院而言,人才素质不断提升,整个学科团队才会更具实力与能力,同时也才会更具竞争力;对于社会而言,高超的诊疗技术将能有效地攻克各种疑难杂症,产生极大的社会效益,有利于人民身体健康水平的提高。

(三)打好"技术冲刺战",助力医疗技术领先

以人才推动技术创新,从而抓住住院医师至关重要的"起跑点"、主治医师专科技术发展的"转折点"、主任医师特色技术发展的"登高点"。应放眼国际,引进国内外先进医疗新技术,鼓励和大力支持临床新技术新项目的开展,扩大建立与名院名科合作关系,打造医院特色的"周末医疗",引进培育先进技术。

加强人员激励对策,重点发挥集团医院高层次人才队伍的积极性,发挥院士工作站的作用,打造"博士联盟""硕士沙龙""主任驿站""护士之家"。建立四级人才库:国家级人才库、省部级人才库、市级人才库和青年人才库。制订人才培养计划及人才考核体系,实施人才孵化工程、优秀青年培引工程,构建一流人才队伍体系,为医院发展提供永续活力,为中青年骨干提供更大更高的舞台。

(四)打好"学科攻坚战",借力医疗技术争先

以院士工作站、"周末医疗"为平台,继续围绕"以患者为中心""以疾病为中心"的理念,全力打造医疗中心:多学科诊疗中心、胸痛中心、卒中中心、创伤中心、产前诊断中心、临床药物试验基地(GCP)、老年医学中心、院前急救中心、出血中心、肺梗中心、危重症孕产妇救治中心、危重儿童和新生儿救治中心、胶囊内镜中心、透析中心、OPO中心、干细胞介入再生中心。为患者提供更加精准的服务,使患者能获得个体化、连续性、高质量、综合性的诊疗信息和诊疗措施。

第二十一章　先进医疗技术发展的
支撑条件

技术创新是医院的核心竞争力,医院应瞄准医疗技术发展的前沿,利用自主创新与引进、吸收、应用推广相结合等手段支持医疗技术的发展,还要创造必要的支撑条件,如培养创新人才、提供经费支持、配备医学设备等。本章主要论述医院发展医疗技术所需要的支撑条件。

第一节　技术创新概述

一、技术创新是医院核心竞争力

医疗市场竞争日趋激烈,雄厚的资本、悠久的历史、众多的员工不再是医院成功的必然要素,要在竞争的环境中长盛不衰,就必须具备核心竞争力,核心竞争力的构建主要依赖于技术创新。只有按患者需求不断充实基础技术,提升传统优势技术,发展新兴技术,不断优化学科结构,合理布局学科,提高科技创新实力,持久开展技术创新,才能使医院长期具有体现核心竞争力的优势,从而保持持续发展。

二、正确理解优势技术

所谓优势技术,不仅在医院内部看是优势技术,更为关键的是要放在全省、全国同类学科的大背景中去比较、去衡量。某项技术,在医院的各个学科中相比具有优势,但与全省、全国同类学科比较却存在差距,则此类技术不能称作优势技术。反之,另一项技术属于新兴技术,虽然在医院排位可能靠后,但是放在全省、全国的医院中去比较、衡量,却相对靠前,这样的技术仍是优势技术,是应该集中财力予以支持的技术。而技术的发展需要人才、经费等提供支撑,还需要技术研发平台以及经济与社会环境等客观条件的支持。

第二节　创新人才培养是前提

一、加强人才培养是时代的客观要求

当今世界正日益强烈地受到新的科学技术浪潮的涌动和冲击。信息技术、生物技术、新材料技术等对医学的渗透和影响促使医学科学飞速发展。新技术新疗法的普遍应用,特别是分子生物学的发展,为预防、诊断、治疗提供了新的手段。掌握医学发展动向,掌握学科发展水平,做到知己知彼,需要培养创新型医学人才,紧跟时代的发展。

二、新医学理论和技术对人才培养的要求

新的医学理论与技术对人才的培养提出了更高的要求。应用新的学科理论指导临床实践,急需更新知识,现有的基础理论已不能满足现代医学科学的发展。面对疾病谱的变化、病种的变化以及对疑难、危重症患者的抢救治疗,医务人员只有增加新的知识、掌握新的技术才能适应临床的需要。

三、创造人才培养成长环境

培养创新人才要优化人才成长环境、创造成长条件,医院领导要有爱才之心、用才之道、育才之法,切实做到知人善任。要把培养人才作为首要任务,按照医学科技人才成长的内在规律,科学制定人才培养对策,为加速人才培养创造良好环境:一是创造吸引和稳定人才的环境;二是创造人才公平竞争的环境。对待人才要从事业发展的需要出发,看实绩,看基本素质,看发展潜力。

四、人才培养应注意的问题

一是以制度化作为前提,建立培训制度,将各类医务人员的教育目标、方法、内容等确定下来,形成制度,在实践中加以贯彻实施;建立考试、考核制度,强化培训的落实,保证学习效果;建立晋升培训制度,对完成培训且达到培训目标者给予相应职务聘任,以此作为激励措施,形成良好的学习氛围。

二是以培训内容系统化为基础,根据医学专业技术培养要求,在不同阶段设置不同培训内容,理论训练适应医学的发展,公共必修课循序渐进,专业必修课有一定的深度和广度。

三是考核科学化,考核是培养、使用人才的手段,科学的考核既能检验培养效果,为调整教育内容、修改训练计划提供信息,又能为合理选拔使用人才提供客观依据,应坚持平时考核和终末考核相结合,理论考核和临床考核相结合,论文考核和实际工作技能考核相结合,定性与定量考核相结合。

第三节　经费支持是基础

一、研究投入的战略意义

技术创新是医院的核心竞争力,从广义上讲,社会的发展是随着科学技术的发展而发展的,而科学研究则是科学技术发展的基础。医院技术水平与医学科技人员人均科技经费呈正相关关系,即医学科技人员人均科技经费越高,医院技术水平越高,反之亦然。科技竞争是医院之间的主要竞争内容之一。当一所医院的科研水平较高时,该院运用科研成果开发的部分诊断技术的灵敏度和特异度常优于其他医院,同时应用科研成果指导临床医疗实践,使其对某些疾病的治疗方法独具特色;科学研究的系统深入常可使该领域出现突破性进展,获得重大成果,撰写出高水平论文,将有力提高医院知名度,从而可为该医院争取更多的病员,以间接方式提高医院的经济效益。技术创新需要科研经费的投入,缺乏科研经费的投入,必然造成成果的贫乏,从而限制医院发展。

二、研究投入的规划引领

应根据医院发展规划,聚焦医院发展和区域医疗发展需求,凝练技术发展方向和重大任务,根据医院定位,突出优势、协调互补、错位发展,形成有重点、有梯度、有层次的研究领域布局,既要避免一哄而上的重复低效布局,也要避免重要领域方向出现"断层"和"空白"。

三、多措并举加大投入

一是财政投入,医院发展规划的制定需要服从国家、地区发展的要求,鼓励申请政府资助的技术推广项目、重大研究项目、重大人才团队项目等。

二是横向课题,国家"十三五"规划明确支持各地建立基础研究的资金池,接受企业、社团及个人的公益事业捐赠,引导大型骨干企业加强与前沿科学对接,以协同合作、众包众筹等方式,精准破解产业发展中遇到的重大科学问题,医疗机构可以积极参与此类项目,获得资金。

四、完善管理评价体系

近年来,医疗事业取得了较大的进步,医院也扮演着越来越重要的角色。国家、医院及社会对医学研究和技术开发的投入不断加大,医院承担的项目和筹措的经费也不断增加,经费来源渠道也更广泛。这有利于我国医疗事业的蓬勃发展,然而也存在着较大的经费管理问题,如对经费管理重视不够、经费使用效率不高、管理制度不够健全等情况,主要表现为:经费管理政策过于宽松,资金的浪费情况较为严重,投入与产出失衡,研经费管理制度不健全、不规范等。需要完善经费管理制度及政策,规范经费核算,实行系统化、规范化管理,实行医院科研资产管理的会计核算制度,制定相应的监督办法,督促项目组人员及时完成项目。

第四节　医学设备是保障

一、医疗设备的概念

医疗设备是指单独或者组合使用于人体的仪器、设备、器具、材料或者其他物品，也包括所需要的软件。医疗设备是医疗、科研、教学、临床工作最基本的要素，既包括专业医疗设备，也包括家用医疗设备。

二、医疗设备的分类

医疗设备通常分为三大类，即诊断设备类、治疗设备类及辅助设备类。其中诊断设备类包括 7 类，即 X 射线诊断设备、超声诊断设备、功能检查设备、内窥镜检查设备、核医学设备、实验诊断设备及病理诊断装备；治疗类设备包括 10 类，即病房护理设备、手术设备、放射治疗设备、核医学治疗设备、理化设备、激光设备、透析治疗设备、体温冷冻设备、急救设备、其他治疗设备（如高压氧舱、眼科用高频电铬器、电磁吸铁器、玻璃体切割器、血液成人分离器等）；辅助设备包括消毒灭菌设备、制冷设备、中心吸引及供氧系统、空调设备、制药机械设备、血库设备、医用数据处理设备、医用录像摄影设备等。

医院必备的医疗器械根据等级要求也可以按照如下方式进行分类，即第一类，是指通过常规管理足以保证其安全性、有效性的医疗器械；第二类，是指对其安全性、有效性应当加以控制的医疗器械；第三类，指植入人体，用于支持和维持生命，对人体具有潜在危险且对其安全性、有效性必须严格控制的医疗器械。

三、设备对医疗发展的作用

医疗器械是医院开展医、教、研工作的必要条件，是诊病、治病的客观依据，对于医院现代化建设与发展、对于医学科学技术发展具有重要作用。具体可归纳为以下 4 个方面：

（一）提高诊疗水平的物质保证

医疗设备对人体各项机能的检测数据是医学诊断的客观依据，是提高诊疗水平的物质保证，是促进医学科学技术持续发展的物质基础。

（二）医学科研成果的载体

医疗器械是医学科研成果的载体，是医务人员进行科研活动的有力助手，在科研成果的研发中它往往发挥着直接和关键的作用。

（三）医院现代化建设和发展的标志

医疗器械的数量、质量是医院现代化建设和发展的标志，也就是说现代化程度越高的医院，其医疗设备的数量越多、越先进，所以购置并充分使用先进设备已经成为医院特别是大医院管理专家的重要任务。

（四）与工业体系和国民经济的关系

从工业体系和国民经济角度考虑，医疗器械生产企业虽然不像第一、第二、第三产业那样提供生产物质装备，具有巨大的经济和技术效益，但它的产品通过诊病、治病和各产业中劳动力的健康及生存质量发生直接关系，特殊情况下，它的好坏有可能影响到一些国民经济部门能否正常运转，影响到社会安定和进步。

四、医疗器械的合理配置

医疗器械作为新技术的重要载体，已经成为医学技术发展的重要支柱，对其合理配置是医疗器械管理的首要内容。医院为了提高自己的医疗技术能力，更新和添置先进的医疗器械成为一项必不可少的工作。医疗器械的合理配置无疑可以提升医院的综合实力，而如果决策无序、盲目引进、重复配置，就会给医院造成不必要的损失，甚至会导致过度医疗等问题的出现，造成患者就医费用的增加。因此，科学、合理配置医疗器械是医院管理者首先需要关注的事情。

　　医院医疗器械配置管理既要符合一般性的配置规则,也要突出医院的特征,体现医院的内涵,推动医院的技术创新,提升医院的技术能力,推进医院向更高层次迈进。医疗器械配置要符合以下原则:

(一)适应医院整体发展战略

　　医院以提高临床诊治水平为目的,以持续自主创新为动力,以造就医学拔尖人才为关键,以建设持续引领技术进步的优势学科为基础,以促进医疗卫生事业发展和为人类社会做贡献为己任等。医院应紧紧围绕以上内容,结合自身的特点和现状,制定切实可行的总体发展战略,以及与之相一致的短期发展计划和中长期发展规划,医疗器械的配置要符合医院的整体发展战略和发展规划。

(二)有助于提升医院的技术能力

　　医院的核心追求是临床医学科技不断创新,通过增强科技创新能力,不断提高医院的核心竞争力,并通过科技创新成果来推动临床诊治水平的不断提高,为患者提供更好的医疗服务,充分发挥医院的人才优势,在全方位技术应用上真正做到人无我有、人有我优。因此医院在医疗器械配置上要以大力提升医院的技术能力为导向,使医院成为疑、难、危重症患者的救治基地。

(三)强化重点学科和优势学科群的建设

　　学科建设的强弱和优势学科群的建设水平,是评判研究型医院的重要内容。医院应加大对优势学科的投入,发挥重点学科、优势学科的辐射带动作用。一方面,要合理设置亚专科,使学科技术向高、精、深、专方向发展;另一方面,疑、难、危重症患者的治疗和大型科研项目需要多学科的配合和技术交融,需要医院的学科建设在广度上下功夫,建成一些以大科研、大团队、大协作为标志的优势学科群。研究型医院的医疗器械配置要紧密围绕上述学科建设思路,在政策上向重点学科和优势学科群倾斜,为医院的可持续发展服务。

(四)关注前瞻性技术和基础性研究

　　医院的核心是创新,需要通过越来越多的科技创新成果来推动临床诊治水平的不断提高。因此,要努力开展前瞻性和基础性的研究,要关注生命科学和医学科技的发展动态和前沿领域,在高时空分辨的分子成像技术、基因组学、代谢组学、生物信息技术,以及器械与药物的组合技术、微创技术等前沿领域给予大力支持,使医院真正成为最新医疗技术和医学科研成果的培育基地。

(五)有利于推进医院数字化建设

信息的实时采集、数字化存储和传输是开展科研工作的一项重要支撑,研究型医院需要提升医院的信息化水平,全方位建设远程医疗诊治、医学培训和健康管理等信息平台。建立包括生物数据库、临床样本库、电子健康档案库等在内的大数据资源库,实现资源整合,搭建跨学科跨领域的研究平台。研究型医院的医疗器械配置要避免出现信息"孤岛",以创建一体化信息平台为指导原则,大力推进医院数字化建设。

(六)符合经济性原则

除专门用于基础研究的仪器设备外,医疗器械的配置要为医院创造应有的经济效益。如果引进的医疗器械得不到有效地利用,为了收回成本,就容易在其他领域形成过度医疗,对医院和患者均会造成不必要的损失。因此,医疗器械的配置必须要经过科学的分析、充分的论证和必要的经济测算,对是否应该配备做出准确的判断。

五、设备促进医疗服务能力提高案例

现以人工智能辅助全膝关节置换术为例介绍设备促进医疗服务能力提高的实例。

传统关节置换手术需要先要将病变部位切除,再植入人工关节,假体尺寸合适与否,直接影响预后效果。手术时需要把患者受伤部位切开,在手术中反复测量比对,才能确定假体的型号。术前需要准备各型号假体,如果准备的都不合适,需要临时紧急调配,还需要暂停手术。由于患者个体差异大、病情复杂等原因,传统的全膝关节置换手术对医生的临床经验要求极高,即使医生技术再娴熟,也很难保证假体安装高度吻合,因此患者对这类手术的满意度往往偏低。

采用人工智能辅助完成全膝关节置换手术。可以将患者术前的 CT 扫描数据导入人工智能软件系统,短短数分钟,计算机便自动生成一个完整的三维骨骼模型,关节哪部分需要截除、假体安装在哪个位置、具体尺寸数据等都一目了然。局部微调后,就能得出一套个性化的手术方案,再将数据传给关节厂商进行精准备货。将假体植入后,截骨量和假体尺寸与术前计划完全一致,且力线精准恢复、手术效果良好,由此可见将人工智能技术引入临床实践,可以推进骨科手术向微创伤化、标准化和智能化转变,让患者得到更精准、更高效的治疗。

第二十二章　先进医疗技术发展的实践探索

第一节　概　　述

医疗技术的发展最终要落实到医院，服务于患者，本章结合理论，从质量强院、技术兴院、科研盛院、人才鼎院、中心助院和创新立院六个方面，介绍合肥市第一人民集团医院（以下简称"集团医院"）医疗技术发展实践。

一、质量强院奠基先进技术

医疗服务的对象是患者，所以医疗质量是医院能否吸引患者的核心问题，医院如果没有患者，也就失去了生存的"土壤"，医疗质量是医院赖以生存的保障，加强医疗质量管理将是医院求得新发展、迎接新挑战的关键所在，也是先进技术得以发展的关键所在。集团医院通过加强医疗质量管理，为先进医疗技术的发展奠定了坚实的基础，即质量强院奠基先进技术。

二、技术兴院抢抓先进技术

近年来，随着经济社会和科学技术的不断发展，传统诊疗技术与计算机、分子生物学、遗传工程、高能物理等现代科技交叉融合，给医疗技术服务能力与医疗质量的发展增加了新动力。一方面，以个体化、微创、无痛为典型特点的现代医疗技术在临床广泛应用，减轻了患者痛苦；另一方面，精准医疗理念的推广使疾病诊疗逐步由传统的病原学、病理学层面向基因、分子学层面迈进,提升了诊疗效果。医疗技术、诊治水平是患者选择就医时最重要的依据,在此基础上,才会考虑医院的收费、服务、环境等因素,对医院的评价,也最注重与医疗技术密切相关的诊治质量,在影响医疗质量的诸多因素之中,医疗技术水平是患者关注的焦点,也是医疗质量的内在核心。集团医院通过鼓励开展新技术项目,引进并培育新的技术高地,拉近与先进地区的差距;激励开展先进技术项目,提升解决疑难问题的能力,抢占技术发展制高点,即技术兴院抢抓先进技术。

三、科研盛院助力先进技术

在医疗实践中,每一项诊疗技术的创新和应用,都将极大地提高治疗某一疾病的质量。集团医院注重医疗技术创新,有计划、有步骤地根据疾病谱的变化和医疗市场的需求情况进行技术创新,以满足人们对医疗服务的需求,努力抢占医学科技发展的制高点。通过鼓励科研项目申报,加强项目实施过程督导,激励研究成果转化等途径,提高了医院医疗服务能力和水平,即科研盛院助力先进技术。

四、人才鼎院培育先进技术

医务人员是医疗质量的创造者和实施者。作为知识密集型服务群体的医院,向患者提供的是智慧及其由知识和信息转化而成的技术技能,具有很高的知识含量。作为知识载体的医疗技术人才无疑对医疗技术质量起着决定性的作用,没有一流的专业技术人才,再好的仪器设备也只能是摆设,发挥不了其应有的作用,也无从谈及新的诊疗方法与手段的开发、引进和应用。集团医院成立"博士联盟""主任之家"等专家组织,在经济上给待遇,在政治上给平台,在业务上给环境,为充分发挥人才在技术攻坚、开发先进技术上的作用扫清障碍,即人才鼎院培育先进技术。

五、中心助院整合先进技术

现代医学技术发展日新月异,学科分类越来越细,专科细分在给患者带来专业诊疗服务的同时,也带来一些弊端。专科医生往往熟悉自己的专业,对其他领域则不够了解,对患者的综合诊疗治疗极为不利。集团医院通过成立相关专业的多学科协作组(MDT)、十大临床急救中心、十大临床研究中心等开展诊疗技术攻关,为患者提供优质诊疗服务,即中心助院整合先进技术。

六、创新立院引进先进技术

管理的创新直接决定着科技的创新和医院的改革发展,管理创新已成为医院管理的时代课题,医院应通过管理创新突出抓好人才、学科、技术的结构优化,做到布局合理、优势互补。集团医院通过四级分科使专科技术精益求精,不断优化,提高服务能力;通过与先发地区的优势学科建立科联体,利用周末医疗的形式,使安徽老百姓不出安徽就能享受全国知名专家的诊疗服务,同时提高了本院医务人员的技术水平;此外还通过建立院士工作站引进院士专家团队的技术力量,提升技术水平,提高医院服务能力,即创新立院引进先进技术。

第二节　质　量　强　院

一、医疗质量管理概述

医疗技术质量,是医疗服务的关键部分,关系到诊断是否准确,治疗是否有效,也是医疗质量的核心内容,关系到医疗服务效率和患者对医疗服务的满意度。提高医疗技术服务质量,必须把医疗技术质量管理作为长期可持续发展战略目标的核心部分,构筑科学、有效的质量监控体系,理顺医院管理人员岗位层级关系,提高执行力,构建全员医疗质量和安全文化,并形成核心价值观,健全规章制度、技术规范、奖惩措施。

集团医院通过政府主导、行业推动和医务人员的共同努力,从无到有,逐步建立了科学化、规范化、精细化的医疗质量安全管理体系。集团医院成立了 22 个市级质量控制中心,制定并发布了涵盖医疗机构、临床专科、重点病种及医疗技术的质量控制指标,印发了涉及 33 个专业、覆盖 178 个病种的临床路径,全面质量管理(TQC)、质量环(PDCA 循环)、品管圈(QCC)、疾病诊断相关组(DRGs)绩效评价等医疗质量管理工具已在医疗管理实践中广泛应用。

二、医疗技术质量管理的组织架构

集团医院建立层级质量管理体系,以患者为中心,以质量建设为宗旨,开展质量控制活动,并持续改进。具体来说,医院质量管理体系与医院机构组织相一致,包括院领导、职能部门、临床科室和行为个人四级。

(一)院级质量管理组织

院长为第一责任人,是全院医疗质量管理的决策者。院级质量管理组织包括医疗质量管理委员会、安全管理委员会、病案管理委员会、感染管理委员会、药事管理委员会、伦理委员会、制度仲裁委员会、输血管理委员会、护理质量管理委员会、医疗服务价格委员会。

各委员会由院、部、科三级人员组成,依据章程定期开展质量管理活动,组织结构图、任期与组织产生办法等有明确规定。各委员会每年至少召开 2 次会议,研究质量管理问题,提出质量持续改进措施,记录质量管理活动过程,为院领导决策提供支持。各委员会设立协调与联席会议制度,由分管业务的副院长负责,对医院重大质量事件共同决策。

医疗质量管理委员会由院长和分管医疗的副院长分别分担质量管理委员会主任和副主任,委员由经验丰富的医学专家、教授,以及机关、职能科室部门负责人担任。医疗质量管理委员会的主要任务为制定年度质量管理规划、确定质量目标和控制措施。下设医疗质量管理办公室作为常务机构,负责日常医疗质量管理工作。

质量职能部门有医务部、绩效办、院感科、财务处、病案室、投诉办、监察室等机构,负责医疗质量运行监测、控制、检查、分析和评价,建立执行部门与监管部门交叉协调管理机制。

充分发挥质量管理作用,形成医疗质量的综合管理层次,由医务部牵头制定医疗质量规章制度和建设规划,重点落实核心医疗制度,开展院级医疗和医技质量管理指导,实施医疗质量监管、考核和奖惩;各直属单位负责本级日常医疗质量管理。院长办公会定期专题研究医疗质量和安全工作,组织制定持续改进方案。每年至少进行两次覆盖全院质量管理体系的内部质量审核。每月召开科主任例会对本月度质量问题进行分析讨论,提出改进措施。

(二)临床科室的质量管理

科主任和护士长是质量管理的一线责任人,对所属人员的医疗行为负责。职责为组织落实质量管理的各项规章制度,并根据科室实际情况制定质量控制措施,发现问题,及时纠正,不断优化科级质量管理,提升科级质量管理效能,推动临床水平持续提高。

(三)医务人员的自我管理

通过充分调动各级医务人员的医疗质量自我管理的能力和水平,积极引导实施医务人员的自我约束,同时发挥相互影响和监督作用,落实医疗制度,做到自查自控。各科室质控员(质控医师、质控护师、质控技师)严格按照医院的规章制度、质控标准和质控员工作表实时监控本科室和相关部门的医疗质量内容,如检查各项规章制度的制定情况、贯彻执行技术操作规程的情况、检查医疗文件的书写质量、报告本科室的医疗差错情况以及提出改进医疗质量的合理化建议。

三、医疗技术质量管理实践

(一)环节式管理

为有效地实施质量管理医院,应借鉴国内外企业质量管理的先进理论和方法,结合医院所面临的国家卫生改革的新形势、新要求,紧紧抓住医疗质量提升的关键环节,对影响医疗质量的关键环节进行全过程、全方位的管理。

诊断治疗工作是整个医院质量工作的基础,其中门诊、急诊、病房和手术等各部门都必须严格落实核心医疗制度,着力提升医疗质量,主要包括:各种责任制度(首诊负责制、主诊医师负责制、主刀医师负责制)、查房制度、会诊制度、病例讨论制度、危重患者抢救制度、值班交接班制度、知情同意制度、危急值管理制度等八大类制度的落实。

(二)医政准入管理

"准入"对医疗质量具有不同寻常的作用,这里的"准入"包含"专科医师临床准入""手术分级准入"等内容。做好准入管理工作,能够大幅度促进医疗质量的提高。

1.专科医师临床准入管理

随着医学技术的进步,医学逐渐演变成包括 50 多门学科和数百个分支学科的庞大体系。为适应患者越来越高的专业化、个性化医疗服务要求,医院应重视专科医师临床准入管理工作。建立和完善适合我国国情的专科医师培养与准入制度,其重要意义和必要性如下:① 非专科医师资质的医疗卫生人员从事专科诊疗工作,不仅易造成卫生资源的极大浪费,增加患者经济负担,且更容易引发医疗事故和纠纷;② 专科医师制度在国外已有 100 多年的历史,欧美国家已经建立了完善和统一的专科医师培养、准入和管理制度。实践证明,这一制度的建立和实施,对于规范临床医师的培养、准入和管理,保证医师的基本临床技术水平和服务质量,满足居民健康需求和促进医学科学发展具有非常重要的作用。

2.手术分级准入管理

外科手术作为一种侵入性有创的治疗手段,具有高风险、高技术要求和群体协作实施的特点。手术技术是否成熟、手术医师的技术操作能力如何直接影响手术工作质量和患者的生命安全。为保证手术质量及手术安全,降低手术风险,必须对外科医生的技术水平进行客观的评价,实行手术分级准入管理。实施"手术分级准入管理"改变"小医生"做"大手术"的不合理状况,改变过去具有高学历、高职务而手术技术尚有不足的医生承担高难度手术的现象,从技术层面和管理层面降低外科手术的风险,保证外科手术质量,减少因手术质量问题而引起的医疗纠纷。

3.成立院、科两级手术分级准入管理组织

医院分层级对手术分级准入进行监督管理,成立院级、科级手术分级准入

管理组织,出台手术分级准入管理制度文件,明确各级准入管理组织工作职责和任务,规定审批、审定、审核手术项目及人员准入的权限。

4. 建立手术分级准入授权

① 建立外科医师技术档案;② 动态评审、管理外科医师手术项目、完成情况、操作流程,将手术权限化、动态化、档案化管理,确保手术分级准入管理落到实处;③ 动态监管评价手术医师工作数量和质量,将其作为医师绩效考评基础。建立奖惩机制,对于手术分级准入管理制度落实好的科室年终进行表彰奖励;对于高风险病例技术及发生医疗缺陷的病例技术,院级手术分级准入管理组织定期召开会议决定是否暂停或取消手术项目、手术者资格。对于多次出现手术并发症、医疗缺陷、二次手术等情况的手术者停暂止其此类手术资格,待重新审查、考核合格后方可恢复。

(三) 感染控制管理

医院感染管理是指针对在医疗、护理活动过程中不断出现的感染情况,运用有关的理论和方法,总结医院感染发生规律,并为减少医院感染而进行的有组织、有计划的控制活动。医院感染管理是医院管理中的重要组成部分。

1. 感染管理体系的建立

医院感染管理不仅贯穿于医疗、护理活动的全过程,而且涉及医院管理的诸多方面,并且与全体医护人员、科研技术及后勤人员密切相关,也涉及临床医学、微生物学、流行病学、卫生学、护理学、建筑学等多学科,任务十分艰巨,因此建立健全完整的医院感染管理体系是做好医院感染管理工作首要的措施。

2. 医院感染管理体系的运行

借鉴管理学的理论和医院质量管理的实践经验,将医院感染管理纳入医院管理大体系之中,其体系运行必然也符合质量管理的过程,采取相似的流程和方法,工作流程也必须在 PDCA 循环中进行。医院感染管理职能同样体现在计划、组织与协调、控制、指导和教育、学习和提高等方面。① 进行全院医院感染管理的规划,明确组织机构与领导作用,制订详细的管理计划。② 利用各种手段,加大预防医院感染宣传力度,努力做到人人皆知、全员参与。

③ 各负其责,分工合作。医院感染管理工作涉及全院各个部门,要求各部门明确职责,针对存在的问题,要在调查研究的基础上,相关部门共同研究,避免在关键环节上存在推诿现象。④ 建立完善的监测系统,专职人员负责定期监测,对存在的问题提出改进意见,并进行信息反馈。⑤ 医院应根据实际情况,每年有计划地解决 1—2 项关键性的医院感染问题,专业人员应发挥骨干作用。⑥ 实施奖惩制度。

3. 医院感染管理委员会

医院感染管理委员会由医院感染管理部门、医务部门、护理部门、临床科室、消毒供应室、药事管理部门、设备管理部门等有关部门的主要负责人组成,主任委员由医院院长或者主管医疗工作的副院长担任。医院感染管理部门、分管部门及医院感染管理专(兼)职人员具体负责医院感染预防与控制方面的管理和业务工作。医院感染管理科在医院领导及医务部领导下开展工作,是具有管理和业务职能的科室,承担全院医院感染控制的技术指导、管理与监督工作。

4. 医院感染管理的教育培训

随着现代医学科学的发展,引起医院感染的因素越来越多。首先,抗生素的滥用造成了大量的耐药菌株,直接导致了感染的发生。其次,近年来大量新技术、新疗法引入医院,各种监护仪、导管、插管、内镜等侵入性操作增加了患者感染的机会。再次,器官移植、免疫失衡性疾病治疗、肿瘤的化疗放疗等,都使患者机体抵抗微生物的能力减弱,使感染的发生率大大增加。最后,也是最主要的原因,就是医院管理者、医院各级各类医务工作者,对医院感染的认识水平、知识能力不足以适应控制和降低医院感染的要求。因此,加强对医院医护人员感染管理知识和技术的培训,特别是开展针对医院感染专业人员的培训,显得尤为重要,是搞好医院感染管理的重要前提和保证。

(四)临床用血管理

输血作为一门科学是在不断发展的,医务人员必须要对输血知识不断地进行更新。输血医学历经多年的探索与发展,已经从传统输血发展成为今天的成分输血,但仍有不少临床医生存在输人情血、安慰血、营养血等错误观念。

科学、安全、有效输血是新时期对临床输血提出的新要求,应建立科学的输血理念,贯彻临床输血三项基本原则和三项要求:

1. 临床输血三项基本原则

(1) 不可替代时选择原则。要求只有在出现组织供氧不足,以及根据手术的出血情况或病情发展将要出现组织供氧不足时,才考虑给患者输注适量的红细胞。同样,只有在机体出现凝血因子或血小板缺乏、凝血功能紊乱,以及根据手术的出血情况或病情发展将要出现凝血因子或血小板缺乏、凝血功能紊乱时,才考虑给患者输注适量的血浆和(或)血小板。至于因为血浆中含有白蛋白、免疫球蛋白,而选择使用血浆,以提高机体免疫功能、纠正"低蛋白血症"等,均违背此项原则。因为上述情况可以通过输注氨基酸、脂肪乳、白蛋白和免疫球蛋白等来解决。况且,血液(浆)中相关成分的含量较少,输注几百毫升血液(浆)纠正不了"低蛋白血症"和"免疫功能低下"。

(2) 满足基本生理需要原则。要求在纠正组织供氧不足、凝血因子缺乏、凝血机能紊乱时,对于所补充的红细胞、血小板和血浆(凝血因子)数量的把握,并不要求完全补充到正常水平,要根据患者的年龄、重要脏器功能和疾病情况,将相关成分补充到可以满足其机体基本生理需要的水平就可以。留给机体一个逐步调节代偿到正常水平的时间和空间,尽量降低随着输注血液量的增加而同时增加的各种输血风险。

(3) 规避风险原则。决定输血前要对患者的性别、年龄、疾病和重要脏器功能进行综合分析,科学评估患者的失(贫)血的耐受性和代偿能力,然后再决定输不输血、采取什么方式输血、输什么血、输多少血。要尽量规避输血风险,做到"尽量不输血、尽量少输血、尽量输自体血"。

2. 临床输血三项要求

成分化(机体缺什么血液成分就补充什么血液成分)、自体化(条件允许,应该尽量选择输自体血)、个体化(制定个性化且科学、合理的输血治疗方案)。

3. 临床输血过程管理

对于临床用血,科室应根据患者治疗需要制订科学、合理的用血计划,按规定时限和要求将输血申请单送交输血科。

4. 输血相关医疗文书管理

（1）病历首页：血液成分名称、数量、是否自体输血及数量需要填写准确、完整。

（2）输血治疗知情同意书：必须严格签署，内容准确，不能漏项、涂改。一次诊疗过程或一次住院过程中进行多次输血治疗的，可以只签署一份输血治疗知情同意书。

（3）输血申请单：内容填写完整，数据准确，输血前按最近一次检验结果填写，严格执行三级审批、签字制度，按照医师用血权限提交输血申请。

（4）输血医嘱：输血治疗必须有对应的医嘱，护士严格按照医嘱完成相应输血治疗。

（5）取血单：经治医师下达输血医嘱后，通过医生工作站（或手工）开出取血单并签字盖章，医护人员持取血单到输血科取血。输血科工作人员审核取血单后，按照取血单约定的内容进行发血。取血完成后取血单由输血科留存备案。

（6）发血单：应包含输血相容性检测结果，并由取血者和发血者签名。临床医生应按照化验单标准将发血单粘贴到病历中。

（7）病程记录：每次输血都应在病程记录中进行详细记录，内容应包括三个部分，即输血前评估（输血前临床症状及实验室检查指标描述）、输注过程描述（输注成分数量，输注过程中、输注后有无不良反应发生）、输注后疗效评价。

（8）护理记录：应包括明确的输血时间、输血量、输注过程描述。

（9）手术记录：患者术中输血，手术记录中必须有准确的输血相关记录。

（10）麻醉记录：患者术中输血，麻醉记录中必须有准确的输血相关记录。

（11）手术护理记录：患者术中输血，手术护理记录中必须有准确的输血相关记录。

（12）术后病程记录：要求同手术记录。

（13）出院记录：应对住院期间输血情况进行说明，如果进行过多次输血治疗，可以将相关记录进行汇总描述。

5. 输血监管措施

（1）临床输血管理委员会：贯彻临床用血管理相关法律、法规、规章、技术规范和标准,制定临床用血管理的规章制度并监督实施;评估确定临床用血的重点科室、关键环节和流程;定期检测、分析和评估临床用血情况,开展临床用血质量评价工作,提高临床合理用血水平;分析临床用血不良事件,提出处理和改进措施;指导并推动自体输血等血液保护及输血新技术的开展;监督职能部门对医务人员进行临床用血管理法律法规、规章制度和临床合理用血知识培训与考核。

(2)建立临床用血公示、评价及奖惩制度:医疗处以科室、病区、单病种、主诊医师为考评对象,定期检查、公布临床用血情况,将检查结果纳入医院目标考评体系。输血评价的内容包括:手术备血规范性评价,手术备血合理性评价,内、外科输血指征合理性评价,输注过程评价,输血后疗效评价,血型差错;临床输血相关医疗文书完整性、规范性评价等。对节约用血、规范用血以及积极推广自体输血、互助献血的单位或个人进行表彰,对不合理用血、不规范用血的单位和个人进行处罚;对在采、供血工作中违反《中华人民共和国献血法》的单位和个人,将依照《中华人民共和国献血法》和国家有关法规进行处罚。

(3)建立并实施临床输血准入制度:对所有参与临床输血活动的医护人员实行准入管理,由培训部门与输血科共同编写《临床医护人员输血知识培训大纲》及配套辅导材料,内容应该涵盖:输血相关法规、输血适应证的选择、输血知情同意、输血申请与审批、标本采集与运送、血液成分输注前的保存、输注前的核对、输血流程管理、输血不良反应的临床表现及处理原则、输血疗效评估及输血相关记录要求等。每年对临床医护人员开展输血理论与操作规范方面的培训及考核,考核合格后颁发"临床输血资格证书"。定期组织临床医师参加包含输血相关知识的继续教育培训,培训记录存档备查。连续三年以上无继续教育培训记录者,暂停输血资格,直至补充培训后恢复资格。以此作为监管机制,推动临床医师规范化输血。

(五)病历质量管理

病历书写质量反映了医院的医疗质量与管理质量,是医院重点管理工作。病历书写质量监控是全过程的即时监控与管理,以便及时纠正在诊疗过程中影响患者安全和医疗质量的不良因素,促进医疗持续改进,为群众提供安全、可靠的医疗服务。

1. 病历质量四级管理

(1) 一级管理：由科主任、主诊医师、主治医师组成一级病案质量控制小组。对住院医师的病案质量实行监控，指导、督促住院医师按标准完成每一份住院病案，是病区主治医师重要的、必须履行的日常工作职责之一。要经常性地自查、自控本科室或本病区的病案质量，不断提高各级医师病案质量意识和责任心。"一级质控小组"是源头和病案环节管理最根本、最重要的组织。

(2) 二级管理：医院病案室负责病案资料的回收、整理、编码、质量检查、归档、保管、供应和复印等。病案室质控医师所承担的是日常质量监控工作，应对每一份出院病案进行认真、严格的质量检查，定期将检查结果向有关领导及医疗行政管理部门汇报，并向相关科室和个人反馈检查结果。

(3) 三级管理：医务部是医疗行政管理主要部门，每月应定期或不定期地抽检各病区和门诊各科病案。严格要求和督促各级医师重视医疗质量，认真写好病案，管理好病案，发挥好三级病案质量的监控作用。重点关注并参加医疗缺陷、纠纷、事故及死亡病案讨论。定期在院周会上通报病案质量，将医师病案书写质量纳入奖惩和绩效考评管理中。

(4) 四级管理：医院病案质量管理委员会是病案质量管理的最高权威组织，应定期检查全院各科病案，审查评估病案质量，特别是内容质量。对缺陷病案进行鉴定、仲裁，对管理制度进行修定和完善。

2. 病案管理目标

(1) 甲级病案率≥95%，无丙级病案，病案首页诊断填写完整，主要诊断的正确率达到100%。

(2) 一般病案七日归档率≥97%，死亡病案七日归档率达100%。

(3) 疾病诊断分类编码正确率≥90%、手术与操作名称分类编码正确率≥90%。

(4) 病案扫描、装订、归档正确率达100%。

(5) 检查、检验报告单等正确粘贴率达100%。

(6) 按规定借阅住院病案，归档及时率达100%，病案信息泄露发生率为0。

3. 病案质量控制

重点控制以下内容：

（1）将危重死亡病历、复杂疑难病历、纠纷病历和核心制度等内容作为质量控制重点，实施专题抽查，重点突出。

（2）将病历书写的客观性、完整性、及时性、准确性、一致性以及内容质量作为监测内容，防止电子病历实施后出现新的病历质量问题。

4. 病历质量检查

对网上病历检查、准终末病历检查（下达医嘱 24 h 内）预评的乙级和丙级病历，在线通知科室医师修正。抽检终末病案，根据"病案检查评分标准"，评出甲级、乙级、丙级病案。

5. 病历质量反馈

通过固定的渠道向临床科室和相关责任人通报，具体如下：① 每月将科室存在的具体问题在科主任会议上通报；② 每月完成《医务工作简报》，报院部领导；③ 在科主任微信群发布《医务工作简报》全部内容；④ 与科室面对面沟通。

（六）临床质量控制

质量控制是质量管理的基本手段。集团医院根据医疗质量管理组织层次实施分级质控，包括个体质量控制、科室质量控制、职能部门质量控制、区域性的专业学科质量控制四个层次，还应该树立全面质量管理思想，实行系统性的全面、全程质量控制，开展常态环节质量管理。

1. 全面质量控制

对患者从入院到出院的整个医疗过程，要实行不间断的质量控制，对这一过程中的各部门、各环节及全过程中的各项治疗、护理、技术操作和其他医疗生活服务工作都要进行连续的全面质量控制，实行标准化、程序化、规范化、制度化的管理。

2. 全程质量控制

提高医疗技术水平，控制患者的医疗支出，改善服务态度和措施，最终提高患者的满意度是国内外医疗管理研究的热点问题。从患者步入医院，直到接受医疗服务后走出医院的整个过程实施全程监控，实施包括医疗技术水平、患者医疗支出、服务态度和措施三个方面医疗质量指标的全程质量控制，是加强医疗安全、提高医疗质量、促进医院发展和加强医院社会竞争力,以及保障患者利益的有效手段,最终达到提高患者满意度的目的。

3. 环节质量控制

环节质量控制是指对医疗过程中如诊断、治疗、手术、护理、抢救等过程易发生过失的环节质量进行控制。环节质量直接影响着整体医疗质量,所以医院强化对环节质量的监控,对改善医疗质量起着至关重要的作用。对医疗服务组织机构而言,医院实行的四级质控为提高医疗质量提供了基本保证。但是,各个层次或环节在质量管理实践中能否发挥作用,能否起到实际效果,还需要对以上各个环节的医疗质量随时进行测量和控制,判定其是否达到预期要求。医院应重点把握五个环节:① 重点医疗核心制度落实,如首诊负责制、三级医师查房制、疑难病例讨论制、会诊制度、危重患者抢救制度、术前讨论制度、查对制度等13个医疗核心制度。② 重点科室部门,如门急诊、产科、醉科、ICU 等。③ 重点人员和技术,如新进人人员、新调人人员、医疗差错频发人员和纠纷投诉较多人员。完善各项新技术、新项目常规操作流程,制定各项新技术的准入制度。严格掌握实施新技术的适应征。④ 重点患者,如疑难危重患者、大手术围术期患者、复合伤多发伤患者、特殊诊疗处置患者等。⑤ 重点时间段,如节假日、夜晚。

4. 常态化督导检查

为切实提高环节质量,医院应注重转变机关工作作风,改进医疗质量管理模式,加大对质量管理中各环节的动态检查和评估,对于疑难、危重和抢救病例提前介入干预,了解病情和诊治中的困难,及时组织本院专家或邀请外院专家会诊;对于3日内不能明确诊断的病例,认真分析原因,及时指导科室制订进一步检查计划;对于二类及以上的手术病例,严格监督检查,强化术前讨论、知情同意制度的执行;对于新入院患者和新手术病例,突出检查首次病程记录、入院记录、手术记录完成的及时性和规范性;对于归档病例,突出检查死亡病例和危重病例的死亡讨论记录和抢救记录的规范性;对于门诊工作侧重检查门诊病历书写情况和处方的规范性;对于医技科室侧重检查报告的规范性和质控情况以及大型仪器检查的阳性率等。上述检查情况要在全院周会上进行通报,并以《医务工作简报》的形式下发,发现的问题须及时反馈给相关科室,限期整改并复查。实践证明,加强质量中间环节管理,是控制和提高医疗质量的有效途径。

提高医疗质量,单靠医院一方是不够的,还需要充分发挥患者在医疗质量改进过程中的积极作用。因为患者是医院的服务对象,有权对医疗质量进行评价,及时了解患者的反馈意见是医院加强医疗质量管理和促进医疗质量改进的一个重要手段。医院应重视患者的意见和建议,定期组织有关人员深入到门诊和病房向患者了解情况,开展问卷调查,征求患者对医疗服务质量等方面的看法和建议。这对医院医疗质量建设起到很大的作用。实践证明,让患者帮助医院查找问题的方法对医院改进医疗质量起到了重要的促进作用。建立随访中心加强质量跟踪,将成为医院加强医疗质量建设的一个助推器。

第三节 技 术 兴 院

一、技术兴院概述

医疗技术、诊治水平是患者选择就医时最重要的依据,是患者关注的焦点,在此基础上,才会考虑收费、服务、环境等因素。集团医院通过鼓励开展新技术项目,拉近与先进地区的差距,鼓励开展前沿技术项目,抢占技术发展制高点。

在鼓励新技术和前沿技术开发时,决策执行体系以扁平化、小型化为发展方向,尽量缩减管理层次,增大管理幅度,建立高效的信息传递与沟通渠道,不断提高科学决策和科学管理水平,创新管理思路,提高职能部门管理的效能;着力构建"高效决策执行体系、完备专家论证、辅助决策体系"组织结构,实现医疗技术管理的立体化、网络化。

在高效决策执行体系中,院级层面包括两个部分:一是院党委领导下的办公会议决策制度,二是办公会议指导下的分管院长和执行院长负责制。在职能部门层面则形成了医务部长负责的三处(医务处、科研处、教育处)、三部(门诊部、急诊部、药学部)、三办(绩效办、医保办、投诉办)统筹管理、统筹协调的高效执行体系。职能部门协调组织的医疗质量管理委员会、专家技术委员会、病案管理委员会、绩效考核管理委员会、输血质量管理委员会、教学委员会、科研督导与学科建设管理委员会、伦理委员会等组成了相对完备的专家论证和辅助决策体系。

二、引导培育新技术

（一）新技术项目概述

新技术项目是指首次在医院运用的技术项目，医院通过新技术的开发和应用提高医疗水平和医疗服务能力，增强核心竞争力。从发展的角度考虑，医院鼓励临床学科开展新技术项目，从安全的角度考虑，需要对新技术本身、科室及项目团队及个人进行评估、论证，以确定其是否具备在临床运用的条件。

（二）新技术准入管理内容

1. 人员

对申请开展临床新技术的人员进行资质、能力、水平以及临床创新经验等方面的评估。

2. 技术

技术是主要着眼点。其准入重点是技术的科学性、安全性、适用性和经济性，以及是否符合法律法规、伦理道德等。

3. 制度机制

新技术的实施需要多学科协作，需要医院形成完善的制度予以支撑。这些制度包括检诊查房、知情同意、质量控制、技术协作、应急处理等。

（三）新技术准入管理的层次

1. 分类准入

即针对临床新技术的不同类别进行准入管理。根据管理实践需要，将临床新技术分为引入、集成两类。引入类新技术主要指在院外其他单位已成熟开展的技术，其科学性、安全性、伦理性等没有争议，技术路线成熟稳定，这一类技术的准入管理重点主要是对设备支撑平台和技术掌握程度进行评估。集成类新技术的创新之处在于将某一专业、系统的成熟关键技术扩展到应用领域或者将多项成熟技术集成、融合,解决临床中最难的问题。由于技术集成的效果不是独立效果的简单叠加,这一类技术往往需要应用多个学科的技术资源,实施难度较大,技术风险较高。其准入评价的重点在于评估每一项相关技术的掌握程度,以及技术集成的科学性和安全性。

2. 分级准入

即根据管理层级,确定不同的准入管理重点和权限。

一是科室论证推荐。要求所有临床新技术的开展必须经过科室专题论证,利用专科专家的集体智慧,对技术的科学性、技术稳定性、临床有效性等方面进行重点论证,并对项目负责人的业务水平及技术能力等进行评价,确保新技术的开展能够满足患者的实际需求。原则上,引入类新技术的准入管理主要由科室把关。

二是医院审核把关。所有新技术项目必须经过医院机关的行政审核、临床专家组的技术评定和医学伦理委员会的伦理审查。对于引入类新技术,主要对诊疗范围等程序性问题进行审核,若涉及集成类或原创类问题则需要全面审核把关。

三是卫生行政部门审查批准。审批内容主要包括论证资料的完备性等,并重点对安全性、合法性和伦理性进行审查,同时综合评估技术布局情况。

3. 分阶段准入

根据新技术立项、实施和拓展应用 3 个阶段的不同特点,实施有针对性的准入管理。立项准入管理,主要围绕项目的必要性(科学和经济价值)和可行性,从科学性、先进性、安全性、伦理性等方面进行综合评估,以确定其是否具备项目实施的基本条件,通过评审予以立项。实施前的准入管理,指在项目正式进入临床实施前,综合评定项目实施准备情况,包括前期动物实验、技术攻关和训练、技术平台建设等能否满足项目实施要求,同时对实施方案的可行性、应急预案的有效性等进行重点审核,确保项目质量和医疗安全。拓展应用准入管理,项目在严格的质量标准和保障条件下实施到一定阶段后,组织专家对阶段应用情况进行综合评估,重点评估技术路线的稳定性、临床疗效的确定性和拓展应用的可及性等方面是否具备转入常态应用和管理的条件。

（四）新技术项目的审批

凡引进的新技术、新项目，首先须由所在科室进行可行性研究，在确认其安全性、有效性及具备相应的技术条件、人员和设施的基础上，经科室集中讨论和科主任同意后，填写"新技术新项目申报表"交医务部组织审核和集体评估。拟开展新技术、新项目的，由医务部委托科室质量与安全管理小组依据相关技术规范和准入标准进行初步评估，形成可行性研究报告；提交医务部后由医务部组织院技术委员会专家评审；涉及伦理的新技术、新项目须同时报请院伦理委员会评审，评审通过后由医务部下发项目准入通知后方可开展。

（五）新技术临床试用期质量管理

新技术临床试用期间（一般为期 3 年），实行医院技术委员会、科室质量与安全管理小组及项目负责人三级管理体系。医院技术委员会全面负责新技术的临床应用管理，由医务部负责具体工作，进行跟踪评估管理，并建立技术档案；科室医疗质量与安全管理小组督促医疗技术按计划实施，定期上报医疗技术开展情况，确保医疗新技术顺利开展；新技术负责人应对新技术的开展情况的安全、质量、疗效、费用等情况进行全程追踪管理和评价，并及时记录，及时发现开展过程的安全隐患或技术风险，及时总结评估。

医院应对新技术实行档案管理，新技术新项目均应建立技术档案。其内容包括新技术审批表、相关证明材料、中期总结材料、结题总结材料与发表的相关论文等。新技术必须按计划实施，凡中止或撤销新技术须报医务部备案并提供详细的书面材料说明原因。

新技术实施过程中每年进行一次总体评价。评价内容应包括：新技术开展总体进展情况，包括已开展的例数、完成的效果及完成预定目标的情况等；新技术开展过程中的管理情况，包括实施人员资质、设备与药品、技术损害、告知义务履行情况，是否存在违规行为及采取的措施等。

新技术临床试用期间，发生下列情形之一的，应当立即暂停新技术临床试用，由医务部组织专家进行调查，调查情况报院技术委员会讨论，以决定是否恢复临床应用:① 发生重大医疗意外事件的;② 可能引起严重不良后果的;③ 技术支撑条件发生变化或者消失的。

第四节　科 研 盛 院

一、医学研究概述

根据联合国教科文组织的定义,科学研究指旨在增进已有的科学知识,并使之能在实际中应用的系统性、创造性的工作。科研工作具有创新作用,医学研究也拥有同样的创新作用,其目的是为了增进已有的医学科学知识,探索医学中的未知,创造医学新知识、新技术。具体来说,医学科研是研究人体正常生理、病理、健康与疾病的科学。在医疗实践中,医学科研的进步极大地提高了疾病的诊疗质量。因此,医院在抓医疗技术质量时,除了要下力气抓好基础医疗质量外,还必须注重医疗技术创新,不断引进和开发新的诊疗方法,要把开展技术创新作为提高医院医疗技术质量的一个重要手段。医院在进行技术创新的过程中,一方面要有计划、有步骤地根据疾病谱的变化和医疗市场的需求情况进行科研技术创新,以满足人们对医疗服务的需求。只有紧跟市场的技术创新才有生命力;另一方面要从医院的实际出发,开展技术优势工程建设,努力抢占医学科技发展的制高点。只有这样,医院才会有建设的活力和可持续发展的后劲。

二、医学科研架构

医学研究是医院一项经常性工作,医学科学技术的进步和发展,科技人才的成长和作用的发挥,无不与管理密切相关。强有力的组织管理、良好的技术能力和完善的科研条件是提高医院医学技术水平的先导。

医院必须建立与医院规模和科研任务相适应的领导体制,完善组织管理系统是搞好科研工作并使其持续发展的重要保证。

现阶段医院科研管理主要包括以下几个方面:项目申报、项目中期评估、项目结题、成果转化、适宜技术推广等过程,在这个过程中形成整个医学科研的管理架构。

(一) 科研管理组织

医院应有一名业务副院长分管科研工作。根据医院的规模大小,设科研处(科教处)、科研办公室或科研科(科教科)为办事机构,其主要职责是认真贯彻落实党和国家有关发展科学技术的方针政策,抓好医院科研的日常管理。根据医学科技发展趋势,结合医院的实际,对科研发展前景进行预测分析,组织制定医院科研规划、计划,建立健全科研制度,创造科研条件,安排调配科研力量,组织科研协作,抓好科技人才的培养和管理,充分调动医疗卫生技术人员的科研积极性,采用先进的管理方法,促进医院科技进步,提高科研工作的效率和质量。

(二) 学术委员会

为了发扬学术民主作风,加强学术咨询,医院应成立学术委员会或学术小组。学术委员会负责审议科研规划、年度计划和重大科研课题的设计,鉴定评议科研成果或科研论文,论证科研机构的各种科学活动方案,开展学术交流活动,提出对科技人员的考核晋升的意见与建议等。学术委员会由医院内学术造诣较高,才学出众,品德高尚的专家、教授及部分中青年优秀科技人员组成。

(三) 科研伦理委员会

医院根据科研工作需要,可设置科研伦理委员会或伦理小组,负责论证医学科学研究中有关涉及人体实验方面的伦理学问题。伦理委员会可由5—7名医学专业人员和行政人员组成。伦理委员会的工作以《赫尔辛基宣言》为指导原则,并受中国有关法律、法规的约束。在临床科研中,凡经过动物实验后需应用于人体的新药物、新技术、新材料及有关基因工程和器官移植等方面涉及伦理学问题的科学研究都应经伦理委员会审定后,严格按国际上共同遵守的"人体试验准则"及其他有关规定,经受试者同意后,计划周密地进行必要的人体试验。

（四）科研机构设置

医院应按需要建立必要的附设性研究机构。研究机构必须充分体现科学研究的目的，要有自己的发展方向、奋斗目标和具体任务，并以此来确定其组织形式、机构设置、职权分配及人员分工等，使研究机构内的各部分工作能互相衔接，紧密配合，使每个人都能为实现科研总目标而勤奋工作。医院的科研机构一般有以下几种形式：

1．研究所

研究所是医院的大型研究机构，其规模一般在30—50人，组织管理上要单独建制，有专用的设施和设备，多数科研人员为专职或以科研为主。建立研究所的必要条件是：必须有一支实力比较雄厚的学术梯队，具有承担国家级或至少省、市级研究项目的科研能力，有必要的科研设备和实验室条件。研究方向必须符合国家医学科学发展规划的要求，尽量与医院重点学科的发展方向一致，并与医院的业务专长紧密结合，以起到相互促进作用。附设研究机构须经上级主管部门审批同意方可建立，须先提交申请报告，内容包括：建立机构的目的及意义、研究的学科领域和研究方向、学术梯队情况及人才培养计划、目前研究工作的基础和成绩、必要的科研设备及实验室条件、挂靠病房以及拟任命的学术行政领导等。

2．研究室

研究室是医院附设的小型研究机构，相当于专业科室，可设编制10—20人，至少有一半是专职或以科研为主的人员。科研室也应具备研究所的基本条件，也要做好定方向、定任务、定人员、定设备、定制度的"五定工作"。除必要的实验用房、专门的仪器设备外，还必须具有实验研究能力，主攻方向要明确，既要能完成当前的科研任务，又要能符合长远的发展方向，还要有科研病床及经常性科研经费。

3．研究组

即课题组，它是课题实施的基本组织，是根据科研任务的需要而临时组建的，人员组成可以跨科室、跨单位，要求精干有力，结构合理，自愿和谐，一人指挥（即课题负责人）。由于当今医学科学的发展已经脱离了单一学科、单一专业进行研究的时代，故课题组人员结构是否合理已成为课题是否具有竞争力、能否高效率进行的关键。要根据课题的内容确定相关学科各级种类科技人员的数量,尤其要重视与基础学科的密切配合。研究组在完成课题后自行解散,这是各级医院一种主要的科研组织形式。

医院科研条件包括科研人才、科研基地与场所、实验室技术装备及科研经费等。积极创造科研条件,是完成科研任务的基本保证。只有将人、财、物这三个必不可少的要素有机地结合起来,通过科学的组织管理,才能有效地发挥各项条件的作用,产生较大的实际效益。

(五) 科技人员

科技人员的质量和数量,是关系到医院科研工作能否顺利开展并取得预期成果的首要条件,要有一支专职和兼职相结合的有一定科研能力的研究队伍。医院科研一般以兼职为主,重大、重点科研项目应根据科研任务需要配备一定数量的专职科技人员。要注重科研工作的连续性,力求科技人员相对稳定。在年龄结构上应由"老马识途"的老年研究人员、"中流砥柱"的中年研究人员和"奋发有为"的青年研究人员构成具有合理比例的梯队,发挥其各自的最优效能。对学有专长的专家教授应积极创造条件为他们配备助手,使其在指导科研和培养人才方面发挥作用。医院还要有目的、有计划地培养和造就一批科研骨干,通过实践和考核发现和选拔人才。对基础好、科研思想活跃、敢于创新、发展前途大、能作为学科带头人的尖子人才,更应优先为他们创造条件,进行重点培养。对青年科技人员,要重视加强对其科研基本功的训练和科研道德素质的培养。为了开展实验研究及新兴学科、边缘学科研究,还需不断吸收有关专业人员(如分子生物学、工程技术等人员),充实到研究工作中去。

(六) 科研基地与场所

医学研究除了临床研究外,实验研究也占有重要地位,实验研究包括实验室研究及动物实验等。要根据实验情况,积极建立必要的科研实验室、动物实验室及设置科研病房。

实验室的设置应本着既有利于医院科研工作,又适当考虑医疗共用的可能性,尽量避免人力、物力的分散,做到布局合理、设备配套。在大的医院,可采取集中与分散相结合的方式,以集中为主,设置中心实验室,大型通用仪器设备集中使用,也可根据重点专科发展和任务需要,增设专科实验室或专用实验室作为补充。对于一些科研实力较强的医院还应在此基础上争取设立更高层次的重点实验室,如国家级、省部级重点实验室等,而规模较小且科研任务不重的医院以只设中心实验室为宜。

实验动物是医学科研工作必不可少的基本条件。新的手术方法的建立、新药的研究、病症模型的制备等,都需要先在动物身上进行,而后才过渡到人体。实验动物的质量将直接影响到研究结果的科学性和可靠性。我国的实验动物生产和使用执行实验许可制度,从事动物实验和利用实验动物生产药品、生物制品的医院,必须取得实验动物使用许可证,从事动物实验的科技人员必须经考核后取得动物实验资格认可证。各医院应根据科研工作需要建立相应规模的动物实验室及动物饲养室,其设备条件和管理水平,是反映一个医院科研质量的重要指标。

重点专科还应设置适当的专科病房,收治符合要求病种的患者,并建立详细的病例档案,以便进行系统观察和研究。也可通过开设科研专科门诊,选择、观察和随访研究病例,这样既有利于科学研究,也有利于不断提高医疗质量。

(七)实验技术装备

实验技术装备是开展科研工作的重要工具,包括仪器设备、仪表、材料和各种优质药品、试剂等。其中仪器设备的先进与否,在一定程度上决定着科研工作的深度和广度。一个医院如果不具备先进的实验室技术装备,是难以赶超国内国际先进水平或取得突破性科研成果的。各医院要根据实验情况,在充分利用现有仪器设备的基础上,从需要和可能的原则出发,有计划地更新和添置一些先进的仪器设备。仪器设备应做到专管专用,必须有一个科学技术极强的工作整体,相互协调,彼此合作,以科学的管理方法,最大限度地实现仪器装备的优质供应、最优运行和最佳使用效率。

(八)科研经费

科研经费是开展科学研究的基本保证。我国实行科技体制改革后,在科研经费的分配上以鼓励竞争、择优支持的原则,克服了过去吃"大锅饭"的弊端。医院要积极参与到竞争的行列,充分发挥自己的优势,多渠道争取科研经费;要熟悉各种经费申请渠道及经费申请办法,了解科研方向,组织科研人员联合起来协作攻关,提高申报课题的竞争力。同时,合理使用好每项科研经费,科研经费应由医院财务部门统一管理,分类核算,坚持专款专用。医院还应加大对科研的投入。每年应拨出一定数量的经费用于支持本单位的科学研究和学科建设,以增强科研力量。

三、医学科研管理

医院要在激烈的市场竞争环境中持续快速发展,必须具有优势特色学科和优秀人才队伍,必须依靠科技进步和创新,提高竞争能力。科研是实现创新的主要形式之一,因而科研管理显得十分重要,科研管理作为一门科学日趋得到更广泛的承认。

在社会保障制度改革及我国加入世界贸易组织带来的冲击与挑战的新形势下,医院科研管理工作要与时俱进,提高对科研及其管理工作的认识,加强学习,增强素质,营造科学、合理的科研格局,建立科学、高效、有序的管理手段,将科研管理与学科及人才队伍建设相结合,全方位拓展科研经费渠道,做好科研综合统筹、指导协调工作,开拓创新,锐意进取。

(一)课题的立项论证

医院应建立规范化的课题申报管理制度,所报课题事先均须经过充分的情报调研,并由院科学技术委员会(或邀请同行专家)进行立项论证。立项论证可采用会议或书面评议的形式,评议的主要内容包括课题的立论依据、学术水平、可行性分析、试验方法、技术路线、人员梯队和实验条件等。对科研合同则要求论证签订合同的目的,各方的权利、义务和承担的责任等。由于科学技术委员会的专家分别来自各专业学科,他们往往是学科带头人,有很高的学术造诣,请他们论证课题不仅信息量大,而且可在知识上互相补充和启迪,从而进一步完善科研设计思想,增强申请课题的竞争力。

(二)课题执行情况定期检查

加强对课题执行情况的检查督促,不仅仅是检查在研项目能否按计划完成,更重要的是通过检查,及时从科研项目中发现真正具有国际国内竞争力的新内容,以便进一步给予支持和扶持。建立医院及课题组的二级执行情况定期检查制度,可先布置课题组自查,自查内容包括:计划进度、考核指标、完成情况、存在问题及今后打算等。在自查的基础上,由医院科研主管院长带领有关人员进行每年不少于两次的现场检查考核。对有明显进展或已取得阶段成果者给予奖励,并进行重点跟踪扶持,或着手进行成果鉴定的准备工作。对部分存在困难的课题,要尽量通过各种途径给予协调解决,促进科研课题沿既定目标按期保质顺利完成。

(三)科技成果管理

科技成果是指在实验或理论上有创造性,有一定科学水平和实用价值的新技术、新方法、新器材、新药物、新理论、新认识等。对科技成果管理制度的制定,其内容应包括科技成果鉴定须具备的条件、鉴定程序、鉴定形式、鉴定方法以及科技成果的申报、登记、推广应用等多方面要注意的事项和要求。对科技成果的奖励,应按国家《发明奖励条例》《科学技术进步奖励条例》及《自然科学奖励条例》等规定执行。

1. 目前国内医院科技成果转化现状

从医院角度来说,医院的科技成果转化活动应当有利于提高经济效益、社会效益和保护环境与资源。应遵循自愿、互利、公平、诚实信用的原则,依法或者依照合同的约定,享受利益,承担风险。科技成果转化中的知识产权受法律保护。近年来,围绕党中央、国务院关于实施创新驱动发展战略的重大决策部署,有关部门出台了一系列落实和完善促进科技成果转化的政策法规,各地方围绕经济转型升级、社会民生需求加速科技成果转移转化,探索形成了各具特色的科技成果转化机制和模式,带动形成了全社会大力促进科技成果转移转化的热潮,为供给侧结构性改革提供了科技支撑。科技是第一生产力,应将科研成果转化为经济效益,这是实施科技兴院战略的关键所在。

但在现实中,我国科技成果转化尤其是高校和科研院所的科技成果转化难以落地,即便到了中试阶段,在"最后一公里"也面临一些障碍。影响科研成果转化的因素很多,如专利并不代表技术;发明专利在运用和实施过程中会遇到各种各样的问题;即便推广结束后,医疗成果如何投入市场也还面临很多问题。

科研成果转化失败的原因有很多：

首先，企业对于科技成果的转化缺乏热情和动力，只愿意投资或者购买成熟的产品，这正是造成"医疗科研成果转化老大难"的症结所在。而医院和科研院所对成果研究的投入远远高出成果转化的收益，如一个市级医院的横向项目每年大约有几十项，研究经费几百万元，但是投入后产出的收益就比较少。

其次，有一些技术，国内没有相关工艺和设备，如需开展研发，需要医院购买进口大型设备，医院前期需投入了过多经费，即使研发成功，也很难向下推广。

再次，审批政策也会导致科研创新成果难以落地。如医院药物实验的开展均需通过伦理审批，并向有关部门报备，再经过漫长的动物实验阶段，虽然经过很长时间的研发转化，但最终获得药监部门批准可能依旧困难重重。

科研创新成果难以落地，还有一个重要原因就是缺乏人才支持。任何一个东西从实验室出来到生产线，都需要一个漫长的过程，有时一个问题解决不了，就会耽搁很长时间。就科研成果转化而言，需要参与人员参与成果转化。不论是个人还是研究单位，要持续地参与才有可能实现转化。这就要求国家和地方对科研人员提供支持。医院转化科技成果，应当对研究开发该项科技成果的主要完成人和在成果转化中作出贡献的人员予以奖励，并作为医院职务考核、职称评定和评先评优的重要依据。

同样，医院对职工取得的科技成果的转让方式和实施办法有决定权，但应充分尊重成果完成人的意愿。科技成果完成人或者课题负责人不得阻碍职务科技成果的转化，不得将科技成果及其技术资料和数据据为己有。

也就是说，任何一项技术，想把它产业化，必须整合资源，单凭一个人或者一支队伍基本做不到。实际上，我国各医院关于科研成果转化的绩效评价还有待完善，不少项目负责人可能宁愿多搞研究也不愿意参与成果转化。

科研管理的过程也有待改善。《中华人民共和国促进科技成果转化法》已经成为广大医院以及单位实施科研成果转化的重要准则，但是基层单位对于此方面的管理还有待完善。

从医院角度来说，目前很多医院都对新技术求之若渴，但是资金问题是阻碍取得新技术的主要原因。部分医院自身技术承接能力和资金不足,导致很多合作项目最终失败。而对很多乡镇医院来说,他们通常缺乏足够的资金去承接这些技术成果,也无法承担风险,但他们往往是最需要新技术的。政府可以从科研开发经费中拨出一定比例的款项作为启动资金,协助医疗机构开展科技成果转化。

2. 科研成果的鉴定

科研成果鉴定是指有关科研行政管理机关聘请同行专家,按照规定的形式和程序,对科研成果进行审查和评价,并作出实事求是的结论。

科研成果鉴定范围是指由国家、省、市科研计划资助产出的科研成果必须向省级或省级以上对口科研行政管理部门申请鉴定。根据成果项目的具体情况,由相关部门委托授权的鉴定单位主持鉴定。

凡科研计划外应用技术成果申请鉴定的,须经有关部门的科研成果管理机构批准,否则不能组织鉴定。技术成果申请鉴定,必须具备下列条件:① 技术成熟并有创造性;② 性能指标在国内同领域中处于领先水平;③ 已取得较好的社会和经济效益,经实践证明具有较好的推广、应用前景;④ 对本行业或本地区的经济和社会发展以及科研进步具有重大的促进作用。

(1) 科研成果鉴定的形式:

① 会议鉴定:指由同行专家采用会议形式对科学技术成果作出评价。

② 函审鉴定:指由同行专家通过书面形式审查有关技术资料,对科学技术成果作出评价。

③ 检测鉴定:指由专业技术检测机构通过检验、测试性能指标等方式对科学技术成果进行评价。

(2) 申请科研成果鉴定的条件:

① 全面达到科研项目合同、计划或任务书的各项要求。

② 应用性科研成果必须经过实践证明并具备推广应用条件或已推广应用。

③ 科学理论成果必须具备较高学术水平,主要论文在省级以上学术刊物发表一年以上,得到国内外同行的引证并具有书面肯定评价。

④ 技术资料完整、真实、准确。

⑤ 科研成果的权属不存在争议。

(3) 科研成果鉴定委员会的组成。科研成果鉴定委员会会议及函审鉴定委员会一般由5—11名同行专家组成,且须经上级科研管理部门审查确定;要求鉴定委员应具有本行业或领域的高级技术职务(特殊情况下可聘请不多于四分之一的具有中级技术职务的中青年科研骨干),对被鉴定科研成果所属专业有丰富的理论知识和实践经验,熟悉国内外该领域技术发展的状况,具有良好的科学道德和职业道德,客观公正;同时被鉴定科研成果的完成单位、任务下达单位或者委托单位的人员不得作为同行专家参加该成果的鉴定。

(4)鉴定内容。是否实现合同或计划任务书要求的技术指标;科研项目实验设计、技术手段的科学性、先进性与合理性;实验数据的准确性及数据处理、结论推断的严密性;技术资料的完整性;应用范围、应用价值、可行性及对其经济效益的分析估价;科研成果的成熟性,存在的问题和改进的建议。

3. 科研成果转化

科技成果转化,是指为提高生产力水平而对科学研究与技术开发所产生的具有实用价值的科技成果进行的后续试验、开发、应用和推广。

医院的科研成果是指医院在科学技术研究活动中取得的具有新见解的理论研究和具有国内外先进水平的技术成果,尤指医药卫生领域科研成果,包括基础理论研究、应用研究、新技术、新药物、新器械等研究所取得的成果。具体范围是:为解决医药卫生某一科学技术问题而取得的具有一定创新性、科学性和实用价值的应用技术成果;在重大科学技术项目研究进程中取得的具有一定创新性、科学性和独立应用价值或学术意义的阶段性科研成果;为阐明自然现象、特征或规律而取得的具有一定学术意义的医药卫生科学理论成果;消化、吸收引进技术中取得的创造性成果;科学技术成果推广过程中取得的新的科学技术成果;为国家、地方或有关部门的决策科学化,提供重要的科学依据和科学技术情报信息及科学技术管理等方面的软科学成果;在研究过程中或完成后取得的专利。

(四)科研对医疗技术的促进作用

医疗技术是推动医疗技术发展的催化剂,对医疗技术发展有巨大促进作用,但从另一方面来说,过于依赖新技术会阻碍学科的发展。当今社会医院的医疗科研水平的高低以及新技术新项目的应用程度成为衡量医院业务水平的重要标志。医院科研管理水平的高低,直接关系着医院综合竞争力的高低。

随着社会主义经济体制改革的深化和"科技强院"战略的实施,科研工作已成为医院发展的重中之重,同样也是提升医院核心竞争力的关键一环。医院科研管理能力的提升,将推进科研工作的开展,带动医院人才培养及学科建设,从而提高医院整体竞争实力。总体来看,通过新技术、新项目的开展利用,不仅为科室带来了生机与活力,而且为拓宽医院的医疗服务领域,提高医院的科技含量和综合实力作出了突出贡献。

(五)医院科研管理的评价

科研管理的成功与否,直接关系到医院的学术和重大科技的成果质量。随着医疗改革的不断深入,科研工作将面临新的机遇和挑战,医院也应该始终坚持"科技兴院、人才强院"的发展道路,建立合理、科学的科研管理规章制度,使科研、教学、医疗三足鼎立、相辅相成。同时加强与高等医学院校和国内外知名医院的联系与沟通,加强科技创新,推进学科建设,形成良好的科研氛围,坚持"以医疗带动科研、以科研促进医疗",充分发挥医院自身医疗特色和地区优势,全面提升医院的医疗水平,促进各项资源可持续利用。只有不断地学习、改进和完善,才能真正提升医疗科技水平的提升,为增强百姓防治疾病能力作出新的贡献。

(六)科研激励的方法和制度

科研团队的科研进展与每个科研个体息息相关,因此建立以人为中心的多元化激励机制尤为重要。

经济收入的分配应遵循按劳分配的原则,避免简单分类或者一刀切的分配方式。对于具有特殊贡献的工作,应当建立经济奖励制度,对于严重违反团队精神的做法应执行经济惩罚方案。

应注重精神激励,培养团队负责人与团队成员间的良好关系,并通过表扬、鼓励等方式提升团队成员在科研项目工作中的成就感,保持并提高每个科研个体的研究热情。

第五节　人　才　鼎　院

（一）人才作用概述

习近平总书记在党的十九大报告中强调"人才是实现民族振兴、赢得国际竞争主动的战略资源"。对医院而言,先进的医疗技术是医院的核心竞争力,医疗技术的发展离不开优秀人才的支撑,人才是实现先进医疗技术的基石,是医院可持续发展的保障,是医院保持竞争优势的关键。与先行地区拥有优质资源的国内顶尖医院相比,集团医院为处于第二梯队的综合性三甲医院,如何利用有限的资源建立优秀的人才梯队,如何实施激励机制促使所培养出的人才发挥技术攻坚作用,是医院发展的关键支点。

（二）人才培养

"十年树木,百年树人",人才培养具有长期性,而医学人才的培养更是一个需要终身学习的过程。医学人才结构呈"金字塔"形,人才的成长是从塔基到塔身,再向塔尖发展的过程,显然越靠近塔尖人数越少。所以,最终走上塔尖的临床学科带头人在成长的每一个阶段都要奋力向前。医学人才的成长是一个缓慢、有序而渐进的过程。遵循医学人才成长周期久、成熟慢的规律,实行全员、全过程的医师分层次培养是一种行之有效的人才培养模式。第一个层次,青年医师阶段,重在打牢根基,加深对医师职业的认识和理解。第二个层次,重在提升专科医疗技术水平,成为科室骨干。第三个层次,即金字塔顶端,带领学科团队发展的学科带头人,即科主任。

1. 学科带头人培养

先进的医疗技术依赖于学科的发展,而学科的发展则取决于科主任这个领头羊。科主任的专业技术水平代表了科室专业技术水平,而且决定了科室的行业地位。从这个角度来讲,科主任在学科建设、技术水平提升方面应发挥领头羊作用;另一方面,科主任要从全局考虑科室可持续发展、科室品牌的建设、人才梯队的培养等问题,应根据专业特点、专科情况等建立学科可持续发展长远规划。科主任的能力将直接影响到本学科的医疗技术发展水平。

因此,对科主任的培养尤为重要。相比科室其他成员,科主任更加需要不断更新知识,努力实现理论创新、机制创新、科技创新和管理创新。只有不断地创新和学习,才能使团队在不断变化的医疗市场竞争中更好地生存和发展。技术创新日新月异,使新技术的垄断期缩短,更新频率加快。作为科主任,不仅要继承原有技术的优点,更要具有创新意识和创新能力,要善于引进人才,同时鼓励和支持广大员工不断开发新技术、新业务,激发集体智慧,保持本科室的技术优势和发展态势。

国内许多医院普遍存在以下现象:虽然已经配备了先进的仪器设备,人员素质和专业技术水平普遍提高,但科室仍不能高效运转,科主任管理水平和技能的欠缺,是造成科室管理效率低下的重要因素之一。科主任仅凭个人的学术专长还不能完全确立其领导地位,也无法带动科室高效运转。因此,在强调科主任业务水平提高的同时,还应兼顾管理能力的提高。作为一个部门的领导者,是否具备管理能力决定了其领导能力的大小。与下属有效沟通,引导下属达到目标,提高整个科室的凝聚力、向心力,是科主任工作的重要组成部分。对技术型科主任进行系统培训,使其掌握管理知识,尤其是先进的管理方法和技巧,使其在实际管理工作中能定期补充并强化管理理论和技能,显得尤为重要。

科主任在更新专业知识的同时,应主动学习现代管理和管理心理学知识。在管理知识培训上,可采取定期或不定期、长期或短期、自学或脱产等多种形式,分层次进行培训,请进来、送出去。尤其对新提拔的科主任,应进行专门培训后再上岗。医院不仅可邀请医院管理的专家学者举办学术讲座;而且可以请院内具有丰富管理经验、有较高权威的科主任现身说法,解决在实际工作中碰到的问题,充分发挥"传、帮、带"的作用。此外,还应向国内外同行学习,系统了解科室管理内涵,形成科学管理理念,如此才能提高科主任工作能力,保障其顺利履行职责并激发其团队工作积极性。

"自身正,不令而行;自身不正,虽令不从。"现代管理理论告诉我们,领导者的影响力由权力影响力和非权力影响力构成。权力影响力来自其职务,随职务大小而变化;而非权力影响力则是由其个人素质、高尚的品德、渊博的知识、丰富的经验、出色的工作、良好的人际关系等某些特殊条件所产生的;两者相互联系、相互影响,其中非权力影响力起决定性的作用。所以科主任要不断加强自己在品格、才能、知识、能力等方面的修养,要以自身的模范表率行为影响科室成员,树立较高威信,增强自身的凝聚力和号召力,带领团队为完成目标任务共同奋斗。

2. 业务骨干培养

管理理论中的"二八定律"也叫巴莱多定律,是 19 世纪末 20 世纪初意大利经济学家巴莱多提出的。他认为,在任何事物中,最重要的、起决定性作用的只占其中少部分,约 20%;其余 80% 的尽管是多数,却是次要的、非决定性的,因此又称"二八法则"。因此,对业务骨干的培养是医院管理的重点工作。

应帮助业务骨干做好职业生涯规划,根据他们的不同发展阶段,对其职业发展作出规划和设计,围绕目标进行知识的持续学习、培训,使其才能得到最大限度的发挥。医学人才常采用的培养途径包括:① 学历教育,即硕博研究生学习;② 继续教育;③ 专业进修;④ 学术会议;⑤ 学术讲座;⑥ 技能与管理知识培训;⑦ 国外研修与交流;⑧ 参与市、省、国家级人才的评选;⑨ 担当重任或在重点岗位轮岗;⑩ "授之以渔"的自学能力培养。

其中,学历教育和进修学习是重点。业务骨干在职攻读博士学位并获得学位证书后,符合医院相关规定和要求的,学费可以由集团医院给予报销,这极大地鼓舞了职工在职深造的热情。成立"博士联盟",对博士在工作、生活等方面进行全方位的照顾,并提出一系列的要求,如将开展先进医疗技术作为必备条件。鼓励业务骨干进修深造,尤其是到国外交流,使对外交流常规化、制度化,将出国培训、国内进修作为提高医疗水平的重要途径,列入晋升高级职称的必备条件。制定进修管理办法,业务骨干必须选择到本专业国内顶尖医院或国际先进医院进修,进修前制定好目标:须引进国内外领先的医疗技术,完成进修后回医院实施该技术。

3. 青年医师三基培训

"三基"即基本理论、基础知识及基本技能,"三严"即严格要求、严密组织、严谨态度。随着现代医院规模等级不断提高,加之医学学科具有划分细、专业多、差异大的特点,医务人员过于注重专科知识,却忽略了对基础知识的培训和巩固。医学"三基"水平的高低是衡量一个医生业务水平的重要内容之一,特别是青年医师必须参加的培训与考核,是医院不断提升医疗基础质量的重要手段。青年医师是医院人才队伍的基石,"三基"培训为医院可持续发展打下坚实基础。

"三基"培训考核工作应逐步系统化、规范化,完善"三基"培训内容,系统、全面展开基础培训,不断夯实医务人员的基本功。根据不同层次、不同专业选定不同的培训内容,制订相应培训计划,并将"三基"考核与住培师资考核相结合,丰富培训内容,增加考核频次。

在理论知识学习方法上引进"医学在线考试系统",医务人员可随时在电脑和手机上学习与练习"三基"试题,实现考培结合。同时加大实践技能的培训考核力度,包括体格检查、基本技能操作、临床思维能力训练等,医院应建立临床技能培训中心,为"三基"培训与技能考核提供硬件保障,应具备急救技能、基本技能的日常训练与模拟考核的功能。

制定"三基"考核奖惩制度,与职称晋升相挂钩,与科室和个人绩效挂钩,以引起科室和医师的高度重视,提高其参加培训的积极性,以达到"人人达标"的目的,最终实现提高医疗质量、提升技术水平的目标。

4. 全员继续医学教育

继续医学教育是终生性的教育,继续医学教育制度为继续医学教育的实施提供了基本保障。继续医学教育的目的是使专业技术人员通过学习不断获得新知识、新技术、新方法,最终提高卫生医疗服务水平与服务质量。对个人来说,这是个人医疗技术提高最为有效的途径;对医院来说,人才素质的不断提升,将使整个学科团队更具实力与能力,同时更具竞争力;对社会来说,高超的诊疗技术将会有效地攻克各种疑难杂症,产生极大的社会效益,有利于人民身体健康水平的提高。

继续医学教育管理规定对不同职称级别提出不同的要求:中级卫生技术人员要通过继续医学教育最终成为能独当一面的业务骨干;高级卫生技术人员除了要参加继续医学教育外,还要承担继续医学教育的教学任务,最终成为真正的学科带头人。除了将专业技术知识作为继续医学教育的内容外,还应增加有关职业道德教育、人文素质培养、心理学以及法律法规等有关知识的培训。

改善工作与学习间的关系,使其相辅相成、和谐发展,努力营造学术氛围,合理地利用业余时间进行继续医学教育学习,是所有卫生专业技术人员都应该做到的。医院有必要为卫生专业技术人员提供较好的学术氛围,如定期举办学术讲座、学术研讨会等。此外,还应完善继续医学教育的培训形式,特别是远程教育形式的推广及发展,也越来越受到广大卫生专业技术人员的青睐,其不受时间以及空间限制的优势,使学习人员能有效解决工学矛盾及交通问题。

应建立健全继续医学教育管理人员培训制度,设立继续医学教育管理专职人员,专职于继续医学教育的全程管理,从政策的实施、过程的监督到事后的反馈等。继续医学教育管理专职人员的设立,将强化对医院继续医学教育的监管,助力继续医学教育的绩效评估,为医院继续医学教育的发展提供支撑。

(三) 人才激励

高层次医学人才作为医院人才队伍的核心,是先进医疗技术发展的核心力量,是医院提升学科水平和保持竞争力的关键所在。近年来,随着全面深化改革不断向纵深推进,我国的公立医院改革已经进入了深水区,调动医务人员工作积极性已作为改革重点任务之一,如何充分激发医院医务人员尤其是高层次医学人才的积极性成为摆在所有公立医院面前的一项重要课题。在国家深入推进新一轮医改的背景下,针对当前公立医院高层次医学人才存在的总量不足、动能不强、成效不佳等问题,优化高层次医学人才激励路径具有重要意义。

1. 人才的需求分析

从古典管理学中的"经济人"到行为科学的"社会人",人始终是管理系统中最活跃的因素。一方面人的需求呈现出明显的由低到高的层次性;另一方面人的需求呈现多样性与动态性特征,随着不同人群、不同环境、不同时间段的变化而变化。因此,随着年龄增长、工作阅历丰富,高层次医学人才的需求也会发生变化,因此,激励方案应从层次性、多样性、动态性角度分析公立医院高层次医学人才的需求,实现激励的精准化、效用化及可持续化。

为此可建立有效的沟通平台。沟通是做好人力资源管理工作的重要保障,人力资源管理者与高层次医学人才进行信息交流、情感联系、思想交流是管理工作的重要手段。良好的沟通不仅可以改善医院人力资源建设中的各种关系,削弱高层次医学人才的不满情绪,还能够精准把握高层次医学人才的需求变化,从而使其感受到医院的重视,并有利于医院及时调整有关制度、措施等,激发他们的工作热情。高效、便捷的沟通机制,不仅能及时关注医务人员的思想动态,化解矛盾纠纷,避免人才流失,也能通过倾听基层的意见建议,积极修正医院发展中存在的各种短板,提升集体归属感和获得感。因此,医院要把建立常态化、长效化、便捷化的沟通机制作为医院人力资源管理的重中之重来抓,探索开展院长访谈日、院长下午茶、院领导与医务人员日常交流交心等活动,借助院长信箱、医院发展建议栏、微信群等载体,实现与院领导的无障碍沟通,让每个人都能知无不言,消解对集体的误解和不满,激发对集体的归属感和认同感。

2. 在经济上给待遇

建立公正、有效的绩效考核体系是促进医疗技术健康发展的重要途径。一方面,针对高层次医学人才,医院应建立公正、有效的人才考核评价机制。在评价过程中应公正公开、实事求是,并将薪酬与绩效考核结果相挂钩。另一方面,医院应针对高层次医学人才临床、科研特点制定个性化考核指标。不仅考核其职称、工龄等要素,还应重视对技能、风险、责任、服务质量等生产要素的考核,其目的在于真正建立以技术劳务价值为导向的科学的绩效考核体系。值得注意的是,高层次医学人才的考核不应硬性强调工作业务量、科研成果量等指标,应注重其工作思路及工作成果的创新性和发展潜力等柔性指标。针对医院高层次医学人才,可以采用协议工资制或探索实行年薪制,增加薪酬分配模式对高层次医学人才的吸引力。此外,医院应因地制宜,探索突破现行的事业单位工资调控框架,扩大薪酬总量,提高高层次医学人才的薪酬水平,消除其相较于国际同行业及国内高薪行业的"相对被剥削感"。最后,对于高层次医学人才可采用高弹性薪酬模式,即绩效工资大于基本工资,目的在于使薪酬制度既具有最佳激励效果,又能缩小内部差距,兼顾高层次医学人才的稳定性。

3. 在个人发展上给平台

建立科学、合理的升职机制,以满足医务人员受尊重和自我实现的需要。因此,公立医院要以"公开、平等、竞争、择优"为原则,建立一整套完备的职称晋升、干部遴选及竞聘制度,对优秀的高层次医学人才给予高聘、直聘机会,敢于提拔青年高层次医学人才,进行量化考核,杜绝论资排辈,形成优胜劣汰的用人氛围,全面调动高层次医学人才的积极性和创造性。此外,考虑到职位晋升耗时长、编制岗位有限等因素，在具体实施过程中，还可设置非职务类的岗位来拓宽晋升途径，从而满足更多高层次医学人才的晋升需求。

针对高层次医学人才，良好的科研学习平台对于医务人员提高自身能力、满足其职业成就感具有重要意义。公立医院尤其是大型三甲医院要结合自身定位和需要添置医学研究设备，为高层次医学人才申请科研项目、开展新技术等方面提供更多的硬件支持。医院应为高层次人才提供更多深造机会，既要注重发挥公立医院的综合优势，积极向卫生健康主管部门多争取外派人员学习深造的机会，也要积极发挥高层次人才自身主动性，在高层次人才升学、讲学、研学等方面予以方便，大开"绿灯"，予以专项资金补助。对甘于奉献、勇于探索、取得成果的人才，破格提拔，选树典型，让高层次人才有更多的获得感和幸福感，对推动医院的医疗技术发展具有重要引领作用。

4. 在业务上给环境

良好的医院文化是医院发展的黏合剂，对推动医院的长远发展具有重要作用，它注重实现服务大众、回报社会的社会责任，尊重理解、服务至上的对患者的责任和让员工有依存感的员工责任。构建和谐的医院文化，激发员工的集体荣誉感、职业获得感，能够有效提高人才的工作积极性和主动性。公立医院要在医院文化氛围的构建中，注重将个人目标的差异性和医院目标的统一性有机地结合起来，常态化开展文化主题活动，丰富医务人员文化生活，通过宣传等措施引导个人需求，将个人目标的差异性置于消除不满情绪的调控范围之内，使医院的工作条件、人际关系、薪酬福利、安全保障等管理更加人性化，进而形成融洽、向上的医院文化，激发医务人员的潜能，引导其追求更高的精神境界。

第六节 中 心 助 院

一、院士工作站

(一)院士工作站的由来

院士工作站是由科技部推动建设,以科研创新需求为导向,以中国科学院院士、中国工程院院士团队为核心力量,以企事业单位研发机构为依托,联合进行科研的科技创新平台,目的在于促进科研创新和成果转化,培养人才梯队,增强区域创新能力。

(二)院士工作站建设的意义

在医学领域,根据医疗科研院所需求,组织院士团队与医院研发人员开展联合研发,研究重大理论、方法,研发新的诊疗方法;开展产业发展及学科发展战略咨询;引进院士团队具有自主知识产权的科技成果,共同进行成果转化;与院士及其团队联合培养科技创新型人才;与院士及其团队联合开展高层次学术或技术交流活动;开展医疗技术发展战略咨询和诊疗工作指导;围绕医疗技术发展亟须解决的重大关键技术难题,组织院士团队与企业研发人员开展联合攻关;引进院士创新成果,在医院共同开展转化和产业化,培育自主知识产权和自主品牌;与院士团队共建研究生培养基地,联合培养创新人才。

(三)集团医院建设院士工作站的对医疗技术的促进

集团医院自 2013 年以来,累计签约四个院士工作站,推进医疗技术创新,大力推广"科技兴院、人才盛院"的战略,着力提高医疗技术水平、提升医疗服务质量,强化人才、科技在医院发展战略中的重要性。为贯彻落实科学发展观,集团医院与国内外知名专家团队接洽,通过技术创新、技术引进、科研成果转化等途径,大力发展特色医疗技术和高精尖医疗技术,经过协商与中国军事医学科学院吴祖泽院士、上海市第九人民医院邱蔚六院士签定合作协议,成立了安徽省院士工作站,引进吴祖泽院士及其创新团队在生物细胞免疫等方面的先进技术,引进邱蔚六院士及其团队在口腔颌面疾病诊疗等方面的先进技术,培养合肥地区在此领域的创新人才,提高合肥地区医疗机构肝功能衰竭、神经损伤、新生儿脑瘫,以及糖尿病和糖尿病足等疾病的治疗水平。

　　科研工作站在拓展临床工作领域和开展创新的同时,积极开展基础科研,取得了丰硕的科研业绩。在吴祖泽、姚开泰院士和郭坤元教授亲自指导下,成功申报了以下项目:① 安徽省科技攻关计划项目:塞来昔布增效乳腺癌化疗的实验与临床研究;② 合肥市外专局引智项目:恶性血液病 MICM 联合诊断技术;③ 合肥市政策兑现社会发展类项目:免疫治疗为主的非小细胞肺癌整合治疗、自然杀伤细胞(NK)作为预处理方案的自体造血干细胞移植治疗多发性骨髓瘤技术平台的建立、过继性免疫放射治疗食管癌的临床研究。在邱蔚六院士的指导下,口腔颌面外科技术负责人陈传俊博士完成的"全舌再造的外科方法临床研究"获安徽省科技进步三等奖、合肥市科技进步二等奖。在戴尅戎院士的指导下,黄彰教授主持的创新项目"一种固定型髋臼的研制"获国家专利授权。在姚开泰院士的指导下,在原有的血液肿瘤内科基础上,以造血干细胞移植和免疫细胞治疗为主攻方向,建立造血干细胞移植和免疫细胞治疗技术平台,围绕这两个平台,开展各项科研、"三新"项目。

　　临床工作在吴祖泽院士及其创新团队指导下,开展间充质干细胞的分离培养及安全性研究,进而进行间充质干细胞的临床应用研究,观察间充质干细胞对重症肝病、糖尿病、糖尿病足、类风湿性关节炎、神经损伤等疾病的临床作用,取得了良好的治疗效果;使用 CIK 治疗恶性肿瘤,经初步观察具有良好的治疗作用。在姚开泰院士及其创新团队的指导下,共开展免疫细胞治疗晚期恶性肿瘤 233 例,明显改善了患者生存质量,延长了寿命,取得了良好的社会效益,吸引了大批肿瘤患者到我院就诊。同时,层流病房通过疾控中心检测;成功开展了 2 例骨髓干细胞移植:1 例多发性骨髓瘤自体造血干细胞移植获得成功,1 例重型再障二次异基因造血干细胞移植成功;在省内率先开展微移植治疗血液系统恶性肿瘤 3 例。在戴尅戎院士及其创新团队的指导下,开展"三新"技术项目——自体大收肌腱转移重建内侧髌股韧带治疗青少年髌骨脱位、三柱理论治疗胫骨平台骨折、骨水泥加钢板内固定技术治疗关节周围肿瘤、S接骨板治疗肱骨近端粉碎性骨折、Latar jet 术治疗习惯性肩关节脱位、关节镜监视下治疗内踝骨折。在邱蔚六院士及其创新团队的指导和帮助下,成功建立正颌外科临床技术体系,并为偏颌畸形(俗称歪脸)和下颌前突畸形(俗称地包天)患者实施了双颌联合手术矫正,这是安徽省口腔颌面外科具有里程碑意义的工作。

人才培养工作站充分利用站内医学专家的智力资源,促进合肥与省内其他地区医疗技术的合作,形成区域性联动发展并发挥区域带动作用,推动了省内临床技术、学科建设和人才培养,从而更好地为人民群众的健康事业服务。安庆石化医院经和集团医院院士工作站协商在安庆建立临床技术推广站,有力地带动了区域技术发展。集团医院成功举办国家级继教学习班 1 次、市级继教学习班 4 次,其中 1 次由姚开泰院士亲自主讲,取得令人满意的效果。集团医院建立院士工作站以来,在院士及其创新团队的指导下,集团医院的医疗水平有了长足进展,培养了一批创新人才,提高了医务人员的创新能力,取得了良好的社会效益。

二、十大医疗急救中心

(一)急诊急救医学中心概述

急诊急救医学中心是面向我国疾病防治需求,以急诊急救医学应用为导向,以医疗机构为主体,以协同网络为支撑,开展临床研究、协同创新、学术交流、人才培养、成果转化、推广应用的技术创新与成果转化类国家科技创新学术组织。

(二)急诊急救医学中心的管理内容

研究制定中心的建设布局规划;院区内组织开展对中心的绩效评估和检查;研究制定支持中心建设和运行的相关政策措施;组建中心专家咨询委员会。

(三)临床急诊急救医学中心建设的目的与意义

我国基层医疗存在患者人口多,发病率高,高危因素多,防治手段少,治疗水平差,治疗更新慢,配备条件差,病患思想落后,延迟就诊、转诊延迟等发生率较高的问题,应重视网络建设,实现双向转诊,以改善短期救治效果。临床医学中心的建设有助于向社会各界灌输院前传输理念,实现绿色通道诊疗,以降低死亡率并提高救治率,改善长期救治效果。

(四)集团医院临床急诊急救医学中心工作开展情况

集团医院创建并完善了十大临床急诊急救医学中心:胸痛中心、卒中中心、创伤中心、产前诊断中心、呼吸与危重症医学中心、出血中心、危重新生儿救治中心、危重症老年人救治中心、院前急诊中心、心衰中心。

胸痛中心、卒中中心为集团医院创建的规模最大的急诊急救医学中心,并陆续通过"国家级胸痛中心建设单位""国家级卒中中心建设单位"及"国家级胸痛中心标准版"的验收工作。

(五)集团医院特色中心工作成效

1.胸痛中心

集团医院作为安徽省首家通过国家级胸痛中心标准版认证的市属公立医院,为进一步健全急性心血管疾病区域协同医疗救治体系网络,2019 年 11 月 3 日,在合肥市卫健委、院领导及合肥市兄弟医院的大力支持下,在集团医院胸痛中心的积极准备下,安徽省首个地市级胸痛联盟——合肥市胸痛中心联盟正式成立,集团医院胸痛中心为主席单位,心内科主任为主席,副主任为执行主席,首批联盟成员共有 11 家医院,联盟委员共 59 人。合肥市胸痛中心联盟的成立旨在建立科学的急性心血管疾病区域协同医疗救治体系,促进合肥地区医疗机构胸痛中心及胸痛单元创建,提高急性心血管疾病救治能力和救治水平,维护人民群众健康权益。目前协同救治医院增至 13 家。

集团医院胸痛中心在 2019 年共举办国家级、省级及市级胸痛中心相关培训 3 次,对胸痛中心创建中的常见问题及重点关注事项进行了详细的解读,相关参加培训人员共计 500 人次,到集团医院胸痛中心现场参观的共 5 批次,人员约 200 人次,对于促进胸痛中心的发展效果明显。

根据国家级胸痛中心总部要求,胸痛中心常规完成日常各项工作,如定期召开三会(联合例会、质量分析会及典型病例讨论会),开展急诊 PCI 工作,开展胸痛病例收集、培训、宣教、标牌完善、流程改进、质量控制及其他各项工作。2019 年 1 月至 12 月,集团医院胸痛中心共收治胸痛患者 879 人,其中 STEMI 患者 80 人、NSTEMI 患者 20 人、UA 患者 110 人、主动脉夹层患者 2 人、非心源性胸痛患者及其他患者 667 人；经 120 或他院转诊 STEMI 患者绕行急诊科直达导管室比例达到 52%，绕行 CCU 直达导管室比例达 100%；D－TO－B最短 27 min，最长 130 min，平均时长为 70 min。

2. 出血中心

2018 年 11 月 2 日 4 日，由国家卫健委牵头组建的全国出血性疾病治疗中心——"中国出血中心联盟"于长沙成立，目前通过审定的出血中心共有 432家三甲医院的出血中心。集团医院为出血联盟理事单位。

集团医院为综合性三甲医院，有优秀的急诊科团队、消化科团队、妇产科团队等。集团医院介入科的研究项目"介入栓塞治疗消化道大出血"曾获安徽省科技进步三等奖和合肥市科技进步二等奖，集团医院拥有丰富的临床经验和科研能力。

集团医院出血中心常规开展以下技术项目：消化系统动静脉出血的栓塞术、经皮穿刺胃冠状静脉栓塞术、选择性支气管动脉栓塞术、选择性支气管肺动栓塞术、选择性肾动脉栓塞术、选择性双侧髂内动脉栓塞术等。

动脉出血的特点是出血量大、进展快，短时内定因难、定位难，保守治疗效果差，多危及生命。介入治疗通过灌注、栓塞、导向下手术，实现微创、高效、精确定位，止血效果立竿见影。

临床上的出血患者，尤其是急诊出血患者通过出血中心绿色通道能够及时得到诊治，临床疗效显著。

截至 2020 年 10 月，出血中心共治疗多位出血患者，其中产后出血及瘢痕妊娠出血超选择性双侧子宫动脉栓塞术 37 例、肺部恶性肿瘤并发咯血选择性肿瘤滋养动脉栓塞术 28 例、肾脏 PCNL 术后出血超选择性出血动脉栓塞术18 例、支气管扩张并发咯血选择性支气管栓塞术 15 例、消化道出血选择性动脉造影及栓塞术 16 例、穿刺活检并发出血 10 例、舌部恶性肿瘤并发出血选择性动脉栓塞术 8 例、膀胱肿瘤术后出血选择性出血动脉栓塞术 8 例、外伤性出血 6 例。

3. 院前急救中心"120"

集团医院在接受市 120 总站统一调度的基础上，整合院内资源，独立创建集团医院 120 急救中心分站。分站共有医生、驾驶员和协救员 30 人，接受市120 急救中心统一调度的任务，并对接院内急诊等各个科室，真正做到"绿色通行"。以市 120 调度中心为核心,使用云系统和即时通信系统进行实时调度。主要提供以下急救服务:在现场利用便携式心脏起搏器、救护车车载供氧系统、气管切开术等手段实施心肺复苏;对于外伤施行消毒、包扎;利用急救固定器械对可能发生骨折的部位实施临时固定等。

三、十大临床医学研究中心

(一)建设医学研究中心的意义

在医学创新领域,临床医疗机构处于医学科技创新链条的中心枢纽位置,是承接基础研究、转化前沿技术成果、应用评价创新产品、研究制定指南规范的核心力量。长期以来,临床医疗机构、临床医生参与卫生健康创新的动力不足、活力不够,是我国基于循证证据的诊疗指南和技术规范产出少、自主医药产品创新少、相关成果转化慢的一个重要原因。促进临床医疗机构与研究单位、大学、企业的紧密融合,是加快推进医药产品研发和增强医药产业创新活力的重要途径。通过临床医学研究中心的布局和建设,充分发挥临床医学研究中心在对接成果转化链条各主体之间的优势,与相关研究单位、高校、创新型企业建立紧密合作关系,将有效激发医疗机构这一关键主体的创新活力和创新潜能,在汇聚创新力量,推动医、研、企融合创新上发挥引领性作用,在加速科技成果转化上进行成功尝试。

医学科技创新的价值最终要体现在社会效益上,落实到疾病诊疗水平和服务质量的提高上。按照功能定位,临床医学研究中心应以基层医疗机构为重点,大力开展新技术、新知识和先进适宜技术的普及推广,体系化推进人员培训、临床指导工作,加快把医院先进的技术传到基层,助力广大基层医疗机构提高医疗技术,增强基层医疗机构的服务能力,推进医疗服务均质化,提高区域疾病诊疗整体水平,为健康中国战略目标的实现提供有力的支撑。

(二)临床医学研究中心的管理制度

按照《国家临床医学研究中心管理办法(2017 版)》,建立完善的制度和管理机制,完善评价激励措施;建立有效的协同创新、开放共享机制,鼓励同领域的中心之间建立有效的协同机制;明确相关部门、地方和依托单位的职责,给予临床医学研究中心更大的资源保障和政策支持，不断探索营造有利于临床医学研究中心稳定发展的政策环境。对临床医学研究中心的运行、会议制度、会诊制度、研究项目设立、各种分中心的设立都应该有管理规定以保障临床医学研究中心运行顺畅。

（三）建设临床医学研究中心的保障措施

建立多渠道推进临床医学研究中心建设的支持机制。积极创造条件，鼓励临床医学研究中心通过国家重点研发计划、基地与人才专项等科技计划和其他资金投入等多种渠道得到持续、稳定的支持，扩大临床研究经费和成果使用处置自主权，保障临床医学研究中心及网络运行、资源平台建设等需求。引导地方政府投入，将申报单位所在地政府的相关配套政策和支持措施作为临床医学研究中心综合评审的重要指标之一。

进一步完善临床医学研究中心管理办法，重点加强对临床医学研究中心的考核评估，制定科学、合理的临床医学研究中心考核评估方案，定期对临床医学研究中心进行考核评估，将考评结果作为支持临床医学研究中心建设发展的重要依据。

加强系统设计、分类管理，制定分等级、精细化的激励机制，对临床研究人员推行以增加知识价值为导向、与岗位职责目标相统一的收入分配制度和稳定增长机制，提高科研人员成果转化收益比例，研究推进临床研究劳务报酬激励政策的突破，使临床医学研究中心建设的各环节持续激发活力，推动临床医学研究中心建设各项工作的持续改进和发展。

四、构建多学科协作诊治

（一）多学科协作诊治概述

多学科协作诊治（Multidisciplinary Team，MDT）是指临床多学科工作团队针对某一疾病召开临床讨论会，从而制定出规范化、个体化治疗方案。

现代医学技术发展日新月异，特别是大型的医院，其学科分类越来越细，出现许多专科和亚专科。专科细分在给患者带来专业诊疗服务的同时，也存在一些弊端。MDT 模式可最大限度减少患者的误诊误治，缩短患者诊断和治疗等待时间,增加治疗方案的可选择性,制定最佳治疗方式,改善肿瘤患者预后,同时避免了不停转诊、重复检查给患者家庭带来的负担,从而提高患者满意度。现在很多常见肿瘤治愈率的提高和 MDT 的应用是分不开的。

集团医院在各临床专科的基础上,综合强势科室诊疗技术,为来院进行MDT 多学科会诊的患者开通了高效、便捷的肿瘤、胸痛、甲状腺结节等复杂疾病的综合治疗通道,解决了患者就医分诊、诊断、多学科诊治等遇到的问题。

积极、完善的多学科会诊制度有助于给予患者正规、系统、有效和经济的治疗方案,延长患者生存时间,提高患者生活质量,这是医患共同的奋斗目标。集团医院 MDT 的总方针包括:

(1) 对诸如恶性肿瘤、复杂性、多并发症等可采取多种、联合治疗手段的疾病,有计划、科学、合理地应用现有的多学科治疗手段,使患者获得规范化的个体化治疗。

(2) 应用 MDT 的理念和方式,为疑难病患者提供全面、规范和最佳的诊治方案,使患者受益最大化。

(3) 加强高风险手术前的评估及围手术期管理,为重大疑难手术制定多学科协作手术方案。

(4) 促进学科发展,增强各学科之间的交流与了解,促进学科间的合作。

(5) 提升医院应对紧急突发公共卫生事件的能力。

(6) 拓展年轻医生的视野,丰富其临床经验,为其提供学习平台,促进其成为复合型医学人才。

(7) 提升医疗品质,预防医患纠纷。

(二) MDT 开展的组织架构

集团医院以 MDT 管理总则约束和规范院内 MDT 工作,各 MDT 专业组在总则下制定各自的特色诊疗流程、诊疗模式和病种范围。按照国家关于MDT 的建设指导意见并借鉴安徽省立医院相对成熟的 MDT 工作模式,制定了集团医院 MDT 制度总纲:

1. MDT 申请流程

经医疗组长或科室讨论,针对患者有 MDT 诊疗的病情需求或个人及家属有相关意愿,由医疗组长与患者谈话,患者签署知情同意书后,根据知情同意书内容至收费处办理缴费事宜。随后申请科室于当日下班前向 MDT 办公室递交 MDT 申请表以及患者本人或授权家属签署的 MDT 知情同意书(同意书一式两份,一份科室留存,另一份保留在 MDT 办公室)。

接到申请后,由 MDT 办公室在半个工作日内根据各 MDT 专业组的会诊时间发送通知至主诊医生及申请人手机,告知 MDT 时间、地点(默认地点为申请科室的医生办公室)及患者姓名、住院号。主诊医生接到通知后,按照通知的内容提前登录电子病历系统,熟悉患者病情,并在规定时间、地点参与讨论。

多学科诊疗 MDT 完成后,申请科室医疗组长须及时对 MDT 专家建议进行汇总和小结,同时将专家建议汇总后打印成小结形式,一式两份,请患者签字后存档于住院患者病历中并上交一份小结至 MDT 中心。门诊患者 MDT 诊疗结束后,由申请科室汇总专家意见形成小结,一式两份;告知患者可于会诊结束的 2 个工作日后来集团医院 MDT 办公室获取,请患者在小结上签字并做好解释工作,一份小结由患者自行留存,另一份由 MDT 中心留存。

2. 组织及实施形式

MDT 委员会统一组织、协调、管理全院各相关 MDT 组的工作,MDT 委员会隶属医务部。MDT 委员会下设各 MDT 专业组,不同 MDT 专业组各自分设 MDT 主席,MDT 主席按照自愿原则,采取轮值或半固定形式担任。

3. 人员、组织结构的职责及机构运作方式

MDT 委员会负责对新成立的 MDT 组进行审核,编撰 MDT 制度,为各专业组 MDT 开展提供必要的资金、人员和硬件设备设施支持,保证 MDT 顺利运行和协调院内职能科室辅助 MDT 专业组运行及统筹安排院内各 MDT 专业组工作。MDT 委员会小组人员和各专业组 MDT 主席,每半年举行一次例会。

专业组 MDT 的成立由专业组 MDT 轮值主席提交申请,并完成人员架构和专业组 MDT 制度的撰写。专业组 MDT 的专家由科室主任和副主任以上医师担任。部分高级职称人员较少的科室,可向医务科申请由医疗组长担任。受 MDT 中心邀请会诊的专家须提前登录电子病历系统了解患者病情,准时参加 MDT 相关工作,对患者诊断、预后、需完善的检查及治疗方案等问题,认真讨论分析,若因故不能参与必须自行联系安排好替代人员,并告知 MDT 办公室。由申请科室按照专家建议,结合患者实际情况给出明确的指导方案(特

别是最优收治科室或转院建议等)。

MDT办公室隶属MDT委员会管理,按照MDT委员会既定的专业组MDT开展工作的时间和人员范围,合理安排各MDT组每次开展工作的时间地点及参与专家。负责收集当天MDT申请并按照申请及时邀请相关专家参与。汇总和保存"MDT知情同意书""MDT申请书"并督促申请科室在规定时间内完成小结的书写,以及向患者发放意见汇总小结,指导患者开展进一步咨询工作。

MDT申请科室应提前对患者检查结果、诊疗方案及讨论目的进行汇总,并由医疗组长向专家进行简洁汇报,申请科室的治疗组长必须参加讨论和进行必要的记录。

各专业组MDT主席至少每2周组织开展一次专业组MDT病例讨论(包括MDT中心发出的MDT申请在内),MDT主席必须参与每次病例讨论。各专业组MDT主席按照主持科室轮值表或科室申请,每月组织有授课的例会一次(可以与病例讨论合并开展),授课例会专业组MDT核心科室务必到场参与,不得缺席,并由医务部通知科教处,向在院学员发送联合通知,告知有时间和兴趣的学员参与学习。专业组MDT主席每季度至少组织一次专业组MDT总结会议(可以与病例讨论和授课例会合并开展),核心科室必须全部参会;会议上必须分析和总结本季度MDT举办情况,分析MDT讨论次数增减情况,对下一步MDT的开展拿出指导方案。专业组MDT主席有权就临时遇到急需协调的问题向MDT委员会申请临时召开会议。

对于危及患者生命的紧急情况,责任科室按照院内多学科会诊制度上报医务部通知会诊,会诊科室范围不再局限于MDT专业组成员。

(三)MDT质控标准

本标准用于对集团医院MDT诊治规范性、MDT病例治疗效果和卫生经济学进行评估。

1. MDT诊疗规范性指标

(1)病理/实验室诊断规范性。

(2)医学影像检查规范性。

(3)放射治疗规范性。

(4)药物治疗规范性。

（5）手术和其他局部治疗手段选择的规范性。

2．MDT 运行情况指标

（1）MDT 病例年诊疗数量和占比（按年度统计开展 MDT 病例总数占全院当年肿瘤病例总数比例）。

（2）MDT 初诊病例占全部 MDT 病例比例。

（3）MDT 病例不同分期情况所占比例。

（4）MDT 治疗方案执行情况评估（分为完全执行、部分执行、未执行，并提供部分执行及未执行原因）。

（5）MDT 病例数据库建立及完善情况。

3．MDT 病例治疗效果指标

（1）MDT 病例治疗效果达到 MDT 治疗方案预期的比例（分为完全达到、部分达到、未达到，针对部分达到和未达到的指标给出说明）。

（2）MDT 病例手术根治切除率和术后复发率（如果涉及手术治疗）。

（3）MDT 病例接受多种治疗手段比例。

（4）MDT 病例预后情况评估，包括生存时间、术后复发情况。

4．卫生经济学指标

（1）MDT 病例次均住院费用（按病种统计，多病种的单独统计）。

（2）涉及手术的 MDT 病例围手术期治疗总费用（按病种统计，多病种的单独统计）。

（四）集团医院特色 MDT 工作

集团医院本部医务部备案的 MDT 共 9 种：胃结肠癌肝转移 MDT、感染性疾病 MDT、甲状腺结节 MDT、胰腺肿瘤 MDT、消化道肿瘤 MDT、胸痛MDT、卒中 MDT、危险性上消化道出血 MDT、肺小结节 MDT。

其中消化道肿瘤 MDT 为集团医院开展最早、规模最大、年患者最多的MDT，胸痛 MDT 和卒中 MDT 陆续通过了"国家级高级卒中中心建设单位"及"国家级胸痛中心标准版"的验收工作。

1．消化道肿瘤 MDT

2018 年，消化道肿瘤 MDT 通过"国家消化道肿瘤 MDT 试点基地"的申请。2019 年共开展消化道肿瘤 MDT 相关专题讲座 17 次，讨论病例 23 例，并于 2020 年 1 月份更换轮值主席。2020 年 1 月至今共开展消化肿瘤 MDT 10 次,共讨论病例 19 份,其中肝胆外科提供 7 份病例,肿瘤科提供 3 份病例,胃肠、介入、消化科各提供 2 份病例,微创、胸外科、全科各提供 1 份病例。

2. 感染性疾病 MDT

2019 年至今集团医院共举办 18 次 MDT 活动,共有 12 个科室参与,期间举办两次抗感染沙龙,共对 26 例感染或疑难病例进行讨论,邀请院内或院外专家开展了 27 次专题讲座,其中外请专家授课 10 次。

3. 甲状腺结节 MDT

2018 年,来共举办协调会、成立大会以及全体会议共 4 次。开设了合肥市第一人民集团医院甲状腺结节 MDT 微信公众号,并做到每周 7 天不间断门诊,24 h 内完成初步诊断,并在 24 h 内制定诊疗计划和随诊方案。此外,还与杏林社区、逍遥津社区、瑶海社区等合肥市多家社区医院紧密合作。

四、学科建设支撑核心技术

加强临床医学学科建设是医院提高医疗技术的主要手段之一,学科建设可提高医院医疗服务能力,特色学科反映了医院的特长,整体学科建设水平则反映了医院综合水平。当前医院的竞争就是重点学科的竞争,随着新医改向纵深推进,应加快建设有竞争实力的重点学科,临床重点学科尤为重要。

(一)学科建设概述

学科是医院的基本组成单位,是医院得以生存和发展的基础。在一所医院的所有学科中,医学科技水平较高,医疗服务质量较优,具有良好的发展前景,人才队伍梯队结构合理,有具有较高的学术造诣的学科带头人,开展科学研究和技术创新的基本条件较好,配套措施扎实,综合实力较强的学科称为优秀学科。学科的水平和数量直接反映了一所医院的综合水平和学术地位。近年来,集团医院一般将医疗需求前景广阔的特色专科项目作为重点建设项目,如省级层面的重点专科建设五年规划,市级财政支持的重点学科建设项目,有效地培育了一批临床重点学科,培养了一批医学人才,培育了一批特色技术。例如,集团医院呼吸内科,现设有 3 个病区,床位 126 张,设立肺癌、戒烟、慢性阻塞性肺病、支气管哮喘、慢性咳嗽、睡眠6个特色门诊,并拥有4个诊疗室,包括气管镜室、肺功能室、睡眠监测中心、门诊呼吸诊疗室。全科拥有专科医疗设备109台套,总价值1 076万元。呼吸内科获得众多国家级、省级基地称号及荣誉:① 国家级住院医师规范化培训基地;② 国家级全科医师规范化培训基地;③ 国家级临床药师规范化培训基地临床教学点;④ 国家呼吸临床研究中心呼吸专科医联体慢阻肺康复协作组成员单位;⑤ 国家GCP认证呼吸内科专业组;⑥ 安徽医科大学呼吸病学硕士研究生培养点,承担安徽医科大学呼吸病学理论教学任务;⑦ 安徽省第二批适宜技术推广单位;⑧ 合肥市适宜技术推广单位;⑨ 合肥市医学会呼吸病分会主委单位;⑩ 合肥市呼吸内科质量控制中心挂靠单位。未来,呼吸内科将沿着临床、科研成果转化及专科医师培训等医疗卫生事业改革和发展的重要推进方向,借助安徽省、合肥市适宜技术推广单位,合肥市医学会呼吸病分会主委单位,合肥市呼吸内科质控中心主任单位的自身优势,完善制度建设,建设人才梯队,加强学术交流及科研合作,提高临床、科研技术水平,增强学科辐射能力,扩大学科服务半径。设立了慢性气道炎症与呼吸系统感染性疾病、肺康复与呼吸睡眠障碍、肺部肿瘤与呼吸介入、呼吸危重症四个亚专科,研究慢阻肺优化综合诊疗技术、经鼻高流量湿化氧疗治疗慢阻肺合并Ⅱ型呼吸衰竭技术、感染病原体复合诊断技术,并建立了安徽省最大的呼吸睡眠诊疗中心。呼吸内科学科带人带领团队在小气道疾病方向上开展研究,上呼吸道重点进行家庭无创通气的管理及远程诊断,下呼吸道重点在慢性呼吸衰竭急性加重无创通气的顺应性及避免副作用方面进行研究,力争通过一个周期的建设,能够实现利用"云技术"对疾病的全面远程监护,加强对家庭无创通气的管理。

(二)学科建设的意义

学科建设是体现教学、科研水平的重要标志,是带动医疗机构整体水平提高的有效途径,是培养人才的摇篮,是科学研究的基地。一个医院科技能力和科技竞争力的提高、医疗资源的优化配置和服务质量的提升,都有赖于学科建设。因此,学科建设是医院全面发展的关键,抓好重点学科建设就是抓住了医院发展的关键。集团医院深刻认识到临床学科建设在医院的全面建设中的重要地位和作用。制定了切实可行的学科建设策略:树立优势学科龙头意识,补足弱势学科短板,充分培育特色学科。集团医院学习国家重点专科标准,开展院级重点专科建设,培育品牌专科,形成专科特色、专科优势、人才梯队。经历3个"五年"计划的培养,目前集团医院有国家级重点学科1个、省级重点学科6个、合肥市第六周期重点专科15个。同时集团医院积极开展国内国际合作,积极融入长三角健康一体化,积极拓展国际间学术交流,将提升省、市重点学科专业能力作为主攻方向,培植一批新技术项目,并计划开展院级重点专科建设,强化基础学科力量。

(三)学科建设的措施

1. 人才梯队建设

学科是基础,人才是关键。学科带头人起着领头羊的作用,学科带头人的水平往往决定了本学科一定时期内的学术地位和水平。因此,学科带头人要具有高超的管理能力和技术水平;要制定完善各种人才成长的激励机制,为优秀人才的发展提供良好的环境,如集团医院内分泌科学科带头人通过竞争上岗,执行目标责任制,由其承担科室医疗、教学、科研及发展任务,工作中其充分发挥潜能,充分调动其他科室成员的积极性和创造性。集团医院汇集61名博士成立"博士联盟",制定《合肥市第一人民集团医院博士联盟盟约》,加强学科带头人队伍建设,以优带普,以老带新,全面提升医疗技术水平。在人才梯队建设中,集团医院着力做好以下工作:① 加强全行业业务学习,集团医院高度重视技术水平提高的重要性,倡导医务人员学习专业知识,提拔有能力、懂技术的技术型人才,营造全行业重技术、讲学习的气氛。② 开展以"派出去学、请进来教、引进来培养"为主要模式的人才培养战略,将骨干医务人员派到先进医院进行培训,带回新思想、新知识,主动到学校招聘大学毕业生,不断补充新鲜血液,提高医院医疗人员的整体素质。③ 狠抓对医务人员的业务技术培训和引进高新技术项目等工作,与上级医院结成协作关系,请专家、学者授业解惑,不断提高医生诊疗水平,使患有疑难杂症的患者不再需要到其他医院治疗,方便患者就医。

2. 加强临床科研

科研是医院学科建设的动力与源泉,也是医院学科建设水平的重要标志,在学科建设与发展中起到至关重要的作用。临床学科的科学研究,要根据医疗市场的需求进行技术创新,以满足人们对医疗服务的需求;临床学科的科研结果要用于临床患者诊断和治疗。集团医院科研管理围绕医院"从医疗型向研究型、从基础型向尖端型医疗单位"的发展方向,狠抓科研工作中的重点环节,以人才培养为推动,以学科建设为抓手,促进科研工作在临床医疗技术、科研项目立项、论文论著专利成果积累、科研成果转化等方面不断进步。

科研计划项目管理坚持制度规范、监督约束并重的原则,实行"统一领导、分级管理、责任到人"的管理体制。院、科、项目负责人实行分级管理,集团医院统筹领导,科研、财务、人事、资产(设备)、档案、纪检监察和审计等相关职能部门协同管理,加强分工与合作,将责任落到实处,进一步促进集团医院科研计划项目科学规范地管理。

集团医院树立精细化管理理念,制定并完善《合肥市第一人民医院科研项目管理办法》《科研诚信制度》《科研保密制度》《科技项目结题管理暂行办法》等相关制度,成立合肥市第一人民集团医院伦理委员会,将精细化管理方法运用到科研工作中,建立科学、规范的精细化管理体系。

此外,为提高集团医院整体科研实力,制定院级科研项目申报方案,并设立院级科研项目专项资金,同时组织科室开展院级科研项目申报工作,对专家评审获批的项目统一入库管理。

开展效能建设,创新工作机制,建立标准化执行和督查机制,开展科研项目月报制度,并按月在院内科主任会、院级《医务工作简报》上予以通报。制定"任务书",确定"时间表",签订"责任状",把科研项目按月、按年一件一件向前推进,在研究规划、学科建设、人才规划、精细管理等方面下功夫,"勤"盘点、"真"督察、"硬"考核,确保每个阶段的科研工作都有标志性成果。

3. 加强学科建设的管理

临床医技学科是医院开展医疗、科研、教学活动的主要阵地,也是医院经济创收的主阵地、科研成果的主要产地、成教学任务的主力军。学科水平的高低直接影响着医院的声誉,是医院的品牌标志。本着重点学科重点建设的原则,集团医院在重点学科建设中健全管理机制,实行政策倾斜,加大资金投入,多渠道筹集资金,满足学科建设的需求;在上级科研经费拨款不足的情况下,建立自我补偿机制,每年用于重点学科的科研经费占全院科研经费的50%—60%,集中财力优先保证重点学科有足够的经费进行重大和特色项目的研究。为进一步落实集团医院管理宗旨,坚持以制度化、标准化、规范化、科学化为管理原则,强化和优化学科建设发展管理,成立学科建设与科研督导委员会,按季度定期召开委员会,商讨学科发展规划。此外,科研处按月对重点专科开展督导工作,建立科室目标责任制,结合重点专科考评指标,制定考评体系,明确奖惩措施。

同时,集团医院制定《重点学科及科研项目专项经费管理规定》,构建学科发展的良好环境,加大配套资金、人才、环境和政策支持;学科层面找准定位、开阔视野、谋划未来,促进科室的可持续发展。积极开展国内国际合作,积极融入长三角健康一体化,积极拓展国际间学术交流,力求省、市重点学科以提升能力作为主攻方向,培植一批新技术项目,并计划开展院级重点专科建设,强化基础学科力量。

第七节　创　新　立　院

一、四级分科

(一)医院分科的概念

医院科室的设置应与其功能、任务和规模相适应。职能科室的设置应符合精简、高效的原则,适应管理工作的需要。业务科室应在"医疗机构设置规划"的指导下和整体发展的基础上,加强专科建设,部分一级科室实行二级分科,突出专科优势。四级分科如下:① 外科系统:神经外科、创伤外科、脊柱外科、关节外科、产科、泌尿外科、耳鼻喉科、口腔科、眼科、胸外科、甲状腺乳腺外科、胃肠外科、手足外科、皮肤科、医学、妇科、肝胆外科、微创外科、血管外科等;② 内科系统:呼吸与危重症医学科、神经内科、普内科、风湿科、内分泌科、消化内科、肾内科、中医科、儿科、血液科、肿瘤内科、感染科、老年医学科等;③ 医技科室:放疗科、超声影像科、麻醉科、介入科、放射科、磁共振室、CT 诊断室、药剂科、供应室、核医学科、检验科、血液净化室、病理科;④ 门急诊:急诊科、门诊科、输血科、肛肠科、皮肤科、精神科等。

（二）集团医院实施四级分科实践

集团医院率先进行改革，面对区域民众对高质量精细化医疗服务需求，如何创新机制、实施变革管理、提升医院的核心竞争力成为迫在眉睫的问题。集团医院从 2004 年开始进行四级分科，到目前为止，已建设健全医院专科门类，按照国际四级分科，现拥有 45 个临床学科、18 个医技学科。2005—2020 年集团医院依托先进的数字化管理平台，对传统的以二级学科为主的模式进行结构再造，实施"四级分科"改革、建立扁平式管理机制，使得集团医院绩效显著增长，医疗技术水平显著提高，集团医院呈现跨越式发展的良好态势。

"四级分科"带来的技术专业化精细化，拓展了医院为患者服务的平台，确保对患者的保障能力与医院建设同步发展，也使各科室责任更加明确，团队精神得以发扬，学术氛围更加浓厚，服务质量和医德医风得到进一步提高和改善。

"四级分科"进一步解放了生产力，激发了每一名员工的积极性、主动性和创造性。改革以来，集团医院各项效益指标取得显著增长，与往年同期相比，绩效增长、门诊量增长，平均住院日降低、费用降低，手术级别、手术量均有增长。

改革前三级学科划分不细，缺乏应有的自主权，发展较快的专业没有形成更强劲的优势学科群，相对发展较慢的专业难以形成自己的特色和优势。打破体制限制后，各科室明确了专业分工和主攻方向。同时建立了公开、公平、公正的竞争机制，为每一名员工提供了充分展示才华的发展机会，使医生学术上有专攻方向、业务上突出重点，对于培养专家型人才起到了有力的推动作用。二级学科的行政能力得到了加强，日常管理负担减少，使他们有更多的时间和精力用来谋划学科的发展。"四级分科"将培养出一大批合格的学科带头人，造就一批真正的名医，逐步建立起以大批名医为核心的优势学科群，进而打造出以大批名科为支柱的知名医院。

"四级分科"改革实现了管理重心下移的扁平化管理，使全员管理提升到一个新高度，以患者为中心的理念得到充分体现。每个三级科充分发挥自己的职能参与管理，依靠自己的主动性和自觉性，开展全员、全过程、全环节、全方位的经营管理活动。三级科内部高度和谐，形成具有相当凝聚力的群体，医疗安全意识明显增强,医疗纠纷明显减少。

二、医疗城

(一)医疗城的概念

依托物联网、信息化、大数据技术,结合传统综合性大医院优势,以互联网为载体,采取线上线下结合的形式,把高端的医疗技术引进来,服务区域医疗卫生,把医院先进的适宜性技术推广到所辐射的基层医疗单位。这有助于实现优化医疗资源的配置,提高医疗服务的效率,改善患者就医体验,降低人民群众求医问药的成本。

(二)集团医院医疗城实践探索

集团医院立足"重患者体验、重快速服务,重互联互通"的整体定位,采用"云技术、大数据、物联网、移动互联网、智慧医疗"、5G 网络等新兴技术,稳步推进"互联网医院平台""远程医疗协同平台""数据互联互通平台"3 个平台和"远程会诊、远程影像、远程检验、远程病理、远程示教"5 个中心的建设。

2018 年开始,集团医院创建安徽省互联网医院,互联网医疗中心为区域居民提供线上普通门诊诊疗和处方药品流转服务、线上特需门诊诊疗服务和线上预约检验检查服务。

依托云影像平台,集团医院可以申请全国顶级专家进行远程会诊,过程中可以远程共享患者医学资料,CT 和 MRI 影像等通过云端传输到终端,上级医院的影像学专家团队便可获得患者的图像,进行读片诊断,并将检查报告上传云端,实现更便捷、更流畅的问诊。同样的设施还可应用到集团医院辐射的基层医疗机构,由集团医院专家远程查看患者医学资料、远程读片等。互联网医院还可以促进智慧病房的建设。普通智慧病房接入远程查房系统,可实现上级医院专家的远程查房;重症智慧病房可实现实时诊疗。智慧病房将装备物流机器人系统,实现药品、器械等医疗用品物流转运的智能化。

集团医院将通过医疗城的服务概念整合优质医疗资源保障资源供给,

快速提升区域医疗服务水平与质量,促进服务下沉,做实区域医疗服务中心、健康管理中心和疫情防控中心的定位,打造可复制的智能、高效、一体化远程医疗协同服务新模式与线上线下多场景医疗健康服务新模式,同步搭建完善的运营体系,探索区域协同制度新路径,营造区域融合的可持续发展环境。

三、科联体

(一)科联体概述

公众"看病难、看病贵"位列最突出社会问题的第二位,引发该问题的一个重要原因是医疗资源配置失衡。我国先发地区集中了较多的优质医疗资源,安徽省医疗水平总体来说居于全国中等偏下水平。2019 年,国家统计结果显示,安徽省居民外出就诊人数居全国第二位,为缓解安徽省居民外出就诊现象,提高安徽省总体医疗水平,集团医院尝试与先发地区建立"科联体",邀请先发地区专家利用周末来院开展手术、教学查房,称为"周末医疗",又称"医疗超市"。这样可以引进先发地区优质医疗资源,让安徽居民不出安徽省就能享受全国知名专家的服务,降低安徽居民外出就诊比例;专家来院开展教学查房、示范手术,客观上带动了集团医院医务人员技术水平的提高。

(二)科联体概念

"学科联体",简称"科联体",是指医疗机构将其重点学科或者特色专科与其他医疗机构结成医联体以开展合作,通过技术输出、人才下沉等方式,对被联体医疗机构进行人员培训、业务指导和临床帮带等,提升其学科医疗水平的一种新型、精准对口支援模式。以学科为依托的科联体更能发挥其专业优势,具有较强的覆盖面和可操作性,内涵也更为丰富,在整合优势诊疗资源、惠及患者、促进学科发展方面具有明显优势。

（三）科联体建设的内涵

1. "合法性"协议

集团医院分别与先发地区共14家医院签订合作协议，以医院为主导，以科室为主体，建立"科联体"，明确双方的权利、义务。在协议中明文规定以"依法执业"为首要前提，确保支援工作的合法合规。

2. "走下来"帮扶

先发地区优势专科选派高年资专家每周固定时间来院，通过坐诊、指导业务、会诊疑难病症、查房、手术、义诊、授课、开展健康教育及咨询等多种形式对受援科室进行帮扶，传授先进的诊疗技术，促进集团医院相关专科医疗技术的提高。

3. "派出去"学习

把受援科室医务人员派到先发地区医院进修学习，对科室医务人员进行轮训，如现场观摩，参加查房、疑难病例讨论，参加相关学术交流，参加前沿技术学习等。

4. "不间断"帮扶

受援科室一旦有患疑难疾病的患者需要专家会诊或手术的，支援专家均能做到"及时应约"。此外，支援专家须保持手机畅通，及时接受电话咨询。建立特殊病例网络会诊制度，利用微信、QQ、电子邮箱等通信手段，进行"不间断"扶持。

5. "全方位"交流

帮助受援科室完善医疗管理、医疗安全、医疗服务等方面的工作制度，进一步优化相关诊疗流程，提升受援科室的整体医疗服务能力和管理水平，指导开展特色专业、特色技术。此外，协助受援科室进行省市重点学科创建。

（四）科联体的运行成效

针对安徽省医疗资源不足和医疗技术水平不高，安徽省外出就医比例升高的难题,滨湖医院建成开诊之初就在政府的支持下,联系北京市、上海市等先发地区的专家利用周末时间来滨湖医院开设门诊,开展手术,改善了安徽人民的就医环境,部分满足了患者的就医需求,让安徽人民不出安徽省就能享受全国知名专家的医疗服务。2009 以来共开展专家手术 1 500 余台次,来院专家 700 余人次,服务患者 5 000 余人次。